AF721707

KNAUR
BALANCE

Wanda Badwal

YOGA

Die 108 wichtigsten Übungen und ihre ganzheitliche Wirkung

Mit Fotos von Dirk Spath Photography

KNAUR
BALANCE

Die vorliegenden Informationen beruhen auf gründlicher Recherche der Autorin. Alle Empfehlungen und Informationen sind von Autorin und Verlag sorgfältig geprüft, dennoch kann keine Garantie für das Ergebnis übernommen werden. Jegliche Haftung der Autorin bzw. des Verlags und seiner Beauftragten für Gesundheitsschäden sowie Personen-, Sach- oder Vermögensschäden ist ausgeschlossen. Der Leser sollte in jedem Fall die Anwendung der hier genannten Methoden und Übungen auf seinen speziellen Bedarfsfall vom betreuenden Arzt prüfen lassen.

Besuchen Sie uns im Internet:
www.knaur-balance.de

MIX
Papier | Fördert gute Waldnutzung
FSC® C004592
www.fsc.org

Originalausgabe 2019

Redaktion: Anke Schenker
Covergestaltung: PixxWerk® München unter Verwendung von Motiven von shutterstock.com
Coverabbildung: Dirk Spath
Abbildungen im Innenteil:
alle Fotos von Dirk Spath, außer:
Shutterstock.com: S. 5, 9, 22, 34, 41, 287, 288, 303, 304 und Schmuckelemente
iStock/Getty Images: S. 31/Sudowoodo, S. 53/goshdarnypooh
Marcel Peters: S. 11, 33, 304
Lisa Hantke Photography (www.lisahantke.de): S. 40
Tom Schlegel/Spray'n Pray Productions: S. 54, 244
Hanna Witte Fotografie (www.hanna-witte.de): S.17
Karin Etzold: Blume-des-Lebens-Muster/Hintergrund, Grafiken S. 24, 28, 30 auf Basis von Fotos von Wanda und Dirk-Spath-Bildern
Mit freundlicher Unterstützung von:
OGNX | Organic Yoga & Sports Apparel | www.ognx.com und
Lotuscrafts | Yogazubehör, Meditationskissen und Yogamatten (ecofriendly) | www.lotuscrafts.eu
Satz: Karin Etzold, Grafik + Illustration, München
Druck und Bindung: Firmengruppe APPL, aprinta druck, Wemding
GTIN 978-3-426-67581-6

10 9 8

Dieses Buch widme ich
meinen Lehrern, der Liebe zum Yoga
und allen Yogis und Yoga-Lehrern.

Möge dieses Buch dir Klarheit und Verständnis
über Yoga und die tiefere Wirkungsweise
der Asanas vermitteln.

Möge es dein treuer Begleiter sein,
in deiner Praxis und in der Vorbereitung
deiner Yoga-Klassen.

Inhalt

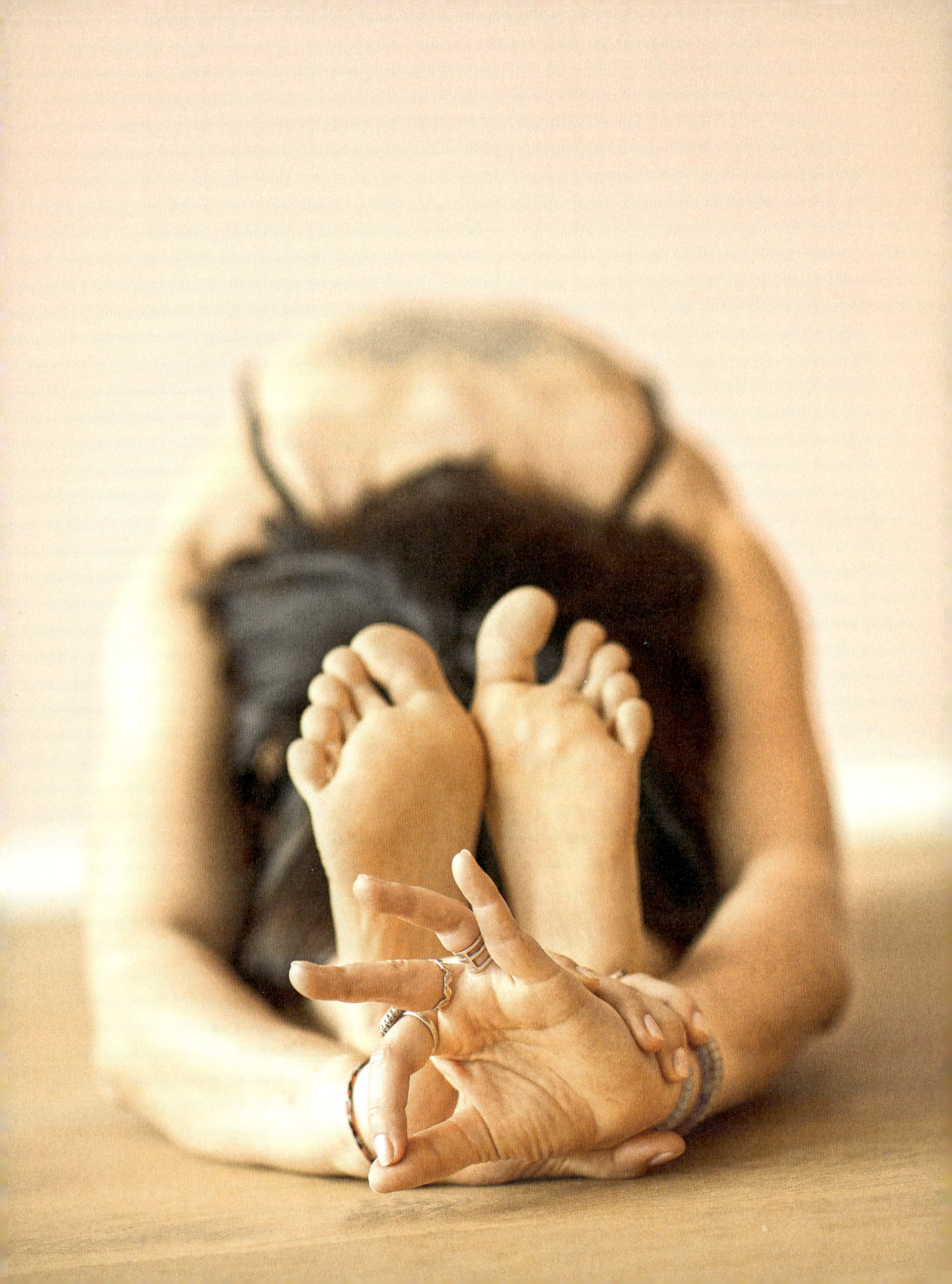

»Yoga ist
die Reise zu
deinem wahren
Selbst.«

Mein Weg zum Yoga

Hallo, ich bin Wanda Badwal, leidenschaftliche Yoga- und Meditationslehrerin. Ich bin ein Freigeist, eine Lebenskünstlerin und eine mutige Kriegerin, die in dieser wunderbar verrückten Welt ihren ganz eigenen Weg gefunden hat.

Seit meiner Kindheit verspüre ich ein hohes Maß an Neugierde und Begeisterung für die Vielseitigkeit und Komplexität des Lebens und des menschlichen Daseins. Es gibt im Yoga einen schönen Begriff. Er heißt Sadhaka, was »Suchende/r« heißt oder so viel bedeutet wie »der-/diejenige, der/die nach Wahrheit strebt«. Der innere Weg des Yoga – der Weg der Selbsterkenntnis – hat mir sehr geholfen, der authentische und integrierte Mensch zu werden, der ich heute bin.

Schon als Kind war ich sehr kreativ und habe es geliebt, in verschiedene Rollen zu schlüpfen und die unterschiedlichsten Aspekte meiner selbst zu erforschen. Die Sehnsucht nach meinem wahren Selbst hat sich durch mein ganzes Leben gezogen. Schon durch meine Eltern wurde mir der Drang nach Selbsterkenntnis in die Wiege gelegt, sie waren selbst in den 70er- und 80er-Jahren Teil einer spirituellen Bewegung, in der viele westliche Intellektuelle nach Indien pilgerten, um dort bei weisen Lehrern den großen Fragen des Lebens nachzugehen: Wer bin ich? Was ist der Sinn meiner Existenz? Warum leiden wir, und warum sterben wir?

Diese tiefen Fragen haben auch meine Eltern bewegt. Mein Vater ist Professor Doktor der Psychologie, meine Mutter ist Sozialpädagogin und Therapeutin. Beide setzen sich auf der spirituellen sowie auf der wissenschaftlich-psychologischen Ebene mit der menschlichen Komplexität und Psyche auseinander. So bin ich mit dem Zugang zu Spiritualität und Meditation aufgewachsen, aber auch mit der Qualität der Selbstreflexion und -analyse. Der innere Weg der Suche nach Selbsterkenntnis und der unsichtbaren »Magie des Lebens« hat mich stets fasziniert. Der Wunsch nach Tiefe und Sinn sowie mein starkes Bedürfnis nach innerer Freiheit und Authentizität leiten mich bis heute durch mein Leben.

Das Bedürfnis nach Ausdruck fand ich zunächst in der künstlerischen Welt der Schauspielerei, des Musicals und des Modelns. Mit 13 Jahren begann ich als professionelles Model zu arbeiten und konnte mir dadurch nach dem Abitur meinen lang ersehnten Kindheitstraum einer dreijährigen Musicalausbildung für Tanz, Gesang und Schauspiel in Hamburg erfüllen. Wenngleich die Musicalausbildung mein Kindheitstraum war, so kam ich jedoch an meine Grenzen. Der Leistungsdruck sowie ständige Vergleiche und Missgunst in der Szene belasteten mich sehr. So wurde mein lang gehegter Traum zu einer schweren Zeit in meinem Leben, die u. a. von Gefühlen der Einsamkeit und Traurigkeit geprägt war.

In dieser Zeit besuchte ich meine erste Yoga-Stunde. Ich weiß noch, dass ich in der Schlussentspannung in Tränen ausgebrochen bin, weil ich das Gefühl hatte, endlich einfach nur mal sein zu dürfen, ohne etwas leisten zu müssen. Ich spürte, wie viel Anspannung ich mit mir herumtrug, und habe das erste Mal die Magie des Yoga und des Loslassens erfahren. Dieses Erlebnis hat mich nachhaltig beeindruckt. Bei den Dreharbeiten zu »Germany's Next Topmodel« im Jahr 2008 war meine Yoga-Praxis bereits eine morgendliche Routine, die mir Balance und Zentrierung während der Sendung schenkte.

Durch meine erfolgreiche Teilnahme bei »Germany's Next Topmodel« (4. Platz) wurden mir einige Türen in die Medienwelt geöffnet. Es folgten viele interessante Aufträge als Model und Schauspielerin, die mir stets große Freude gemacht haben. Doch die Schattenseiten der Medienwelt konnte ich nicht mit meinen innersten Bedürfnissen verbinden. Kurz vor meinem 27. Geburtstag war ich am Tiefpunkt. Ich fühlte mich von den Auswirkungen dieser zum Teil oberflächlichen und äußerlich geprägten Welt emotional ausgebrannt. Trotz meiner erfolgreichen Karriere fühlte ich mich in meinem Leben am falschen Platz.

Für mich war es Zeit, umzudenken und die Notbremse zu ziehen. Ich habe mich gefragt: Ist es eigentlich das, was ich wirklich will? Möchte ich den Rest meines Lebens abhängig vom Urteil und »Goodwill« anderer Menschen sein? Die Antwort war ein klares NEIN! Ich habe mir eine Auszeit genommen, um rauszufinden, was mir sonst noch Freude macht und worin ich meine Stärken und Potenziale einsetzen kann, was mich leidenschaftlich berührt und auf welche Weise ich mein Leben selbst kreieren und gestalten kann.

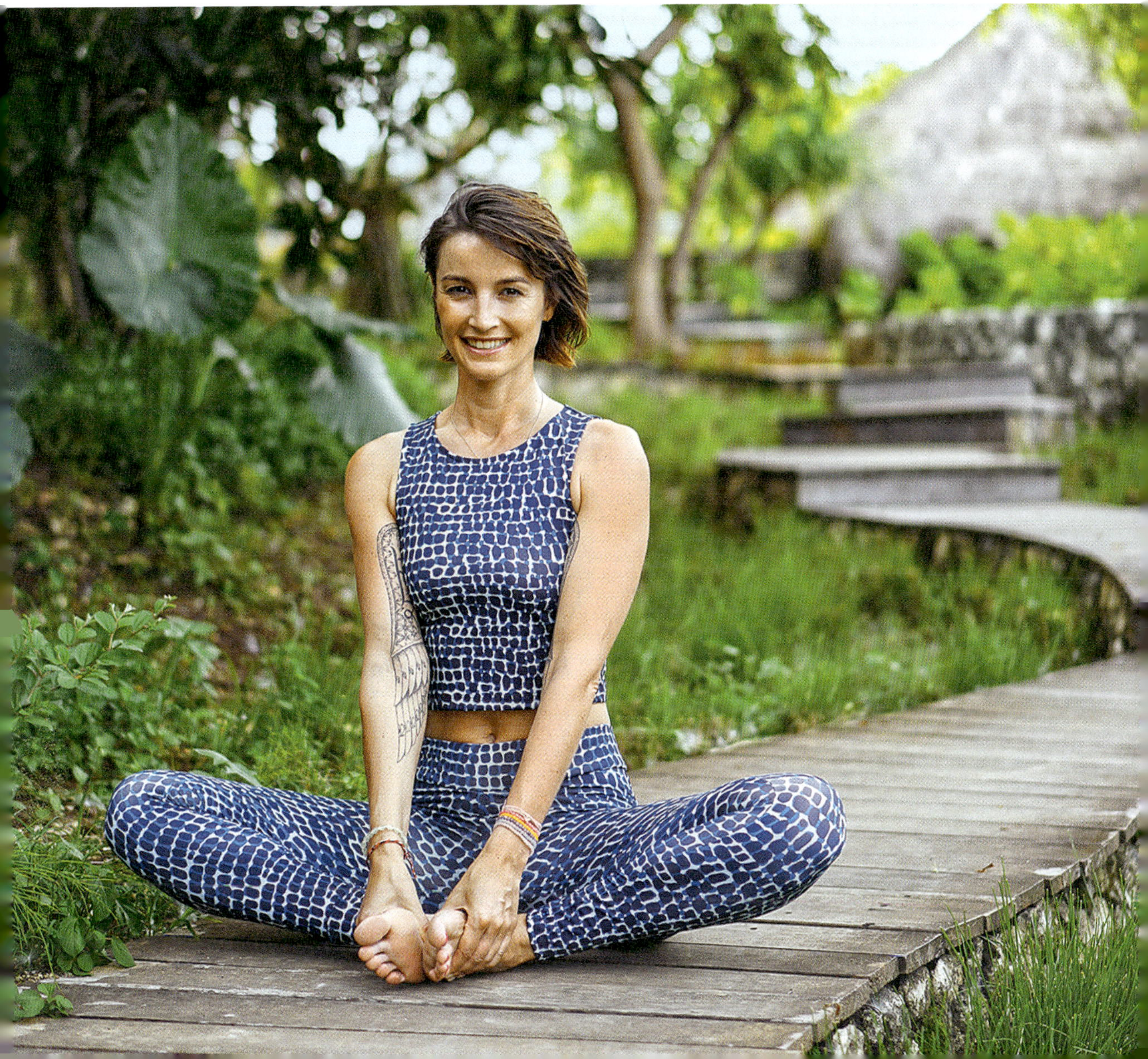

Was mir in der Zeit klar wurde, ist, dass ich für mich und auch andere etwas tun möchte, was meinem Herzen und meiner Seele Erfüllung und Tiefe schenkt. Zu dem Zeitpunkt waren Yoga und Meditation bereits seit Jahren Bestandteil meines Lebens. Allerdings nicht mein Hauptfokus, und so habe ich mich entschieden, diesen zu verlagern und mich zur Yoga-Lehrerin ausbilden zu lassen. Bei der Anmeldung zu meiner ersten Yoga-Lehrer-Ausbildung spürte ich instinktiv: Das ist ein großer Schritt, der mein Leben für immer nachhaltig verändern wird. Dieser Schritt war für mich ein Commitment zum inneren Weg der Selbsterforschung und ein JA, meine eigene Spiritualität zu leben. Es war eine Entscheidung für ein Leben in Bewusstsein und ein Versprechen an mich selbst, eine höhere Version meines Selbst anzustreben.

Yoga-Lehrerin zu werden war die beste Entscheidung meines Lebens, obwohl dieser Schritt erst mal viele Veränderungen mit sich brachte, die nicht nur angenehm waren. Aber ganz nach dem Motto »Große Liebe und große Errungenschaften sind mit großem Risiko verbunden« habe ich meine Komfortzone verlassen und meine Zelte in Berlin abgebrochen. Ich bin meinem Gefühl gefolgt, erst mal in einem Land leben zu wollen, in dem Yoga und Spiritualität Teil der Kultur sind und in dem ich lernen und tiefer in die Tradition des Yoga einsteigen kann.

Obwohl ich dort niemanden kannte, wusste ich: Ich will nach Bali. Ich bin drei Jahre dort geblieben, habe dort gelebt und gearbeitet, mich weiter ausgebildet, viel innere Arbeit der persönlichen Weiterentwicklung gemacht, Hunderte von Unterrichtsstunden gegeben und war mehrfach in Indien und Thailand, um dort von spirituellen Lehrern zu lernen.

Nach dieser intensiven und so wertvollen Zeit hatte ich das Gefühl, einen großen Rucksack mit vielen Erfahrungen aus der Yoga-Philosophie, des Tantra, Ayurveda und der Persönlichkeitsentwicklung gesammelt zu haben, die ich gerne nach Deutschland mitbringen und teilen wollte. Seit 2018 lebe ich in der Nähe von München und gebe mein Wissen durch Workshops, Retreats, Teacher-Trainings und viele Events an meine Schüler weiter. Bali ist und bleibt meine zweite Heimat, und ich verbringe jedes Jahr zwei bis drei Monate auf dieser wunderbaren Insel, um dort Teacher-Trainings anzubieten, die spirituellen Möglichkeiten Balis zu nutzen und mich weiterzubilden.

Ich bin dem Yoga unendlich dankbar, weil es so viel für mich getan hat. Der innere Weg des Yoga, der Meditation und persönlichen Weiterentwicklung haben mir geholfen, zu einem authentischeren Menschen zu werden. Ich fühle mich heute mehr denn je mit meinem wahren Selbst, meiner Seele und meinem Herzen verbunden. Um dort anzukommen, musste ich in meinem Leben allerdings viele Stunden der Dunkelheit durchleben und überwinden. Ich wurde an vielen Kreuzungen meines Lebens getestet. Ich glaube an die Kraft des Yoga als Weg der Selbstheilung und Integration unserer »abgespaltenen Anteile«. Das sind besonders all die unschönen Teile, unsere verborgenen Ängste und Wunden. Yoga hilft uns, das Verdrängte ans Licht des Bewusstseins zu holen und alle Gefühle und Erfahrungen liebevoll zu umarmen und anzunehmen.

Ich wünsche mir für dich, dass dieses Buch dir ein treuer Freund und Begleiter in deiner eigenen Praxis sein wird und dass deine Yoga-Matte zu deiner ganz persönlichen Insel wird, auf der du dir selbst begegnest. Möge sich deine Yoga-Praxis zu einem wundervollen Weg entwickeln, der dich immer wieder daran erinnert, wer du wirklich bist, der dir hilft, Wunden zu heilen und zu integrieren. Möge Yoga dich unterstützen, der Melodie deines Herzens zu lauschen, um dich mit deinem wahren Selbst zu verbinden.

Enjoy your Practice!

Danksagung

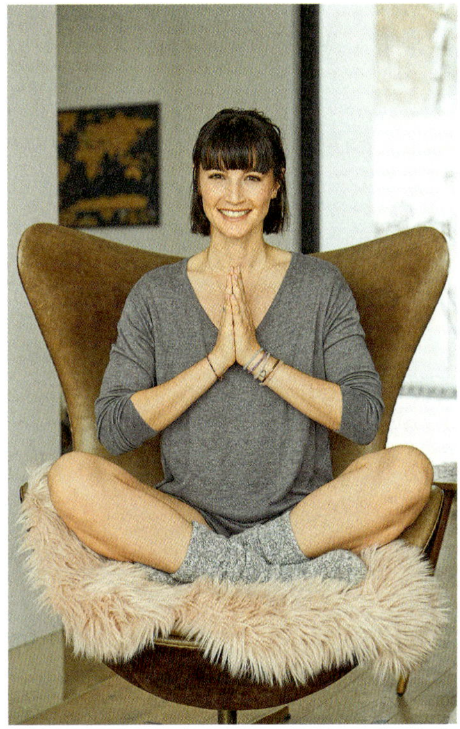

Ich verneige mich vor all den großen Yogis, die vor uns kamen und die durch ihr Selbststudium diesen Weg für uns geebnet haben. Danke für das Geschenk des Yoga an diese Welt.

Ich danke all meinen Lehrern, die meinen Lebensweg mit ihrem Wissen und ihrer Weisheit »erleuchtet« haben, von der Dunkelheit zum Licht.

Mein besonderer Dank gilt Patricia Thielemann, die mit ihrer Klarheit und Ausrichtung ein wichtiges Fundament für meinen Yoga-Weg gelegt hat. Tara Judelle, für ihren befreienden und kreativen Ansatz. Octavio Salvado, der mir den Weg des tantrischen Hatha Yoga erstmals vorgestellt hat und von dem ich viel gelernt habe. Ich danke von Herzen Yogarupa Rod Stryker, der mit seiner Arbeit die tantrische Hatha-Tradition in der modernen Welt lebendig hält und mir damit eine neue Dimension des Yoga offenbart hat. Wichtige Erkenntnisse gehen auf seine Lehren zurück.

Mein weiterer Dank gilt den Menschen hinter den Kulissen zur Entstehung dieses Buchs. Ein besonderer Dank geht hier an Stefanie Egner, die Projektleiterin und Lektorin, ohne die es dieses Buch nicht geben würde. Danke, dass du stets an mich als Autorin glaubst, du hast damit einen Traum von mir wahr werden lassen. Ich danke außerdem dem gesamten Team des Droemer Knaur Verlags für ihr Vertrauen und ihre Unterstützung.

Ein großer Dank geht auch an Dr. Nora Jacob für ihre Mithilfe an diesem Buch. Marcel Peters, mein Partner, Berater und meine große Liebe: In deinen Armen wachsen mir Flügel.

Ich danke außerdem meinen Eltern, Isabella Badwal und Prof. Dr. Bernd Fittkau, die mir einen wachen Geist, Offenheit und Neugierde vorgelebt haben. Danke für eure Liebe und dieses kostbare Leben.

Ich danke meinen Geschwistern, Schülern und Followern, die mich lieben und unterstützen. Und zuletzt danke ich dir, der/die du dieses Buch gekauft hast.

Und nun: viel Freude beim Lesen und Praktizieren.

Love, Wanda

Für wen dieses Buch geeignet ist

Dieses Buch ist für dich geeignet, wenn ...

- ... du dir ein übersichtlich und gut angeleitetes Yoga-Praxis-Buch wünschst.
- ... du wissen willst, wie die 108 wichtigsten Asanas korrekt ausgeführt werden.
- ... du dich für Yoga in seiner Ganzheitlichkeit und für die tiefere Funktion und Wirkungsweise der Haltungen interessierst.
- ... du wissen willst, wie die einzelnen Haltungen auf deinen Geist, deine Emotionen und deinen energetischen Körper (Chakren & Doshas) wirken.
- ... du dich für die Lehre des Ayurveda und die Verbindung zum Yoga interessierst.
- ... du wissen willst, welche Asanas du besser am Morgen und welche du besser am Abend praktizieren solltest.
- ... du dir eine Anleitung für eine typgerechte Yoga-Praxis inklusive Atemtechnik und Meditation für zu Hause wünschst.
- ... du Yoga-Anfänger bist und einen guten Überblick über Yoga in seiner ursprünglichen Intention für dich kennenlernen möchtest.
- ... du ein fortgeschrittener Yoga-Schüler oder -Lehrer bist und erfahren möchtest, wie du durch das Wissen von Ayurveda und die ganzheitliche Wirkungsweise der Asanas zielgerichtete, harmonische Yoga-Sequenzen bauen kannst.

Dann ist dieses Buch dein neuer Freund und treuer Begleiter.

Yoga für ALLE!

Ich liebe Yoga, weil es wirkt. Yoga ist einfach, effektiv, und jeder Mensch kann es praktizieren. Ganz egal, welcher Herkunft, Religion, welchen Geschlechts oder Alters er ist. Alles, was wir für Yoga brauchen, sind wir selbst, unser Atem und der Wille, Yoga zu praktizieren.

Wir können Yoga überall üben. Ob wir unsere Matte im Hotelzimmer ausrollen, ob wir eine bewusste Atmung beim Spazierengehen üben oder ob wir unseren Geist beruhigen, indem wir in der U-Bahn die Augen schließen, um zu meditieren. Wir können die Praktiken des Yoga (Asana, Pranayama und Meditation) in jeder Situation anwenden. Yoga ist auch für Menschen mit körperlichen oder gesundheitlichen Einschränkungen geeignet, denn Yoga kann flexibel an die individuellen Bedürfnisse angepasst werden. Die Yoga-Reise beginnt mit deiner Entscheidung, dich auf den Weg nach innen zu begeben.

Bist du Anfänger? Dann ist dieses Buch dein erster Schritt in Richtung Yoga. Anfänger zu sein fordert von uns die innere Bereitschaft und das Durchhaltevermögen zu sagen: »Ich fange jetzt mit etwas Neuem an, in dem ich noch nicht gut bin, und das ist okay. Ich gebe neuen Erfahrungen eine Chance.« Ich empfehle dir deshalb, nicht gleich nach der ersten Stunde »die Yoga-Flinte ins Korn zu werfen«, sondern mindestens drei verschiedene Stunden und Stile auszuprobieren. Ich hoffe, dieses Buch ist dir eine Stütze auf deinem Weg.

Bist du ein fortgeschrittener Yogi oder Yoga-Lehrer? Egal, wie lange wir schon praktizieren, wir können stets dazulernen und unser Wissen erweitern. Ich persönlich liebe es, Fortbildungen zu besuchen und Neues zu lernen. Ich glaube, einen guten Lehrer macht es aus, ein ebenso guter Schüler zu sein. Dieses Buch ist ideal für alle Langzeit-Yogis und Yoga-Lehrer, um ihr Wissen über die tiefere Wirkungsweise der Asanas zu vertiefen. In diesem Buch findest du die wichtigsten 108 Asanas in sechs Asana-Kategorien unterteilt. Einzigartig ist, dass du nicht nur die korrekte physische Ausrichtung nachschlagen kannst. Ich erkläre auch die ganzheitliche Wirkungsweise der Asana-Kategorien auf Körper, Geist und Energiesystem, einschließlich der Chakren und der ayurvedischen Doshas. So kannst du noch zielgerichtetere und typgerechtere Yoga-Sequenzen für dich und deine Schüler gestalten.

Positive Wirkungen des Yoga

Die Praxis des Yoga ist bekannt dafür, eine Vielzahl von positiven Auswirkungen auf unsere geistige, emotionale, körperliche und seelische Gesundheit zu haben. Hier sind in Kurzform ein paar der wichtigsten Vorteile der Yoga-Praktiken (beinhaltet sind hier Asana, Pranayama und Meditation).

- **Verbesserung der Gesundheit:** Yoga fördert die Durchblutung, aktiviert die großen Muskelgruppen, mobilisiert die Gelenke, massiert die inneren Organe und stärkt das Immunsystem.
- **Tiefere Atmung und mehr Energie:** Yoga fördert die vertiefte und verlangsamte Atmung und damit die Kapazität des Lungenvolumens und unsere Fähigkeit, unsere Lebensenergie Prana aufzunehmen und zu speichern.
- **Kräftigung des Herzens:** Yoga verbessert die Gesundheit des Herzens und senkt das Herzinfarktrisiko. Yoga kann helfen, das Leben zu verlängern.
- **Stärkung des Rückens:** Yoga hilft gegen Rückenschmerzen und stärkt die Haltung. Die Wirbelsäule wird gekräftigt, mobilisiert und gedehnt. Das trägt zu einem stabilen, flexiblen Rücken bei.
- **Stressreduktion und besserer Schlaf:** Yoga – besonders Vorbeugen und Drehungen – spricht das parasympathische Nervensystem an, senkt das Stresslevel und hilft gegen Schlaflosigkeit und Unruhe.
- **Erhöhung des Selbstbewusstseins:** Yoga stärkt das Körpergefühl und die Selbstwahrnehmung und baut körperliche und mentale Kraft und Durchhaltevermögen auf.
- **Steigerung von Fokus und Klarheit:** Yoga verbessert die Achtsamkeit und Konzentrationsfähigkeit, hilft, klarer zu denken und somit bessere Entscheidungen zu treffen.

Einführung in die Welt des Yoga

In die Welt des Yoga einzutauchen kann überwältigend sein. Worte wie Bewusstsein und Erleuchtung können hilfreich sein, aber auch erschlagend. Es ist wichtig zu verstehen, dass auch die früheren Yogis Menschen wie du und ich waren und über den Sinn unserer Existenz nachgedacht und meditiert haben. So wie du vielleicht auch, haben sie sich auf die Suche – den inneren Weg – begeben, um mehr Sinn im Leben und Antworten auf tiefgreifende Fragen zu finden: Wer bin ich? Woher kommen wir, und wohin gehen wir? Vielleicht haben dich aber auch pragmatischere Gründe zum Yoga geführt, z. B. Rückenschmerzen oder der Wunsch nach Gesundheit, Flexibilität und Ausgleich. Ganz gleich, was dich auf diesen Weg gebracht hat: Schön, dass du hier bist!

Was bedeutet Yoga?
Yoga ist eine aus Indien stammende, 5000 Jahre alte Tradition, Wissenschaft, Philosophie und ein spiritueller Lebensweg, der uns zahlreiche geistige und körperliche Praktiken übermittelt, wie z. B. Yamas, Niyamas, Asanas, Pranayama, Bandha, Mudra und Meditation. Diese Werkzeuge sollen unseren Geist reinigen, das Bewusstsein erweitern und uns daran erinnern, wer wir wirklich sind.

Um zunächst ein Missverständnis aus dem Weg zu räumen: Yoga ist nicht gleichbedeutend mit Asana (körperliche Übung). Leider ist Yoga in der westlichen Welt stark auf das Körperliche reduziert worden. Wenn wir Yoga sagen, meinen wir häufig Asana. Dabei ist die körperliche Praxis nur ein kleiner Aspekt dessen, was Yoga für uns tun kann.

Yoga kommt vom Sanskrit-Begriff *yuga* oder *yuj* und bedeutet Einheit, Verbindung oder Integration. Es gibt zwei wichtige Interpretationen des Wortes Yoga.

Yoga als Einheit: Yoga zielt auf die harmonische Verbindung von Körper, Atem, Geist und Seele ab. Durch die Praxis wollen wir diese Verbindungen entwickeln und Einheit schaffen – z. B. zwischen weiblicher und männlicher Energie, Sonne und Mond, Einatmung und Ausatmung. Auf einem höheren Level wollen wir das individuelle Selbst mit dem kosmischen Selbst vereinen. Das Gefühl des Getrenntseins vom göttlichen Selbst bezeichnen Yogis als Illusion (Maya). Yoga ist die Erkenntnis, dass wir Teil des Größeren, Teil der göttlichen Natur sind.

Yoga als Disziplin (Tapas): Im Yoga wollen wir lernen, Herr unseres Geistes zu werden. So kann Yoga als das Zügeln unserer unruhigen Gedanken verstanden werden. Um auf dem Yoga-Weg Fortschritte zu machen, brauchen wir Tapas, die Disziplinierung des Geistes.

Was ist das Ziel von Yoga?
Yoga ist ein innerer Weg der Selbsterkenntnis, mit dem Ziel des Erwachens oder der inneren Freiheit (Moksha). Yoga ist ein Zustand des Seins (in Einheit und in purer Gegenwart) und zugleich auch der Weg zu diesem Zustand. Yoga bietet uns Methoden, uns daran zu erinnern, wer wir wirklich sind. Es ist die Reise vom kleineren zum höheren Selbst, von der Dunkelheit und Vernebelung ins Licht der Erkenntnis und Klarheit. Um unser wahres Selbst zu erkennen, müssen wir das loslassen, »was wir nicht sind« – unsere Konditionierungen, Glaubenssätze und Verhaltensmuster. Yoga ist der Weg der Befreiung und Selbstermächtigung und erinnert uns daran, unser Leben aktiv zu gestalten.

Ist Yoga eine Religion?
Yoga ist keine Religion, und doch liegt der Ursprung des Yoga in Indien, einer spirituell reichen Kultur von hinduistischen Gottheiten, Mantren, Ritualen und heiligen Schriften. Wenngleich Yoga keine Religion ist, so ist er doch vergleichbar mit manchen religiösen Praktiken.

Yoga ist …

- **… eine Wissenschaft.** Die positiven Effekte des Yoga sind durch vielfache Studien belegt. Beispielsweise wirken Vorbeugen beruhigend und Rückbeugen energetisierend.
- **… eine Philosophie,** die ihren Ursprung in der indischen Philosophie hat und zu den ältesten Traditionen der Welt gehört. Aus yogischer Sicht sind wir eine unsterbliche Seele, bestehend aus purem Licht und Energie, die eine menschliche Erfahrung in einem sterblichen Körper macht.
- **… ein spiritueller Lebensweg,** der uns praktische Tools gibt, um uns selbst besser kennenzulernen und unser Bewusstsein weiterzuentwickeln. In der spirituellen und körperlichen Praxis ist Yoga ein nachvollziehbarer Weg zu ganzheitlicher Gesundheit und Wohlbefinden.
- **… eine Achtsamkeitspraxis,** die uns hilft, sensibler für die Signale unseres Körpers zu werden. Die bewusste Atempraxis erlaubt uns, tiefer und voller zu atmen und mehr Sauerstoff aufzunehmen. Die Meditationspraxis reinigt den Geist und schult unsere Achtsamkeit.
- **… ein Zustand.** Patanjalis Definition von Yoga lautet: *Yogas chitta vritti nirodha* (1.2): Yoga ist der Zustand, der eintritt, wenn die Gedankenwellen *(vrittis)*, die in unserem Bewusstsein *(chitta)* auftreten, zur Ruhe *(nirodha)* kommen.

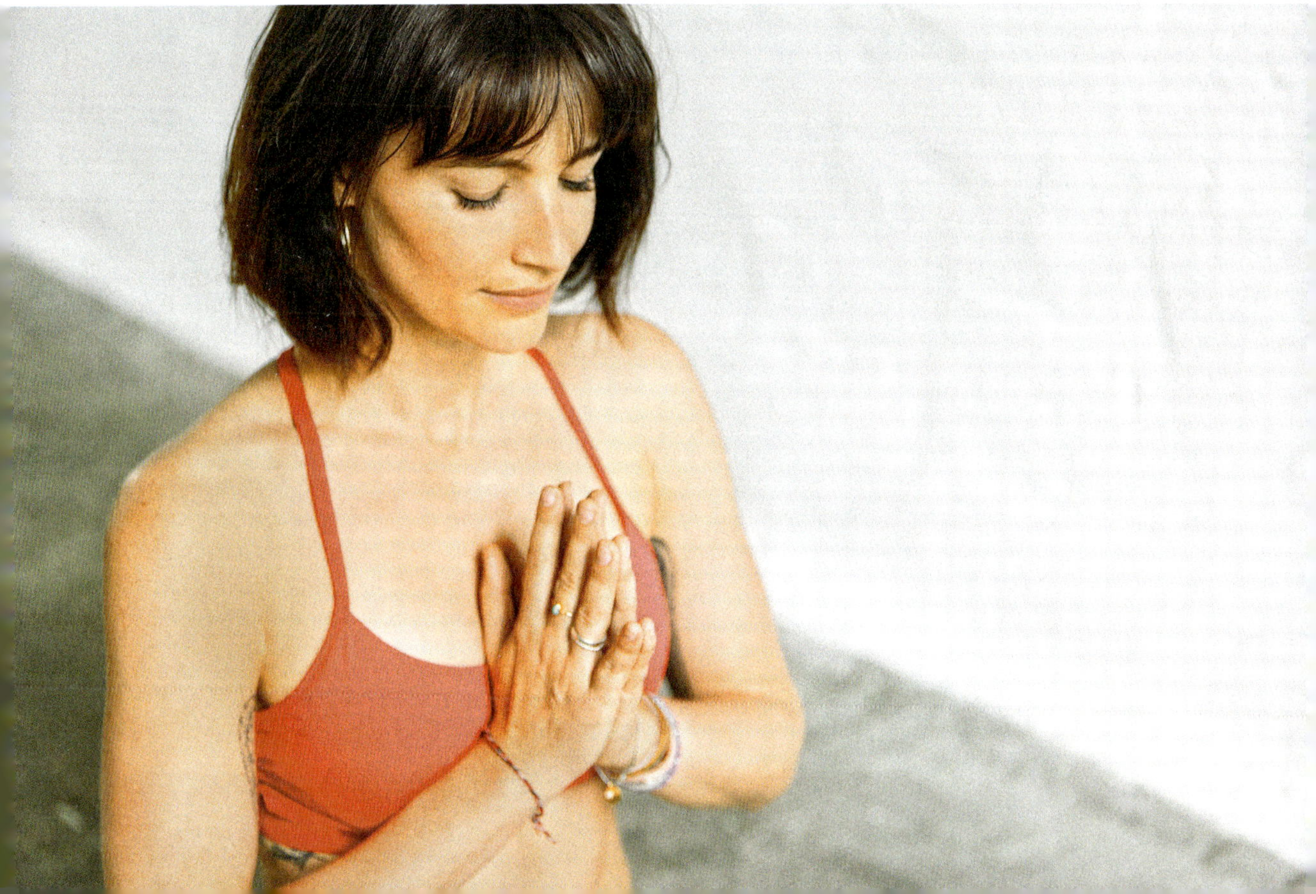

Die Geschichte des Yoga: Ein kurzer Überblick

Wir wissen, dass die Wurzeln des Yoga in Indien und mindestens 5000 Jahre in der Vergangenheit liegen. In den 1920er-Jahren entdeckten Archäologen die größte Zivilisation der frühen Antike: Die »Indus-Zivilisation« war eine Kultur, die sich im heutigen Pakistan, Teilen Indiens und Afghanistans erstreckte. In den Ruinen fanden Ausgräber eingravierte Darstellungen, die deutlich Yogi-ähnliche Figuren zeigen. Yoga ist also ein Produkt einer vollentwickelten Zivilisation, die einzigartig in der damaligen Zeit war. Als Yoga-Praktizierender bist du Teil eines uralten und ehrwürdigen Traditionsflusses!

Die großen Fragen

Traditioneller Yoga versucht plausible Antworten auf die tiefgründigen Fragen des Menschseins zu geben, z. B. »Wer bin ich?«, »Woher komme ich?« oder »Wohin gehe ich?«. Das ist die Art von Fragen, mit denen wir alle früher oder später konfrontiert werden, denn wir alle wollen Sinn in unserem Leben finden.

Die Geschichte des Yoga

Vedischer Yoga (Indus Sarasvati, 5000 v. Chr.)
Veda Yoga, der auch »Antiker Yoga« genannt wird, war eng verbunden mit dem rituellen Leben der frühen Inder. Opfergaben wurden als Mittel angesehen, um die materielle und die spirituelle Welt zu verbinden. Um die Rituale erfolgreich umzusetzen, musste der Opfernde fähig sein, seinen Geist für eine ausgedehnte Zeit fokussiert zu halten. Solch innerer Fokus, der nötig ist für das Überschreiten der Grenzen des »normalen« Geistes, ist die Wurzel des Yoga.

Vorklassischer Yoga (Upanishada, Bhagavad Gita, 500 v. Chr.)
Die Upanishaden sind Texte mit versteckten Lehren über die absolute Einheit aller Dinge, die das Fundament des Yoga beinhalten. Eine der bemerkenswertesten Yoga-Schriften ist die Bhagavadgita (»Gotteslied«). Sie beinhaltet die Lehren des Gottes Krishna an seinen Freund, den Krieger Arjuna. Die zentrale Lehre auf den Punkt gebracht: Am Leben zu sein bedeutet, aktiv Entscheidungen zu treffen, und – sofern wir uns und anderen Schwierigkeiten ersparen wollen – sollten wir unsere Handlungen über unser Ego hinauswachsen lassen. Die vorklassischen Lehren entwickelten verschiedenste Techniken, um tiefe Meditation zu erreichen, die Körper und Geist überschreitet, um so die wahre Natur des Selbst zu finden.

Klassischer Yoga (Patanjali, zwischen 500 v. Chr. und 200 n. Chr.)
Die Bezeichnung »Klassischer Yoga« geht auf den achtgliedrigen Pfad zurück – auch bekannt als Raja Yoga oder Ashtanga –, der von Patanjali in seinem Yoga-Sutra gelehrt wurde. Dieser Sanskrit-Text besteht

Vedischer Yoga	Vorklassischer Yoga	Klassischer Yoga	Postklassischer Yoga
5000 v. Chr.	**500 v. Chr.**	**500 v. Chr. bis 200 n. Chr.**	**ab 200 n. Chr.**

aus 196 Aphorismen, die bis heute immer wieder kommentiert werden. Früher oder später entdecken alle ernsthaften Yoga-Schüler dieses Werk und setzen sich mit den prägnanten Aussagen auseinander.

Postklassischer Yoga (Erschaffung von Hatha und Tantra)
Der postklassische Yoga bezieht sich auf viele Arten von Yoga nach der Zeit von Patanjalis Yoga-Sutra. Diese Lehren sind unabhängig von Patanjalis Werk entstanden. Unter dem Einfluss von Alchemie – dem spirituellen Vorläufer der Chemie – erschufen Yoga-Meister ein System von Übungen, die helfen sollten, den Körper zu verjüngen und das Leben zu verlängern. Sie betrachteten den Körper als Tempel der unsterblichen Seele und fanden heraus, dass durch fortgeschrittene Yoga-Techniken der physische Körper energetisiert werden konnte. Dies führte zur Erschaffung von Hatha Yoga, einer Vorversion dessen, was heute auf der ganzen Welt praktiziert wird. Es führte auch zu den vielen verschiedenen Pfaden und Schulen des Tantra Yoga, in dem Hatha Yoga nur ein Ansatz von vielen ist.

Moderner Yoga (Swami Vivekananda in Amerika, 1893)
Das Zeitalter des modernen Yoga begann vor allem mit dem Weltparlament der Religionen 1893 in Chicago. Dort hinterließ der junge Swami Vivekananda einen großen und anhaltenden Eindruck auf Amerikas Öffentlichkeit. Darauf folgte Paramahansa Yogananda, der bekannteste Lehrer in der westlichen Yoga-Bewegung. 1920 etablierte er die Self-Realization Fellowship mit Hauptsitz in Los Angeles. Seine »Autobiografie eines Yogi« ist ein Yoga-Klassiker und absolut lesenswert. Yoga in Form von Hatha Yoga betrat »Mainstream-Amerika«, als die russische Yogini Indra Devi, bekannt als die »erste Dame des Yoga« und Schülerin von Sri Tirumalai Krishnamacharya, 1947 ihr Studio in Hollywood eröffnete. Sie unterrichtete Stars, bildete Hunderte von Lehrern aus und prägte als einflussreiche Stimme den Weg des modernen Yoga. Mitte der 1960er erfuhr die Yoga-Bewegung einen Schwung durch Maharishi Mahesh Yogi, v. a. wegen seiner Bekanntschaft mit den Beatles. Er machte yogische Besinnung in Form von transzendentaler Meditation (TM) bekannt, die noch heute Zehntausende Anhänger weltweit zählt. Bhagwan Shree Rajneesh, auch bekannt als Osho (* Dezember 1931), lehrte als Philosophieprofessor ab 1960 in Indien. Er bezog sich auf die Lehre des Tantra als esoterische Form des Hinduismus und später des Buddhismus. Es gelang ihm, traditionelle spirituelle Techniken mit modernen Psychotherapiemethoden zu verbinden, und er entwickelte neue Meditationstechniken wie die »Dynamische Meditation«. Seine Lehren sind bis heute noch für viele Suchende in der ganzen Welt lebendig, werden gelesen und praktiziert. Die Yoga Asana, wie wir sie heute kennen, wird auf den großen Yoga-Meister Tirumalai Krishnamacharya (1888–1989) zurückgeführt, der im Alter von 101 Jahren starb. Er lehrte das Viniyoga und Vinyasa-Krama-System des Hatha Yoga bis zu seinen letzten Tagen. Eine seiner Kernaussagen war es, dass das Individuum sich nicht dem Yoga anpassen solle, sondern der Yoga sich den Bedürfnissen des Individuums anpassen solle. Einer seiner Leitsätze war: »There is a right yoga for every person.« Sein Sohn T. K. V. Desikachar führte die Lehren seines Vaters in zahlreichen Büchern weiter. Bekannte Schüler von Sri T. Krishnamacharya sind außerdem B. K. S. Iyengar, Patthabi Jois und Indra Devi, die Tausende Menschen im Westen inspirierten und Yoga publik machten. Da Yoga nicht auf den Hinduismus begrenzt ist, können wir auch den Dalai Lama nennen. Er ist zweifelsohne einer der großen Yogis des modernen Tibets, der zeigt, dass die Prinzipien des Yoga nicht nur erfolgreich in den Alltag eingebettet werden können, sondern auch in Bereiche der Politik.

1893	1920	1938	1960er
Moderner Yoga in Amerika	*Yogananda: Self-Realization Fellowship*	*Sri T. Krishnamacharya, B. K. S. Iyengar, Indra Devi*	*Maharishi Mahesh Yogi, Osho*

Patanjali: Das Licht der Selbsterkenntnis

Patanjali und das Yoga-Sutra

Wenn du schon eine Weile in der Yoga-Welt verweilst, hast du sicher schon von Patanjali, dem Yoga-Sutra oder dem achtgliedrigen Pfad gehört. Dieses Wissen gehört zur Basis der Yoga-Philosophie. Deshalb stelle ich dir Patanjali und seine Kernbotschaft hier kurz vor.

Patanjali war ein bedeutender Yogi, Weiser und Autor, der als einer der Ersten sein eigenes und überliefertes Wissen zu Yoga in Form des Yoga-Sutras schriftlich festgehalten hat. Seine Erkenntnisse haben den Weg des Yoga geebnet. Er wird deswegen auch als »Vater des Yoga« bezeichnet. Patanjali hat nach Buddha, zwischen 300 v. Chr. und 200 n. Chr., gelebt. Sein Name bedeutet »Der vom Himmel Gefallene« und bezieht sich auf eine mystische Legende rund um seine Geburt.

Das Sanskrit-Wort »Sutra« bedeutet übersetzt Faden oder Kette und bezieht sich auf Lehrwissen in Versform. Das Yoga-Sutra ist die wichtigste Grundlage des klassischen Yoga. 196 Sutren beschreiben die Philosophie des Yoga sowie die Psychologie des menschlichen Geistes. Die Sutren können uns auf dem inneren Weg der Selbsterkenntnis eine Hilfestellung sein. Sie sind in ihrer Bedeutung allerdings nicht immer einfach zu entschlüsseln. Es kann hilfreich sein, sich eine gute Übersetzung mit Kommentaren zuzulegen, die die Yoga-Sutren verständlich für unseren heutigen Sprachgebrauch auslegen.

Seine Botschaft: Inspiriert durch den Ansatz Buddhas, war Patanjali vor allem am Studium des menschlichen Geistes interessiert. Der Fokus im klassischen Yoga, auch Raja (königliches) Yoga genannt, liegt auf der Kultivierung von Selbsterkenntnis und Reflexion. Patanjali sah mentale Unruhe und die Anhaftung an unsere Gedanken als den Ursprung menschlichen Leidens. Er erkannte die Notwenigkeit, die Gedankenwellen durch Meditation zur Ruhe zu bringen, um so unsere wahre Natur erkennen zu können.

Der achtgliedrige Pfad

In Patanjalis Yoga-Sutra wird der achtgliedrige Pfad des Yoga beschrieben – auch Ashtanga genannt (ashta = acht, anga = Glied). Die acht Stufen agieren als Wegweiser für ein spirituelles, yogisches Leben. Dazu gehören ethische Werte und Selbstdisziplin sowie direkte Hinweise für eine gesunde Lebensführung und yogische Praktiken. Der achtgliedrige Pfad zeigt uns, dass Yoga ein Prozess und Lebensweg ist und weit mehr als nur das Ausüben von körperlichen Haltungen, denn Asana nimmt nur einen kleinen Teil des Yoga-Pfades ein.

Die ersten beiden Glieder des Pfades bilden die Yamas und Niyamas, sie zeigen wichtige Verhaltensregeln und ethische Werte. Diese Richtlinien können uns unterstützen, unser Verhalten im Alltag und mit unseren Mitmenschen zu beobachten, zu hinterfragen und in gesunde Bahnen für das Wohl aller Lebewesen zu lenken. Die Yamas und Niyamas stehen an erster Stelle des achtgliedrigen Yoga-Pfades und bilden das Fundament unserer Entwicklung als Yogi auf dem inneren Weg der Selbsterkenntnis. Die Yamas und Niyamas sind wie eine Landkarte, mit der wir lernen können, Yoga in unserem Alltag und abseits unserer Matte zu leben.

1. Die **Yamas** sind fünf ethische Prinzipien, die sich vor allem auf unser Sozialleben und unseren Umgang mit der Umwelt beziehen. Die fünf Yamas sind:
   - **Gewaltlosigkeit (Ahimsa):** liebevoller und bewusster Umgang mit unseren Mitmenschen und der Umwelt; Mitgefühl und Respekt gegenüber allen Lebewesen
   - **Wahrheit (Satya):** Ehrlichkeit zu sich selbst und anderen; Selbstreflexion und die Auseinandersetzung mit den eigenen Gefühlen; Mut, die eigene Wahrheit zu sprechen und sich authentisch zu zeigen, so wie man ist
   - **Nicht stehlen (Asteya):** sich nichts nehmen, was anderen gehört; Respekt vor dem materiellen und geistigen Eigentum anderer; kein Vergleichen, Neid oder Eifersucht; die Fähigkeit, andere strahlen zu lassen
   - **Im Bewusstsein der höchsten Wahrheit (Brahman) handeln (Brahmacharya):** Mäßigung in allen Lebensbereichen; Umgang mit der eigenen sexuellen Energie; diese nicht missbrauchen, sondern für höhere Ziele einsetzen
   - **Nicht anhaften (Aparigraha):** loslassen können, keinen überflüssigen Besitz anhäufen; Dinge, Situationen und Menschen frei lassen
2. Die **Niyamas** sind fünf Selbstdisziplinen, die sich vor allem darauf beziehen, wie wir mit uns selbst umgehen. Die fünf Niyamas sind:
   - **Reinheit (Sauca):** Körperpflege und Hygiene; sattvische Ernährung (idealerweise vegetarisch); geistige Hygiene (z. B. sich nicht ablenken lassen von Trash-TV, Tratsch, Social Media oder Kritik)
   - **Zufriedenheit (Santosha):** Dankbarkeit und Wertschätzung für alles, was wir haben, und dem Geschenk des Lebens gegenüber; Akzeptanz für die eigenen Grenzen
   - **Disziplin (Tapas):** klare Ziele setzen und entschlossen darauf hinarbeiten; früh aufstehen; der Wille, geistig aktiv zu sein; für unsere Leidenschaften brennen und das, was wir wollen, auch umsetzen (z. B. Yoga, Sport, Kultur)
   - **Selbststudium (Svadhyaya):** sich seiner selbst bewusst sein; Eigenreflexion; sich mit den wichtigen Fragen des Lebens beschäftigen; persönliche Weiterentwicklung
   - **Hingabe an das Göttliche/das Größere (Ishvara Pranidhana):** Glaube und Hingabe an etwas Größeres; sich dem Fluss des Lebens hingeben; Vertrauen an das Größere; sich mit dem Göttlichen verbinden (z. B. beten, Mantren singen, meditieren); eins sein mit der Natur
3. **Asana** ist das Sanskrit-Wort für Haltung oder Sitz und meint die Körperhaltungen. Asana bezieht sich in Patanjalis Yoga-Sutra vor allem auf den Meditationssitz. Die einzige Ausrichtungsanweisung, die Patanjali für Asana gibt, ist, dass die Haltung stabil und bequem sein sollte (»Sthira Sukham Asanam«). Mit Asana beschreiben wir heute allerdings alle körperlichen Haltungen, die wir im Yoga einnehmen.
4. **Pranayama** steht für die Atemregulierung – das Ausdehnen und Zurückhalten von Prana (unsere Lebensenergie). Durch Atemregulierung und -ausdehnung können wir den Geist beruhigen, Prana aufnehmen und speichern und damit unser Immunsystem stärken und die Funktionen von Körper und Geist unterstützen.
5. **Pratyahara** ist das Zurückziehen der Sinne von außen nach innen. Durch unsere fünf Sinne nehmen wir unsere Umwelt wahr. Unsere Sinne halten unsere Aufmerksamkeit jedoch häufig auf die äußere Welt fixiert. Durch Pratyahara wollen wir bewusst die Sinne zurückziehen und auf unseren inneren Raum lenken.

6. **Dharana** ist der Fokus des Geistes und die Konzentration. Das Ziel liegt darin, von einem Zustand eines unruhigen Geistes in einen Zustand von Konzentration zu gelangen. Dharana ist die Fähigkeit, den Fokus auf eine bestimmte Sache zu lenken, z. B. die bewusste Atemführung, Pranayama, oder ein Mantra. Frei von Urteil oder Ablenkung, konzentrieren und lassen wir uns ganz auf eine Sache ein. Wenn Dharana eingetreten ist, können Dhyana und Samadhi folgen.

7. **Dhyana** beschreibt den Zustand der Meditation und der inneren Einkehr. Dharana führt zu einem Zustand von Dhyana: Meditation. Wenn unser Fokus vollständig im Zustand des reinen Bewusstseins in der Gegenwart absorbiert ist, dann meditieren wir. Jenseits aller Gedanken und im Raum zwischen den Gedanken findet Dhyana, also Meditation statt.

8. **Samadhi** ist der Zustand der Glückseligkeit und Erleuchtung – dies ist das höchste Ziel des Yoga und der letzte Schritt auf dem Weg von Patanjalis Yoga-Sutra. Samadhi ist der Zustand, in dem sich alle Dualität auflöst und es keine Trennung mehr zwischen dir und der Welt um dich herum gibt. Wir erfahren Einheit jenseits des denkenden Geistes und unserer Identität. In Samadhi realisieren wir unsere wahre Natur, ein Zustand von reinem Gewahrsein und purer Präsenz. Den Zustand von Samadhi können wir allerdings nicht lange aufrechterhalten, wenn wir nicht vollständig bereit sind, Anhaftungen, Urteile, Vorlieben, Abneigungen und Gewohnheiten loszulassen. Nur der vollständig reine Geist kann wirklich einen dauerhaften Zustand von Samadhi erleben und Moksha – einen permanenten Zustand der Befreiung – erreichen.

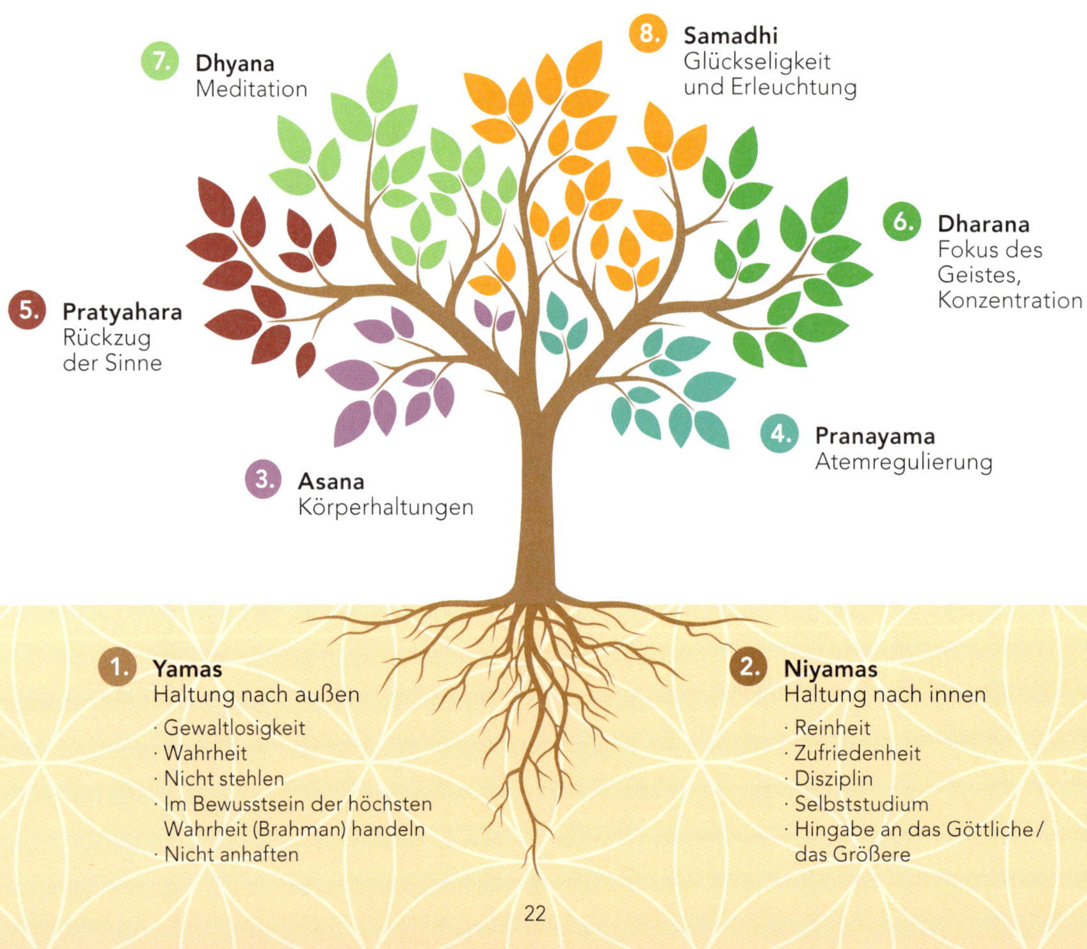

Die vier Hauptwege des Yoga

Yoga hat sich in viele Strömungen entwickelt und kann auf verschiedenste Weise praktiziert werden. In der westlichen Gesellschaft verstehen die meisten unter Yoga die reine körperliche Ausübung der Asanas. Die körperliche Form ist aber nur ein kleines Fenster in der großen Welt des Yoga.

Um ein Yogi zu sein und nach den yogischen Prinzipien zu leben, muss man keineswegs besonders flexibel sein. In der Tat kenne ich einige Yogis, die keine körperliche Praxis betreiben, aber durch ihr Verhalten und ihre Lebensweise beispielhaft dem Weg des Yoga folgen.

Im Folgenden lernst du die vier wichtigsten Wege des Yoga kennen – auch Margas genannt. Die vier Wege des Yoga sind allerdings nicht mit den unterschiedlichen Yoga-Stilen zu verwechseln, die sich auf die reine körperliche Form der Asana beziehen. Bei den Yoga-Wegen geht es darum, wie wir Yoga auf vielfältige Weisen im Alltag und auch zwischenmenschlich praktizieren können.

Jnana Yoga: Yoga der Weisheit und des Wissens (persönliche Weiterentwicklung)

Jnana Yoga ist der Yoga des Wissens und Lernens und sieht das Studieren der alten Schriften als wichtigen Teil des Wegs zur Erleuchtung. Ziel ist es, sich von der Illusion zu befreien, dass wir von Gott getrennt sind, um so Einheit mit unserer Seele und allem Leben zu erfahren. Ohne selbstloses Handeln (Karma), Hingabe an etwas Größeres (Bhakti) und die Entwicklung des Geistes (Raja) kann das Streben nach Selbsterkenntnis jedoch nur theoretisch bleiben, wir brauchen also die Integration aller vier Yoga-Wege.

Wie wir Jnana Yoga in unser Leben integrieren können:

- Yogisch-philosophische Schriften lesen (Bagavadgita, Patanjalis Yoga-Sutra etc.)
- Selbstreflexion (Tagebuchschreiben, Kontemplation, Meditation)
- Persönliche Weiterentwicklung (Coachings, Podcasts, Workshops etc.)

Raja Yoga: Yoga des Geistes (Meditation und Kontemplation)

Raja Yoga ist der Yoga der Geisteskontrolle. »Raja« bedeutet König. Raja Yoga lehrt uns, wie wir über das Königreich unseres Geistes regieren können. Diese Form wird vor allem mit Meditation und Kontemplation in Verbindung gesetzt, die uns helfen, Körper, Energie und Geist zu kontrollieren. Wir praktizieren Meditation, um die Gedankenwellen zur Ruhe kommen zu lassen und einen Zustand der Einheit zu erfahren. Raja Yoga basiert auf dem achtgliedrigen Pfad (Ashtanga) des Patanjali.

Wie wir Raja Yoga in unser Leben integrieren können:

- Selbstbeobachtung, Selbstreflexion, die Sinne nach innen richten
- Achtsamkeitspraxis, Fokus und Konzentration
- Pranayama, Meditation, Visualisierungen, Yoga Nidra

Bhakti Yoga: Yoga des Herzens und der Hingabe (Liebe für Gott)

Bhakti ist der Yoga der Liebe und Hingabe: die Öffnung des Herzens durch Hingabe an etwas Größeres. Bhakti ist die Bereitschaft, uns vom kleinen Selbst zu lösen und unseren Geist auf ein größeres Bewusstsein zu richten. Ohne Bhakti, also ohne die Hingabe an eine höhere Kraft, wäre auch Yoga leer. Durch die Wahrnehmung des Göttlichen in allem, was ist, kultiviert Bhakti Yoga Akzeptanz, Toleranz und Liebe zu allen Wesen.

Wie wir Bhakti Yoga in unser Leben integrieren können:

- Die Entscheidung, unser Herz uns selbst und allen Lebewesen in Liebe öffnen
- Dankbarkeit, Wertschätzung dem Leben und anderen gegenüber äußern
- Spirituelle Praxis (Rituale, Gebete, Danksagungen, Mantren singen)

Karma Yoga: Yoga der Handlung (gutes und selbstloses Handeln)

Karma Yoga ist der Yoga der guten Tat und des aufrichtigen, uneigennützigen Dienens. Karma Yoga ist das Bewusstsein darüber, dass jede Entscheidung und jede Handlung eine Auswirkung auf unser Leben und das Leben anderer hat. Karma Yogis setzen selbstlos ihre Zeit und Energie für das Wohl anderer Lebewesen ein – ohne eine Gegenleistung zu erwarten.

Wie wir Karma Yoga in unser Leben integrieren können:

- Worte und Taten mit Achtsamkeit wählen und ausüben
- Großzügigkeit und Hilfsbereitschaft leben
- Karitative, ehrenamtliche Arbeit (Tierschutz, Hilfsorganisation, etc.)

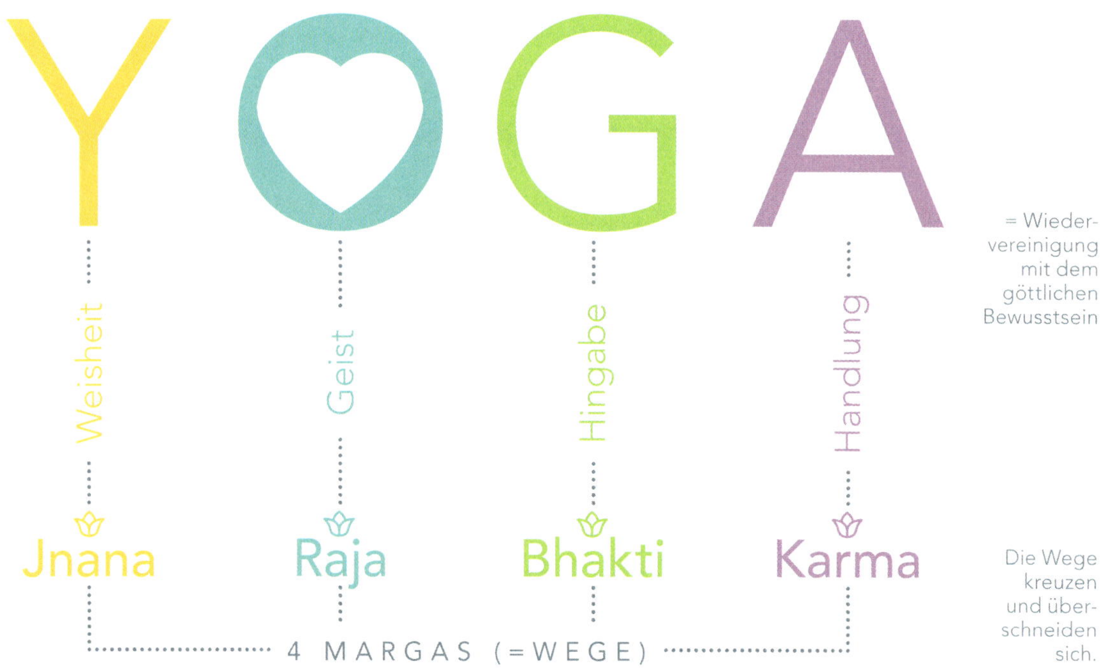

Die unterschiedlichen Asana-Stile

Welcher Stil passt zu mir? Wenn wir mit der Yoga-Praxis beginnen, steht diese Frage meistens ganz vorn. Die Asana-Praxis offenbart sich in vielseitiger und kreativer Weise. Um dir einen besseren Überblick über die unterschiedlichen Yoga-Stile zu verschaffen, sind hier die bekanntesten beschrieben. Ich kann jedem ans Herz legen, verschiedene Stile und Lehrer auszuprobieren.

Der Stil ist jedoch nicht ausschlaggebend dafür, ob wir einen yogischen Zustand erreichen oder nicht. Denn theoretisch können wir in jedem Yoga-Stil den Zustand des Yoga – der Einheit mit unserem Körper, Atem, Geist und unserer Seele – erfahren.

> ***»Yoga-Asana ist das Lied unserer Seele, das sich durch den Körper ausdrückt.«***
>
> *WANDA BADWAL*

Traditionelle Yoga-Stile

Hatha Yoga
Traditionelles Hatha Yoga ist ein Stil, der auf der traditionellen tantrischen Philosophie beruht. Hatha Yoga verfolgt einen ganzheitlichen Ansatz, in dem Asana, Pranayama sowie Meditation praktiziert werden. Im Hatha werden die Asanas länger gehalten, sodass Raum für korrekte Ausrichtung und subtile Praktiken wie Pranayama, Bandha, Mantra oder Kriya bleibt.

Iyengar Yoga
B. K. S. Iyengar begann seine Lehren im Jahr 1936. Seine Praxis ist eine Form des Hatha Yoga, die großen Wert auf Details, Präzision und Ausrichtung der Asanas und Atemtechniken legt. Iyengars Anliegen war es, Yoga für jeden zugänglich zu machen. Er brachte die Hilfsmittel in die Yogawelt (z. B. Block, Gurt, Stuhl, Kissen).

Ashtanga Yoga
Ashtanga Yoga als Stil geht auf Patthabi Jois zurück. Die dynamische, körperlich fordernde Praxis synchronisiert Atem und Bewegung, um innere Hitze zu erzeugen, die den Körper von innen reinigt. Ashtanga findet in Stille statt und wird von der tiefen Ujjayi-Atmung begleitet. Ashtanga baut auf drei strikten Serien von Haltungen auf.

Sivananda Yoga
Sivananda Yoga, nach den Lehren Swami Sivanandas, verfolgt einen ganzheitlichen Yoga-Ansatz. Eine Stunde umfasst Pranayama, einige Sonnengrüße sowie zwölf Standardhaltungen, eine Schlussentspannung sowie ein Mantra.

Moderne Yoga-Stile

Vinyasa Yoga

Im Vinyasa oder auch Vinyasa Flow werden Asanas so aneinandergefügt, dass eine dynamische, fließende und kreative Abfolge entsteht. Ziel ist es, die tiefe Ujjayi-Atmung mit der Bewegung zu synchronisieren, um so Harmonie zu erschaffen. Durch Vinyasa streben wir den Aufbau innerer Stärke und Vitalität an.

Anusara Yoga

Anusara ist ein von John Friend entwickeltes, modernes Hatha-Yoga-System und hat seine Basis in der Tantra-Philosophie. Anusara bedeutet »mit Anmut fließen« oder auch »dem Herzen folgen«. Es wird im Vinyasa-Stil unterrichtet und legt außerdem besonderen Wert auf präzise Ausrichtung und Biomechanik.

Bikram Yoga

Dieser Stil wurde von Bikram Choudhury in den 1970ern in Kalifornien populär gemacht. Die patentierte Praxis umfasst die Wiederholung von 26 Asanas in festen Zyklen über eine 90-minütige Klasse. Meistens werden die Räume so beheizt, dass bei bis zu 41 Grad Celsius praktiziert wird. Deshalb wird Bikram Yoga auch Hot Yoga genannt.

Jivamukti Yoga

Jivamukti Yoga geht auf David Life und Sharon Gannon zurück. Es wird im schnellen Vinyasa-Stil unterrichtet, die Haltungen sind meist sehr kraftvoll. Jede Stunde hat ein Thema, das durch Yoga-Philosophie, Singen, Meditieren, Asanas und Musik erfahrbar wird. Ahimsa (= Gewaltlosigkeit) wird streng interpretiert, weshalb viele Yogis Veganer sind.

Kundalini Yoga

Dieser Stil wurde von Harbhajan Singh Khalsa als Marke in den USA eingeführt, was nicht heißt, dass andere Stile nicht »Kundalini« sind (z. B. tantrischer Hatha Yoga). Anhänger sollten weiße Kleidung sowie Turban tragen und vegetarisch essen. Die Praxis umfasst Übungssets kombiniert mit Feueratem, Meditation und Mantren.

Yin Yoga

Yin Yoga wurde um 1970 von Paulie Zink entwickelt. Yin ist ein passiver, meditativer Stil, der Faszien, Bänder, Sehnen und Gelenke anspricht. Unterstützt durch Decken und Kissen, werden die Asanas ca. 3–6 Minuten gehalten. Der Fokus wird nach innen gerichtet. Die sanfte, tief dehnende Yin-Yoga-Praxis ist eine gute Ergänzung zu dynamischen Yoga-Stilen.

Aerial Yoga

Aerial Yoga ist ein sehr junger Stil, der etwa vor zehn Jahren aus den USA nach Europa kam. Aerial kombiniert klassische Yoga-Haltungen mit Übungen aus der Luftakrobatik sowie Fitnessübungen. Fast alle Übungen finden in der Luft statt, an einem trapezförmigen Lycratuch, das an der Decke befestigt ist.

Die energetische Anatomie des Hatha Yoga

Hatha als Oberbegriff

»Ha« steht für Sonnen-, »Tha« für Mondenergie. Sonne und Mond repräsentieren die polaren Energien des Universums und des menschlichen Körpers. Ziel der Hatha-Yoga-Praxis ist die Balance von Sonne und Mond. Hatha Yoga ist der Oberbegriff für alle körperlichen Yoga-Asana-Stile. Daneben gibt es auch einen eigenen Hatha-Yoga-Stil, der im Kapitel »Yoga-Stile« beschrieben wird.

Bedeutung und Weltsicht des Tantra

Tantra ist neben dem klassischen Yoga-Ansatz des Patanjali und der Gesundheitslehre des Ayurveda eine der großen Weisheitstraditionen Indiens. Tantra bedeutet »Instrument der Ausdehnung«. Der Weg des Tantra fordert uns auf, unsere Sichtweise zu erweitern und über unsere Grenzen hinauszuwachsen. Tantra wird auch als »Gewebe, Netz oder System« verstanden. Metaphorisch ist damit das »gewebte Netz der Energie« gemeint, aus dem die Welt geschaffen ist. Tantra sagt »Ja« zu Fülle und Erfolg. Es sieht alle Aspekte unseres Lebens als vollkommen und heilig an – von den spirituellsten bis hin zu den banalsten. Ziel ist die Entfaltung unseres schlafenden Potenzials in Form der Kundalini, der höchsten Form von Prana. Um selbstermächtigt handeln zu können, benötigen wir Kraft. So befasst sich einer der wichtigsten Texte des traditionellen, tantrischen Hatha Yoga, die »Hatha-Yoga-Pradipika«, vor allem mit Pranayama, der Kultivierung und Lenkung von Energie.

Linkshändiger und rechtshändiger Tantra

So wie Yoga im Westen häufig auf Asana reduziert wird, wird Tantra häufig auf Sex reduziert. Tantra hatte traditionell rein gar nichts mit Sex zu tun. Im Laufe der Zeit haben sich jedoch verschiedene Strömungen entwickelt. Man unterscheidet heute hauptsächlich zwischen dem links- und dem rechtshändigen Pfad. Die sexuellen Praktiken im Tantra werden dem linkshändigen Pfad zugeschrieben, der eher »mystische« Praktiken wie z. B. Meditieren auf Gräbern oder Trinken aus Schädeln nutzt. Zum rechtshändigen Pfad des Tantra gehört Hatha Yoga. Tantrische Praktiken dieses Pfades sind u. a. Asana, Pranayama, Mantra, Bandha (Energieverschlüsse) und Kriya-Meditationen.

Was ist Prana?

Prana ist die pure Lebensenergie, die alles durchströmt, was in Lebendigkeit vibriert. Alles, was wir in der Natur beobachten können, wird von Prana »beatmet« – Pflanzen, Tiere und wir Menschen selbst.

Die Nadis: Energetische Leitbahnen

Energie existiert nicht einfach – sie fließt. Laut der traditionellen Lehren gibt es Tausende feiner Energiekanäle, durch die Prana fließt. Sie werden Nadis genannt. Es wird berichtet, dass frühzeitliche Weisen diese Energiebahnen »sehen« konnten. Die drei wichtigsten Nadis sind:

Ida Nadi: THA – Mondkanal
Die Silbe »Tha« in Hatha bezieht sich auf Ida Nadi. Dieser Energiestrom ist kühl und dunkel wie der Mond. Ida Nadi bewegt sich links beginnend entlang der Wirbelsäule nach oben und durch das linke Nasenloch. Im Stirn-Chakra trifft es auf Pingala Nadi.

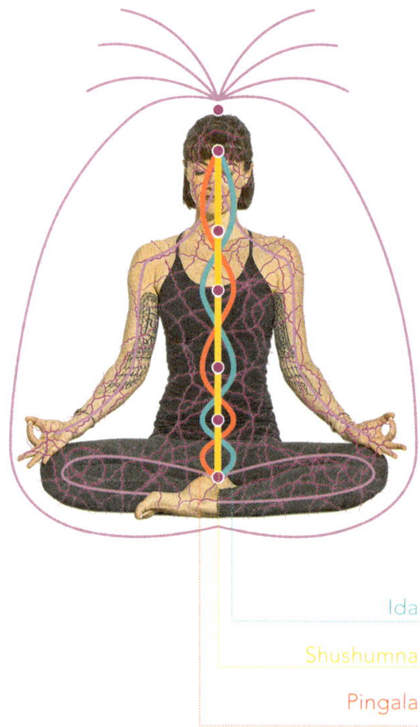

Pingala Nadi: HA – Sonnenkanal
Das »Ha« in Hatha bezieht sich auf Pingala Nadi – den Sonnenkanal, charakterisiert durch Hitze und Licht. Pingala Nadi bewegt sich rechts beginnend entlang der Wirbelsäule nach oben und strömt durch das rechte Nasenloch. Im Stirn-Chakra trifft es auf Ida Nadi.

Shushumna: Feuerkanal (Einheit von Sonne HA und Mond THA)
Shushumna Nadi ist der wichtigste Energiekanal. Er beginnt im Wurzel-Chakra und fließt im Kern der Wirbelsäule. Durch Shushumna soll Kundalini, unser schlafendes Potenzial – auch die schlafende Schlangenkraft genannt –, erwachen und zum Kronen-Chakra aufsteigen. Jedes spirituelle Ziel, wie man es auch nennen mag – Samadhi, Nirvana, Moksha oder Erleuchtung –, ist mit dem Erwecken der Kundalini verbunden.

Die fünf Energiewinde

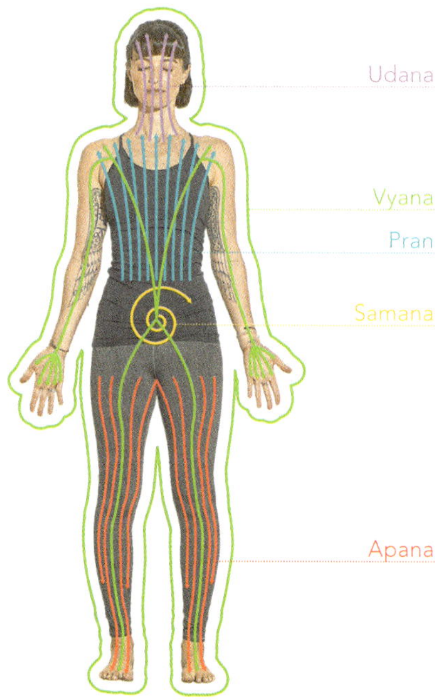

Wie bewegt sich Prana?

Prana kann mit einem ungezähmten Löwen verglichen werden: Wenn diese Energie nicht korrekt geführt wird, fließt sie unkontrolliert durch unseren Körper. Das Ziel der tantrischen Yogis ist es, eine tiefe Beziehung zu Prana aufzubauen, um es zu leiten und zu höheren Zielen einzusetzen.

Die fünf Prana Vayus: Energiewinde

Das Wort Vayu bedeutet Luft oder Wind. Die fünf Vayus sind die verschiedenen Richtungen, in denen sich Prana in unserem Körper bewegt. Die Vayus sind Untergruppen des Vata-Dosha (Vata = Luft und Äther), das im späteren Dosha-Kapitel erklärt wird. Von allen körperlichen Energiesystemen sind die Vayus am leichtesten zu erfahren und am einfachsten zu beeinflussen.

Asana und die Vayus

Durch das Wissen der sechs verschiedenen Asana-Kategorien lernen wir, wie wir die fünf Prana Vayus ansprechen und unser Prana geschickt lenken können, um den gewünschten Effekt auf unseren Körper, unseren Geist und unser Energiesystem zu erzielen. Die Vayus sind ein hilfreiches Werkzeug, um eine zielgerichtete, wirkungsvolle Yoga-Praxis zu gestalten.

Jede Asana-Kategorie formt Prana und somit auch die energetische Wirkungsweise und den Geist unterschiedlich.

Vayu	Apana	Samana	Pran	Udana	Vyana
Energie-richtung	abwärts-bewegende, kühle, wurzelnde Energie	gleichmäßige, ausgleichende, zentrierende Energie	nach innen gerichtete und aufsteigende Energie	»ud« bedeutet »wachsen«; auf-steigende Energie	erweiternde und integrierende Energie
Ort	im Beckenboden zwischen Nabel und Damm, in Beinen und Füßen	im Bauchraum	in den Lungen und im Herzen	im Hals und Kopf	verteilt auf den gesamten Körper und um ihn herum; formt die Aura
Funktion	Ausscheidung und Loslassen; mit der Ausatmung ver-bunden; unter-stützt eine solide Meditationspraxis	Assimilation, Transformation, Integration	Aktivierung und Energetisierung; mit der Einatmung verbunden	Streben; Selbstverwirk-lichung	Meister-Vayu, das die anderen Vayus verteilt und integriert
Körperlich	Ausscheidung, Menstruation, Geburt	Energie hinter dem Verdauungs-feuer (Agni), zieht Kraft und Nähr-stoffe aus dem Essen, Substanz in Energie um-wandeln	Immunsystem, Funktionen des Herzens und der Lungen	Produzieren von Tönen und Energie der fünf Sinne	Regelung der Nerven und Venen; Bewegung unserer Muskeln; balan-cierende Energie, die durch den Körper fließt
Mental	Vergebung, Loslassen alter Emotionen, Muster und Konzepte	Weisheit aus unseren Lebens-erfahrungen extrahieren, integrieren und uns weiter-entwickeln	den Geist vitalisieren und energetisieren; Neues lernen und Informationen aufnehmen	Enthusiasmus und persönliches Wachstum	Erweiterung der Persönlichkeit, persönliches Wachstum
Asana-Kategorie	Vorbeugen und Drehungen	Drehungen und Vorbeugen	Rückbeugen und Seitbeugen	Umkehrhaltungen und Rückbeugen	Seitbeugen, Streckungen und Umkehrhaltungen

Das Chakren-System

Was ist ein Chakra?

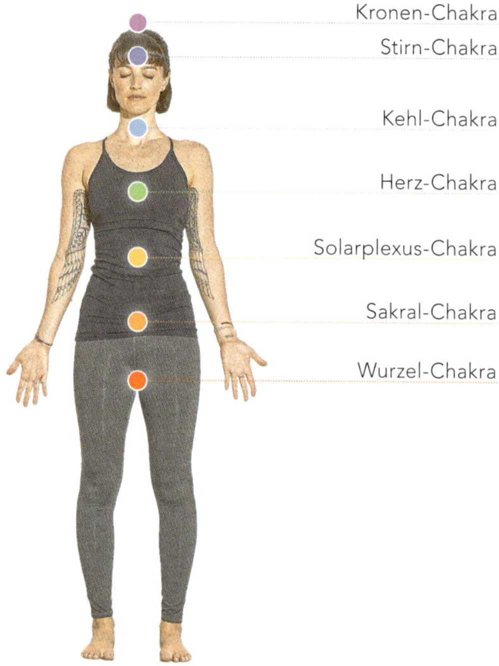

Wir haben im vorherigen Kapitel schon einiges über Prana und die Nadis gelernt. Prana (Lebensenergie) fließt durch die Nadis (Energieleitbahnen) im Körper. Diese Energieleitbahnen kreuzen und verdichten sich an bestimmten Stellen, und diese Knotenpunkte von Energie werden »Chakra« oder in der Mehrzahl Chakren genannt. Chakra bedeutet »Rad« oder »drehendes Energiezentrum«. Aus yogischer Sicht existiert das menschliche Wesen nicht nur aus Fleisch und Blut, sondern ist an erster Stelle ein Energiewesen. Chakren sind Teil des Energiekörpers, den wir normalerweise nicht mit bloßem Auge sehen können. Frühzeitliche Yogis jedoch konnten die Chakren in tiefen Zuständen der Meditation »sehen«, als sie die verschiedenen Farben und Qualitäten der Energiezentren als Bündel von Nerven rund um die Wirbelsäule erspürten.

Prana und die Chakren

Prana finden wir in allem, was lebt. Prana wird in unserem Köper wie die Elektrizität in einer Batterie gespeichert. Die Speicherorte unserer Energie sind die Chakren (Energiezentren). Sie verlaufen entlang der Wirbelsäule – beginnend an unserem Steißbein, dem Ende der Wirbelsäule, bis hoch zu unserer Kopfkrone. Es gibt neun fundamentale Chakren und Energiezentren, manche Traditionen sprechen sogar von zwölf oder mehr. Wir werden uns hier aber auf die sieben gängigsten beschränken. Das dritte Chakra, Manipura, das in unserem Solarplexus sitzt und dem Element Feuer zugeordnet ist, ist unsere größte »Prana-Batterie«.

Abhängig von unserer Geschichte, Konstitution und unserer Lebensweise kann die Energie in den Chakren entweder ausbalanciert, aufgebraucht oder zu stark sein. Mit der Pranayama- und Asana-Praxis im Yoga streben wir an, die Chakren in Balance zu bringen.

Persönlich liebe ich das Chakren-System besonders, da es uns eine holistische Landkarte aus physischen und psychologischen Merkmalen aufzeigt, die uns dabei hilft, uns selbst besser kennenzulernen und zu verstehen.

Jedes unserer Chakren hat ein bestimmtes Element, eine Verortung im Körper, eine Sinneswahrnehmung, spezielle Qualitäten, passende Asana-Kategorien, eine Affirmation, ein Mantra sowie eine zugeordnete Farbe.

Nr.	Chakra	Element	Ort im Körper	Sinnesfunktion	Qualitäten	Asana-Kategorien	Affirmation	Bija Mantra
7	Kronen-Chakra (Sahasrara)	Bewusstsein	Kopfkrone und darüber	Alle	Offener Kanal zur göttlichen Verbindung, Stille, Licht	Umkehrhaltungen, Streckungen	Ich weiß	AUM
6	Stirn-Chakra (Ajna)	Geist	Zwischen den Augenbrauen	Übernatürliche Wahrnehmung	Intuition, tieferes Wissen, Fokus, Manifestation, Weisheit	Umkehrhaltungen, Streckungen, Drehungen	Ich sehe	KSAHM
5	Kehl-Chakra (Vishuddha)	Äther	Kehle	Hören	Kommunikation, Wahrheit, Ausdruck, Musik, Schreiben, Kunst	Rückbeugen, Umkehrhaltungen	Ich spreche	HAM
4	Herz-Chakra (Anahata)	Luft	Herzraum	Fühlen, Tasten	Liebe, Mitgefühl, Harmonie, Frieden, Vergebung, Großzügigkeit, Dankbarkeit	Rückbeugen, Seitbeugen	Ich liebe	YAM
3	Solarplexus-Chakra (Manipura)	Feuer	Solarplexus	Sehen	Energie, Willenskraft, Selbstbewusstsein, Leidenschaft, Disziplin, Transformation, Persönlichkeit, Karriere	Drehungen, Seitbeugen, Zentrumsübungen	Ich will	RAM
2	Sakral-Chakra (Swadhishtana)	Wasser	Kreuzbein	Schmecken	Verbindung, Beziehung, Sexualität, Sinnlichkeit, Flow, Kreativität	Vorbeugen mit Hüftöffner, Drehungen	Ich fühle	VAM
1	Wurzel-Chakra (Muladhara)	Erde	Ende der Wirbelsäule, Damm	Riechen	Urvertrauen, Erdung, Sicherheit, Stabilität, Finanzen, Zuhause, Selbstwert	Vorbeugen, Kriegerhaltungen	Ich bin	LAM

1. Wurzel-Chakra
2. Sakral-Chakra
3. Solarplexus-Chakra
4. Herz-Chakra
5. Kehl-Chakra
6. Stirn-Chakra
7. Kronen-Chakra

Ayurveda: Leben in Balance

Das Wissen des Ayurveda begleitet mich schon seit vielen Jahren und hat mir auf meinem Weg sehr geholfen, ein Leben im Einklang mit meinen individuellen Bedürfnissen, meiner Natur und in liebevoller Selbstfürsorge zu kreieren. Das wünsche ich mir auch für dich.

Was ist Ayurveda?
Die ayurvedische Medizin ist eines der ältesten ganzheitlichen Heilsysteme der Welt und wurde vor mehr als 3000 Jahren in Indien entwickelt. Das Wort Ayurveda kommt aus dem Sanskrit und bedeutet übersetzt: das Wissen vom Leben (Ayus = Leben, Veda = Wissenschaft oder Wissen).

Die Schwester des Yoga
Ayurveda wird auch die Schwesternwissenschaft des Yoga genannt. Yoga und Ayurveda sind zwei miteinander verbundene Zweige desselben großen »Baums des vedischen Wissens«, der das gesamte menschliche Leben umfasst. Ayurveda wurde ursprünglich als Vorreiter des Yoga gelehrt und ist eine Grundvoraussetzung, um zielgerichtet Yoga praktizieren zu können.

In Balance leben
Die Grundlage des ayurvedischen Gesundheitsverständnisses ist das Konzept der Balance. Die ayurvedische Lehre basiert auf der Überzeugung, dass Gesundheit und Wohlbefinden von einem sensiblen Gleichgewicht zwischen Körper, Geist und Seele abhängen. Ayurveda ist nicht nur eine Heilkunde, sondern vielmehr eine Gesundheitslehre. Der Fokus liegt nicht nur auf der Behandlung von Krankheit, sondern auch auf dem Erhalt von Gesundheit.

Gesundheit: In unserem höheren Selbst ruhen
Aus ayurvedischer Sicht bedeutet Gesundheit nicht die Abwesenheit von Krankheit, sondern das ganzheitliche Wohlbefinden eines Menschen auf körperlicher, geistiger und seelischer Ebene. Das Sanskrit-Wort für Gesundheit lautet »Svasta«. Sie ist dann vorhanden, wenn wir uns mit dem höheren Selbst verbinden oder in uns selbst Ruhe finden.

Wir sind Natur
Aus yogischer Sicht sind wir alle miteinander verbunden: Menschen, Tiere, Pflanzen, wir alle sind Teil eines großen Ganzen. Viele Menschen haben jedoch den Bezug zur Natur verloren. Wir haben vergessen, dass wir Teil der Natur sind. Ayurveda erinnert uns an diese Verbindung. Ayurveda arbeitet in Balance mit den Zyklen und Gesetzmäßigkeiten der Natur sowie den fünf Elementen: Erde, Wasser, Feuer, Luft und Äther. Die Gesetze der Natur sind zeitlos, weshalb auch dieses uralte Wissen seine Gültigkeit nicht verliert und für unsere moderne Welt wertvolle Schätze bereithält.

Die Elemente und die Doshas

Die fünf Elemente

Gesundheit wird im Ayurveda als dynamischer Gleichgewichtszustand der Elemente (Erde, Wasser, Feuer, Luft und Äther) beschrieben. Diese Elemente wirken in der Umwelt und in jedem Menschen – auf körperlicher, geistiger und emotionaler Ebene. Die fünf Elemente werden in drei Konstitutionstypen (Doshas) unterteilt und bilden unser biologisches Fundament.

Was ist ein Dosha?

Die Doshas werden auch als Körper-Geist-Typen bezeichnet und zeigen einzigartige Kombinationen von körperlichen, emotionalen und mentalen Eigenschaften und Qualitäten. Durch das Wissen über die Doshas können wir einen lebendigen und balancierten Gesundheitszustand erreichen und aufrechterhalten.

Dosha bedeutet »das, was verdunkelt« oder auch »das, was die Tendenz hat, aus dem Gleichgewicht zu geraten«. Das bedeutet, wenn wir wissen, welches Dosha in uns aus der Balance geraten ist, können wir einen Lebensstil kreieren, der unserer einzigartigen Natur entspricht und uns darin unterstützt, ihren Tendenzen, aus dem Gleichgewicht zu geraten, entgegenzuwirken.

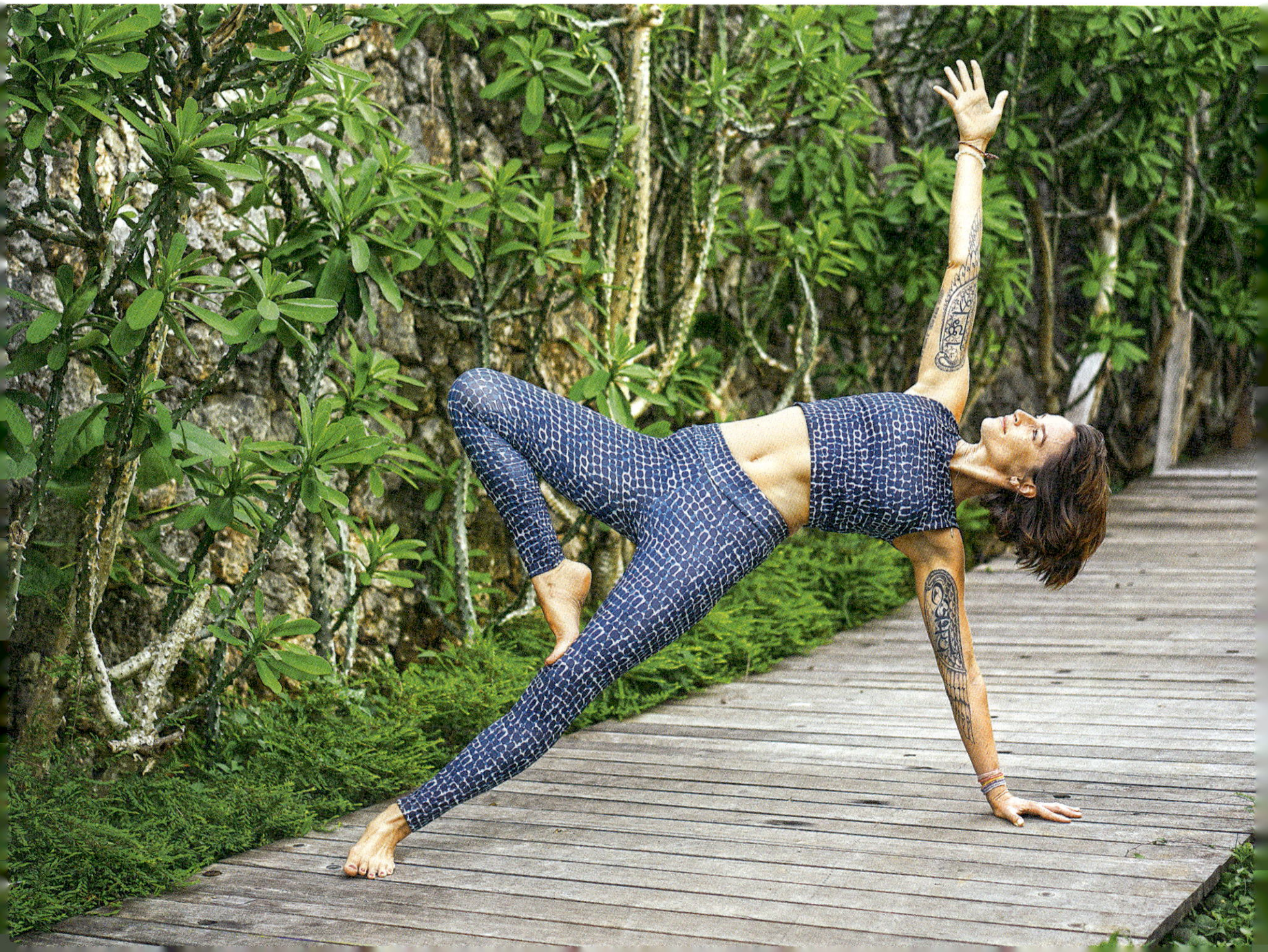

Die drei Doshas: Vata, Pitta, Kapha

Jeder Mensch verfügt über eine individuelle Konstitution und Anordnung der drei Doshas. Diese Anordnung legt das individuelle Gleichgewicht von Vata, Pitta und Kapha fest. Wenn die Elemente sich im harmonischen Gleichgewicht befinden, fühlen wir uns vital und gesund. Geraten sie aus der Balance, sind wir anfällig für Krankheiten. Im Ayurveda geht es darum, das Gleichgewicht der drei Doshas zu erhalten oder wiederherzustellen.

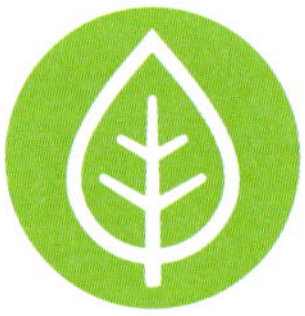

	VATA (Luft & Äther)	PITTA (Feuer & Wasser)	KAPHA (Erde & Wasser)
Funktion	Bewegung und Kommunikation	Verdauung und Transformation	Stabilität und Struktur
Qualitäten	trocken, kalt, leicht, beweglich, schnell, fein	heiß, scharf, sauer, durchdringend, schnell, klar	kühl, schwer, stabil, langsam, süß, weich
Körper	kontrolliert alle Bewegungsabläufe im Körper, Organismus und Nervensystem	reguliert den Stoffwechsel, Energieumsatz und Wärmehaushalt	verleiht allen Dingen Struktur und Stabilität
Geist	reguliert den Geist, alle Gedanken, Handlungen und Sprache	Verdauung und Integration von Essen, Gedanken, Erinnerung und Emotionen	hydriert Gelenke, Haut, Knochen und Sekrete
Emotionen	verantwortlich für Kommunikation, Freude, Kreativität, Flexibilität, Enthusiasmus	verantwortlich für Intellekt, Disziplin, Konzentration	verantwortlich für Vertrauen, Liebe, Hingabe und Harmonie
Bei Ungleichgewicht	überaktiver Geist, Ängste, Nervosität, Schlafprobleme, Erschöpfung, schwaches Immunsystem, Verdauungs- und Ausscheidungsprobleme	Gefühle von Frustration, Ungeduld, Wut, Eifersucht und Kritik, Entzündungsprozesse im Körper	neigt zu Stagnation, Trägheit und Widerstand gegenüber Veränderungen, extrem konfliktscheu
Typisch	schlanker bis zierlicher Körperbau, dünne Haut, ihnen ist schnell kalt schnelles Tempo, sensibel, kreativ, redselig, munter wacher Geist, lernen schnell, lieben Veränderungen	mittlere Körperstruktur, bauen schnell Muskeln auf, ihnen ist meistens warm organisiert, strukturiert, zielorientiert, viel Energie, Tatendrang und Abenteuerlust klarer Geist, scharfsinnig, analytisch und übernehmen gerne die Verantwortung	solide Körperstruktur, starkes Immunsystem warmherzig, tolerant, liebevoll, loyal, ausdauernd ruhiger, stabiler Geist, planen langfristig, sehr gutes Gedächtnis

Dosha-Test: Entdecke deine Konstitution

In diesem kurzen Test kannst du deinen individuellen, ayurvedischen Konstitutionstyp (Vata, Pitta, Kapha) bestimmen. Bedenke, dass wir alle Elemente/Doshas in uns tragen, diese jedoch individuell gewichtet sind. Die meisten von uns sind sogenannte »Mischtypen«, wobei das prädominate Dosha (die Konstitution mit der stärksten Ausprägung) vorn steht, das sekundäre Dosha (zweithöchste Ausprägung) dahinter. Bei einem Vata-Pitta-Typ z. B. ist Vata das prädominate Dosha, Pitta sekundär. Dass Kapha mit den geringsten Anteilen nicht genannt wird, heißt nicht, dass ein Vata-Pitta-Typ kein Kapha hat.

Berücksichtige bitte, dass dieser Test eine professionelle Anamnese eines ayurvedischen Arztes nicht ersetzen kann. Er kann dir aber erste Hinweise zu deiner Konstitution liefern.

Wähle pro Frage die für dich am ehesten zutreffende Antwort aus.

	VATA	PITTA	KAPHA
Deine Figur?	☐ Eher zierlich, leicht	☐ Mittelschwer, athletisch	☐ Eher rundlich, kräftig
Dein Knochenbau?	☐ Leicht, feingliedrig	☐ Mittelstarke Knochenstruktur	☐ Schwere Knochenstruktur
Dein Gewicht?	☐ Nehme leicht ab, schwer zu	☐ Nehme leicht zu und ab	☐ Nehme leicht zu und langsam ab
Deine Verdauung?	☐ Wechselhaft, empfindlich	☐ Regelmäßig, intensiv	☐ Träge, schwer, langsam
Dein Haar?	☐ Gerade, fein, flauschig	☐ Trocken, hell, evtl. Glatze	☐ Füllig, kräftig, dunkel
Deine Augen?	☐ Klein bis mittelgroß, evtl. trocken	☐ Intensiver Blick, mittelgroß	☐ Groß, ruhig
Dein Immunsystem?	☐ Relativ schwach	☐ Mittel, anfällig für Infektionen	☐ Stark und zuverlässig
Deine Körpertemperatur?	☐ Öfters kalt an Händen und Füßen	☐ Tendenziell eher warm	☐ Ausgeglichene Körpertemperatur
Geschmackliche Vorlieben?	☐ Eher süß, sauer	☐ Eher bitter, süß	☐ Eher pikant, bitter
Deine Stimme?	☐ Eher sanft, evtl. rau	☐ Impulsiv, klar, durchdringend	☐ Angenehm, fest, klangvoll
Wie sprichst du?	☐ Schnell, viel, gewandt	☐ Energisch, genau, laut	☐ Ruhig, langsam

	VATA	PITTA	KAPHA
Dein Schlaf?	☐ Neigung zu Schlafstörungen	☐ Kurz, aber gut	☐ Gerne viel und tief
Deine Sportlichkeit?	☐ Gute Kurzkraft, wenig Ausdauer	☐ Dynamisch, Wettkampf	☐ Eher langsam, stark ausdauernd
Dein Gang?	☐ Rasch, leicht, lebendig	☐ Dynamisch, direkt	☐ Langsam, gesetzt, eher schwer
Wie arbeitest du?	☐ Gerne unabhängig, Routine ablehnend	☐ Gerne selbst der eigene Chef	☐ Routine liebend, klare Abläufe
Dein Umgang mit Stress?	☐ Nervös, ängstlich	☐ Angespannt, ärgerlich	☐ Äußerlich ruhig, innerlicher Druck
Wie fühlst du dich oft?	☐ Unruhig, nachdenklich	☐ Eher ungeduldig, feurig	☐ Ruhig, harmoniebedürftig
Deine Eigenschaften?	☐ Sehr intuitiv, sensibel	☐ Abenteuerlustig, selbstbewusst	☐ Loyal, treu
Deine Persönlichkeit?	☐ Kreativ, freudig, feingeistig	☐ Effizient, konkurrierend	☐ Verantwortungsbewusst, sich kümmernd
Dein Intellekt?	☐ Klare, schnelle Auffassung	☐ Prägnant, zutreffend	☐ Gut überlegt, exakt
Dein Gedächtnis?	☐ Schnelles Lernen, leichte Vergesslichkeit	☐ Gutes Gedächtnis	☐ Langsameres Lernen, gutes Gedächtnis
Dein Geist?	☐ Vielseitig, ideenreich, eher unstet	☐ Scharf, planend, zielgerichtet	☐ Gründlich, ruhig, beständig
Zähle zusammen	☐	☐	☐

Das Dosha mit der höchsten Zahl ist deine prädominate Konstitution, die zweithöchste Zahl zeigt dir dein sekundäres Dosha.

Die Doshas im Alltag ausgleichen

Ayurveda kann uns dabei helfen, zu verstehen, wie die Elemente in uns wirken und wie wir ein Gleichgewicht zwischen ihnen herstellen können. Auf Basis des Prinzips der Balance können wir hilfreiche Rituale für unseren Alltag kreieren, die unseren individuellen Konstitutionstyp unterstützen und ausbalancieren.

Ayurveda hat mir beispielsweise geholfen zu verstehen, warum mir leichter kalt wird als anderen Menschen. Das liegt daran, dass ich im Konstitutionstyp primär VATA bin. In mir wirken also verstärkt die Elemente Luft und Äther. Die Qualität von Luft ist kühl und trocken. Ganz praktisch bedeutet das für mich, dass es wichtig ist, vermehrt warme, nahrhafte Speisen zu mir zu nehmen und kalte Säfte oder Salate lieber zu meiden – besonders im Winter.

Rituale für VATA im Alltag:

- Kultiviere Regelmäßigkeit und feste Rituale in Form von geregelten Essens- und Schlafenszeiten
- Plane ausreichend Pausen, mache Spaziergänge im Sonnenschein
- Halte dich warm: besonders Füße, Knöchel und Nieren
- Nimm ein warmes Bad/Dusche, gehe mit einer Wärmflasche ins Bett
- Öle dich morgens und abends mit Sesamöl ein
- Vata braucht den meisten Schlaf: Gehe also vor 22:00 Uhr ins Bett
- Trinke viel warmes Ingwerwasser und Kräutertee
- Iss nahrhaftes, warmes Essen (Gemüse, Suppe und Reis)

Rituale für PITTA im Alltag:

- Schaffe dir Raum und ausreichend Zeit sowie Pausen für dich selbst
- Verbringe Zeit in Stille und Meditation
- Mache Spaziergänge in der Natur und mache dir positive Gedanken
- Schaffe dir ein ruhiges Arbeitsumfeld und vermeide Wettbewerbsgedanken
- Unternimm etwas nur zum Spaß, finde die Freude und Leichtigkeit des Seins und nimm dich selbst nicht so ernst
- Schwimme in einem kühlen See
- Iss kühlendes, bitteres und leichtes Essen (Gemüse und Salate)

Rituale für KAPHA im Alltag:

- Suche dir neue Herausforderungen und erweitere deine Komfortzone
- Unternimm stimulierende Aktivitäten, z. B. Joggen an der frischen Luft
- Stimuliere deinen Geist: Lies ein Buch für persönliche Weiterentwicklung, höre inspirierende Musik, lerne etwas Neues
- Setze dir klare Ziele, auf die du hinarbeitest
- Stehe früh auf, Kapha braucht weniger Schlaf als die anderen Doshas
- Frage dich, was in deinem Leben Veränderung braucht? Was kannst du loslassen?
- Iss scharfes, erhitzendes, bitteres und leichtes Essen (Lebensmittel, die unser Verdauungsfeuer Agni anregen)

Yoga & Ayurveda

Mit dem Wissen um unser ayurvedisches Dosha können wir eine Yoga-Praxis etablieren, die der Tendenz unserer Natur entgegenwirkt, aus der Balance zu geraten.

Welche Yoga-Praxis brauche ich?
Laut Ayurveda tendieren wir innerhalb unserer Konstitution dazu, aus dem Gleichgewicht zu geraten und mehr von dem zu tun, was uns leichtfällt, unserer Gewohnheit oder Natur entspricht.

> ***»Was uns leichtfällt, ist nicht unbedingt das, was wir brauchen.«***
>
> *WANDA BADWAL*

Auf die Wahl unserer Yoga-Praxis bezogen, bedeutet das beispielsweise: Wenn ich primär Kapha habe, neige ich von Natur aus dazu, eher in eine entspannte Yin-Praxis zu gehen, weil das Erdelement der Schwere mir vertraut ist. Doch was ein Kapha-Typ vielleicht wirklich braucht, sind mehr Feuer und Aktivität, z. B. in einer aktivierenden Vinyasa-Praxis.

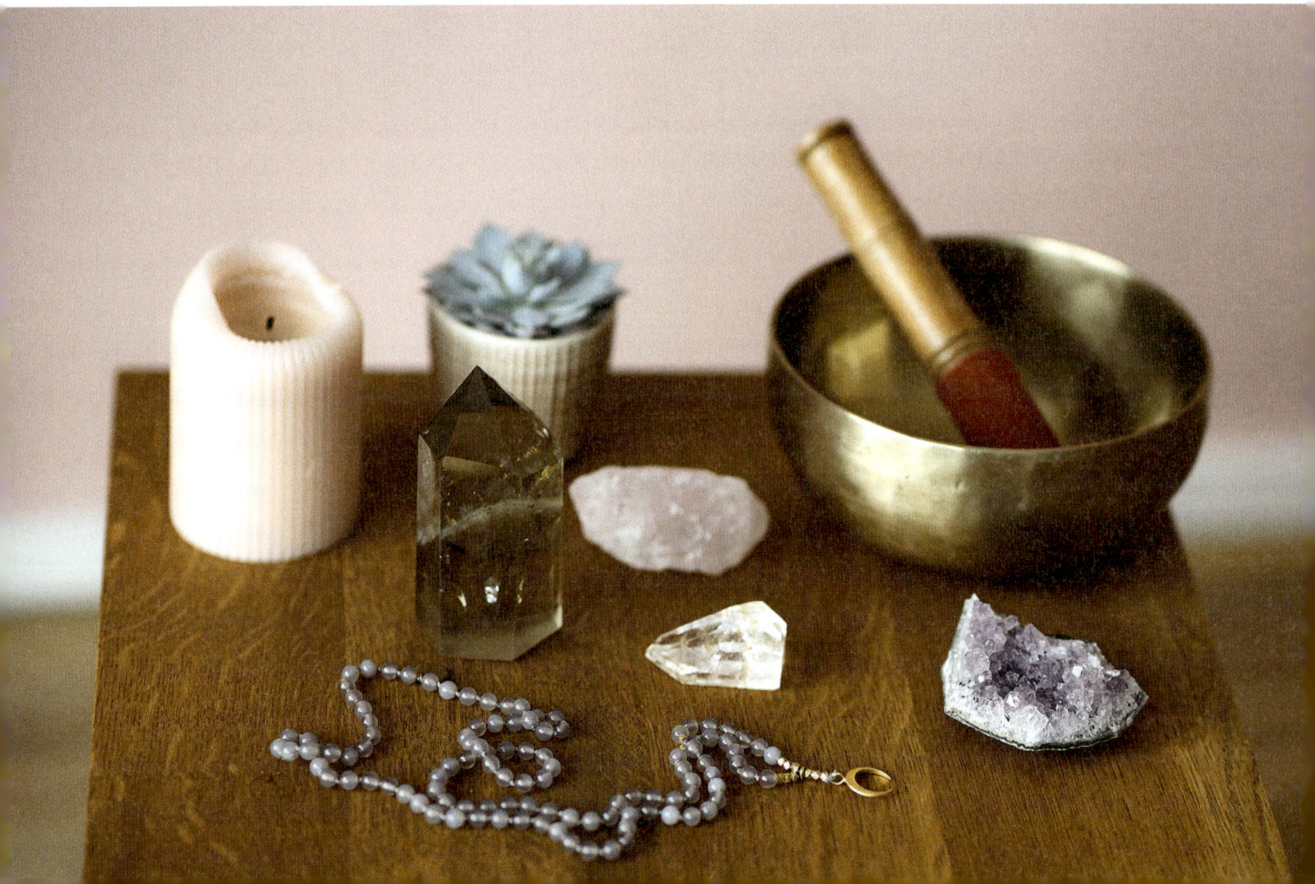

Ein anderes Beispiel: Der fließende Stil des Vinyasa Yoga fällt mir sehr leicht, da es meiner luftigen Natur entspricht, doch aus Erfahrung weiß ich, dass ich stattdessen das lange Halten der Asanas brauche, das wir im traditionellen Hatha Yoga praktizieren. Für jemanden wie mich, der einen regen Geist hat und zur Unruhe neigt (Vata-Pitta-Konstitution), ist es wichtig, Yoga zu praktizieren, das Ruhe und Stabilität in Körper und Geist kreiert, weshalb ich selbst die Stile Hatha und Yin Yoga heute bevorzuge.

Yoga zur Beruhigung und zum Ausgleich von VATA:

- Erschaffe ein ruhiges Praxisumfeld ohne laute Musik
- Vermeide intensives Schwitzen und schnelle Asana-Wechsel
- Praktiziere langsam und halte die Posen länger, um mehr Stabilität und erdende Stärke für Körper und Geist zu erzeugen
- Mache Übungen für den unteren Rücken und die Körpermitte
- Bewege dich in Richtung tiefer Entspannung und Ruhe
- **Asana-Kategorie:** Vorbeugen und Drehungen im Sitzen und Stehen
- **Yoga-Stile:** Mond Hatha, Yin Yoga und Yoga Nidra
- **Pranayama für Vata:** Arbeite mit der langen Ausatmung (Mond-Atmung) auch in den Haltungen, Nadhi Shodhana, Brahmari und Mula Bandha

Yoga zur Kühlung und zum Ausgleich von PITTA:

- Vermeide zu viel Schwitzen und wettbewerbsorientierte Klassen
- Integriere Phasen der Stille in die Praxis, mache Pausen zwischen den Asanas zum Nachspüren
- Vermeide Asanas, die zu viel Hitze in den Kopf bringen, wie Handstand, Rad oder dynamische Vinyasa-Klassen
- Rückbeugen auf dem Bauch wie Heuschrecke und der Bogen wirken kühlend und bewegen Giftstoffe aus der Leber
- **Asana-Kategorie:** Drehungen, Vorbeugen und sitzende Seitbeugen
- **Yoga-Stile:** Mond Hatha, Yin Yoga und Yoga Nidra
- **Pranayama für Pitta:** Arbeite mit der langen Ausatmung (Mond Atmung) auch in den Haltungen, Sitali und Chandra Bhedana

Yoga zur Aktivierung und zum Ausgleich von KAPHA:

- Praktiziere stimulierende Asanas, die aktivierend sind und dich ins Schwitzen bringen
- Wähle eine abwechslungsreiche Yoga-Praxis
- Benutze Positionen, die die Brust und Lungengegend öffnen
- Praktiziere Kräftigungen für die Körpermitte
- **Asana-Kategorie:** Rückbeugen, Seitbeugen und Umkehrhaltungen
- **Yoga-Stile:** Achtsamer Vinyasa Flow und Ashtanga
- **Pranayama für Kapha:** Arbeite mit der Vertiefung der Einatmung (Sonnenatmung), Kapalabhati, Uddhiyana Bandha

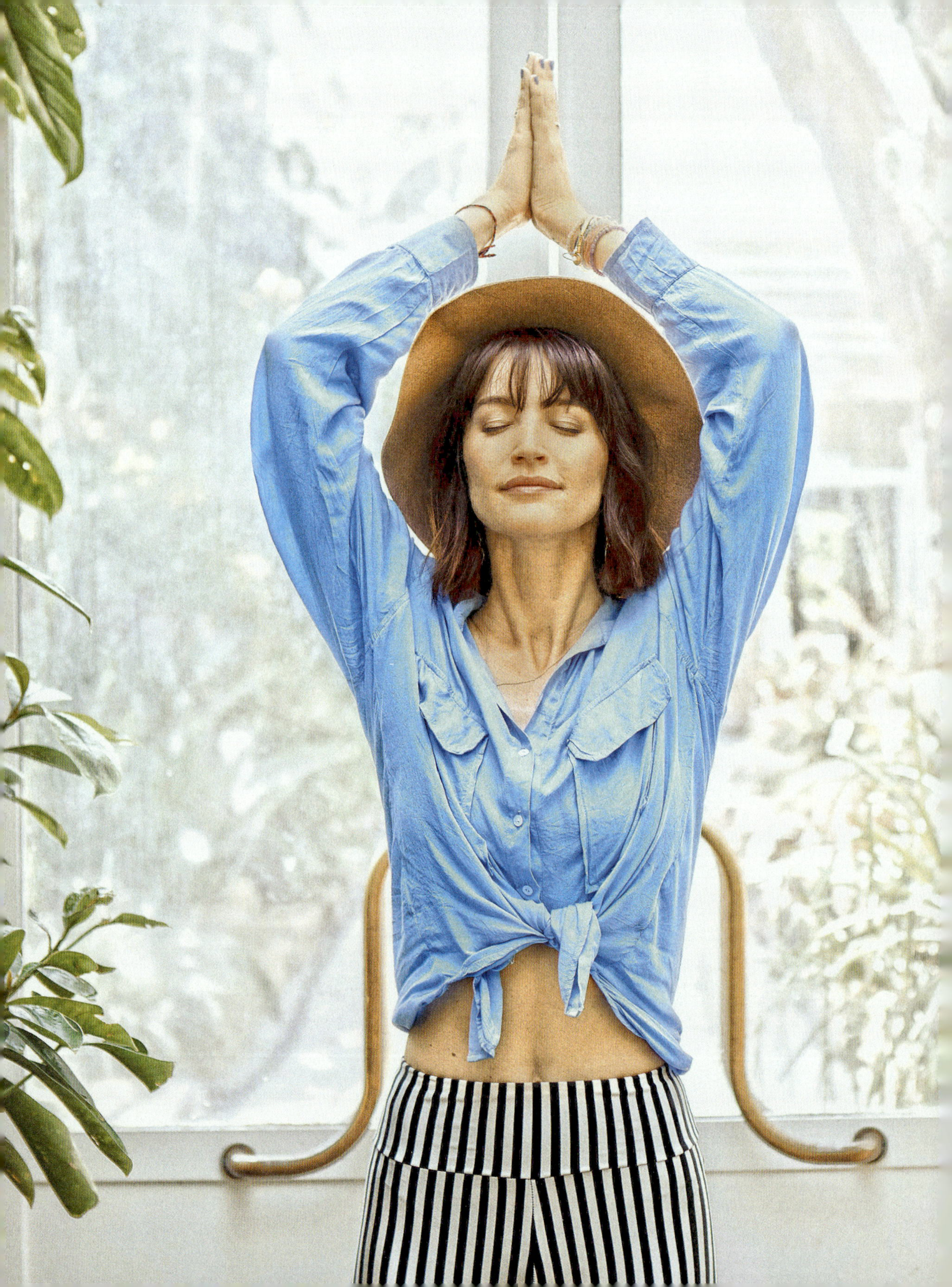

And now YOGA!

Atha yoga anuśāsanam

1.1 PATANJALI

»Der Zustand des Yoga lässt sich nicht erdenken, sondern nur durch Übung erfahren.«

R. SRIRAM

Wie du mit diesem Buch praktizierst

Deutscher Name der Asana

Sanskrit-Name der Asana

Hier werden die jeweiligen **Chakren** genannt, die diese Haltung ansprechen und verstärken. So kann es hilfreich sein, zu wissen, dass das dritte Chakra (Solarplexus-Chakra) mit Willenskraft und Selbstbewusstsein verbunden ist. Wenn du diese Qualitäten in dir stärken möchtest, kannst du dir Posen heraussuchen, die besonders zu deiner Intention passen.

Auswirkungen der Asana auf unsere Doshas (ayurvedischen Konstitutionstypen). Welches Dosha bzw. Element in der Pose erhöht oder verringert wird, ist durch die Symbole + und – verdeutlicht. Z. B.: beim Dreieck wird Vata verstärkt (+), Pitta verstärkt (+) und Kapha verringert (–).

Körperliche Funktion und physischer Effekt der Haltung.

Hier wird beschrieben, wie die Asana sich auf unseren **Geist** und unsere **Emotionen** auswirkt und was sie stärkt.

Körperliche Einschränkungen, Besonderheiten oder Krankheiten, bei denen die entsprechende Haltung nicht ausgeführt werden sollte.

Hier werden verschiedenen **Variationen der Asana** aufgezeigt oder auch Hilfsmittel genannt, die zusätzlich in der Haltung verwendet werden können. Einige der Haltungen sind einfacher, andere sind herausfordernder. Diese Variationen werden auf der rechten Seite unter dem Hauptbild bildlich dargestellt.

Jede Asana wird dir mit den **wichtigsten Informationen zur richtigen Ausrichtung** einfach und stichpunktartig erklärt, sodass du mit diesem Buch direkt bei dir zu Hause oder auf Reisen praktizieren kannst.

Das **Schwierigkeitslevel** der Asana wird mit dem Ampelsymbol angezeigt:
1 = leicht zugänglich
2 = mittleres Schwierigkeitslevel
3 = besonders herausfordernde Asana

Ein **Sonnen- oder Mondsymbol** zeigt dir an, ob du die Asana lieber morgens oder abends praktizieren solltest.

Dreieck

Sanskrit-Name:	Trikonasana
Chakra:	Wurzel-Chakra, Sakral-Chakra
Dosha:	erhöht Vata & Pitta (+), verringert Kapha (–)
Körper:	dehnt die Innenseite der Oberschenkel (Adduktoren), öffnet den Brustkorb, die Flanken und Zwischenrippenmuskulatur und verhilft zu tieferer Atmung
Geist & Emotion:	vitalisierend, inspirierend, belebend, zentrierend
Kontraindikationen:	Knöchel-, Knie- oder Schulterprobleme
Variationen:	Bei Nackenverspannungen halte den Kopf nach vorn gerichtet. Achte bei Hypermobilität in den Gelenken darauf, dein vorderes Knie leicht zu beugen. Bei verkürzter Beininnenseite nutze den Block innen am vorderen Fuß als Unterstützung. Für eine tiefere Flankenöffnung kann der obere Arm zusätzlich nach vorn über den Kopf gestreckt werden.

Die richtige Ausrichtung:

- Stehe in der Berghaltung, atme ein paarmal tief ein und aus und setze die Hände an die Hüften.
- Tritt mit dem linken Fuß nach hinten in einen weiten Grätschstand, etwa einen guten Meter breit, drehe den rechten Fuß zur vorderen Mattenkante und den hinteren Fuß um 90 Grad. Drehe die Zehen des hinteren Fußes ein, sodass sie leicht nach vorn zeigen, der linke hintere Oberschenkel ist leicht einwärts rotiert.
- Achte darauf, dass die vordere Ferse mit der Mitte des hinteren Fußes auf einer Linie steht.
- Ziehe die Kniescheiben aktiv nach oben und aktiviere die Beinmuskulatur, presse die hintere Fußaußenkante aktiv in den Boden.
- Breite beide Arme parallel zum Boden aus, atme tief ein, zieh die Taille in die Länge und das Schambein nach oben, raus aus dem Hohlkreuz.
- Ziehe dich bei der Ausatmung mit langem Oberkörper nach vorn über das vordere rechte Bein und setze die rechte Hand leicht auf dem Schienbein, einem Block oder auch auf dem Boden innen vom Fuß auf.
- Ziehe die Schulterblätter weg von den Ohren, drehe die linke obere Schulter noch mehr auf, wenn du kannst. Richte den Blick nach oben zur linken Hand, ziehe beide Arme entgegengesetzt auseinander.
- Spüre die Dehnung in der Innenseite der Oberschenkelmuskulatur sowie in deiner linken Flanke.
- Bleibe für 10–20 tiefe Atemzüge im Dreieck und drehe dich mit dem Oberkörper noch weiter auf.
- Ziehe dich mit der Einatmung nach oben, pausiere einen Moment und drehe dann den Winkel der Füße um, sodass hinten jetzt vorn ist.
- Wiederhole die Übung auf der anderen Seite.

Häufige Fehler:	zu viel Gewicht auf der unteren oder oberen Hand, im Oberkörper kollabieren, Gesäß nach hinten rausgestreckt, Hohlkreuz
Mein Tipp:	Stelle dir eine imaginäre Wand vor, an die du dich anlehnst.

130

Hier ist mein **persönlicher Tipp**, der mir beim Ausführen der Asana besonders hilft (ein bestimmtes Bild im Kopf oder ein Hilfsmittel).

Gängige Fehlhaltungen, die ich bereits häufig bei mir selbst oder meinen Schülern beobachtet habe. Dies kann sehr hilfreich sein, um selbst deine Ausrichtung zu überprüfen.

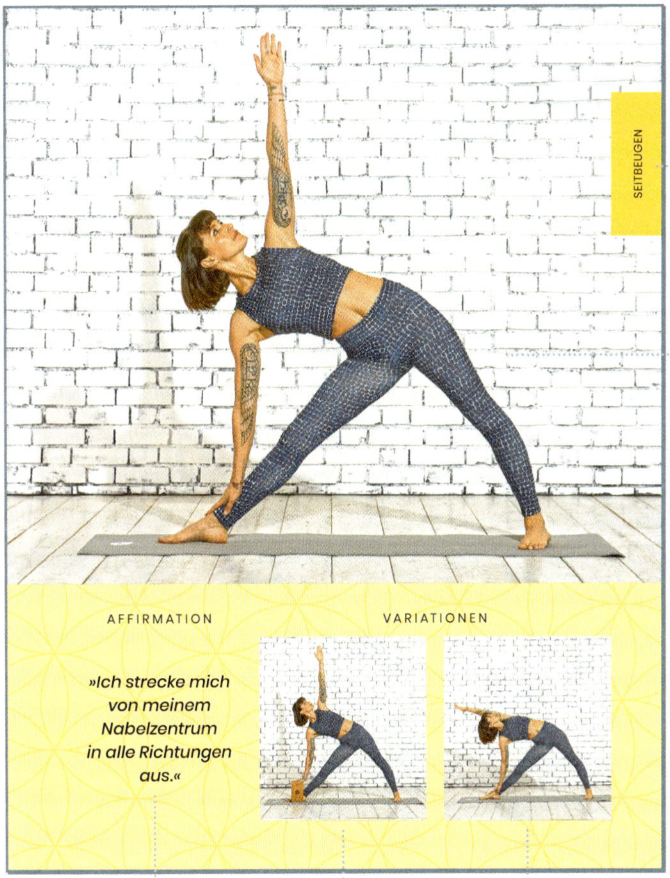
SEITBEUGEN
AFFIRMATION
VARIATIONEN
»Ich strecke mich von meinem Nabelzentrum in alle Richtungen aus.«

Jede Asana kann in eine der **sechs Asana-Kategorien** eingeordnet werden: Rückbeugen, Seitbeugen, Vorbeugen, Drehungen, Streckungen und Umkehrhaltungen.

Hier ist die **Asana in ihrer klassischen, schlichten Form** ohne Hilfsmittel oder Variationen abgebildet.

Diesen kurzen **Satz** habe ich **passend zu der inneren Ausrichtung dieser Asana** kreiert. Eine Affirmation ist eine positive Wahrheit, die du dir innerlich sagen kannst, wenn du diese Haltung ausführst. Sie soll deinen Geist ausrichten, dich motivieren und inspirieren, die tiefere Essenz der Haltung für dich zu erfahren. Vielleicht findest du für dich auch noch eine weitere passende Affirmation.

Variationen der Asana

Tipps für deine Yoga-Asana-Praxis

Von außen betrachtet kann Asana schnell wie Gymnastik oder Sport aussehen. Yoga Asana ist jedoch kein Sport, sondern eine körperliche Achtsamkeitspraxis und Meditation in Bewegung. Der größte Unterschied zwischen Gymnastik und Asana ist die Art und Weise, *wie* wir praktizieren. Die innere Haltung, d. h. die Achtsamkeit, das Atembewusstsein sowie die Intention, mit der wir Asana üben. Die Intention, die klare Absicht, das sogenannte Sankalpa, ist Teil der Magie und des Rituals der Praxis.

Asana bedeutet »Körperhaltung« oder im klassischen Sinne »Sitz«. Patanjalis bekanntestes Sutra zu Asana lautet: Sthiram (Stabilität, Stärke) Sukham (Leichtigkeit, Bequemlichkeit) Asanam (Haltung): Jede Asana sollte die Attribute von Stabilität und Leichtigkeit beinhalten. Dieses Sutra gibt uns einen wichtigen Aufschluss darüber, mit welcher inneren Haltung wir Asana praktizieren sollten. Eine ideale Haltung im Yoga ist also stabil und stark, zugleich aber auch leicht und angenehm.

Der ursprüngliche Zweck der Asana

Die alten Yogis erkannten, dass sie sich nach intensiven Phasen der Meditation körperlich steif und verspannt fühlten. So wurde Asana erfunden, um mehr Stabilität für Körper und Geist zu kreieren. Asana war ursprünglich also eine Reinigungspraxis und Vorstufe. Wenn wir den Körper bewegen und schwitzen, säubern und bewegen wir die festsitzende Energie und bereiten Körper und Geist für das eigentliche Ziel des Yoga: tiefe Meditation und Samadhi – den Zustand der absoluten Einheit – vor.

Heute gibt es Hunderte von Asanas, die wir praktizieren können. Das Ziel bleibt dasselbe: Die Asana-Praxis ist ein Ort der körperlichen Selbsterfahrung, um uns mit unserer wahren Essenz, unserer göttlichen Seele (Atman) zu verbinden. Eine bewusste Asana-Praxis bringt uns Vitalität, Kraft, ein entspanntes Nervensystem, Flexibilität, körperliche sowie mentale Stabilität und Widerstandsfähigkeit gegen Stress und externe Einflüsse.

Praktische Tipps vor der Praxis

Zwei bis vier Stunden bevor du Asana praktizierst, solltest du nichts oder nur wenig essen. Viele Posen, besonders Drehungen oder Rückbeugen, massieren die Bauchorgane. Das kann bei vollem Bauch sehr unangenehm werden. Nimm dir Zeit, ungestört für dich Yoga zu praktizieren. Gönne dir, wenn möglich, mindestens 20 Minuten für deine Praxis. Du brauchst zuallererst eine rutschfeste Yoga-Matte.

Yoga ist kein Wettbewerb

Yoga Asana wird in unserer westlichen Welt leider häufig wie ein Sport und mit dem Leistungsgedanken »Höher, schneller, weiter« betrieben. Yoga hat jedoch nichts mit alldem zu tun. Yoga ist ein innerer Weg, eine spirituelle Praxis und eine intime Erfahrung mit dir selbst. Anstatt sich darauf zu fokussieren, wie eine Haltung aussieht, schließe die Augen und frage dich: Wie fühlt sich diese Haltung von innen an?

Die Funktion und Wirkungsweise

Asanas zu beherrschen bedeutet, die körperlich korrekte Ausrichtung der Übungen zu kennen und zu üben, damit Prana in den richtigen Bahnen fließen kann, wir die Wirkung der Haltung erfahren können und Verletzungsgefahr vermeiden. Das Wissen um die energetische und innere Wirkungsweise ist allerdings ebenso essenziell. Das bedeutet zu wissen, wie eine Asana wirkt und welchen Einfluss sie auf unseren Körper, unsere Energie, unseren Geist und unsere Emotionen hat.

Respektiere deinen Körper

Wir haben unterschiedliche körperliche Voraussetzungen, Möglichkeiten und Limitationen. Höre auf deine Körpersignale und respektiere deine Grenzen. Durch Yoga können wir lernen, sensibler für uns zu werden und ein gutes Körpergefühl zu entwickeln. Praktiziere mit einer liebevollen Einstellung dir selbst gegenüber.

Sicherheit
Grundsätzlich gilt: Wir wollen uns in den Asanas fordern, dehnen und kräftigen, aber niemals solltest du Schmerzen verspüren. Um der Verletzungsgefahr vorzubeugen, beachte stets die korrekte Ausrichtung der Haltungen und übe in jeder Yogastunde nur das, was für dich möglich ist, und modifiziere entsprechend. Benutze Blöcke und andere Hilfsmittel, fordere dich heraus, aber überanstrenge dich nicht. Du hast stets die Möglichkeit, dich in der Haltung des Kindes auszuruhen.

Sei ganz bei dir
Vergleiche dich nicht mit anderen. Sich zu vergleichen ist ein gutes Mittel, um sich selbst unglücklich zu machen. Jeder von uns ist anders und einzigartig. Du bist einzigartig in deinem Körper, deinen Fähigkeiten und Potenzialen. Im Yoga geht es vor allem darum, eine tiefere Beziehung zu dir selbst aufzubauen (und das kann man von außen nicht direkt sehen). Deshalb richte den Blick nach innen, schließe die Augen und konzentriere dich auf dich selbst.

Höre auf deinen Atem
Der Atem ist dein wichtigster Fokus im Yoga. Stelle dir in der Asana-Praxis immer wieder innerlich die Frage: Atme ich noch tief und bewusst? Der Atem ist dein Barometer und zeigt dir an, ob du in einer Haltung zu weit gegangen bist und wie präsent du bist.

Hilfsmittel benutzen
Ich möchte dich ermutigen, Hilfsmittel wie Blöcke, Gurte und Decken zu benutzen, um dich in deiner Yoga-Praxis zu unterstützen. Die Hilfsmittel helfen uns, die Haltungen korrekt und sicher auszuführen.

Asanas können auf zwei Arten praktiziert werden
- **Dynamisch:** Fließende Bewegungen in und aus einer Pose heraus. Die Atmung wird mit der Bewegung synchronisiert. Dies aktiviert die Durchblutung, baut Stärke und Flexibilität auf.
- **Statisch:** Jede Pose wird 1–3 Minuten gehalten. Das schafft größere Stabilität und Ruhe für Körper und Geist. Tiefere Wirkung und Transformation durch die Haltung werden möglich.

Weise Progression
Je herausfordernder eine Asana ist, desto mehr strategische Vorbereitung und Nachbereitung braucht sie. Es ist also hilfreich, sich mit leichteren Haltungen auf die schwierigeren der gleichen Asana-Kategorie vorzubereiten und sie entsprechend auszugleichen.

Anatomische Tipps
- Achte bei Überstreckung in den Gelenken (Hypermobilität) darauf, dass deine Gelenke immer leicht gebeugt sind und dadurch geschont werden.
- Achte vor allem bei unteren Rückenschmerzen beim Üben von Vorbeugen darauf, deine Knie zu beugen, um den unteren Rücken (Lendenwirbelsäule) lang zu halten.
- Bei asymmetrischen Haltungen wie Drehungen und Seitbeugen achte darauf, beide Seiten auszugleichen. Gehe also nicht auf einer Seite tiefer als auf der anderen.
- Bei Schwangerschaft und Menstruation gilt grundsätzlich: Keine große Anstrengung, nicht mit Atempausen oder -anhalten üben, keine Haltungen, die Druck auf den Bauch und das heranwachsende Baby ausüben. Übe keine geschlossenen Drehungen, keine Rückbeugen auf dem Bauch, keine Zentrumsaktivierung und keine Umkehrhaltungen (außer du übst sie schon sehr routiniert).

Aufwärmen

Warum ist die Aufwärmphase wichtig im Yoga?

Die Aufwärmphase dient dazu, den gesamten Körper zu aktivieren, zu mobilisieren und somit einer möglichen Verletzungsgefahr vorzubeugen. Als Regel gilt, je herausfordernder die Asana, die du praktizieren möchtest, desto mehr Vorbereitungszeit benötigst du. Der sanfte Start in die Praxis gibt uns zudem die Möglichkeit, uns mental auf unsere Praxis einzustimmen und uns mit unserer tiefen, bewussten Atmung zu verbinden. Die nachfolgende Aufwärmphase habe ich in drei Bereiche unterteilt: die Wirbelsäulenmobilisation, die Aktivierung des Zentrums sowie einen Sonnengruß. Wegen der aktivierenden Wirkung solltest du Sonnengrüße allerdings nur am Morgen praktizieren.

Tipp: Eine Intention setzen

Es kann sehr schön sein, dir zu Beginn deiner Praxis eine persönliche Intention zu setzen – ein sogenanntes Sankalpa. Wähle deine Intention, indem du dir die Frage stellst: Was soll heute der Fokus meiner Praxis sein? Was brauche ich gerade? Zum Beispiel Ruhe, Energie, Kraft oder Ähnliches.

Atem & Bewegung

Versuche, die dynamischen Übungen mit der bewussten, yogischen Atmung zu synchronisieren. Achte darauf, dass der Atem stets die Bewegung einleitet. Die **Einatmung** ist mit dem Öffnen der Brust und dem Heben der Arme verbunden. Die **Ausatmung** ist mit dem Rundwerden und Nach-vorn-Beugen verbunden.

Wirbelsäulen-mobilisation

Nimm dir zu Anfang jeder Yoga-Sequenz einen kurzen Moment Zeit zum Ankommen. Schließe die Augen und richte die Aufmerksamkeit nach innen, spüre deinen Körper und vertiefe deine Atmung. Im Yoga ist die Gesundheit der Wirbelsäule ein zentrales Anliegen. Die Mobilisationsübungen helfen, deine Wirbelsäule geschmeidig und stabil zu halten, und beugen Rückenschmerzen vor.

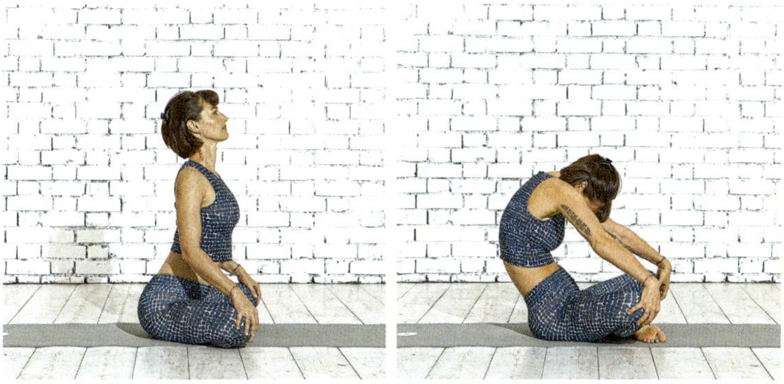

Kamel-Reiten

- *Mit der Einatmung:* Schiebe dein Brustbein nach vorn heraus.
- *Mit der Ausatmung:* Lasse deinen oberen Rücken rund werden.

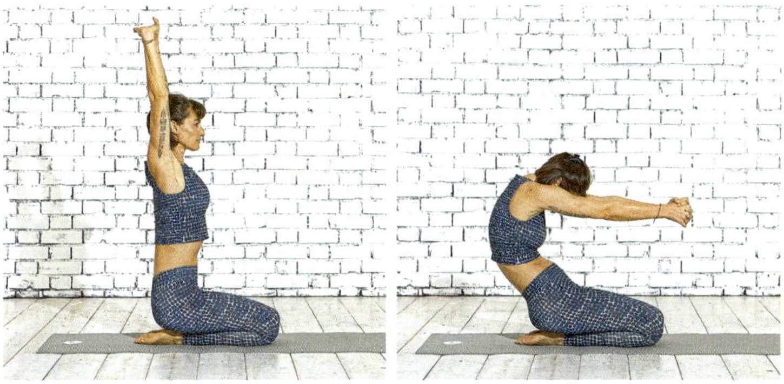

Arme heben und senken

- *Mit der Einatmung:* Verschränke deine Hände und strecke die Arme.
- *Mit der Ausatmung:* Mache Fäuste und werde rund im oberen Rücken.

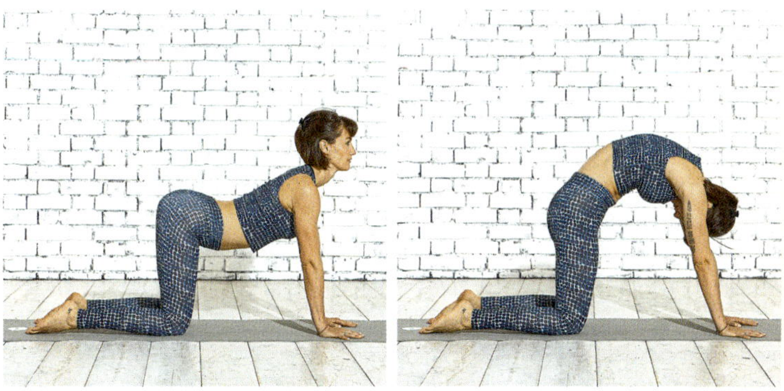

Katze-Kuh

- *Mit der Einatmung:* Hebe deine Brust in ein geführtes Hohlkreuz.
- *Mit der Ausatmung:* Mache einen Katzenbuckel/ runden Rücken.

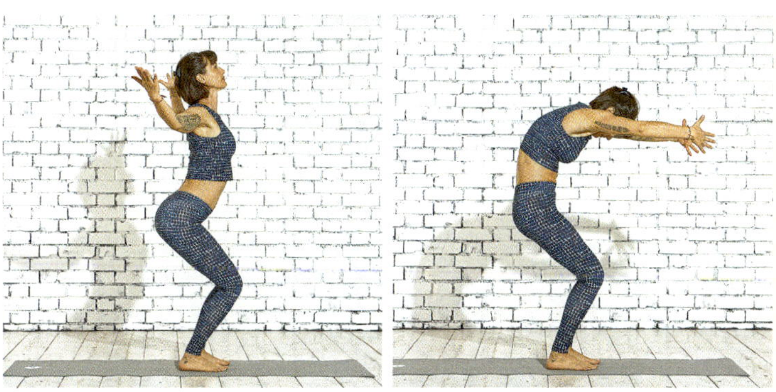

Katze-Kuh im Stehen

- *Mit der Einatmung:* Öffne deine Arme weit zu den Seiten wie Flügel.
- *Mit der Ausatmung:* Werde ganz rund im Oberkörper.

Zentrumsaktivierung

Die Ansprache und Aktivierung des Körperzentrums spielt im Yoga eine wichtige Rolle.

Das Zentrum wird auch Sonnenzentrum oder Solarplexus genannt. Es ist der Sitz des Feuers unserer Willenskraft, Disziplin und unseres Selbstbewusstseins. Die Energie, die uns morgens aus dem Bett holt und auf die Matte bringt, kommt aus unserem Zentrum.

Mit den Zentrumsübungen wollen wir die Bauchmuskulatur stärken und den unteren Rücken stabilisieren. Was viele nicht wissen, ist, dass Rückenschmerzen häufig von einem schwachen Zentrum herrühren. Verzichte bitte auf Zentrumsübungen, wenn du schwanger bist oder gerade deine Menstruation hast.

Achte darauf, auch hier deinen Atem mit der Bewegung zu synchronisieren. Die Ausatmung ist jeweils mit der muskulären Anstrengung verbunden.

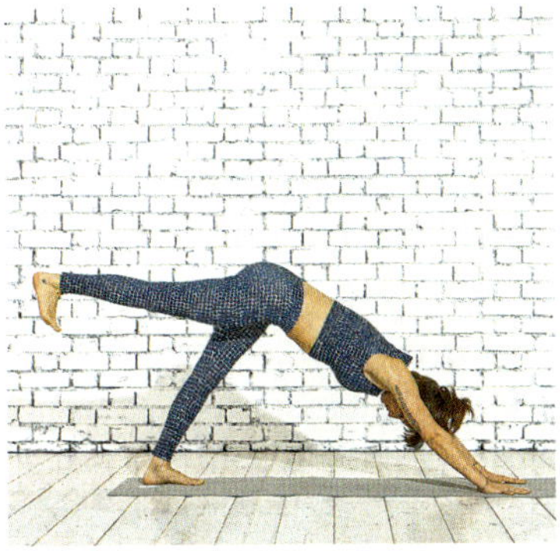
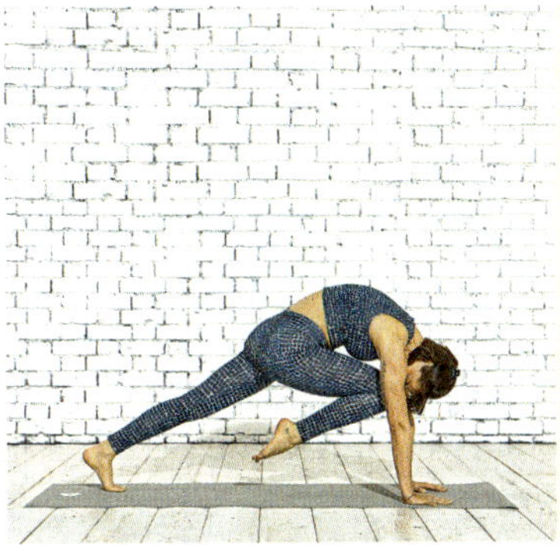

Dreibeiniger Hund: Knie zur Stirn ziehen (3-5/Seite)

- *Mit der Einatmung:*
  Strecke dein rechtes Bein nach hinten.
- *Mit der Ausatmung:*
  Ziehe dein Knie in Richtung Stirn.

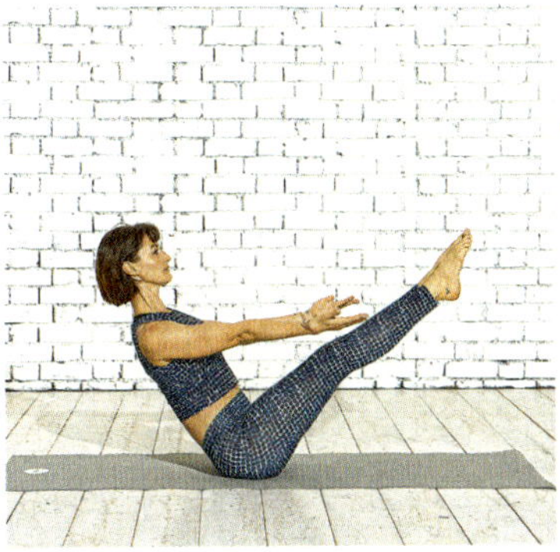
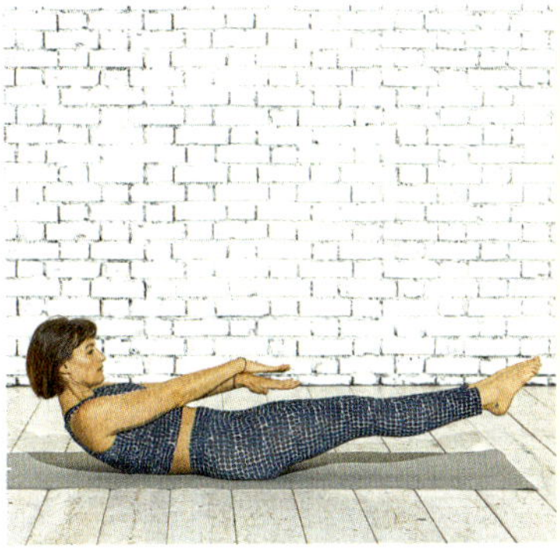

Boot & halbes Boot (5-10)

- *Mit der Einatmung:*
  Hebe die Füße vom Boden. Halte den Rücken gerade mit der Kraft des Zentrums.
- *Mit der Ausatmung:*
  Strecke die Beine und senke den Oberkörper Richtung Boden ab.

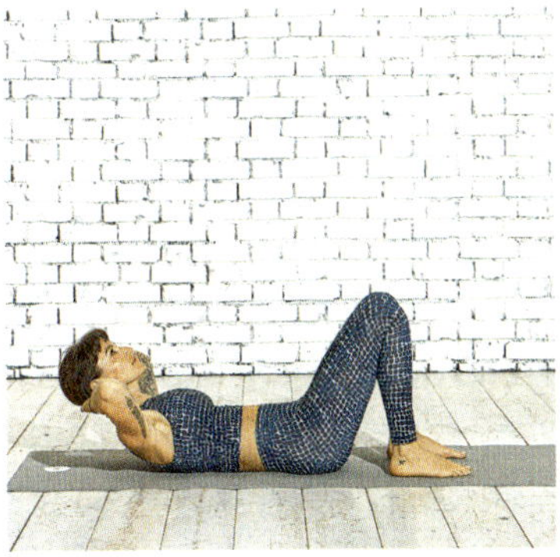
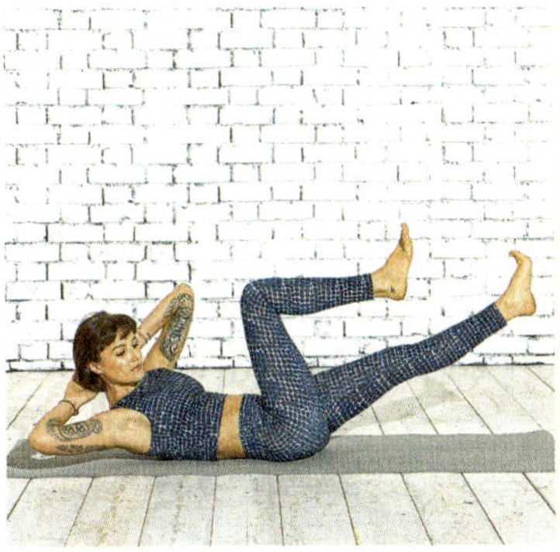

Sit-ups & wechselndes Radfahren (5-10)

- *Mit der Einatmung:*
  Blick Richtung Decke. Ellenbogen am Hinterkopf.
- *Mit der Ausatmung:*
  Hebe den Oberkörper an oder drehe ihn im Radfahren in Richtung Knie.

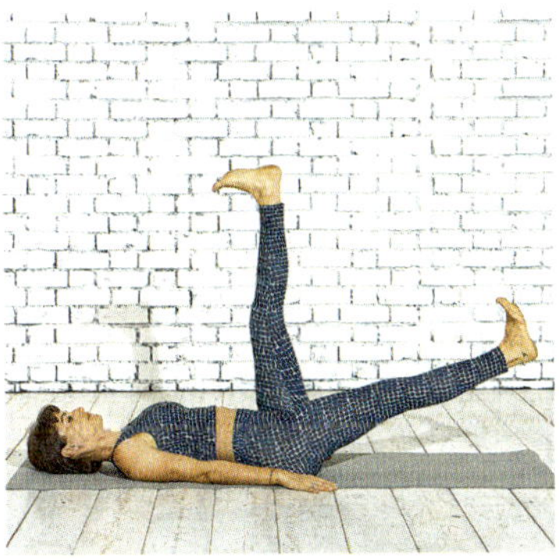
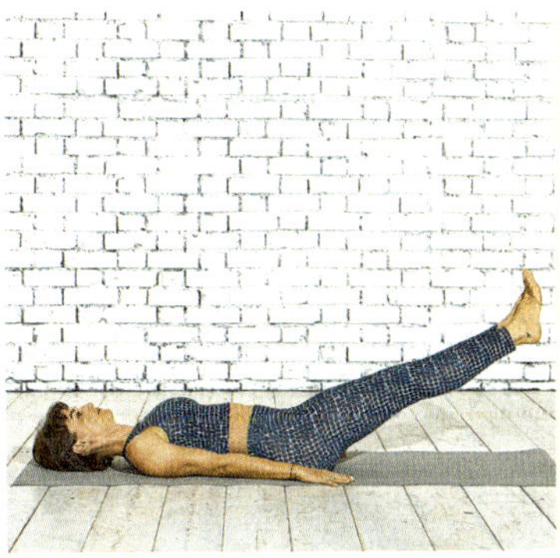

Beine absenken (3-5/Seite)

- *Mit der Einatmung:*
  Führe die Beine senkrecht nach oben.
- *Mit der Ausatmung:*
  Führe ein Bein oder beide Beine kontrolliert aus der Kraft der Mitte nach unten und oben.

Sonnengruß – Surya Namaskar

15

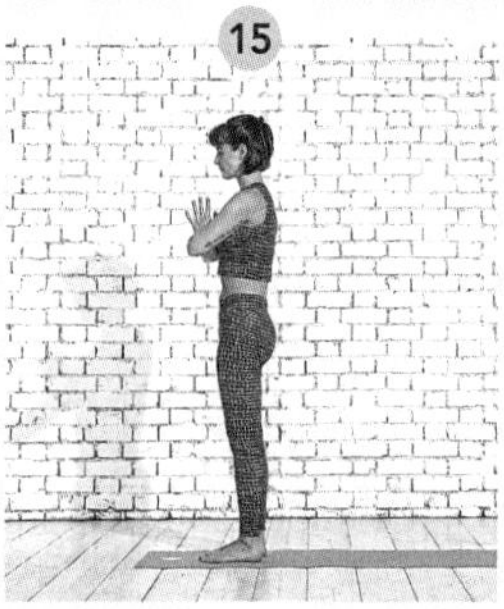

14

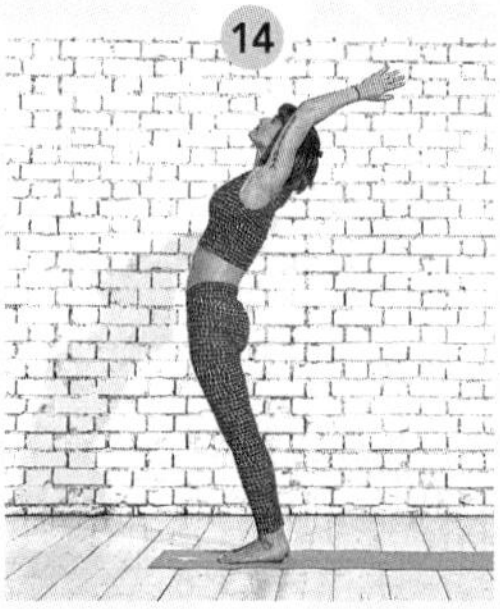

13

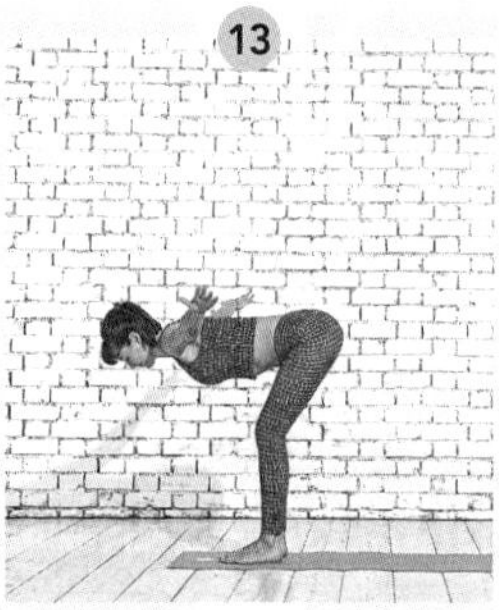

Surya bedeutet »Sonne« und Namaskar steht für »grüßen« oder »verneigen«.

Wenn wir Sonnengrüße praktizieren, verneigen und bedanken wir uns bei der Kraft der Sonne. Hier ist zum einen die Sonne gemeint, die uns als strahlender Stern Wärme auf der Erde schenkt, sowie die innere Sonne in Form von Prana – Lebensenergie –, die durch uns hindurchfließt und uns lebendig hält. Der Sonnengruß ist ein stärkendes Aufwärmprogramm für den ganzen Körper. Er wirkt aktivierend und energetisierend und eignet sich damit besonders für die Praxis am Morgen.

Sonnengrüße werden als dynamischer Fluss praktiziert, in dem Atem und Bewegung synchronisiert werden. Dadurch können Körper, Atem, Geist und Seele in Einklang gebracht werden und eine bewegte Meditation entsteht. Es gibt verschiedene Variationen der Sonnengrüße, alle beginnen und enden in der Berghaltung am vorderen Rand der Matte. Im Folgenden stelle ich dir den bekanntesten und meistpraktizierten Sonnengruß vor: Surya Namaskar A.

Achte darauf, keine oder nur modifizierte Variationen der Sonnengrüße während der Schwangerschaft, Menstruation oder bei Verletzungen an der Wirbelsäule zu üben.

12

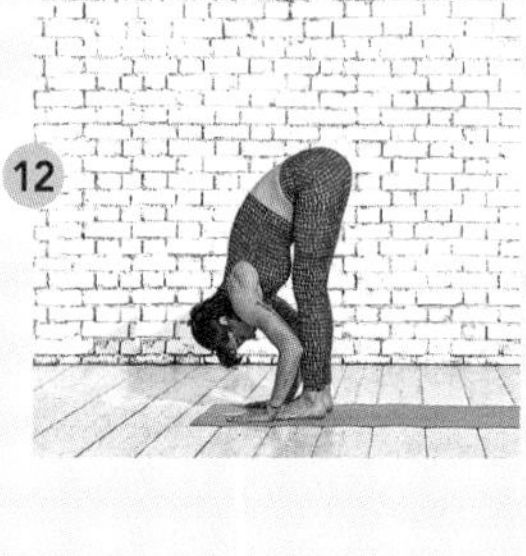

11

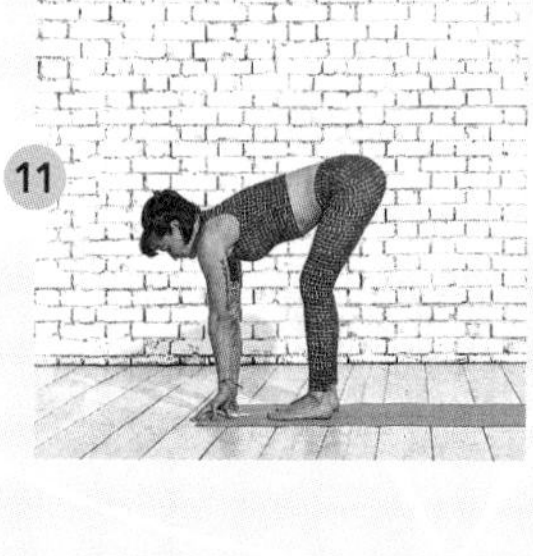

10

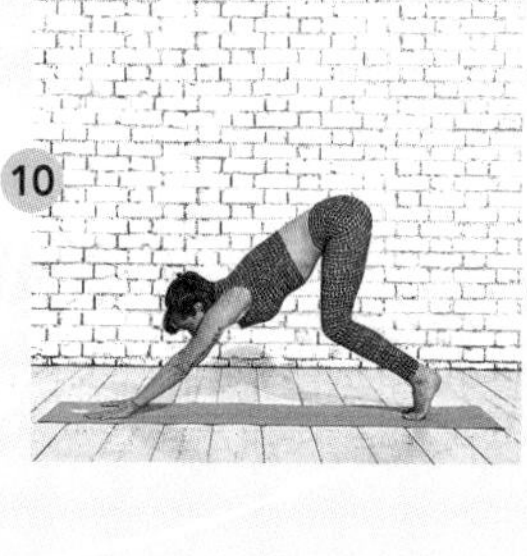

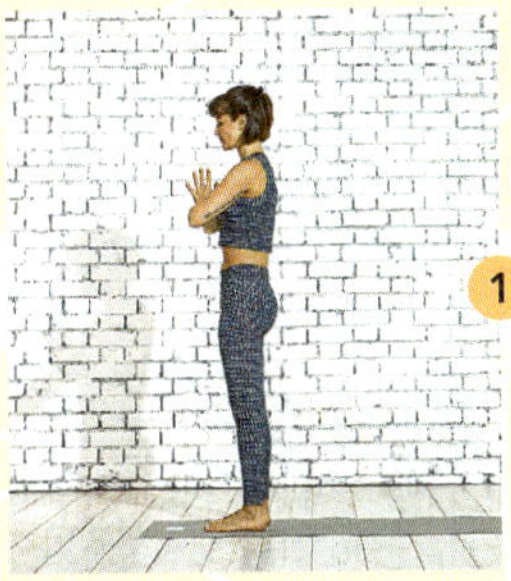
1

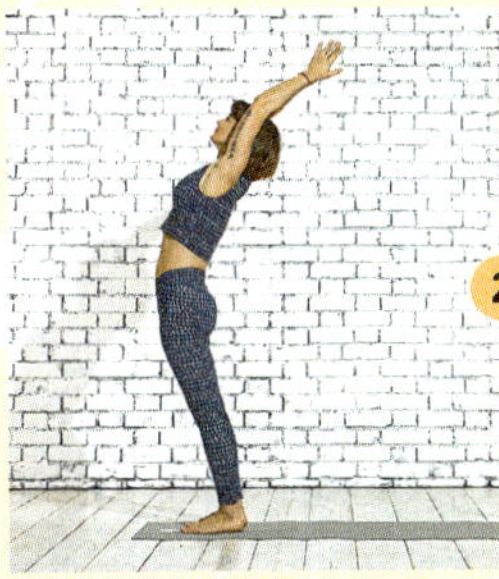
2

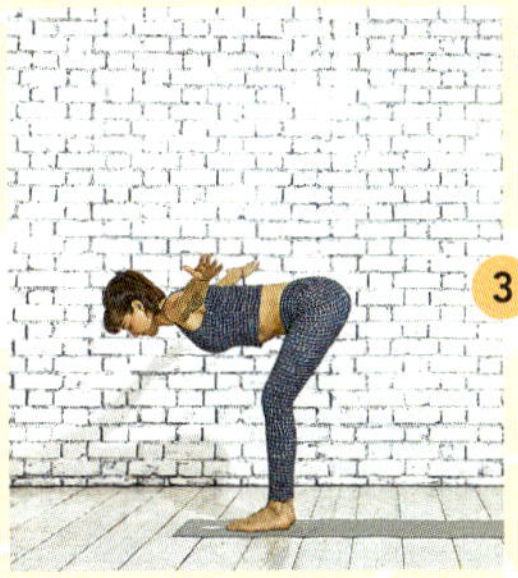
3

Ablauf

1	Stehe in der Berghaltung und bringe deine Hände vors Herz.
2	*Mit der Einatmung:* Hebe die Arme über den Kopf und mache eine leichte Rückbeuge.
3–4	*Mit der Ausatmung:* Fließe nach unten in die Vorbeuge.
5	*Mit der Einatmung:* Komme in die halbe Vorbeuge.
6–7	*Mit der Ausatmung:* Tritt zurück in die Schiefe Ebene und führe Knie, Brust und Kinn zum Boden oder gehe über in die Liegestütz-Position.
8	*Mit der Einatmung:* Hebe dich in die Baby-Kobra oder den Heraufschauenden Hund.
9	*Mit der Ausatmung:* Schiebe dich zurück in den Herabschauenden Hund. Bleibe drei Atemzüge hier.
10	*Mit der Ausatmung:* Schaue und tritt nach vorn.
11	*Mit der Einatmung:* Komme in die halbe Vorbeuge.
12	*Mit der Ausatmung:* Komme in die ganze Vorbeuge.
13–14	*Mit der Einatmung:* Komme mit langem Rücken nach oben.
15	*Mit der Ausatmung:* Bringe die Hände vors Herz und beginne deinen Sonnengruß von vorn.

Wiederhole den Sonnengruß, so oft du möchtest. Fünf Runden sind ideal am Morgen.

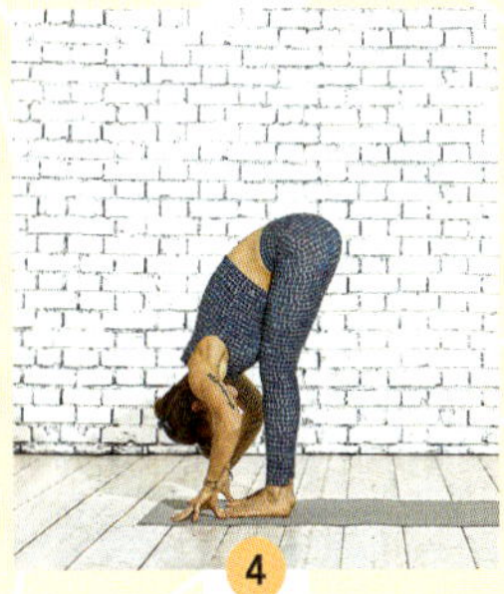
4

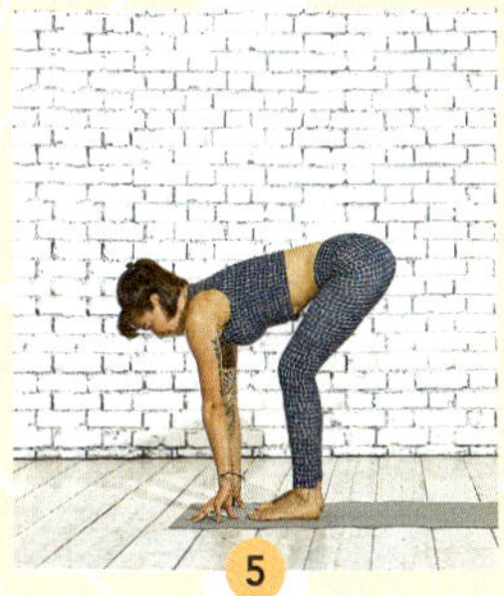
5

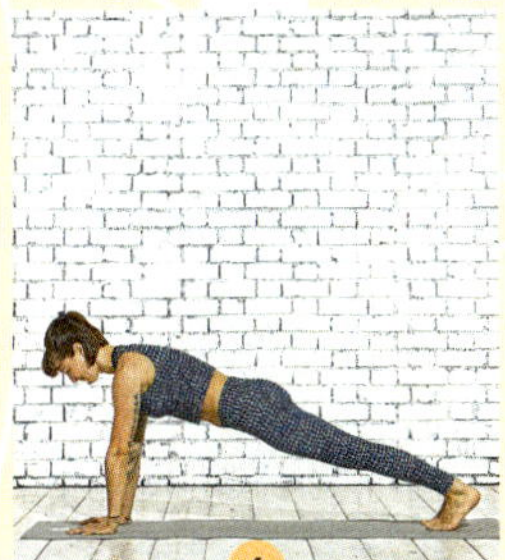
6

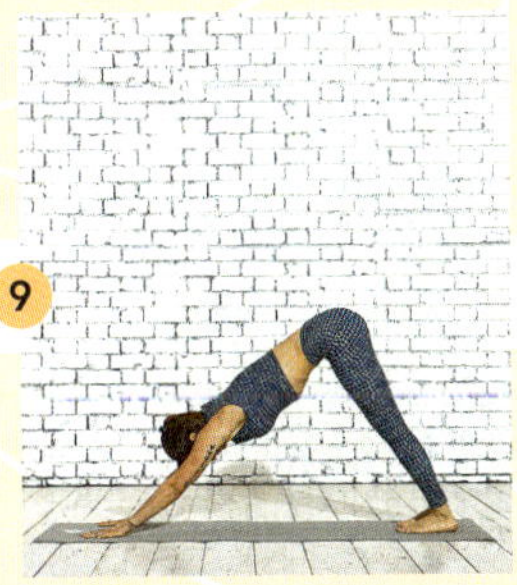
9

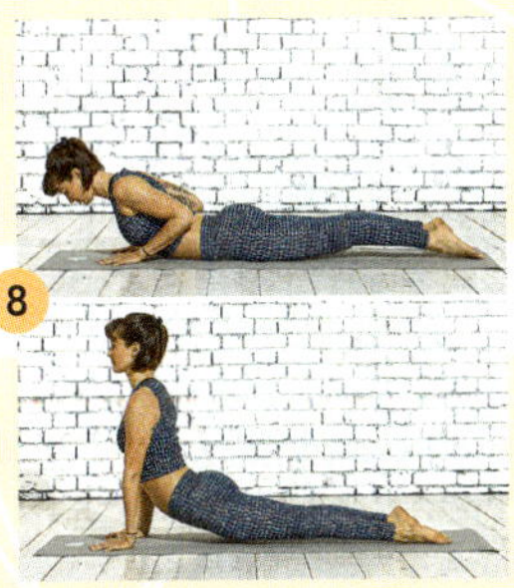
8

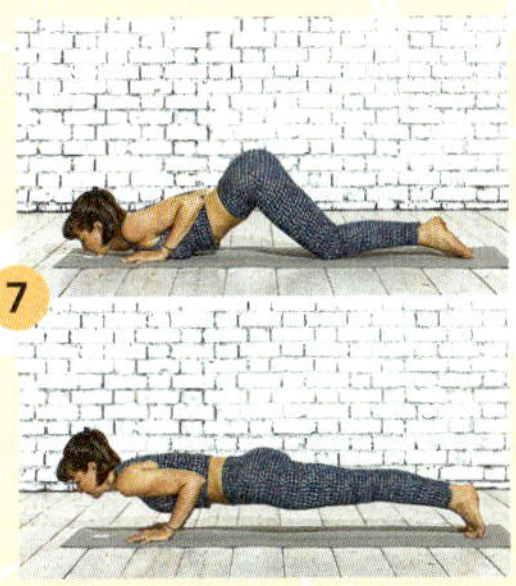
7

Die sechs Asana-Kategorien

Laut der Lehre des Vinyasa Krama (übersetzt: kluge Anordnung) – eine systematische Methode, die u. a. auf den großen Yoga-Lehrer Sri T. Krishnamacharya sowie auf Yogarupa Rod Stryker zurückgeht – gibt es nur sechs Asana-Kategorien, in die wir alle Yoga-Haltungen einteilen können.

Die sechs Asana-Kategorien werden nach folgenden Kriterien gebildet:

- Richtung der Wirbelsäule im Raum
- einzigartige Funktion auf den physischen Körper und das Nervensystem
- Wirkung auf Atem, Geist und Emotionen
- Wirkung darauf, wie Prana sich bewegt (in Form der Prana Vayus und Chakren)

Die 6 Kategorien lauten:

- Rückbeugen
- Seitbeugen
- Vorbeugen
- Drehungen
- Streckungen
- Umkehrhaltungen

Die 108 wichtigsten Asanas habe ich für dich in diesem Buch in diese sechs Asana-Kategorien unterteilt und jeweils farblich markiert, sodass sie leicht zu finden sind. Die 108 Übungen teilen sich in 22 Rückbeugen, 18 Seitbeugen, 31 Vorbeugen, 20 Drehungen, 14 Streckungen und 3 Umkehrhaltungen auf.

Rückbeugen und Seitbeugen gehören zu den aktivierenden und energetisierenden Asanas. Sie sind der Sonne und der Praxis am Morgen zugeordnet. Du findest sie in Rot () und Gelb () gekennzeichnet. Vorbeugen und Drehungen wirken beruhigend und stabilisierend. Sie sind der Mondpraxis zugeordnet und eignen sich für Yoga am Abend. Du findest sie unter den Farben Blau () und Grün (). Streckungen und Umkehrhaltungen wirken eher subtil und spirituell erhebend. Sie sind sowohl für die Praxis am Morgen als auch am Abend geeignet. Sie sind mit Hellgrau () und Lila () gekennzeichnet.

Die folgenden 108 Asanas werden nicht nur nach ihrer äußeren Form, sondern vor allem nach ihrer tieferen energetischen Wirkungsweise und Funktion eingeteilt.

Ein Beispiel: Der Handstand ist eine Rückbeuge in seiner energetischen Wirkungsweise. Der Fluss der Vayus (Energiewinde) im Handstand fließt in den Armen und der Brust und wirkt aktivierend in der Form von Pran-Vayu. Die Wirbelsäule wird rückgebeugt, Solarplexus- und Herz-Chakra werden aktiviert.

Im Kopfstand, einer Umkehrhaltung, werden Vyana und Udana Vayu, das Stirn- und Kronen-Chakra, also leichte und spirituell erhebende Energien angesprochen.

Kopfstand und Handstand wirken also komplett unterschiedlich auf unser Energiesystem (Nervensystem, Geist, Chakren, Doshas und Vayus). Ja, der Handstand ist eine umgekehrte Rückbeuge, aber vor allem eine Rückbeuge, genauso wie der Unterarmstand (Pincha Mayurasana). Aus energetischer Sicht gibt es nur drei Umkehrhaltungen: Kopfstand und Schulterstand inklusive Viparita Karani.

Zielgerichtet praktizieren und unterrichten

Asanas werden dann überaus effektiv, wenn wir verstehen, wie spezifisch und unterschiedlich die sechs Asana-Kategorien auf den Ebenen des Körpers, des Geistes, der Emotionen und der Energie wirken. Die Priorität liegt also nicht auf der äußeren Form der Asanas, sondern auf der Funktion und energetischen Wirkungsweise. Das Wissen über die tiefere Wirkungsweise der Asanas zu kennen und anwenden zu können, hilft uns dabei, zielgerichtet zu praktizieren und zu unterrichten.

Die Zahl 108

Die Zahl 108 wird in der Yoga-Tradition als heilige Zahl angesehen, die immer wieder in unterschiedlichen philosophischen und religiösen Zusammenhängen auftaucht. So besteht eine Mala – eine im Hinduismus und Buddhismus gebrauchte Gebetskette – aus 108 Perlen (und einer Guru-Perle). Die Praxis der Mala-Meditation unterstützt dich in deiner spirituellen Praxis und hilft, dein Bewusstsein im gegenwärtigen Moment zu verankern.

Renommierte Mathematiker der vedischen Kultur sahen die 108 als die Verbindung zwischen dem Universum und uns selbst. Diese Zahl verbindet ebenso Sonne, Mond und Erde. Die durchschnittliche Entfernung von Sonne und Mond zur Erde beträgt das 108-Fache ihres jeweiligen Durchmessers. Nach yogischer Tradition gibt es 108 Upanishaden (heilige yogische Texte) und 108 Marma-Punkte (Energiepunkte im Körper). In ganz Indien sind 108 heilige Stätten zu finden. Die Ziffern der Zahl 108 ergeben in ihrer Quersumme 9, die ebenfalls eine heilige Zahl ist und die neun Planeten (Grahas) in der hinduistischen Astrologie repräsentiert. Solche Phänomene haben zu vielen Beispielen von ritueller Bedeutung geführt.

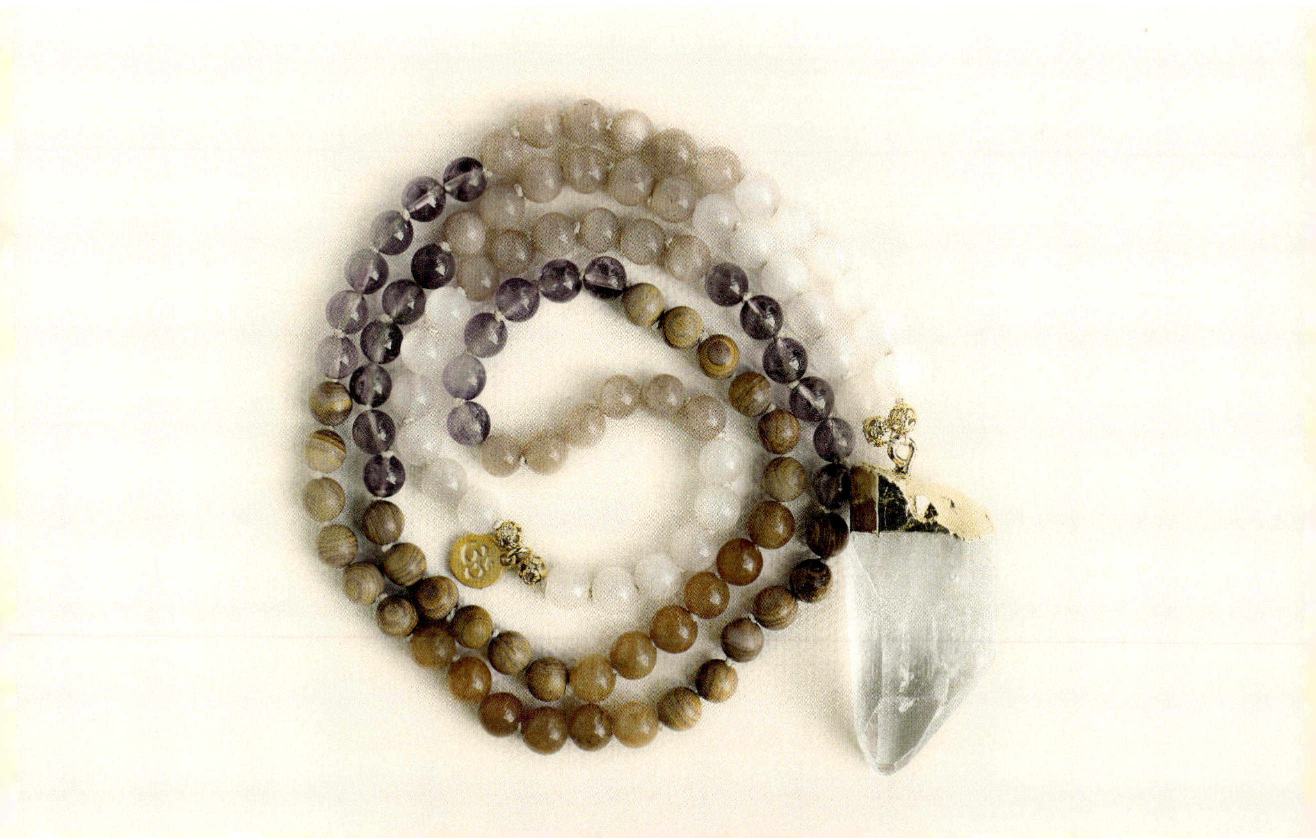

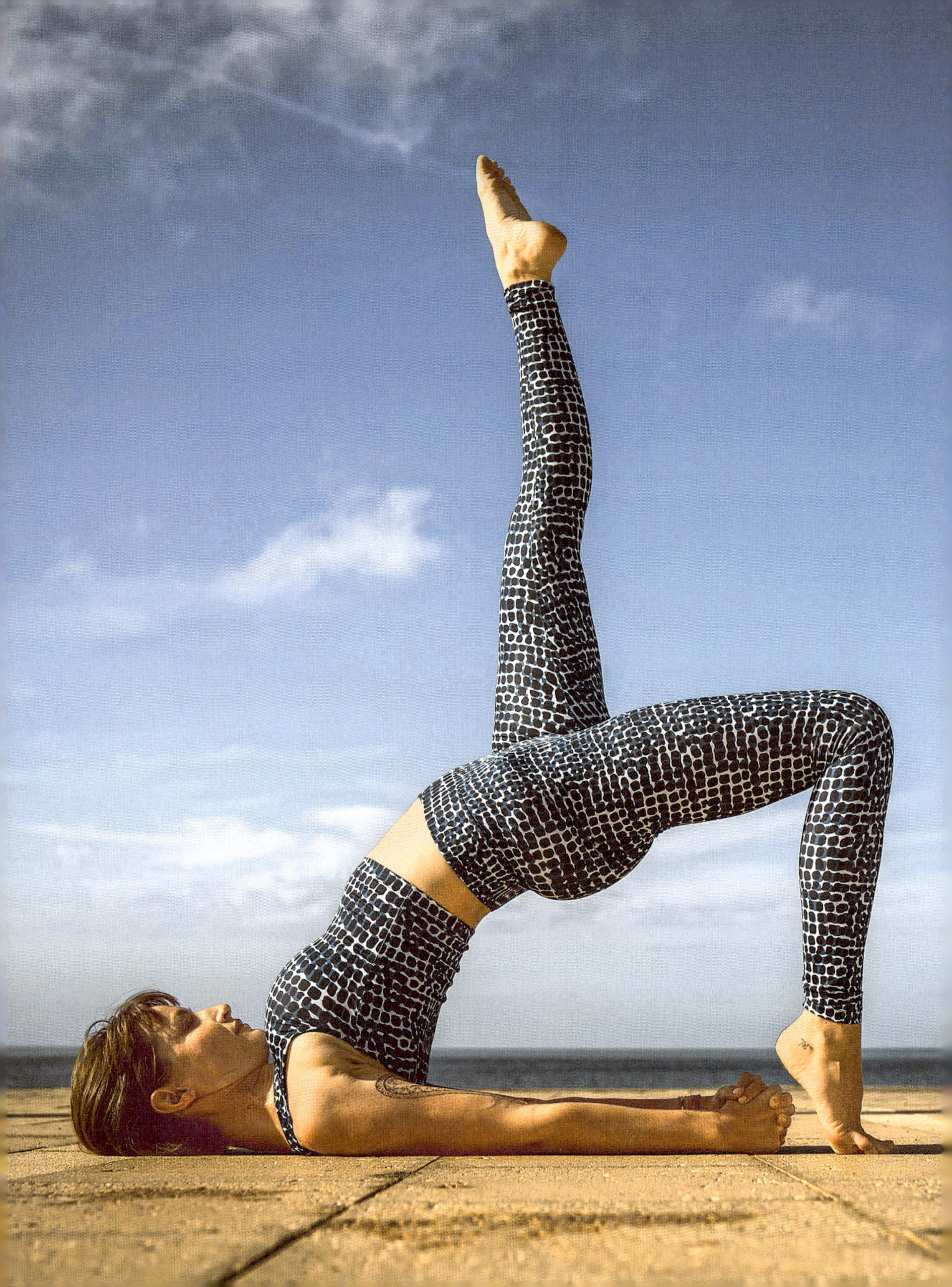

Körper:

- streckt die Rückenmuskulatur
- öffnet die Schultern
- unterstützt tieferes Einatmen
- bewegt Energie in den Brustkorb und ins Herz
- öffnet die Vorderseite des Körpers
- dehnt den großen Lenden- und Oberschenkelmuskel (Quadrizeps)
- unterstützt die Öffnung der Bauchmuskulatur

Geist & Emotion:

- unterstützt emotionale Offenheit
- energetisierend & motivierend
- belebend
- erhitzend
- stimuliert und erfrischt den Geist
- unterstützt positives Denken
- herzöffnend
- fördert Selbstbewusstsein

Doshas:

erhöht Vata und Pitta (+), außer Rückbeugen in Bauchlage, diese sind kühlender Natur; verringert Kapha (schwere, stabile Energie), gut für Kapha-Menschen (–)

Prana Vayus:

Vyana, Samana, Prana, Udana

Wenn wir uns Rückbeugen vorstellen, denken wir meist zuerst an die notwendige Flexibilität unserer Wirbelsäule. Tatsächlich benötigen wir aber zusätzlich vor allem Flexibilität in der Körpervorderseite: in den Schultern, der Bauchmuskulatur und an der Oberschenkelvorderseite. Besonders bei herausfordernden Rückbeugen wie dem Kamel oder dem Rad ist es wichtig, die entsprechenden Körperpartien vorher aufzuwärmen und zu dehnen. Beginne mit leichteren Rückbeugen, bevor du schwerere übst. Die Kobra, die Heuschrecke und der Bogen dienen als Einstieg und Vorbereitung.

Eine optimale (damit meine ich gesund ausgeführte) Rückbeuge sollte schwerpunktmäßig aus dem Brustwirbelbereich entspringen und nicht aus dem unteren Rücken. Um den unteren Rücken zu schützen und zu stabilisieren, ist es wichtig, zentrumsstärkende Übungen zu praktizieren. Eine wichtige Regel besagt: Bei Rückbeugen solltest du keinen Schmerz im unteren Rücken spüren. Rückbeugen in Bauchlage stärken den Rücken, ohne ihn übermäßig zu belasten, da die Hüften am Boden stabilisiert werden. Außerdem haben Rückbeugen in Bauchlage im Vergleich zu den übrigen einen kühlenden Effekt (da sie die Bauchorgane massieren) und sind daher gut geeignet für Pitta-Konstitutionen. Mein Tipp: Rückbeugen wirken aktivierend auf das sympathische Nervensystem. Sie sollten deshalb vor allem morgens und nicht vor dem Schlafengehen praktiziert werden. Einzige Ausnahmen sind die sanfte Baby-Kobra und die Heuschrecke.

Herzöffner

Sanskrit-Name:	Anahatasana
Chakra:	Herz-Chakra
Dosha:	erhöht Vata & Pitta (+), verringert Kapha (–)
Körper:	öffnet die Brustwirbelsäule und dehnt die Schultern, löst Anspannung im Schultergürtel, verbessert die Atmung
Geist & Emotion:	vitalisierend, belebend, unterstützt emotionale Offenheit
Kontraindikationen:	Ellenbogen- und Schulterverletzungen
Variationen:	Falls du empfindliche Knie hast, lege eine gefaltete Decke unter. Als fortgeschrittene Variante die Handflächen zusammenführen und in den Nacken legen oder die Ellenbogen auf Blöcke legen, um die Schulterdehnung zu verstärken.

Die richtige Ausrichtung:

- Komme zunächst in den Vierfüßlerstand und richte die Schultern über den Handgelenken und die Hüften über den Knien aus.
- Öffne die Knie etwas weiter als hüftbreit.
- Wandere langsam mit den Händen nach vorn, bis deine Unterarme auf dem Boden liegen.
- Gehe nur so weit nach vorn, dass deine Hüften noch direkt über den Knien ausgerichtet bleiben.
- Senke nun das Brustbein in Richtung Boden ab.
- Halte die Hüften über den Knien und lasse die Stirn oder das Kinn auf den Boden absinken.
- Halte deine Arme aktiv, indem du die Handflächen, Ellenbogen und Unterarme in den Boden drückst.
- Ziehe deine Schulterblätter weg von den Ohren und entspanne deinen Nacken.
- Spüre die intensive Dehnung in den Schultern.
- Bleibe für 5–10 Atemzüge in dieser Pose.
- Hebe dann den Kopf und bewege deine Hände zurück in Richtung Körper, um dich wieder hoch in den Vierfüßlerstand zu drücken.

Häufige Fehler:	die Knie sind nicht hüftbreit geöffnet, die Hüften befinden sich nicht mit deinen Knien in einer Linie
Mein Tipp:	Diese Haltung ist ein intensiver Schulteröffner und eignet sich hervorragend als Vorbereitung für tiefere Rückbeugen, wie z. B. den Bogen oder das Rad. Sie ist auch eine wundervolle Asana, um zu pausieren, den Fokus in den Herzraum zu lenken und Verspannungen zu lösen.

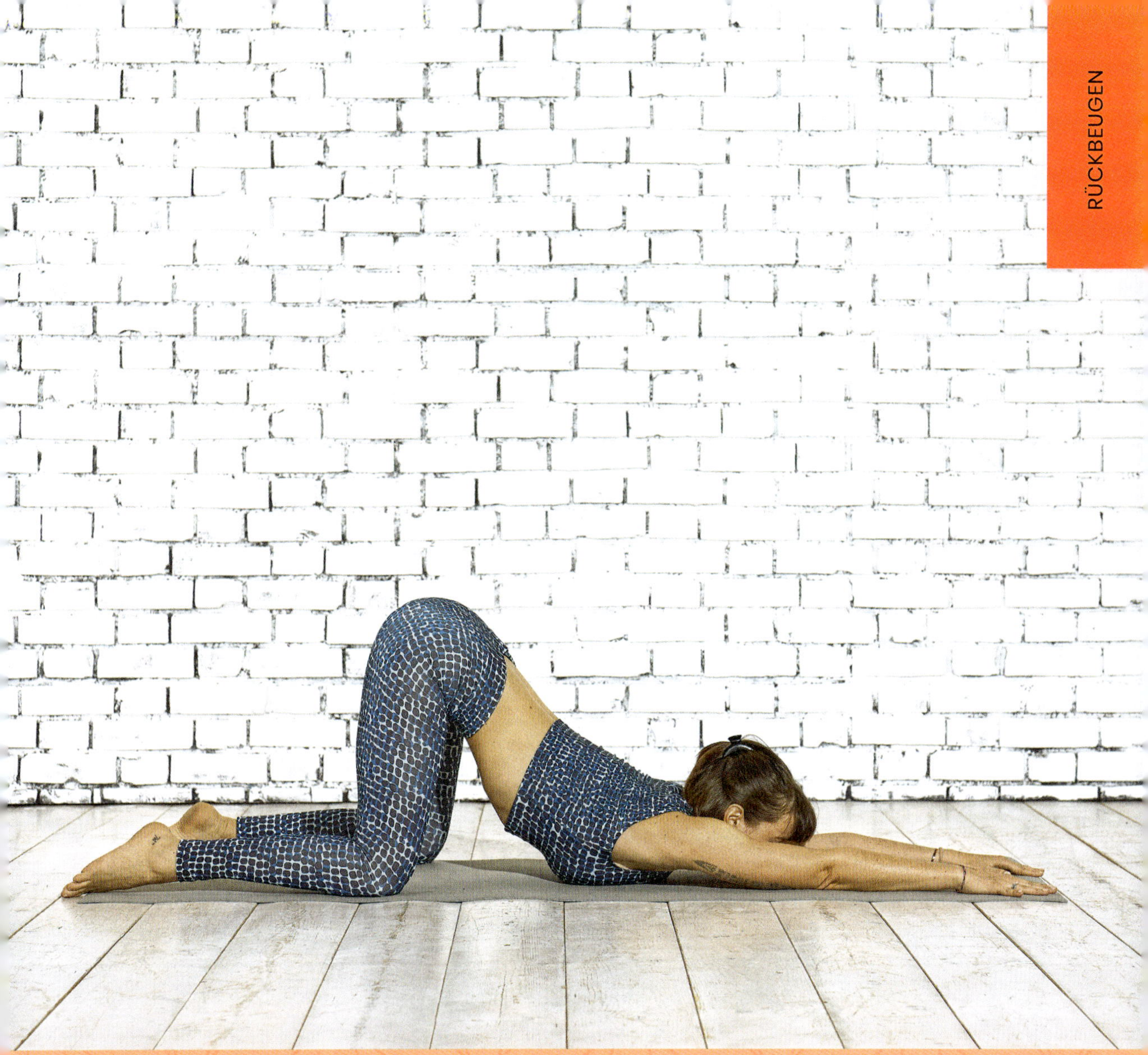

AFFIRMATION

»Ich lasse mein Herz zum Boden schmelzen.«

VARIATIONEN

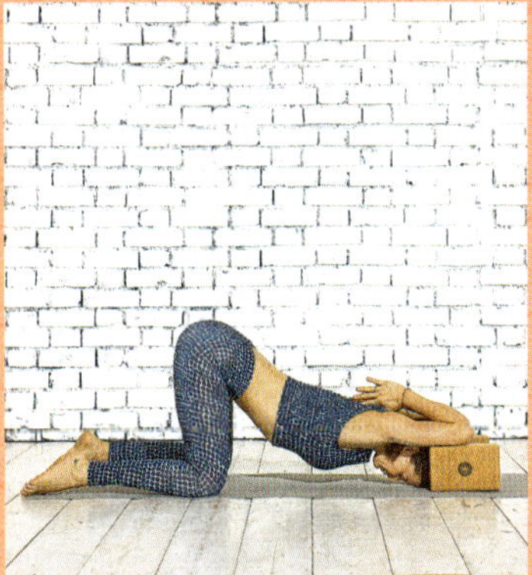

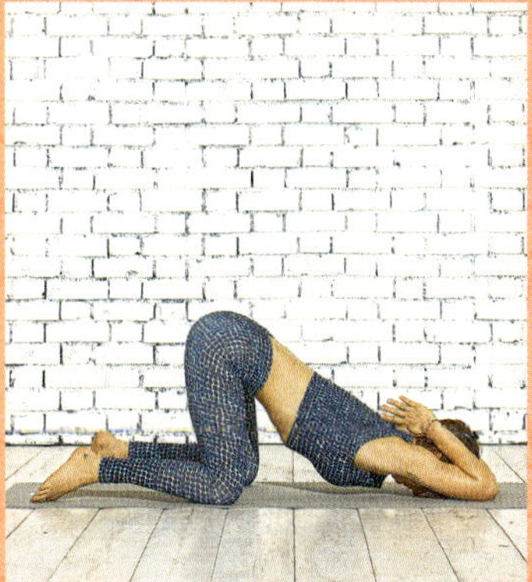

Baby-Kobra

Sanskrit-Name:	Ardha Bhujangasana
Chakra:	Solarplexus-Chakra, Herz-Chakra
Dosha:	erhöht Vata (+), kühlt Pitta (–), verringert Kapha (–)
Körper:	stärkt und stabilisiert die Rückenmuskulatur, stärkt die Gesäßmuskulatur, öffnet den Brustkorb
Geist & Emotion:	energetisiert und erhitzt Körper und Geist, hilft gegen Müdigkeit und Antriebsschwäche
Kontraindikationen:	Handgelenks-, Ellenbogen- und Schulterverletzungen, Karpaltunnelsyndrom, Schwangerschaft
Variationen:	Versuche, die Hände vom Boden zu nehmen und dich nur aus der Kraft deiner Rückseite heraus nach oben in die Kobra zu heben, so kannst du Kraft und Stabilität in deinem unteren Rücken aufbauen und später »gesünder« in die hohe Kobra gehen.

Die richtige Ausrichtung:

- Lege dich mit dem Bauch auf den Boden.
- Strecke beide Beine nach hinten, die Fußspitzen liegen am Boden.
- Setze die Handflächen rechts und links neben der Brust auf und spreize die Finger, beuge die Ellenbogen so, dass deine Unterarme einen Winkel von 90 Grad zum Boden bilden.
- Drücke die Fußspitzen, Oberschenkel und das Schambein fest in den Boden.
- Hebe dich mit der Einatmung aus der Kraft deines Rückens heraus nach oben und versuche, so wenig Armkraft wie möglich zu verwenden.
- Halte deine Fußrücken fest in die Matte gepresst, nur der Oberkörper hebt sich.
- Rolle die Schultern zurück und presse die Oberarme aktiv zum Oberkörper hin.
- Ziehe deine Schulterblätter zurück und nach unten, sodass sich dein Brustbein und die Schlüsselbeine nach oben heben.
- Halte deine Beine und tiefer liegenden Gesäßmuskeln aktiv, ohne zu stark zu verhärten.
- Richte den Blick nach unten, sodass der Nacken lang bleibt, und vermeide es, den Kopf abzuknicken.
- Komme mit jeder Einatmung etwas höher und flache mit der Ausatmung im Oberkörper etwas ab, ohne abzulegen.
- Halte die Pose für ca. 10–20 Atemzüge.
- Löse die Haltung, indem du dich wieder in Bauchlage bringst und ein wenig das Becken von rechts nach links schaukelst, um die Muskulatur zu lösen.
- Pausiere einen Moment und praktiziere die Baby-Kobra dann ein zweites Mal.

Häufige Fehler:	die Kraft kommt nicht wirklich aus dem Rücken, sondern aus den Armen
Mein Tipp:	Die Baby-Kobra ist besonders für Menschen geeignet, die über Rückenschmerzen klagen und viel am Schreibtisch sitzen. Dynamisch ausgeführt, wirkt die Baby-Kobra Wunder und stärkt die Rückenmuskulatur.

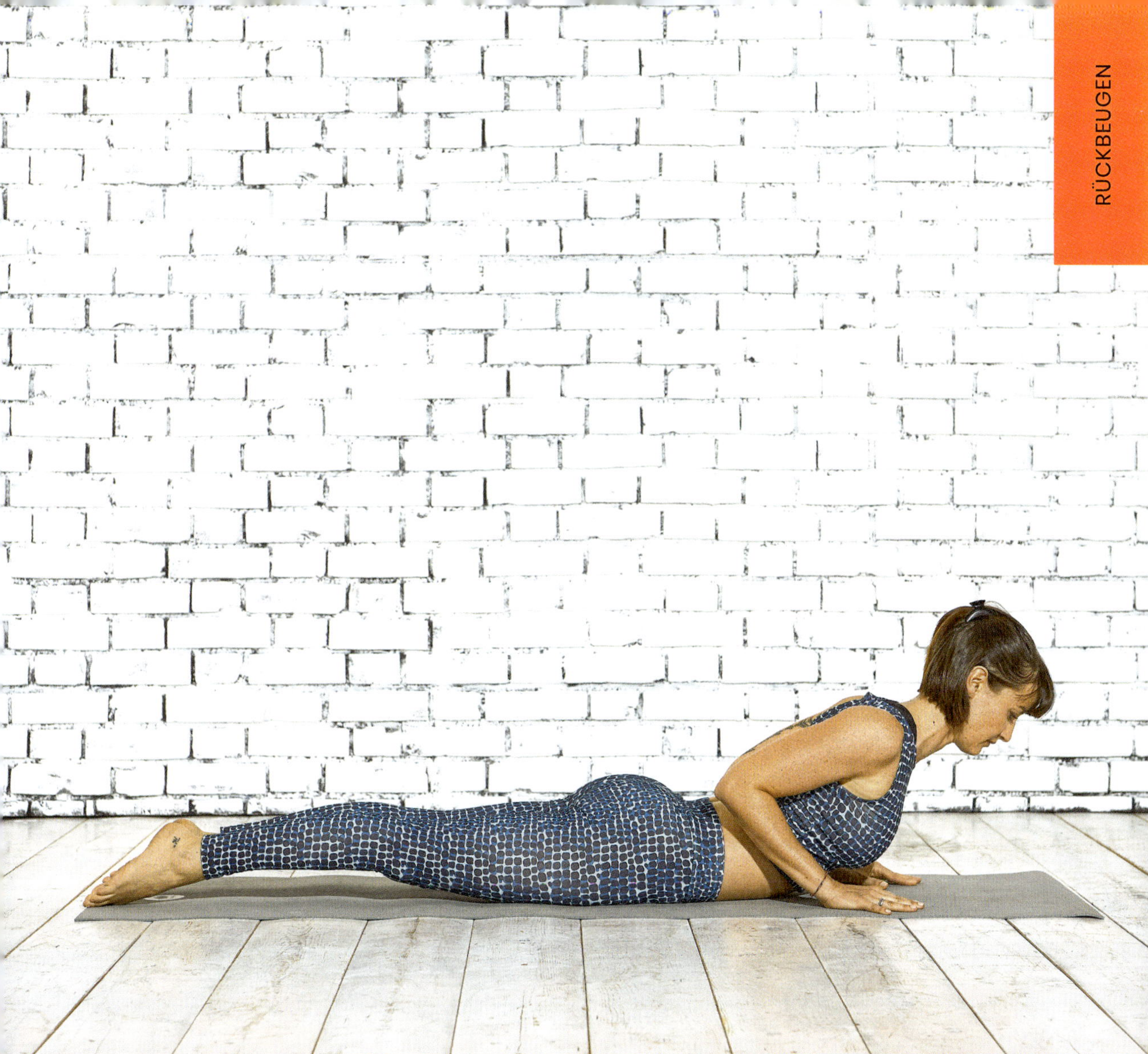

AFFIRMATION

»Ich hebe mein Herz aus der Kraft meines Rückens.«

Hohe Kobra

Sanskrit-Name:	Bhujangasana
Chakra:	Solarplexus-Chakra, Herz-Chakra
Dosha:	erhöht Vata (+), kühlt Pitta (–), verringert Kapha (–)
Körper:	öffnet Brustwirbelsäule und Schultern, stärkt die Muskulatur in Armen, Schultern und Zentrum, stärkt Lungen und Herz, verbessert die Atmung, stärkt die Gesäßmuskulatur
Geist & Emotion:	energetisiert und erhitzt Körper und Geist, hilft gegen Müdigkeit, Antriebsschwäche und Traurigkeit
Kontraindikationen:	Handgelenks-, Ellenbogen- und Schulterverletzungen, Karpaltunnelsyndrom, Schwangerschaft
Variationen:	Da ich oft beobachte, dass sich Schüler zu schnell in die Hohe Kobra hochstemmen, empfehle ich allen Anfängern, zunächst an der Baby-Kobra zu arbeiten, um die nötige Kraft in Rücken und Zentrum aufzubauen.

Die richtige Ausrichtung:

- Lege dich mit dem Bauch auf den Boden.
- Strecke beide Beine nach hinten, die Fußrücken sind auf dem Boden.
- Setze die Handflächen rechts und links neben der Brust auf und spreize die Finger, beuge die Ellenbogen so, dass deine Unterarme einen Winkel von 90 Grad zum Boden bilden.
- Drücke Füße, Oberschenkel und Schambereich fest in den Boden.
- Beginne mit der Einatmung langsam die Arme zu strecken und die Brust vom Boden abzuheben.
- Gehe nur so hoch, dass das Schambein noch den Boden berührt, und ziehe es in Richtung Bauchnabel.
- Rolle die Schultern zurück und presse die Oberarme aktiv zum Oberkörper hin.
- Presse mit der Einatmung die Handflächen in den Boden, insbesondere den Handballen und den Daumen, hebe den Oberkörper weg vom Boden und strecke die Arme.
- Ziehe deine Schulterblätter zurück, sodass sich dein Brustbein und die Schlüsselbeine nach oben heben.
- Drehe deine Oberarme nach außen, sodass deine Ellenbogen nach vorn zum Mattenanfang zeigen.
- Halte deine Beine und tiefer liegenden Gesäßmuskeln aktiv, ohne zu stark zu verhärten.
- Richte den Blick nach vorn und halte den Hals in einer Linie mit der Wirbelsäule, lasse den Nacken weich und entspannt.
- Halte die Pose für ca. 10–20 Atemzüge.
- Löse die Haltung, indem du dich wieder in Bauchlage bringst und ein wenig das Becken von rechts nach links schaukelst, um die Muskulatur zu lösen.
- Pausiere einen Moment und praktiziere dann die Kobra ein zweites Mal.

Häufige Fehler:	die Schultern kleben zu dicht an den Ohren, Nabel zieht nicht nach innen und oben, die Ellenbogen sind überstreckt
Mein Tipp:	Fokussiere dich auf die Öffnung im Brustwirbelbereich und schicke die Atmung zwischen deine Schulterblätter zu dem Punkt, wo es sich eng anfühlt, und kreiere mit jeder Einatmung mehr Raum.

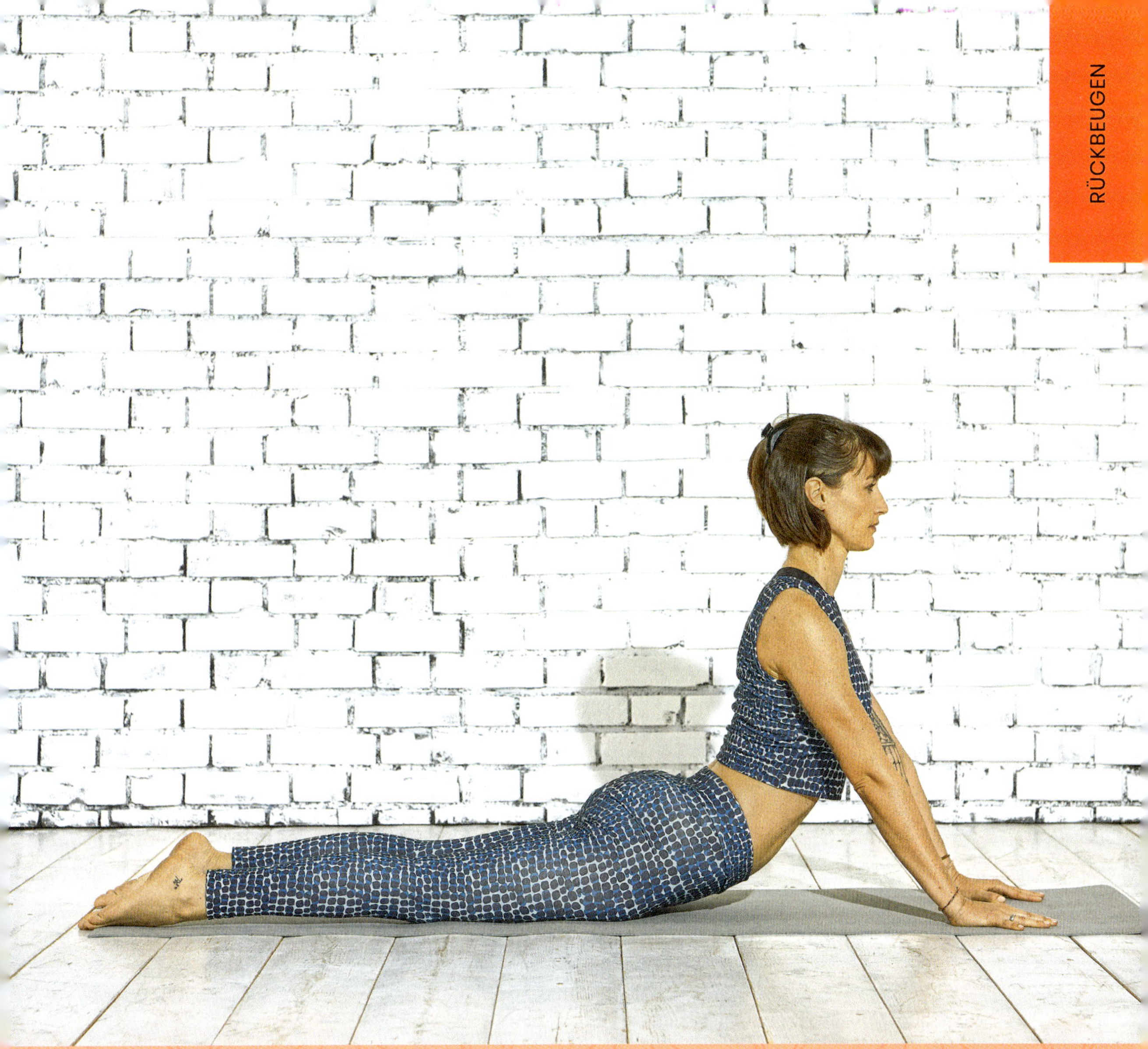

AFFIRMATION

»Ich öffne mein Herz dem Neuen, indem ich das Alte hinter mir lasse.«

Heraufschauender Hund

Sanskrit-Name:	Urdhva Mukha Svanasana
Chakra:	Solarplexus-Chakra, Herz-Chakra
Dosha:	erhöht Vata & Pitta (+), verringert Kapha (–)
Körper:	öffnet Brustwirbelsäule und Schultern, stärkt die Muskulatur in Armen, Schultern und Zentrum, stärkt Lungen und Herz, verbessert die Atmung, stärkt die Gesäßmuskulatur (Gluteus maximus)
Geist & Emotion:	energetisiert und erhitzt Körper und Geist, hilft gegen Müdigkeit, Antriebsschwäche und Traurigkeit
Kontraindikationen:	Handgelenks-, Ellenbogen- und Schulterverletzungen, Karpaltunnelsyndrom, Schwangerschaft
Variationen:	Es kann hilfreich sein, deine Hände zusätzlich auf Blöcke aufzusetzen.

Die richtige Ausrichtung:

- Starte in Bauchlage.
- Strecke die Beine hinter dir der Länge nach aus, sodass deine Fußrücken am Boden liegen.
- Setze die Handflächen rechts und links neben der Brust auf und spreize die Finger, beuge die Ellenbogen so, dass deine Unterarme einen Winkel von 90 Grad zum Boden bilden.
- Rolle die Schultern zurück und presse die Oberarme aktiv zum Oberkörper hin.
- Aktiviere dein Zentrum, um deinen unteren Rücken zu schützen, indem du dein Schambein zum Nabel hochziehst und der untere Rücken lang wird.
- Presse mit der Einatmung die Handflächen in die Erde, insbesondere den Handballen und den Daumen, hebe den Oberkörper weg vom Boden und strecke die Arme.
- Hebe jetzt die Knie und Oberschenkel ein paar Zentimeter vom Boden ab, während deine Fußrücken am Boden bleiben und in den Boden pressen.
- Ziehe deine Schulterblätter zurück und nach unten, sodass dein Brustbein und die Schlüsselbeine sich nach oben heben.
- Drehe deine Oberarme nach außen, sodass deine Ellenbogen nach vorn zum Mattenanfang zeigen.
- Halte deine Beine und tiefer liegenden Gesäßmuskeln aktiv, ohne zu stark zu verhärten.
- Richte den Blick nach vorn und halte den Hals in einer Linie mit der Wirbelsäule, lasse den Nacken weich und entspannt.
- Halte die Übung 5–10 Atemzüge lang.
- Beuge die Arme, um dich kontrolliert in Bauchlage abzusenken, oder schiebe dich zurück in den Herabschauenden Hund.

Häufige Fehler:	Durchhängen in den Schultern oder im Becken, Kopf in den Nacken werfen
Mein Tipp:	Ich empfehle, den Blick hier nach vorn zu richten. Konzentriere dich auf die Öffnung der Brustwirbelsäule, indem du die Schultern nach hinten unten ziehst.

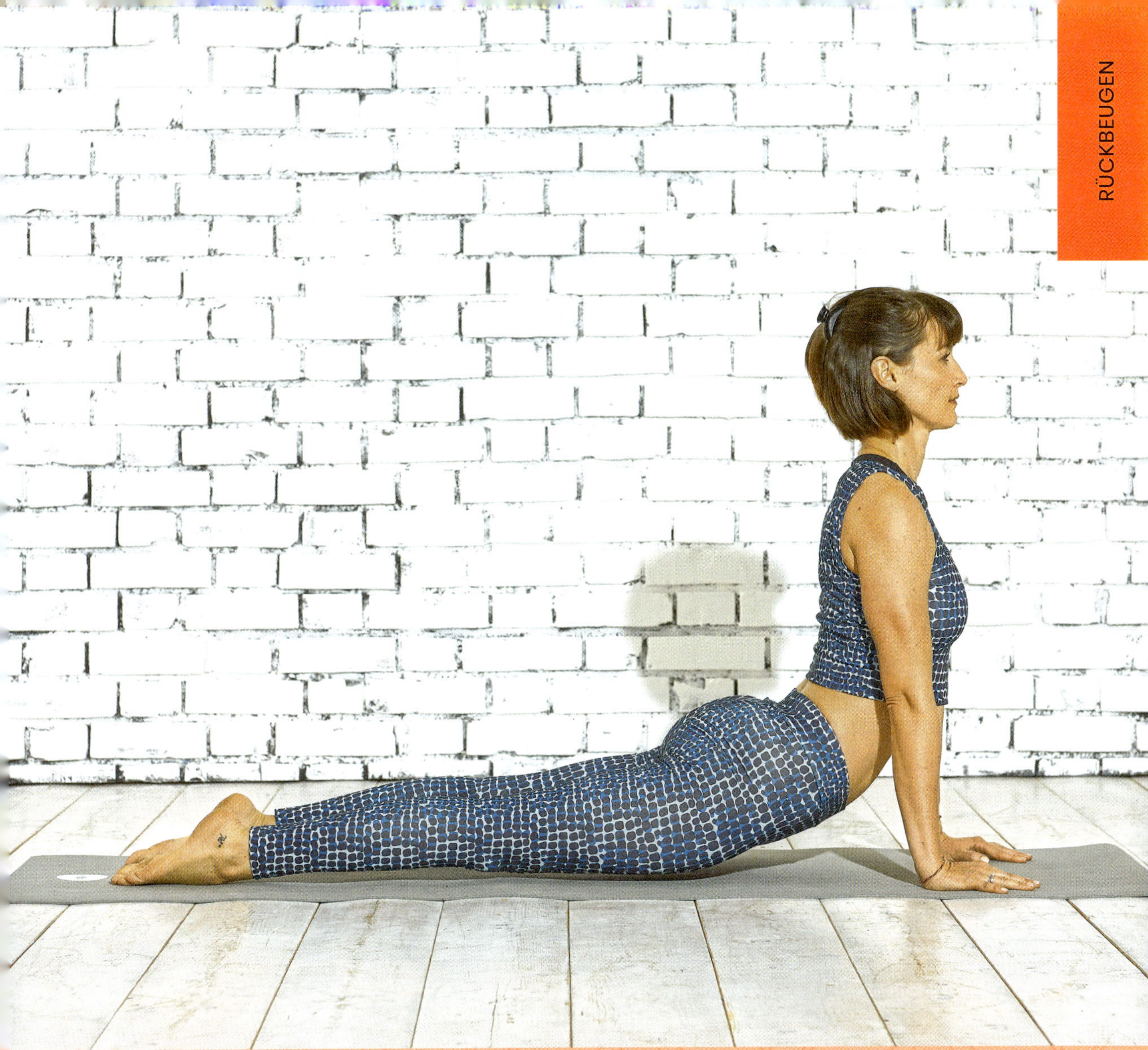

AFFIRMATION

»Was auch immer kommen mag – ich bin hier.«

Frosch

Sanskrit-Name:	Bhekasana
Chakra:	Solarplexus-Chakra, Herz-Chakra
Dosha:	erhöht Vata (+), kühlt Pitta (–), verringert Kapha (–)
Körper:	dehnt Oberschenkelmuskeln (Quadrizeps) und Hüftbeuger, öffnet Brust und Schultern, mobilisiert die Kniegelenke (ideal für Jogger und Läufer)
Geist & Emotion:	stimulierend, energetisierend
Kontraindikationen:	Rückenprobleme, Knieverletzungen, Schwangerschaft
Variationen:	Beginne mit der halben Frosch-Pose mit nur einem Bein. Als Unterstützung kannst du mit einer Decke unter deinem Oberkörper arbeiten oder einen Gurt um den hinteren Fuß schlingen.

Die richtige Ausrichtung:

- Wir starten zunächst mit der halben Frosch-Pose.
- Beginne in Bauchlage und bringe deine beiden Unterarme parallel unter deine Schultern, sodass sich deine Brust von der Matte abhebt.
- Deine Ellenbogen sollten in einer Linie mit deinen Schultergelenken und deine Unterarme parallel zu den Mattenkanten sein.
- Presse deine Unterarme aktiv in die Matte und hebe die Brust.
- Beuge jetzt dein rechtes Bein, greife mit deiner rechten Hand deinen Fuß und drehe den Oberkörper offen zum rechten Bein. Halte dabei die Hüftknochen am Boden.
- Drehe deinen rechten Arm so, dass dein Ellenbogen nach oben und die Fingerspitzen nach vorn zeigen.
- Nutze die Hebelbewegung, um deinen Fuß mehr in Richtung Gesäß heranzuziehen.
- Wenn du kannst, strecke zusätzlich den linken Arm und hebe den Brustkorb höher.
- Halte die Pose für 5–10 Atemzüge und wiederhole dann das Gleiche auf der anderen Seite.
- Pausiere einen Moment in Bauchlage, bevor du in den vollständigen Frosch gehst.
- Beuge für den vollständigen Frosch beide Beine gleichzeitig an.
- Atme ein und setze die Hände auf die Fußspitzen, rolle die Schulter zurück und drehe die Ellenbogenspitzen nach oben.
- Nutze die Hebelwirkung der Hände, um dich im Brustkorb anzuheben.
- Je höher du im Brustkorb kommst, desto leichter wird es, die Füße zu greifen.
- Bringe gleichzeitig deine Füße näher zum Gesäß und halte sie hüftbreit.
- Bleibe 5–10 Atemzüge in der Haltung und pausiere dann in Bauchlage.

Häufige Fehler:	Knie fallen auseinander, Einsinken in den vorderen Arm
Mein Tipp:	Wie du sehen kannst, gehört der Frosch zu den schwierigen Übungen. Auch mit dem halben Frosch kannst du deine Oberschenkelmuskulatur hinreichend dehnen.

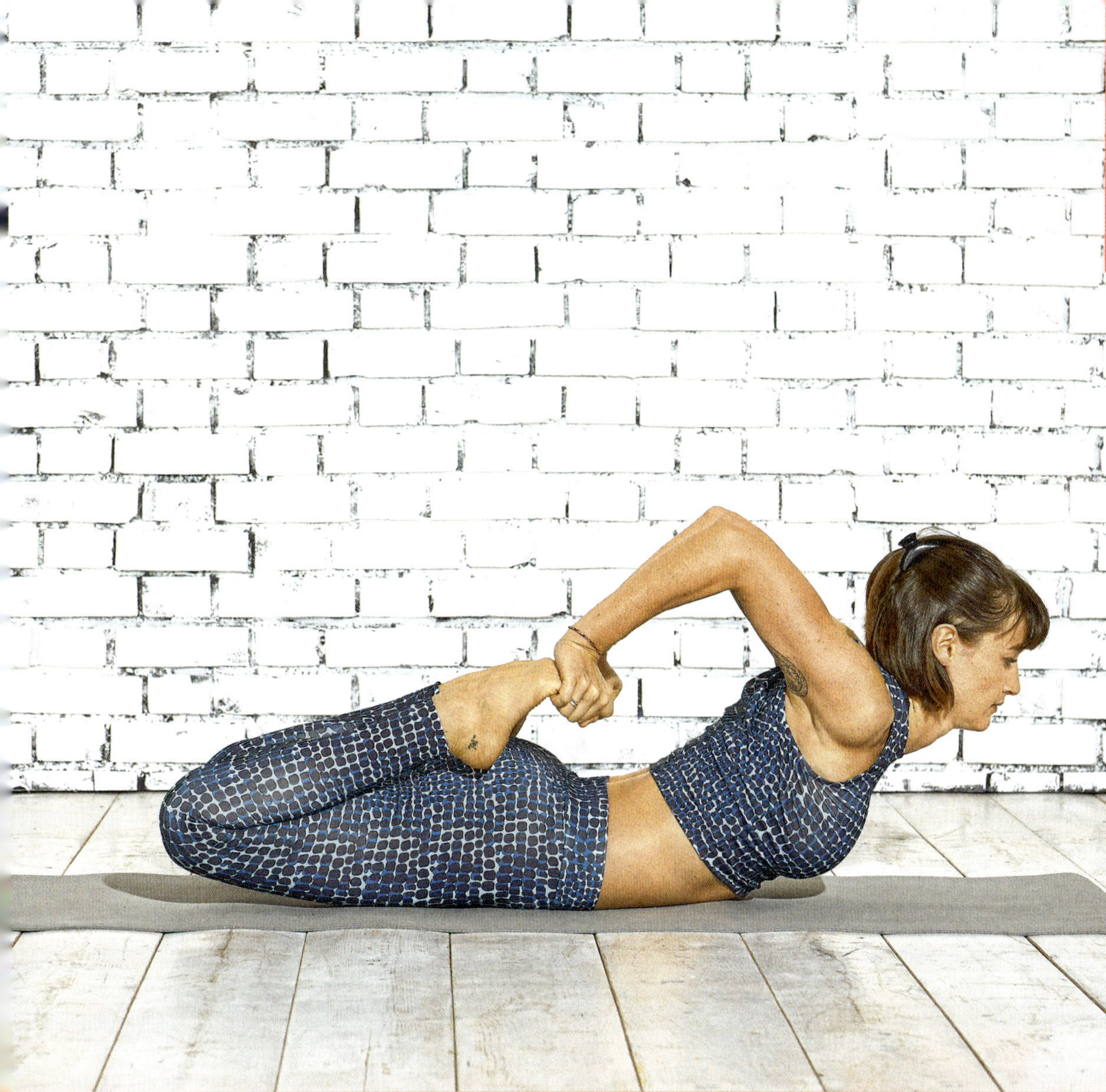

AFFIRMATION

»Ich bin flexibel und biegsam wie ein Frosch.«

VARIATION

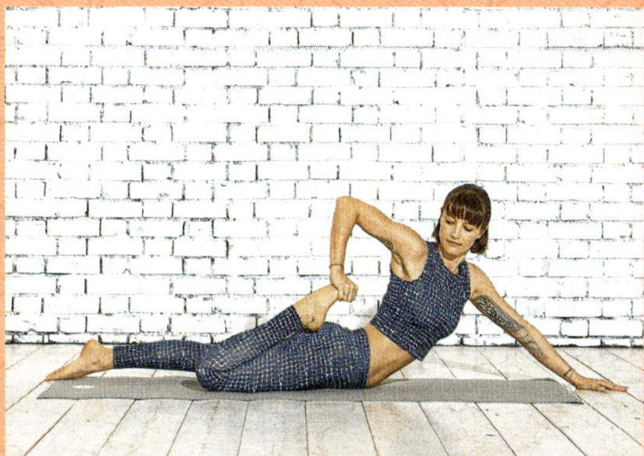

Heuschrecke

Sanskrit-Name:	Shalabhasana
Chakra:	Wurzel-Chakra, Solarplexus- & Herz-Chakra
Dosha:	erhöht Vata (+), kühlt Pitta (–), verringert Kapha (–)
Körper:	massiert die Bauchorgane, löst Verspannungen im Bauch, stärkt den Rücken, verbessert die Haltung
Geist & Emotion:	vitalisierend, belebend, kühlend
Kontraindikationen:	Wirbelsäulenverletzungen, Kopfschmerzen, Schwangerschaft
Variationen:	Um die Schultern noch mehr zu öffnen, kannst du die Hände hinter deinem unteren Rücken zu einer Faust verschränken, um dich im Oberkörper höher zu ziehen. Falls du empfindliche Hüftknochen hast, lege eine gefaltete Decke unter deine Hüften.

Die richtige Ausrichtung:

- Lege dich mit ausgestreckten Beinen auf den Bauch.
- Die Arme liegen an den Seiten entlang des Körpers, mit den Handflächen nach oben gedreht, dein Kinn liegt sanft auf dem Boden.
- Ziehe dich energetisch lang, durch die Kopfkrone nach vorn.
- Presse dein Schambein aktiv in die Matte.
- Mit der nächsten Einatmung beginnst du, Oberkörper, Füße und Beine vom Boden wegzuheben.
- Spüre die Aktivierung deiner großen Rückenmuskeln.
- Halte die Beine hüftbreit und ziehe deine Oberschenkel energisch zueinander.
- Hebe dich mit jeder Einatmung noch ein weniger höher und lasse die Kraft aus deiner Rückenmuskulatur kommen.
- Halte den Blick in Richtung Boden gerichtet und den Hinterkopf ganz lang.
- Du solltest dich von Kopf bis Fuß ganz aktiv fühlen, ohne zu verkrampfen. Dein Atem sollte weiterhin leicht und frei fließen.
- Bleibe ca. 10 Atemzüge in der Haltung und löse sie dann zum Boden hin auf.
- Pausiere einen Moment auf dem Bauch und praktiziere die Heuschrecke dann ein zweites Mal.

Häufige Fehler:	Beine scheren auseinander, der Blick ist nicht zum Boden gerichtet, sodass der Hinterkopf nicht lang ist und der Nacken gequetscht wird
Mein Tipp:	Dies ist die »Always go to«-Asana für alle, die viel am Schreibtisch sitzen, zu einem Rundrücken neigen und Rückenschmerzen haben.

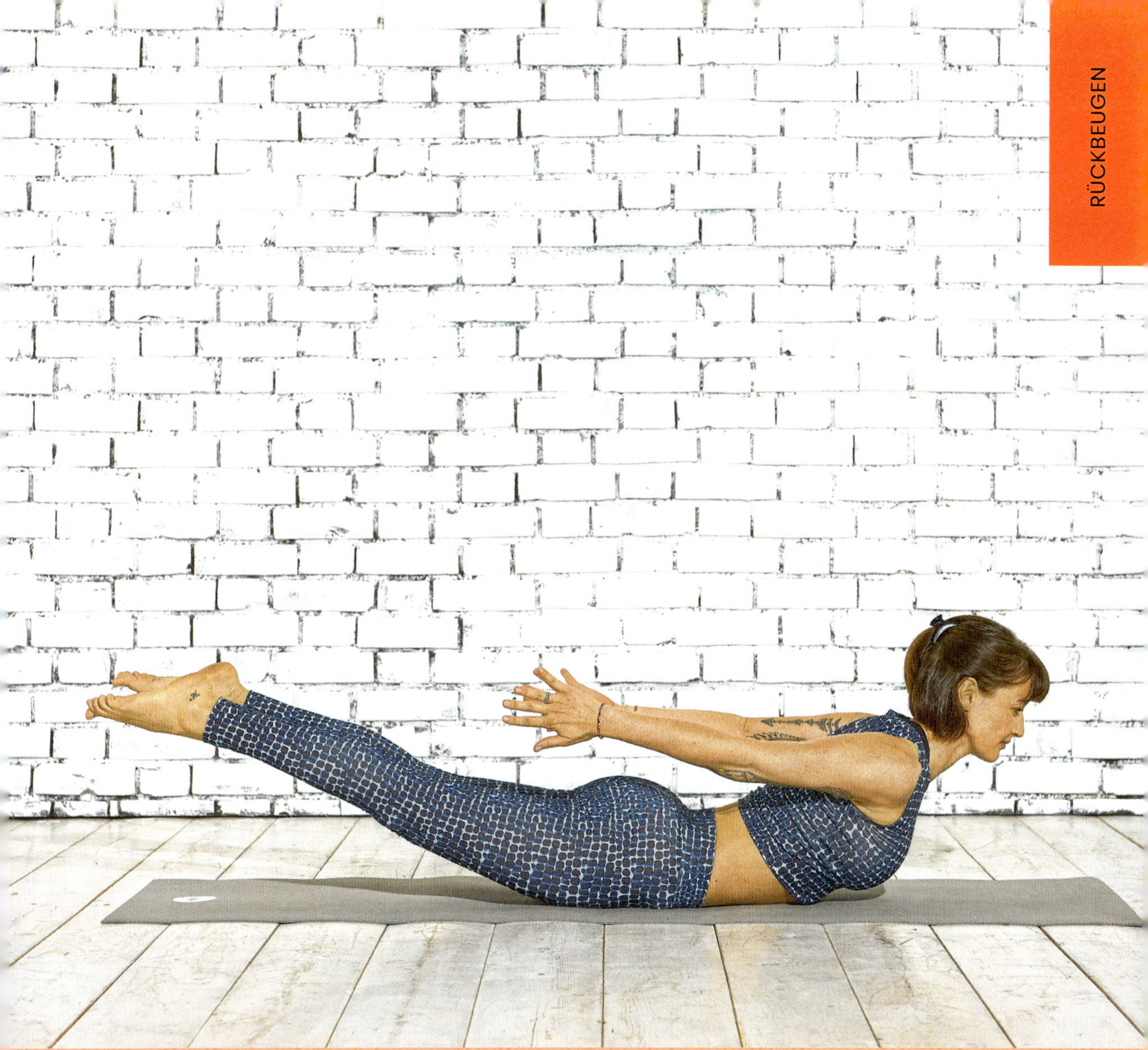

AFFIRMATION

»Mit jeder Einatmung öffnet sich meine Brust.«

VARIATION

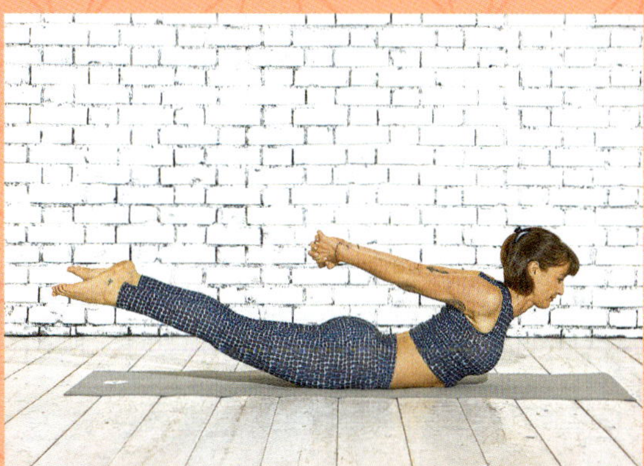

Bogen

Sanskrit-Name:	Dhanurasana
Chakra:	Solarplexus-, Herz- & Kehl-Chakra
Dosha:	erhöht Vata (+), kühlt Pitta (–), verringert Kapha (–)
Körper:	öffnet Brustraum und Schultern, dehnt die Frontseite des Körpers, hält die Wirbelsäule flexibel, massiert die Bauchorgane, unterstützt die Lungen- und Atemfunktion
Geist & Emotion:	vitalisierend, energetisierend, kühlend, hilft bei Depressionen und Ängsten
Kontraindikationen:	Wirbelsäulenverletzungen, Schulterverletzungen, Schlafstörungen, Kopfschmerzen, Schwangerschaft
Variationen:	Falls du empfindliche Hüftknochen hast, lege eine gefaltete Decke darunter. Um den Brustkorb noch mehr zu öffnen, kannst du mit einem Bolster unter deinem Brustkorb arbeiten. Als weitere Variante kannst du auch – mit einem Arm aufgestützt – den halben Bogen praktizieren.

Die richtige Ausrichtung:

- Lege dich auf den Bauch, das Kinn auf der Matte, die Hände an den Körperseiten.
- Beuge beim Ausatmen die Knie und bringe die Fersen so nahe wie möglich an dein Gesäß heran.
- Halte die Knie in hüftbreiter Entfernung.
- Mit der Einatmung hebst du nun den Oberkörper und greifst mit beiden Händen deine äußeren Knöchel.
- Hebe die Fersen zur Decke und ziehe die Oberschenkel von der Matte weg.
- Gleichzeitig heben sich Kopf und Brust.
- Halte dein Steißbein fest am Boden, während du dich mit den Fersen und Oberschenkeln noch höher ziehst.
- Kicke mit deinen Füßen und Schienbeinen zurück Richtung Wand hinter dir und hebe dadurch deine Brust noch mehr an.
- Ziehe deine Schultern von deinen Ohren weg.
- Halte deinen Hinterkopf lang und richte den Blick leicht nach vorn auf den Boden unter dir.
- Atme ruhig und halte die Übung für 30–60 Sekunden.
- Zum Loslassen atme aus und senke deinen Körper langsam wieder zur Matte ab.
- Drehe deine rechte Wange zum Boden und entspanne die Arme für ein paar Atemzüge an den Seiten.
- Wiederhole die Pose ein zweites Mal und ruhe dann mit der linken Wange auf der Matte.

Häufige Fehler:	Beine scheren auseinander, der Blick ist nicht zum Boden ausgerichtet, wodurch der Hinterkopf nicht lang ist und der Nacken einquetscht wird
Mein Tipp:	Rückbeugen haben einen tendenziell eher kühlenden Effekt und sind ideal für Pitta-/feurige Menschen.

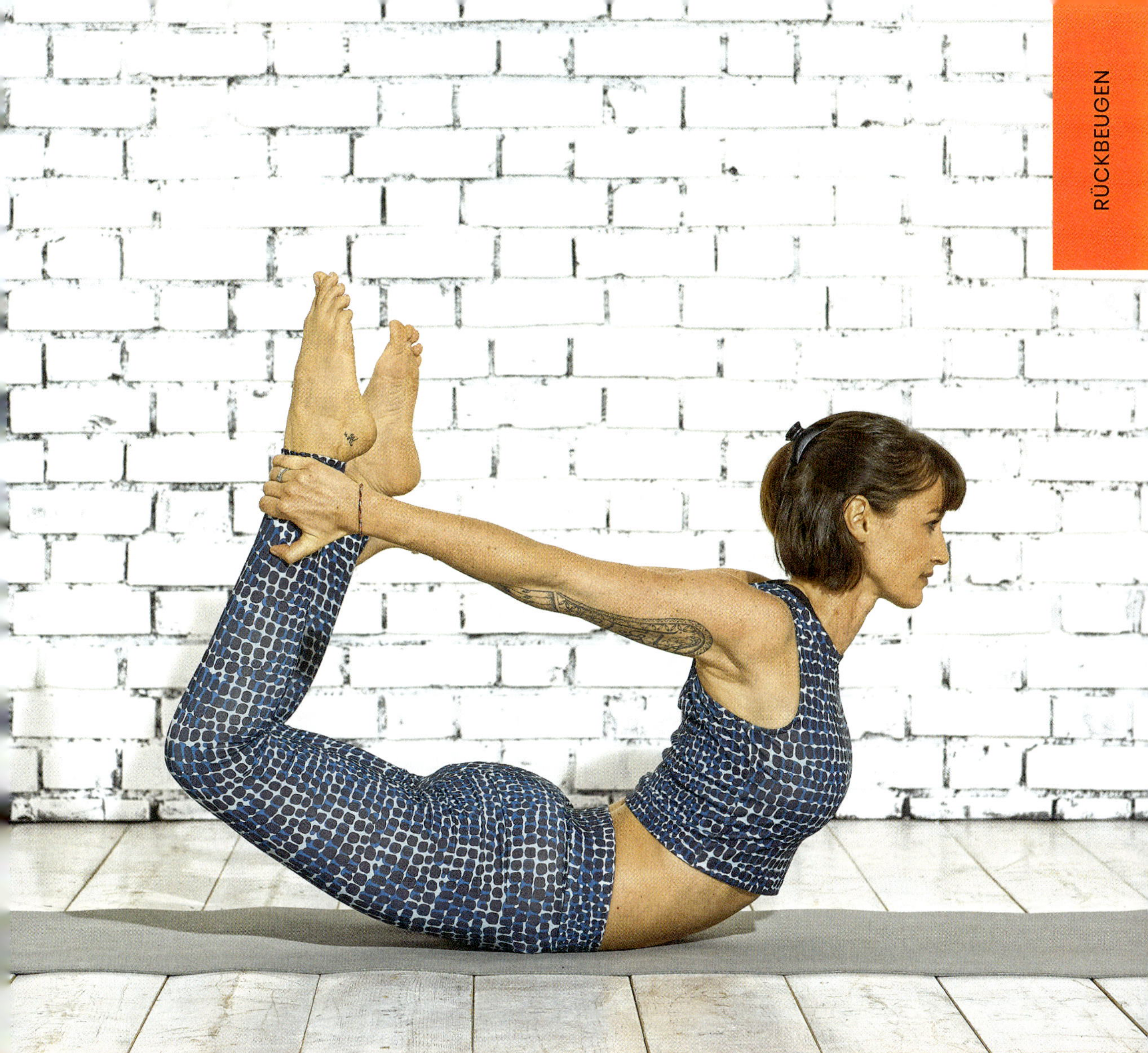

AFFIRMATION

»Ich bin der Bogen meines Lebens, ich spanne mich auf zu neuen Möglichkeiten.«

VARIATIONEN

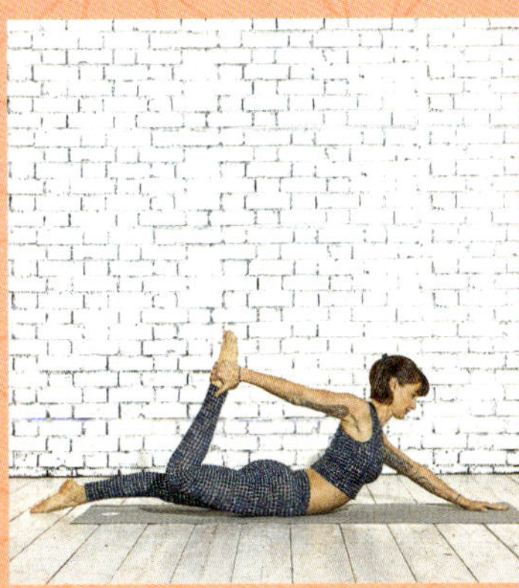

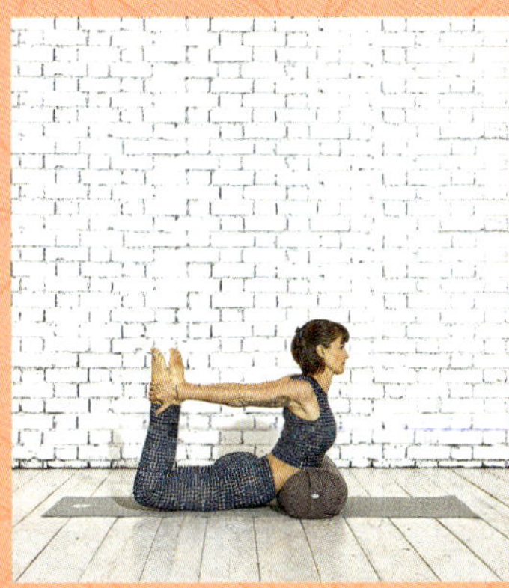

Kamel

Sanskrit-Name:	Ustrasana
Chakra:	Sakral-Chakra, Herz-Chakra, Kehl-Chakra
Dosha:	stimuliert Vata & Pitta (+), verringert Kapha (–)
Körper:	öffnet Brustraum und Schultern, dehnt die Frontseite des Körpers, dehnt die Bauchmuskulatur, hält die Wirbelsäule flexibel, unterstützt die Herz-, Lungen- und Atemfunktion
Geist & Emotion:	sehr energetisierend, motivierend, hilft gegen Ängste und Müdigkeit
Kontraindikationen:	Nackenschmerzen, Schlafstörungen, Kopfschmerzen
Variationen:	Falls du empfindliche Knie hast, lege eine Decke darunter. Falls du einen instabilen unteren Rücken hast, klemme dir einen Block zwischen die Oberschenkel. Für eine fortgeschrittene Variante kannst du abwechselnd den rechten und den linken Arm nach hinten über den Kopf strecken.

Die richtige Ausrichtung:

- Knie dich aufrecht hin, die Knie sind hüftbreit auseinander.
- Stülpe die Zehen zunächst um, sodass du auf deinen Zehenreihen stehst.
- Lege beide Handflächen an dein Kreuzbein und schiebe mit den Händen dein Becken nach vorn, sodass sich deine Beckenknochen und deine Knie in einer Linie befinden.
- Rolle deine Schultern zurück und presse die Ellenbogen zusammen.
- Zu Beginn kannst du hier etwas bleiben und deine Hände auf dem hinteren Becken halten.
- Lehne dich mit der Einatmung vom Brustwirbelbereich aus zurück.
- Halte deine Beckenknochen über den Knien und drehe die Arme nach außen.
- Wenn sich die Pose angenehm anfühlt, kannst du noch tiefer gehen und die Handflächen zu den Fersen bringen oder auch die Füße ausstrecken, sodass die Fußrücken am Boden liegen.
- Halte den Kopf in einer neutralen Position oder lasse ihn zurücksinken, ohne deinen Nacken zu belasten oder zu quetschen.
- Halte die Pose 30–60 Sekunden.
- Zum Lösen bringst du die Hände zurück zum Kreuzbein.
- Führe dich bei der Einatmung mit dem Herzbereich wieder nach oben und hebe deinen Oberkörper an, indem du die Hüften nach vorn drückst. Dein Kopf sollte als Letztes hochkommen.
- Pausiere für einen Moment im Fersensitz, atme tief ein und aus und empfange den energetisierenden Effekt der Haltung.

Häufige Fehler:	Rückbeuge kommt nicht aus dem Oberkörper, sondern aus dem unteren Rücken und den Beinen, die Hüften sind nicht in einer Linie über den Knien
Mein Tipp:	Du musst deine Hände nicht auf Teufel komm raus zu den Fersen bringen, du kannst die Hände auch am unteren Rücken ansetzen. Gehe nur so weit, wie es sich für deinen Körper richtig anfühlt, und achte auf deine Grenzen.

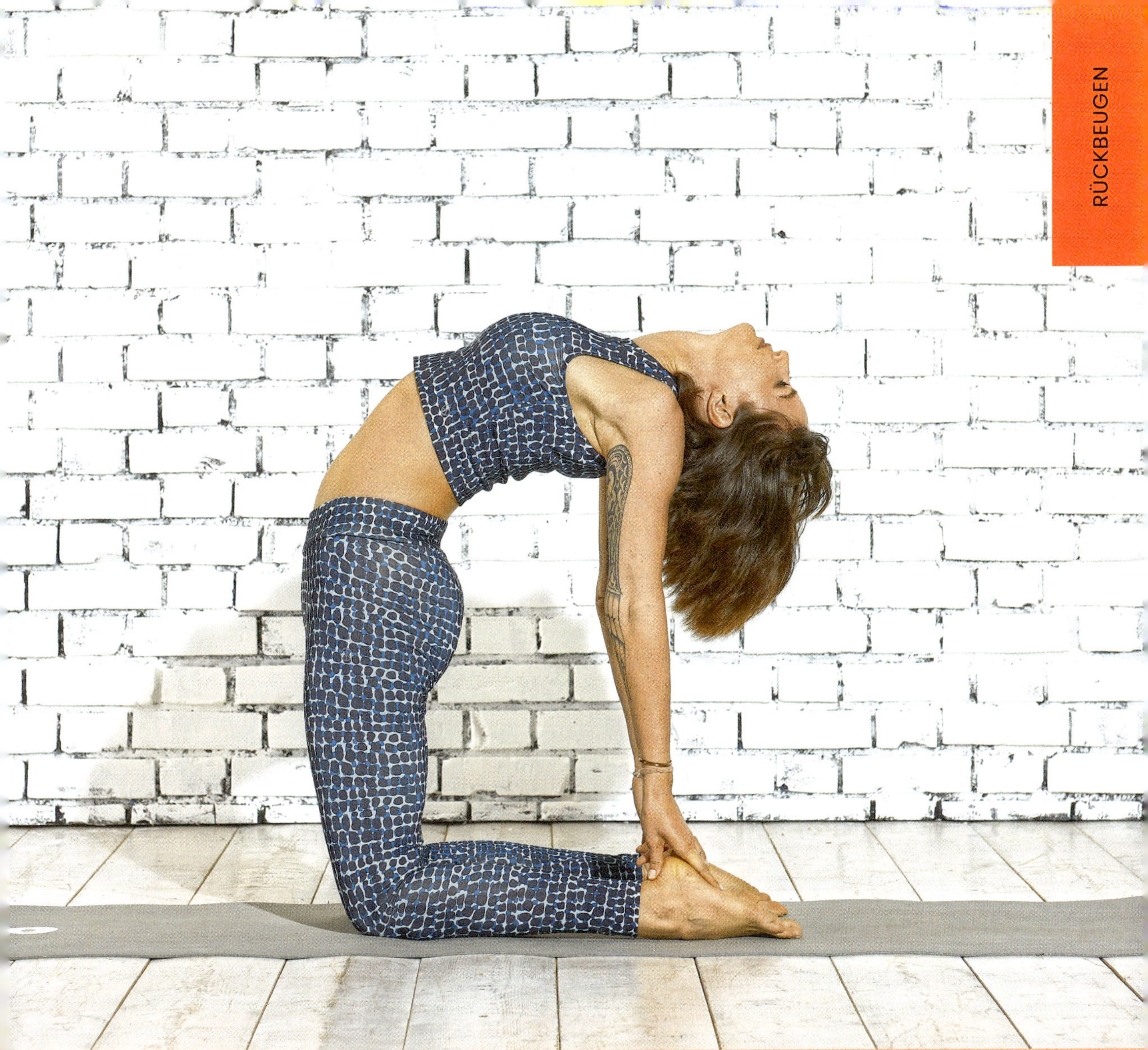

AFFIRMATION

»Mein Herz ist weit und frei.«

VARIATIONEN

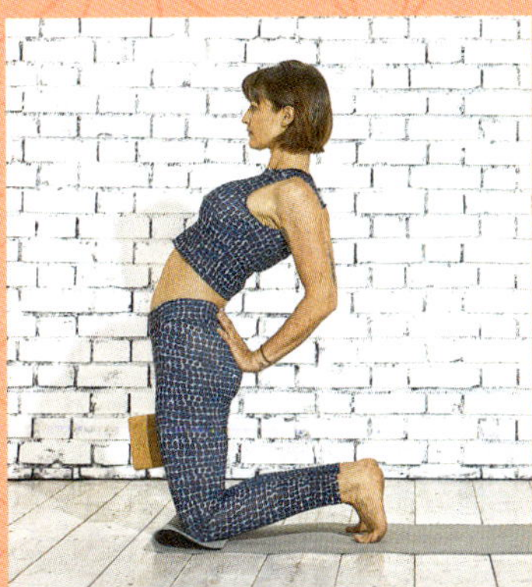

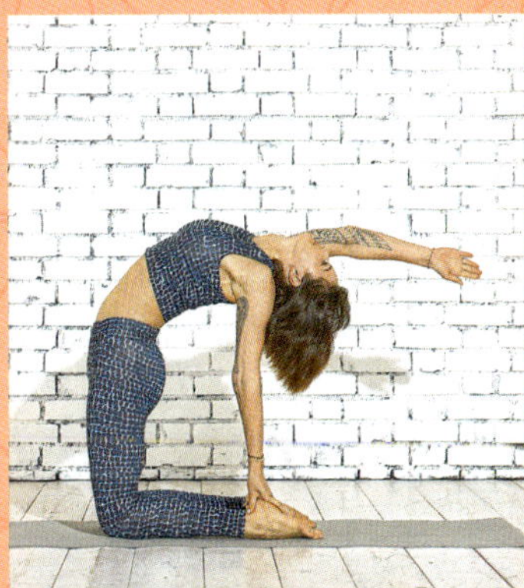

Tisch

Sanskrit-Name:	Purvottanasana
Chakra:	Solarplexus-Chakra
Dosha:	erhöht Vata & Pitta (+), verringert Kapha (–)
Körper:	stärkt Arme und Schultern, stärkt das Zentrum, öffnet Brustraum und Schultern, dehnt die Frontseite des Körpers, dehnt Füße und Knöchel
Geist & Emotion:	vitalisierend, energetisierend, hilft gegen Müdigkeit und Ängste
Kontraindikationen:	Handgelenks- oder Schulterschmerzen, Karpaltunnelsyndrom
Variationen:	Als leichtere Variation kannst du mit angewinkelten Beinen arbeiten, deine Füße direkt unter deinen Knien aufsetzen und das Becken von dort aus anheben. Falls sich dein Nacken schmerzhaft anfühlt, halte das Kinn zur Brust gezogen und vermeide es, den Kopf in den Nacken zu legen.

Die richtige Ausrichtung:

- Setze dich auf den Boden und strecke die Beine aus wie in der Stock-Pose.
- Setze deine Hände einige Zentimeter hinter deine Hüften und drehe die Handflächen so, dass die Fingerspitzen nach vorn zeigen.
- Halte die Hände in schulterbreitem Abstand.
- Drücke mit der Einatmung Hände und Füße fest in den Boden und hebe die Hüften zur Decke an. Halte Brust und Wirbelsäule in einer geraden Linie.
- Drücke die Fußsohlen aktiv in den Boden und halte deine Beine gerade und fest.
- Schiebe die Handflächen kraftvoll in den Boden und hebe das Becken noch mehr an.
- Wenn du dich hier wohlfühlst, kannst du den Kopf langsam absinken lassen.
- Halte die Pose für 10–20 Sekunden.
- Mit der Ausatmung senke dann die Hüften langsam wieder zur Matte ab.
- Komme für einen Moment in die Stock-Haltung zurück und pausiere.
- Wiederhole die Pose ein zweites Mal.

Häufige Fehler:	in die Schultern einsinken, die Schultern sind zu nah an den Ohren, die Schultern sind nicht über den Handgelenken
Mein Tipp:	Die Tisch-Position sieht so einfach aus, es ist allerdings ziemlich schwierig, hier die komplette Fußsohle zum Boden zu bringen. Je weiter du das Becken anhebst, desto leichter bekommst du die Füße zum Boden. Starte zunächst mit dem halben Tisch mit angewinkelten Beinen.

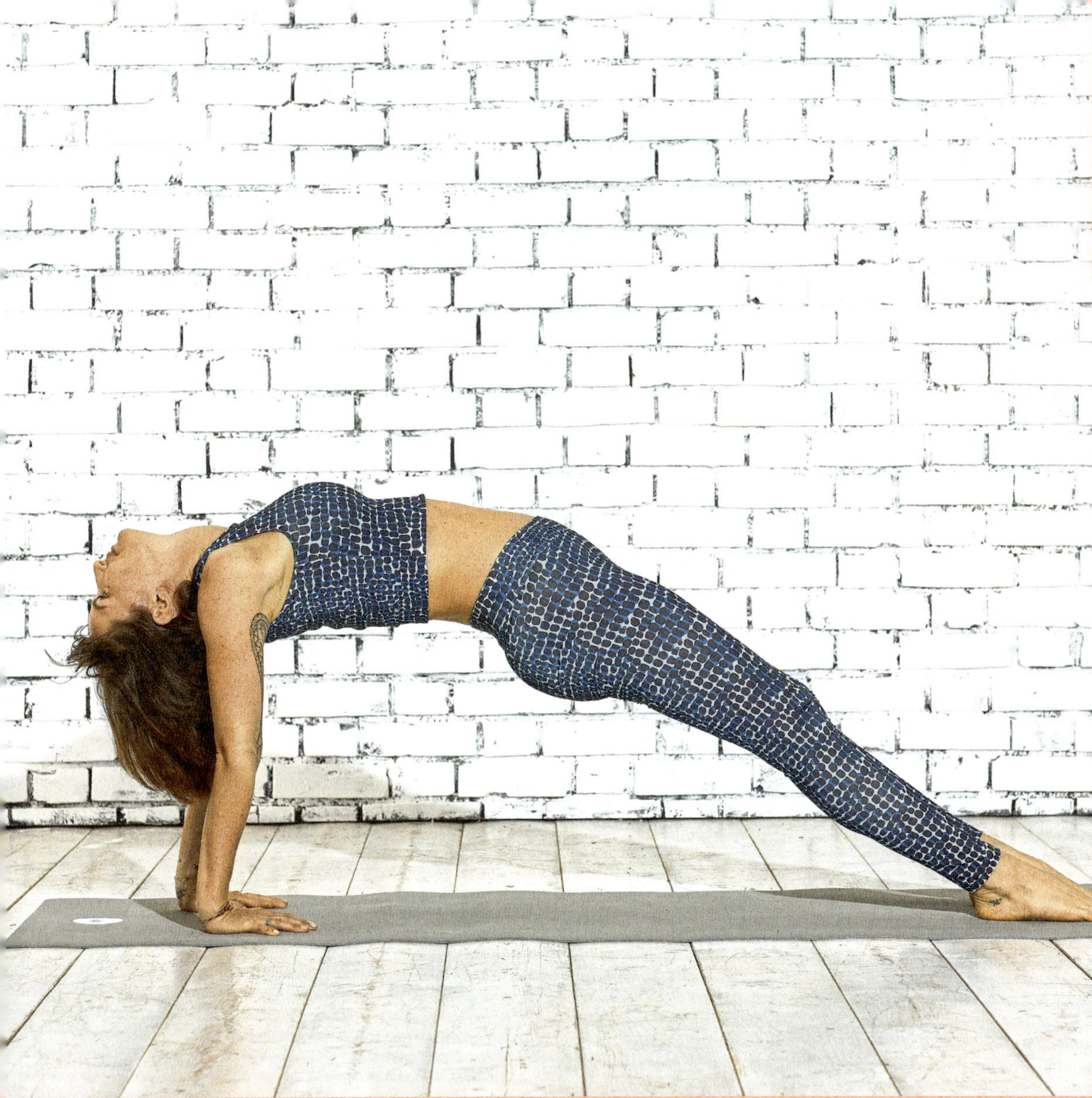

AFFIRMATION

»Mein ganzer Körper ist stark.«

VARIATION

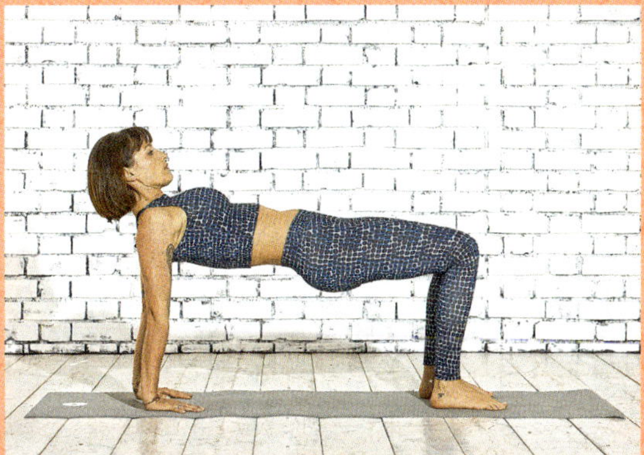

Wild Thing

Sanskrit-Name:	Camatkarasana
Chakra:	Herz-Chakra
Dosha:	erhöht Vata & Pitta (+), verringert Kapha (–)
Körper:	öffnet Brustraum und Schultern, dehnt die Frontseite des Körpers, hält die Wirbelsäule flexibel, massiert die Bauchorgane, unterstützt die Lungen- und Atemfunktion
Geist & Emotion:	energetisierend für Körper und Geist, fördert Selbstbewusstsein, hilft bei leichten Depressionen und Müdigkeit
Kontraindikationen:	Handgelenksverletzungen, Wirbelsäulenverletzungen, Schlafstörungen, Kopfschmerzen, Schwangerschaft
Variationen:	Wenn es sich schwierig anfühlt, aus dem Hund in diese Pose einzusteigen, kannst du alternativ auch aus der Seitlichen Planke (Vasisthasana) in diese Pose kommen, indem du einfach das obere Bein gebeugt hinter dir aufsetzt und dich von da aus in die Pose hochdrückst. Einige finden den Einstieg über Side Plank etwas einfacher, daher ist dies eine super Option für Anfänger.

Die richtige Ausrichtung:

- Begib dich in die Pose des Herabschauenden Hundes, atme ein und strecke für den Dreibeinigen Hund dein linkes Bein nach hinten oben in die Luft.
- Beuge dein linkes Bein und verlagere dein Gewicht auf deine rechte Hand und deinen rechten Fuß.
- Beginne dein Gewicht auf den äußeren Rand des rechten Fußes zu rollen, während du mit dem Einatmen die Hüften anhebst.
- Drücke mit der rechten Hand in die Matte und halte den Arm stabil.
- Setze dann beim Ausatmen die Zehenspitzen des linken Fußes hinter dir ab und halte dein linkes Knie gebeugt.
- Hebe die Brust an, indem du die Schulterblätter in den hinteren Bereich deines Brustkorbs ziehst.
- Atme weiter und hebe mit jeder Einatmung deine Hüften nach oben an.
- Für mehr Gleichgewicht drückst du fest in den Ballen deines rechten Fußes am Boden.
- Wenn es für deinen Nacken okay ist, lasse den Kopf fallen und strecke den linken Arm über den Kopf.
- Bleibe 5–10 Atemzüge in dieser Haltung, kehre dann über den Dreibeinigen Hund zum neutralen Herabschauenden Hund zurück und pausiere für einen Moment.
- Praktiziere das Gleiche auf der anderen Seite.

Häufige Fehler:	die untere Hand und der Arm sind nicht stabil am Boden, die Fußspitzen sind nicht weit genug hinten
Mein Tipp:	Nimm dir einen Moment Zeit, bevor du dich in die Pose hochdrückst, um die korrekte Fußposition einzurichten und den aufgesetzten Fuß mehr Richtung Kopf zu versetzen.

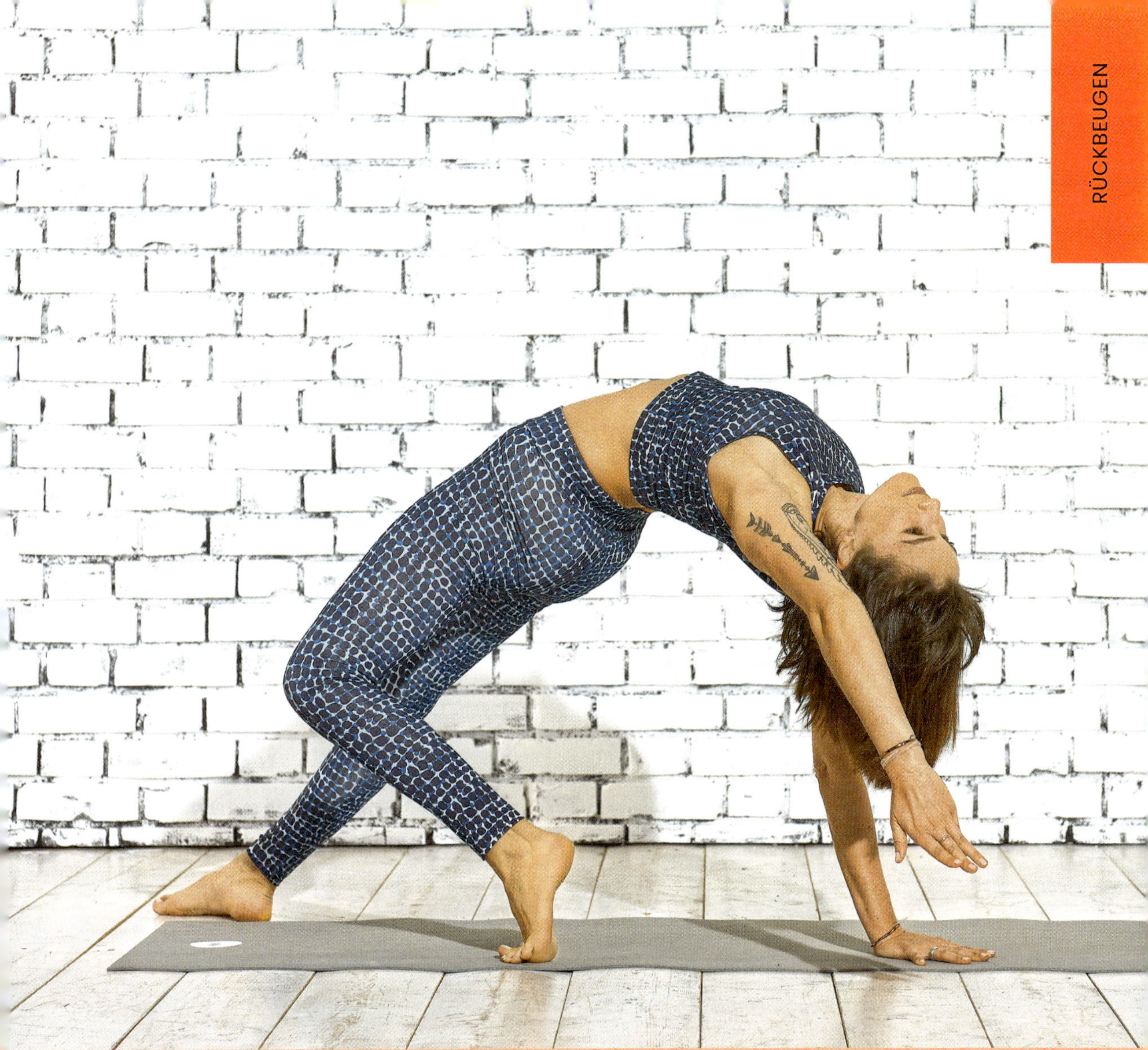

AFFIRMATION

»I am a wild and free spirit.«

Einbeinige Königstaube

Sanskrit-Name:	Eka Pada Rajakapotasana
Chakra:	Herz-Chakra
Dosha:	erhöht Vata & Pitta (+), verringert Kapha (–)
Körper:	öffnet Brustraum und Schultern, dehnt die Frontseite des Körpers, hält die Wirbelsäule flexibel, öffnet die Hüftbeuger, dehnt den Oberschenkelmuskel, unterstützt die Lungen- und Atemfunktion
Geist & Emotion:	extrem energetisierend, vitalisierend, herzöffnend
Kontraindikationen:	instabiler unterer Rücken, Knieverletzungen, Kopfschmerzen, Nackenschmerzen
Variationen:	Rolle eine Decke ein und platziere sie unter deinen Hüften, um die parallele Ausrichtung der Hüften zu gewährleisten. Nutze einen Gurt, um an der Öffnung der Schultern und des Oberkörpers zu arbeiten.

Die richtige Ausrichtung:

- Begib dich in den Herabschauenden Hund, schwinge dein linkes Bein nach hinten oben und bringe es dann nach vorn an den Mattenanfang.
- Beuge dein linkes Knie so, dass dein Fuß zum Schambein zeigt und dein linkes Knie nach vorn ausgerichtet ist, und lege dein Bein ab.
- Richte deine Hüften parallel aus, indem du deine linke Hüfte zurückziehst und die rechte nach vorn bringst.
- Strecke das rechte Bein nach hinten aus. Es sollte ganz gerade sein und nicht nach außen fallen.
- Atme ein, setze die Handflächen auf den vorderen Oberschenkel und hebe den Oberkörper an.
- Verlängere deinen unteren Rücken, indem du dein Schambein nach oben in Richtung Nabel ziehst.
- Drehe dann den Oberkörper nach rechts auf zu deinem hinteren Bein.
- Greife mit deiner rechten Hand den rechten Fußrücken, richte die Hüftknochen wieder in Position aus und rolle dann deine rechte Schulter nach außen und oben, während du die Fußspitze festhältst. Ziehe die Oberarme nach oben zusammen, hebe den Brustkorb und biege dich vom Brustbein nach hinten.
- Greife nun mit beiden Händen die Fußspitze und versuche, deinen Kopf zu den Zehen zu bringen.
- Bleibe 5–10 Atemzüge in dieser Position.
- Löse dann kontrolliert die Hände vom Fuß, setze sie auf den Boden und schiebe das linke Knie vorsichtig nach vorn.
- Schiebe dich mit der Ausatmung zurück nach oben in den Dreibeinigen Hund, öffne die obere Hüfte.
- Pausiere dann einen Moment im Hund und beginne mit der anderen Seite.

Häufige Fehler:	die Hüfte ist nicht parallel nach vorn ausgerichtet, das hintere Knie schert nach außen weg, nicht ausreichend aufgewärmt
Mein Tipp:	Die Königstaube ist eine der schwierigsten Posen überhaupt. Geh nur so weit, wie es sich für deinen Körper richtig anfühlt, und beachte deine Grenzen.

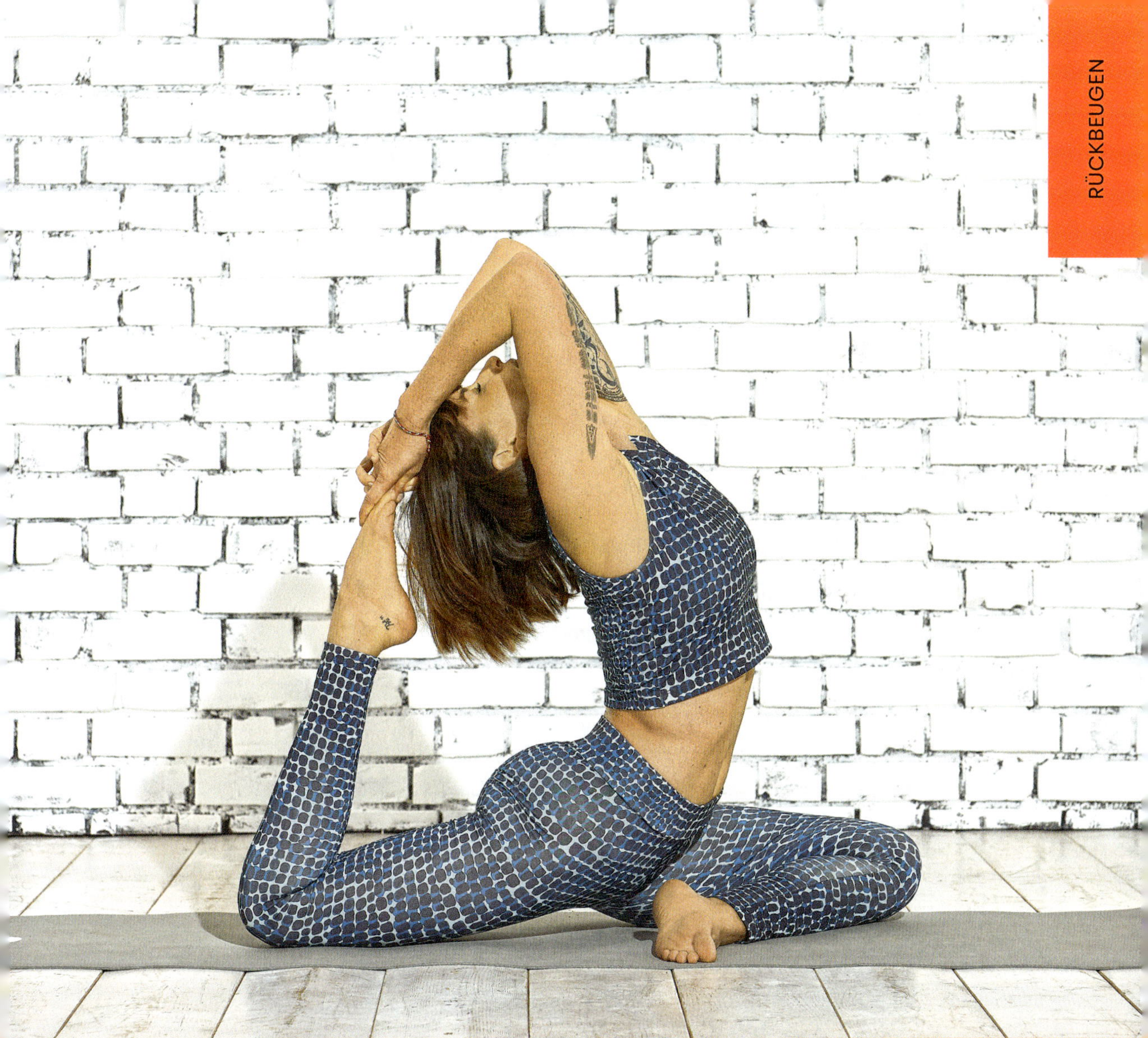

AFFIRMATION

»Ich lebe und übe in Frieden und Mitgefühl mit mir selbst und anderen.«

VARIATION

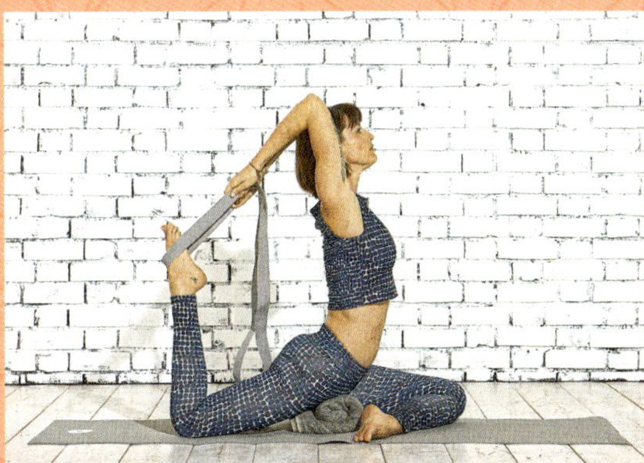

Liegender Held

Sanskrit-Name:	Supta Virasana
Chakra:	Sakral-Chakra, Kehl-Chakra
Dosha:	erhöht Vata & Pitta (+), verringert Kapha (–)
Körper:	öffnet und dehnt intensiv die gesamte Frontseite des Körpers, dehnt die Bauch- und Oberschenkelmuskeln (Quadrizeps), stärk die Fußgelenke und den Fußspann, energetisiert müde Beine, lindert Menstruationskrämpfe, unterstützt die Fruchtbarkeit
Geist & Emotion:	erfrischend und revitalisierend
Kontraindikationen:	Rückenschmerzen, Knie- oder Knöchelverletzungen
Variationen:	Für viele Menschen ist diese Pose unangenehm in den Knien oder es fällt ihnen schwer, die Knie geschlossen zu halten. Arbeite alternativ mit der einbeinigen Virasana-Variante, indem du nur ein Bein anwinkelst und das andere ausgestreckt hältst. Oder lege den Oberkörper nicht ganz ab.

Die richtige Ausrichtung:

- Beginne im Fersensitz.
- Hebe das Gesäß an, greife hinter dir in deine Waden und rolle sie nach außen.
- Setze dich dann in Virasana, der Helden-Pose, mit dem Gesäß zwischen deine Fersen.
- Die Knie sollten sich hier idealerweise berühren und auf dem Boden sein.
- Halte dich für einen Moment an den Knien fest und richte deine Wirbelsäule ganz lang noch oben hin auf.
- Wandere mit den Unterarmen zurück, sodass du dich zunächst auf deinen Unterarmen abstützen kannst.
- Hebe dann noch einmal das Becken an und ziehe das Schambein nach oben in Richtung Bauchnabel, sodass sich dein unterer Rücken verlängert.
- Bleibe hier und atme, während du die Dehnung in der Körpervorderseite spürst.
- Wandere mit den Händen noch weiter zurück und lege deinen Oberkörper hinter dir auf dem Boden ab.
- Halte deine Knie mit den Hüften in einer Linie ausgerichtet.
- Strecke die Arme entweder entlang des Körpers aus oder greife die gegenüberliegenden Ellenbogen.
- Wenn du noch mehr Brustöffnung möchtest, kannst du die Arme zusätzlich über den Kopf ausstrecken.
- Bleibe in dieser Position für ca. 1 Minute oder auch länger.
- Um aus der Haltung herauszukommen, setze deine Unterarme rechts und links vom Körper auf und drücke dich nach oben ins Sitzen. Strecke die Beine für einen Moment aus, um sie auszuschütteln.

Häufige Fehler:	Hüfte zur Seite hin geöffnet und nicht parallel nach vorn ausgerichtet
Mein Tipp:	Mit etwas Übung kann der Liegende Held zu einer angenehmen Ruheposition werden, die den gesamten Körper öffnen, erneuern und verjüngen kann. Die Pose eignet sich hervorragend als Vorbereitung für tiefere Rückbeugen.

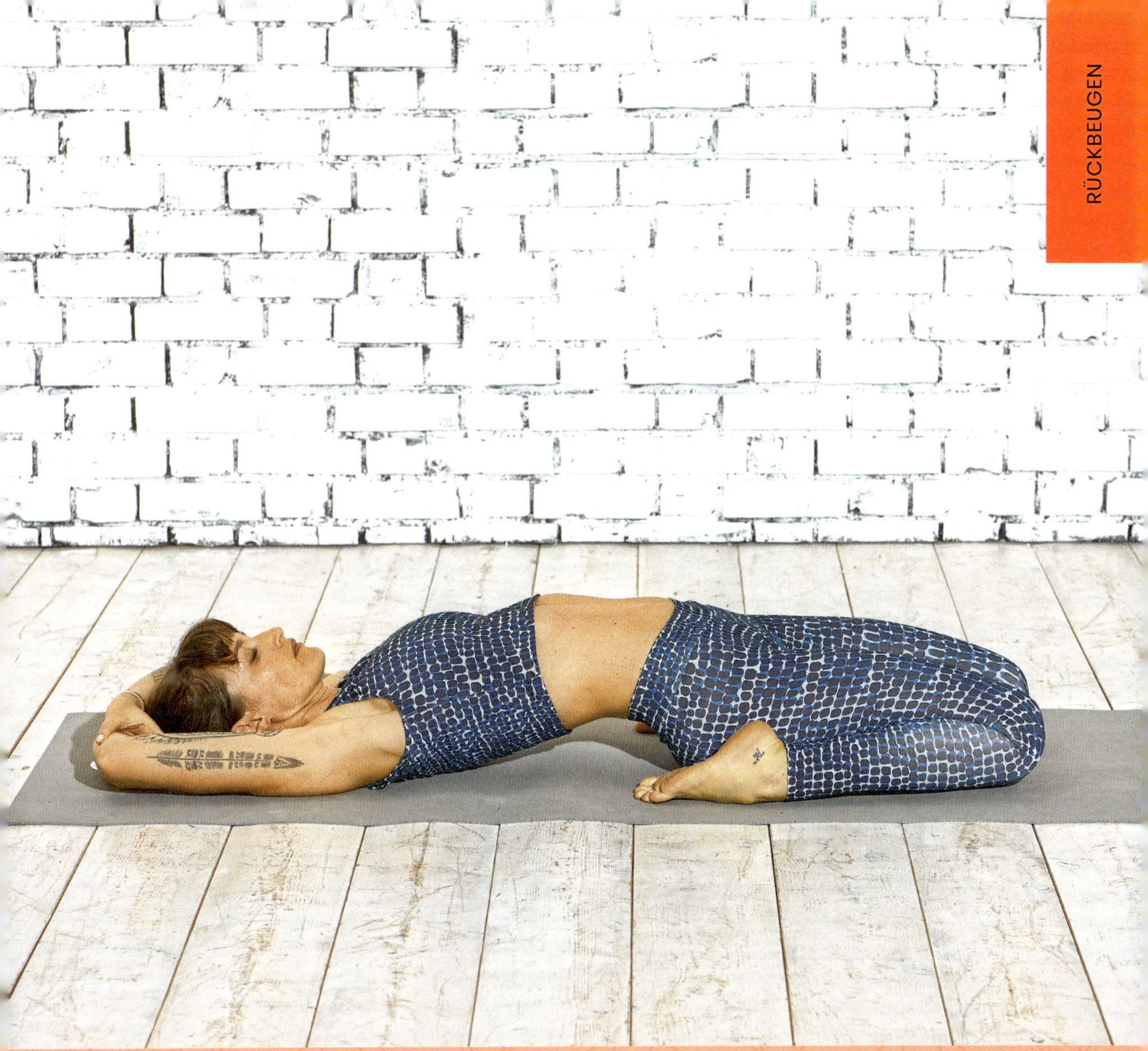

AFFIRMATION

»Ich genieße die Offenheit und Weite in meiner Körpervorderseite.«

VARIATIONEN

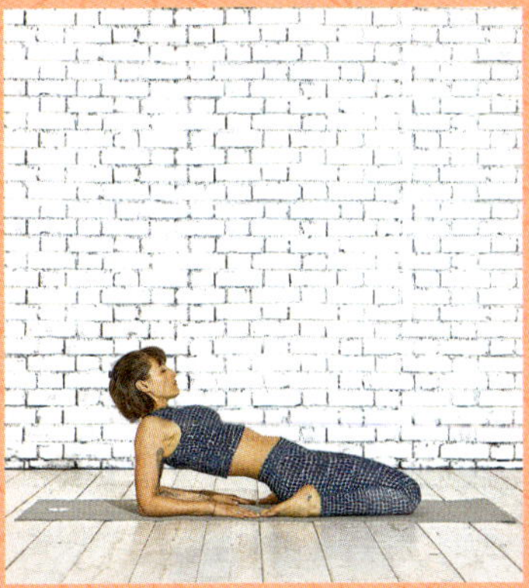

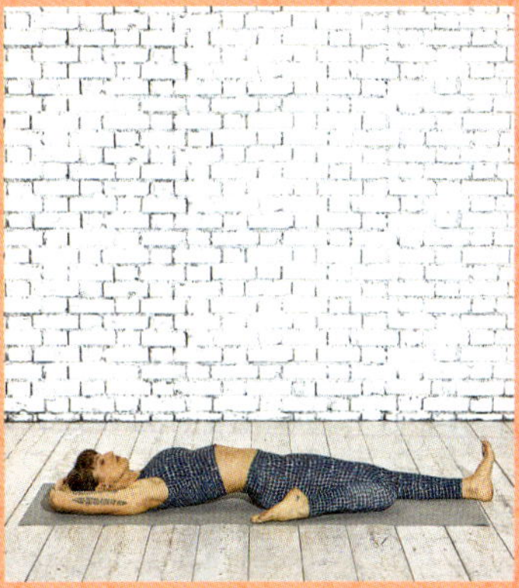

Fisch

Sanskrit-Name:	Matsyasana
Chakra:	Herz-Chakra, Kehl-Chakra
Dosha:	erhöht Vata & Pitta (+), verringert Kapha (–)
Körper:	öffnet Brustraum und Schultern, dehnt Bauch- und Brustmuskeln, öffnet die Kehle, unterstützt die Lungen- und Atemfunktion, stärkt Schultern und obere Rückenmuskulatur, stimuliert die Schilddrüse, lindert Menstruationsschmerzen
Geist & Emotion:	vitalisierend, hilft bei Müdigkeit, Depressionen und Ängsten
Kontraindikationen:	instabile Halswirbelsäule, Nackenprobleme, Schlafprobleme, Migräne, Bluthochdruck
Variationen:	Eine meiner absoluten Lieblingsposen ist die unterstützte Fisch-Pose, die sich ideal als Vorbereitung für schwierige Rückbeugen eignet. Lege dafür als Unterstützung zwei Blöcke in horizontaler Linie jeweils hinter deinen Brustkorb (wo die BH-Linie verläuft) und unter den Kopf. Strecke die Arme über den Kopf und öffne sie als Kaktusform zu den Seiten. Wer noch weiter gehen möchte, kann den Fisch mit »verknoteten Lotusbeinen« praktizieren.

Die richtige Ausrichtung:

- Für den Fisch komme in Rückenlage.
- Bringe deine Beine eng zusammen, sodass sich die Innenseiten berühren und deine Arme entspannt neben dem Körper liegen.
- Hebe dein Gesäß leicht an und schiebe dann deine Hände, mit den Handflächen nach unten zeigend, nacheinander unter dein Gesäß.
- Hebe dich mit der Einatmung hoch auf die Unterarme und schiebe sie kraftvoll in die Matte.
- Mit der nächsten Einatmung hebst du dein Herz noch mehr an und legst deinen Kopf in den Nacken.
- Das Wichtigste beim Fisch ist, dass das Gewicht deines Körpers auf den Ellenbogen ruht und nicht auf dem Kopf. Es ist wichtiger, die Brust zu öffnen, als den Kopf zum Boden zu bringen.
- Halte deine Beine aktiv und strecke die Zehen (Ballerinafüße).
- Atme normal weiter und halte die Position, aber nur so lange, wie du dich wohlfühlst.
- Bleibe für ca. 10–20 Atemzüge in dieser Haltung.
- Mit der Ausatmung löse die Position, hebe den Kopf vorsichtig an und lasse dann deinen Oberkörper zurück zum Boden sinken.
- Entspanne dich einen Moment in Rückenlage.

Häufige Fehler:	Gewicht des Körpers ruht nicht auf den Ellenbogen, sondern auf dem Kopf; die Ellenbogen sind nicht schulterbreit voneinander entfernt
Mein Tipp:	Die Fisch-Pose ist eine geeignete Ausgleichspose für den Schulterstand, um den Nacken zu entlasten.

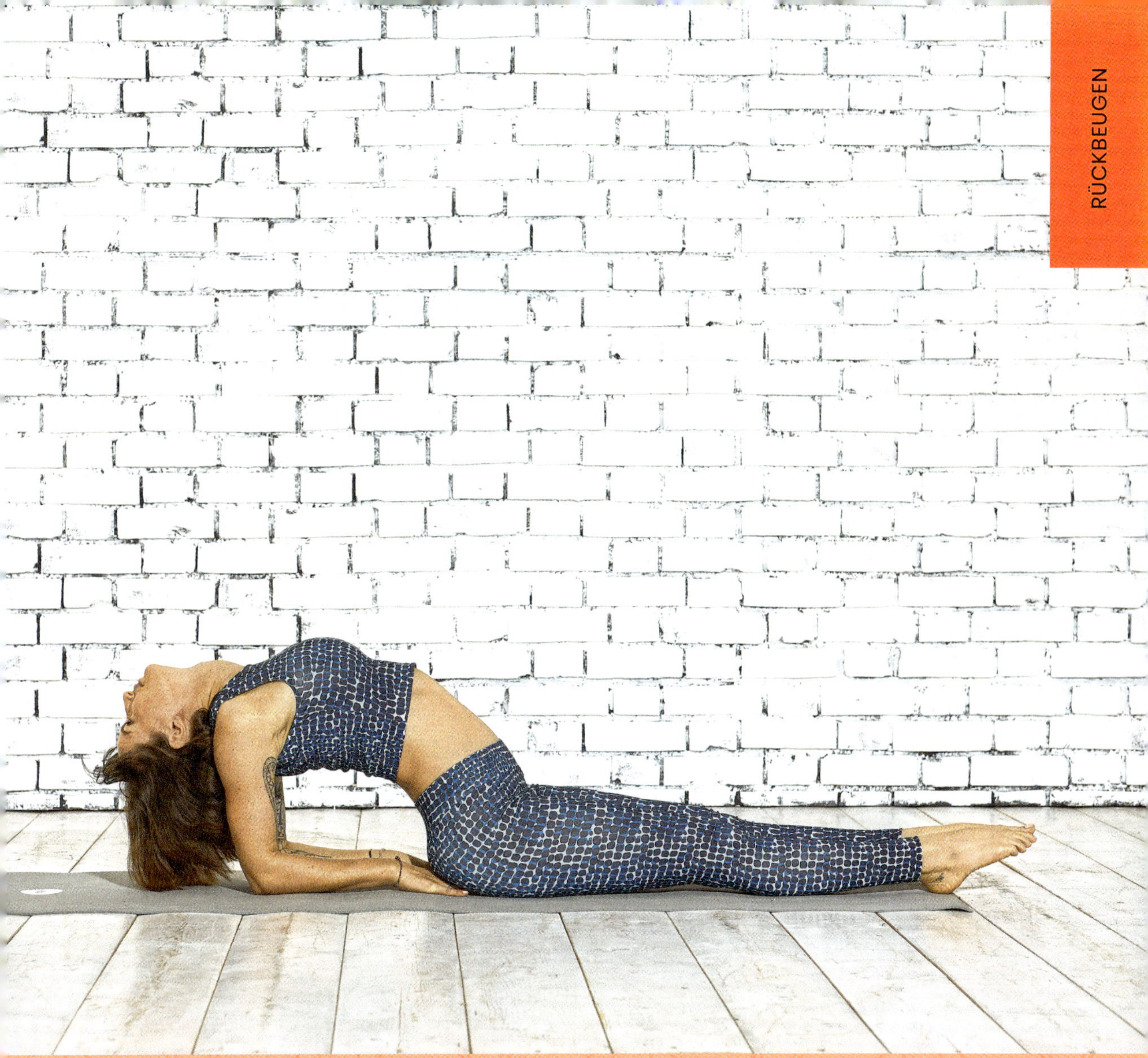

AFFIRMATION

»Ich genieße es, meinen Herzraum zu öffnen.«

VARIATIONEN

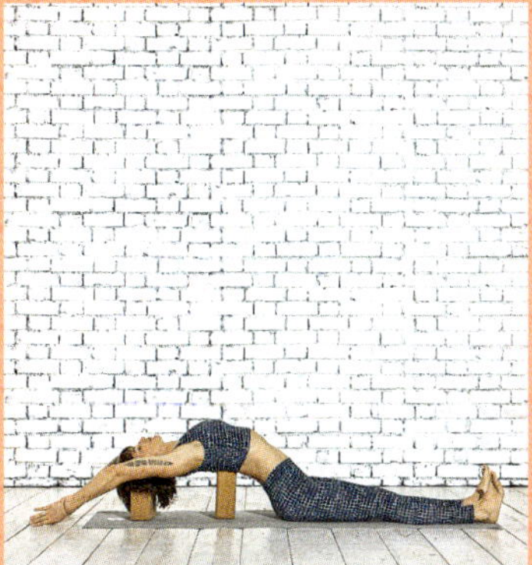

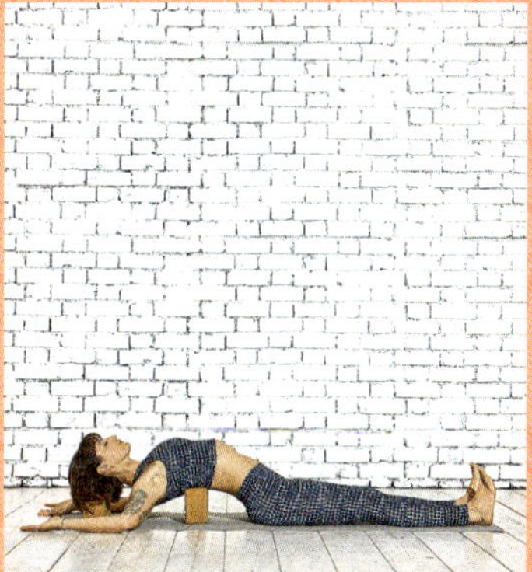

Schulterbrücke

Sanskrit-Name:	Setu Bandha Sarvangasana
Chakra:	Herz-Chakra, Kehl-Chakra
Dosha:	erhöht Vata & Pitta (+), verringert Kapha (–)
Körper:	öffnet Brustkorb, Brustmuskulatur und Schultern, dehnt die Frontseite des Körpers, stärkt Rücken, Oberschenkel und Gesäß, hält die Wirbelsäule flexibel, stimuliert Lungen und Schilddrüse, löst Symptome der Menopause
Geist & Emotion:	energetisierend, kräftigend, hilft bei leichten Depressionen und Ängsten, ermutigend für Veränderungen
Kontraindikationen:	Nacken- und Knieverletzungen, Bluthochdruck, Schwangerschaft (3. Trimester)
Variationen:	Als eine restorative Variation kannst du einen Block in horizontaler Linie direkt unter dein Kreuzbein setzen und dein Becken darauf ausruhen. Wer eine dreibeinige Variante ausprobieren möchte, kann ein Bein in die Mitte stellen und das andere Bein Richtung Decke strecken.

Die richtige Ausrichtung:

- Komme in Rückenlage und wandere mit deinen Füßen hüftbreit Richtung Gesäß.
- Lege die Arme entlang des Körpers mit den Handflächen nach unten ab.
- Mit der Einatmung hebst du dein Becken an, deine Arme laufen unter dir zusammen.
- Verschränke deine Handflächen unter deinem Gesäß zu einer Faust und wandere mit den Oberarmen noch enger unter dir zusammen, indem du das Gewicht von rechts nach links verlagerst und die Schulterblätter zusammenbringst.
- Halte den Hinterkopf ausgestreckt, sodass dein Nacken lang ist.
- Richte die Füße so aus, dass sich deine Knöchel hüftbreit direkt unter den Knien befinden.
- Drücke deine Fußsohlen fest in den Boden, um deine Beine zu aktivieren und dein Gesäß noch höher anzuheben.
- Halte deine Füße parallel nach vorn ausgerichtet und ziehe die Oberschenkel zueinander.
- Nutze das Schieben deiner Fußsohlen und den Druck der Unterarme, um dich noch höher anzuheben.
- Halte die Pose bis zu 60 Sekunden und atme dabei tief ein und aus.
- Um die Haltung zu lösen, kommst du hoch auf die Zehenspitzen, löst die Hände und rollst dich langsam Wirbel für Wirbel zur Matte zurück.
- Pausiere einen Moment, stelle die Füßen mattenbreit auf und lasse die Knie zusammenfallen.
- Wenn du magst, praktiziere die Brücke ein zweites Mal.

Häufige Fehler:	Schultern rollen unter den Körper, Schultern zu nah an den Ohren, Drehen des Kopfes, wenn man bereits in der Haltung ist
Mein Tipp:	Bitte vermeide es, direkt nach einer Rückbeuge die Knie zur Brust heranzuziehen, auch wenn es sich gut anfühlt, sondern praktiziere eine neutrale Haltung (Savasana) oder einen Twist.

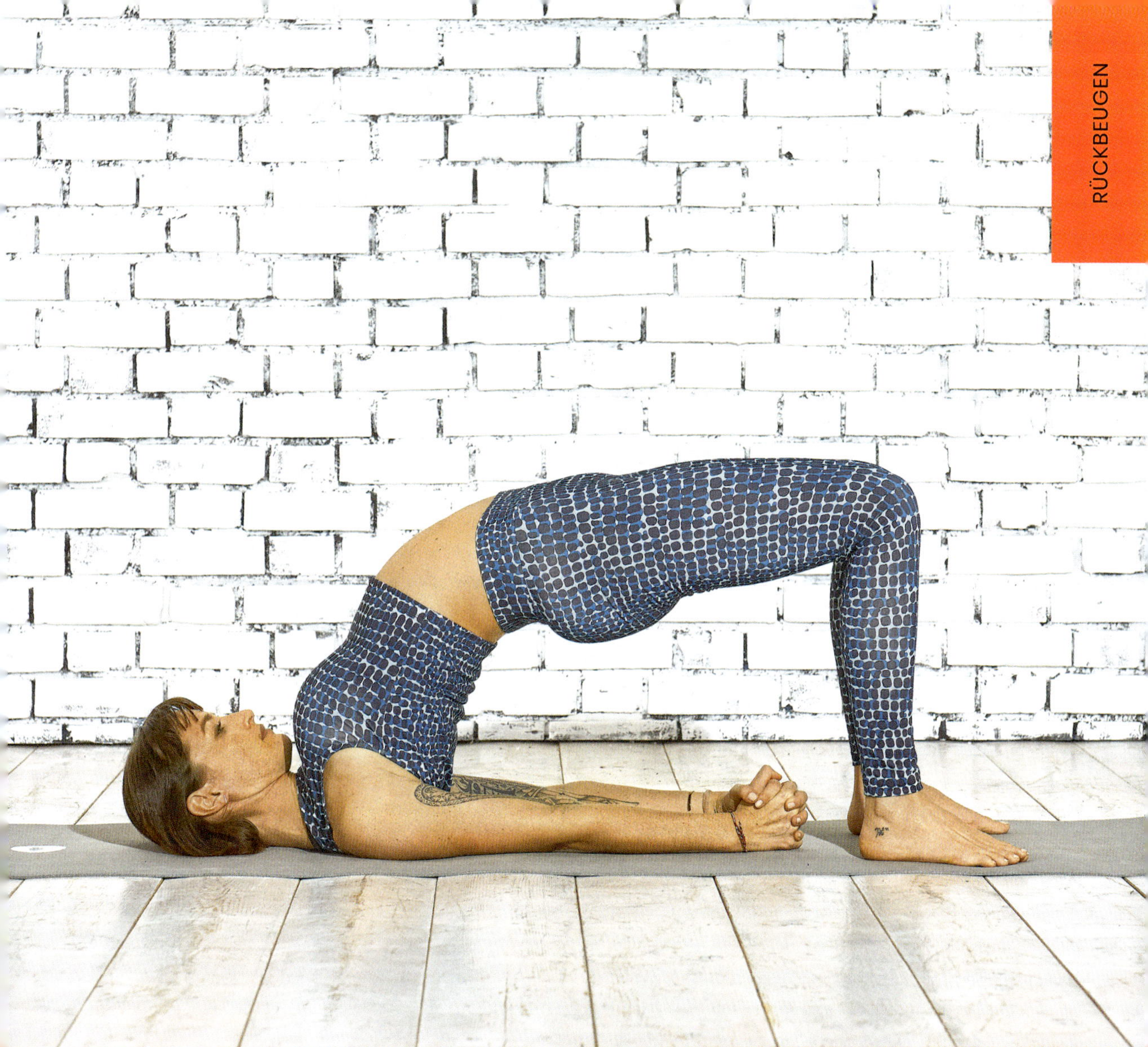

AFFIRMATION

»Ich lasse die Wahrheit meines Herzens sprechen.«

VARIATIONEN

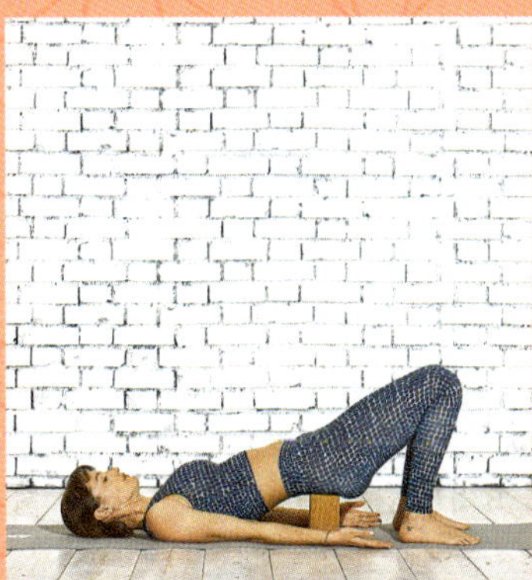

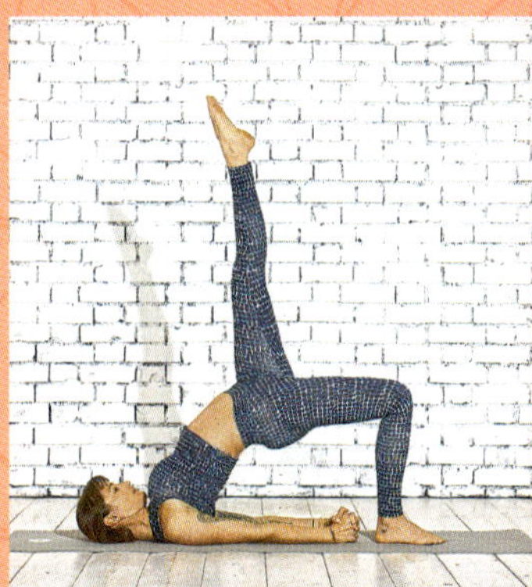

Rad

Sanskrit-Name:	Urdhva Dhanurasana
Chakra:	Solarplexus-Chakra, Herz-Chakra, Kehl-Chakra
Dosha:	erhöht Vata & Pitta (+), verringert Kapha (–)
Körper:	öffnet Brustraum und Schultern, dehnt die Frontseite des Körpers, hält die Wirbelsäule flexibel, öffnet die Hüftbeuger, dehnt den Oberschenkelmuskel, unterstützt die Lungen- und Atemfunktion
Geist & Emotion:	extrem energetisierend, erhitzend, herzöffnend, hilft bei Depressionen und Ängsten
Kontraindikationen:	Handgelenksschmerzen, Karpaltunnelsyndrom, Bluthochdruck, Schulterverletzungen, Schwangerschaft
Variationen:	Wer eine dreibeinige Variante im Rad ausprobieren möchte, kann mit einem Bein zur Mittellinie wandern und dann das andere Bein nach oben strecken. Eine weitere Variante ist das Rad mit den Ellenbogen am Boden, wobei die Ellenbogen unter den Schultern aufgesetzt und die Hände verschränkt werden, sodass ein Dreieck am Boden entsteht, von dem du dich rausdrücken kannst.

Die richtige Ausrichtung:

- Begib dich in Rückenlage und wandere mit den Fußsohlen nahe an dein Gesäß heran.
- Die Füße stehen hüftbreit auseinander und parallel zu den Seiten der Matte.
- Setze deine Hände knapp über den Schultern und neben den Ohren auf den Boden, die Finger weit gespreizt und die Fingerspitzen in Richtung Schultern gerichtet.
- Nimm dir einen Moment, um ein gutes Fundament zu legen.
- Mit der nächsten Einatmung drückst du gleichmäßig in deine Handflächen und hebst deinen Oberkörper von der Matte ab, sodass deine Kopfkrone die Matte leicht berührt.
- Wandere mit deinen Füßen noch etwas näher in Richtung Gesäß, drücke gleichmäßig in deine Füße.
- Ziehe die Oberschenkel und Oberarme zueinander und verwurzele Hände und Füße fest.
- Drücke erneut in die Handflächen, um die Arme zu strecken und den Kopf vom Boden zu heben.
- Lasse den Hals lang und entspannt. Atme tief durch die Herausforderung hindurch.
- Um die Haltung zu lösen, hebst du dich für einen Moment hoch auf die Zehenspitzen, beugst die Ellenbogen, ziehst dein Kinn in Richtung Brust und rollst dich dann Wirbel für Wirbel zurück zur Matte ab.
- Pausiere einen Moment und praktiziere, wenn du magst, eine zweite Runde.
- Als Ausgleich solltest du einen liegenden Twist rechts und links sowie weitere Vorbeugen anschließend üben, um diese intensive Rückbeuge auszugleichen und dein Nervensystem zu beruhigen.

Häufige Fehler:	nicht gut genug aufgewärmt; das Rad am Ende deiner Praxis, kurz vor Savasana oder gar vor dem Schlafengehen zu praktizieren
Mein Tipp:	Ich empfehle dir, vor dem Rad Asanas zu üben, die vor allem die Schultern und Oberschenkel öffnen. Ideal sind der Liegende Held, ein tiefer Ausfallschritt oder Anahatasana.

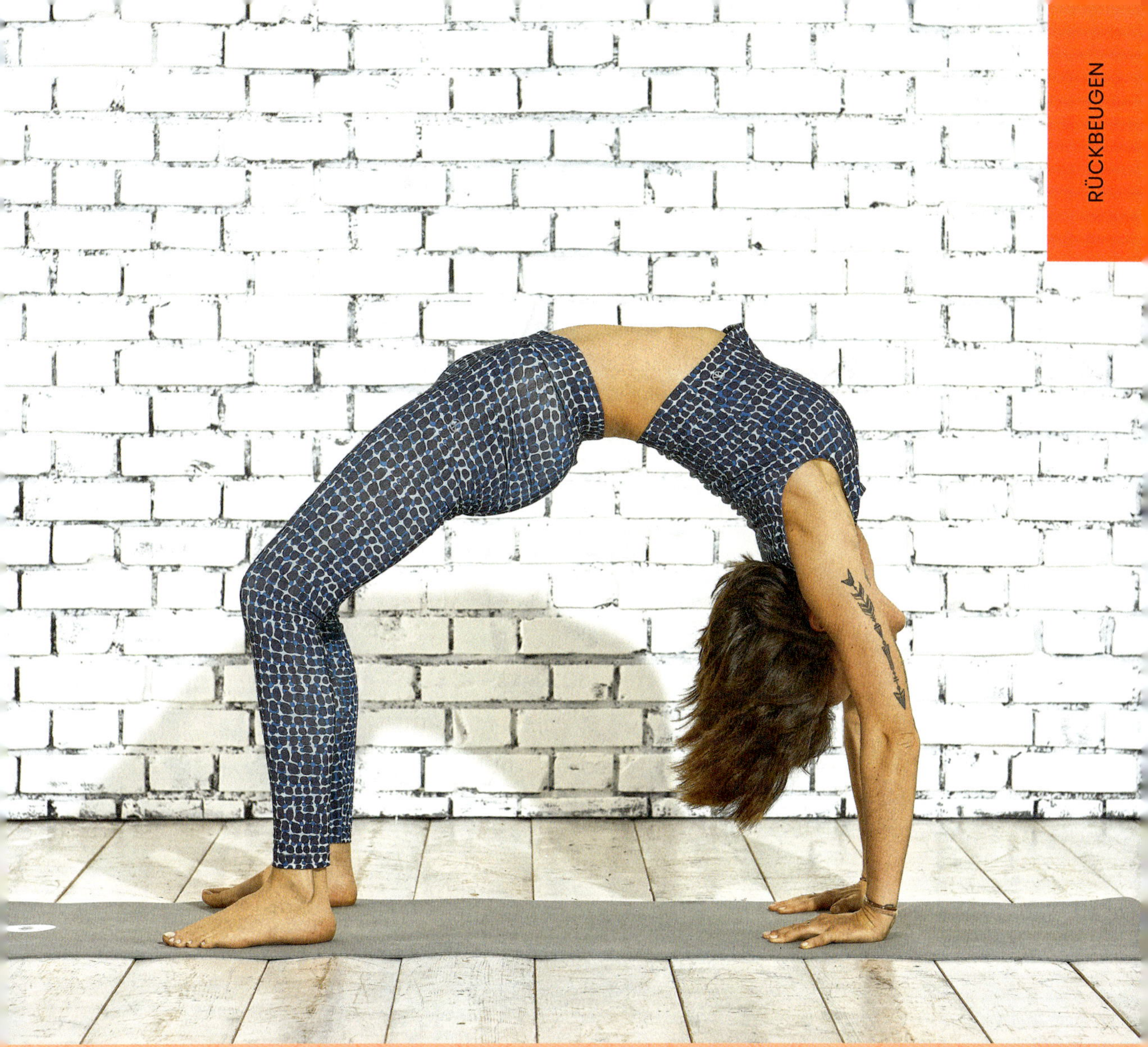

AFFIRMATION

»Mit Mut und Kraft öffne ich mein Herz dem Unbekannten.«

VARIATIONEN

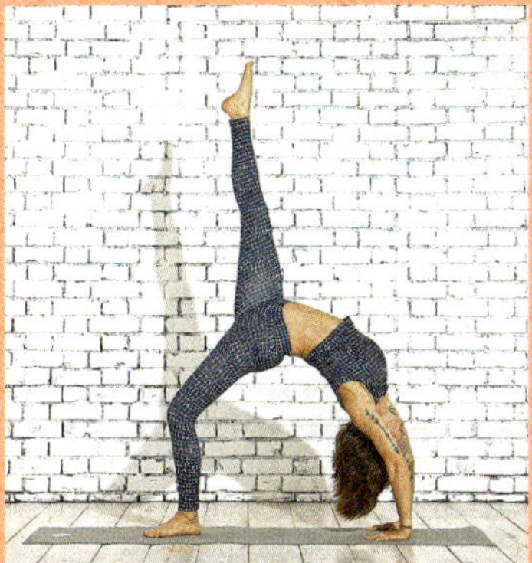

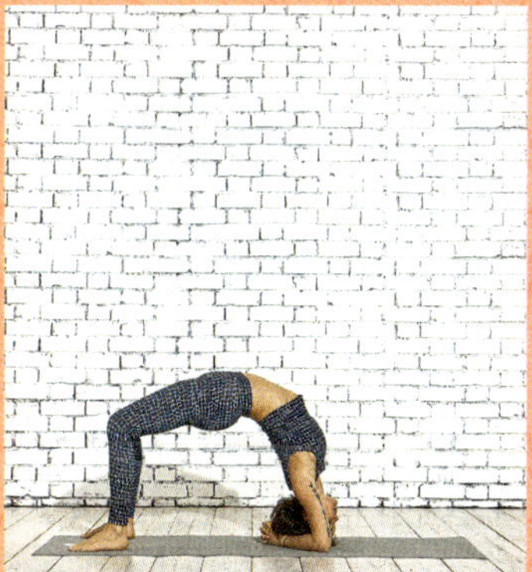

Krieger I

Sanskrit-Name:	Virabhadrasana I
Chakra:	Wurzel-Chakra, Herz-Chakra
Dosha:	erhöht Vata & Pitta (+), verringert Kapha (–)
Körper:	öffnet Brustraum und Schultern, dehnt die Frontseite des Körpers, hält die Wirbelsäule flexibel, öffnet die Hüftbeuger (Psoas, Rectus femoris), dehnt den Oberschenkelmuskel (Quadrizeps), unterstützt die Lungen- und Atemfunktion
Geist & Emotion:	aktivierend, stimmungshebend, motivierend, fördert Selbstbewusstsein, stabilisiert Körper und Geist
Kontraindikationen:	Bluthochdruck, Herzprobleme
Variationen:	Wenn du die hintere Ferse nicht zum Boden kriegst, praktiziere den Ausfallschritt mit erhobener Ferse. Falls sich deine Schultern eng anfühlen, halte die Arme mehr als schulterbreit auseinander.

Die richtige Ausrichtung:

- Beginne in der Berghaltung.
- Setze deine Hände an die Hüften und tritt bei der Einatmung mit deinem rechten Fuß einen großen Schritt nach hinten. Deine Füße sollten in hüftbreitem Abstand stehen, so hast du mehr Stabilität.
- Drehe den hinteren, rechten Fuß in einem 45-Grad-Winkel nach außen, sodass die Zehen leicht nach vorn zeigen und die hintere Ferse am Boden ist. Deine linken Zehen zeigen gerade nach vorn.
- Setze die Hände an die Hüftknochen, ziehe noch einmal ganz bewusst die linke Hüfte zurück und schiebe die rechte Hüfte nach vorn. Beide Hüftknochen sollten parallel nach vorn ausgerichtet sein.
- Ziehe dein Schambein leicht nach oben, damit du nicht im Hohlkreuz stehst.
- Beuge mit der Einatmung dein vorderes Bein, bis dein Knie einen 90-Grad-Winkel erreicht hat und in einer Linie mit dem Fußknöchel steht.
- Rotiere deinen vorderen Oberschenkel nach außen, sodass dein Knie nicht nach innen fällt.
- Strecke die Arme parallel nach oben und hebe dein Brustbein.
- Strecke die Hände und Fingerspitzen aktiv Richtung Himmel.
- Richte den Blick leicht nach oben, hebe mit jeder Einatmung den Brustkorb noch mehr aus der Taille.
- Entspanne die Schultern, ziehe sie von den Ohren weg und halte die Gesichtszüge ganz weich.
- Drücke durch den äußeren Rand deines hinteren Fußes nach unten, halte das hintere Bein gestreckt.
- Halte den Krieger I bis zu 60 Sekunden.
- Um die Haltung zu lösen, streckst du dein vorderes Bein, setzt die Hände an die Hüften und trittst zurück in die Berghaltung.
- Wiederhole das Gleiche auf der anderen Seite.

Häufige Fehler:	das vordere Bein ist nicht tief genug gebeugt, im Hohlkreuz stehen
Mein Tipp:	Der Krieger I verkörpert die Verbindung von perfekter Stabilität, Erdung durch die Füße im Wurzel-Chakra sowie die Herzöffnung durch den Oberkörper und die Arme im Herz-Chakra. Die Elemente Erde und Luft werden hier vereint.

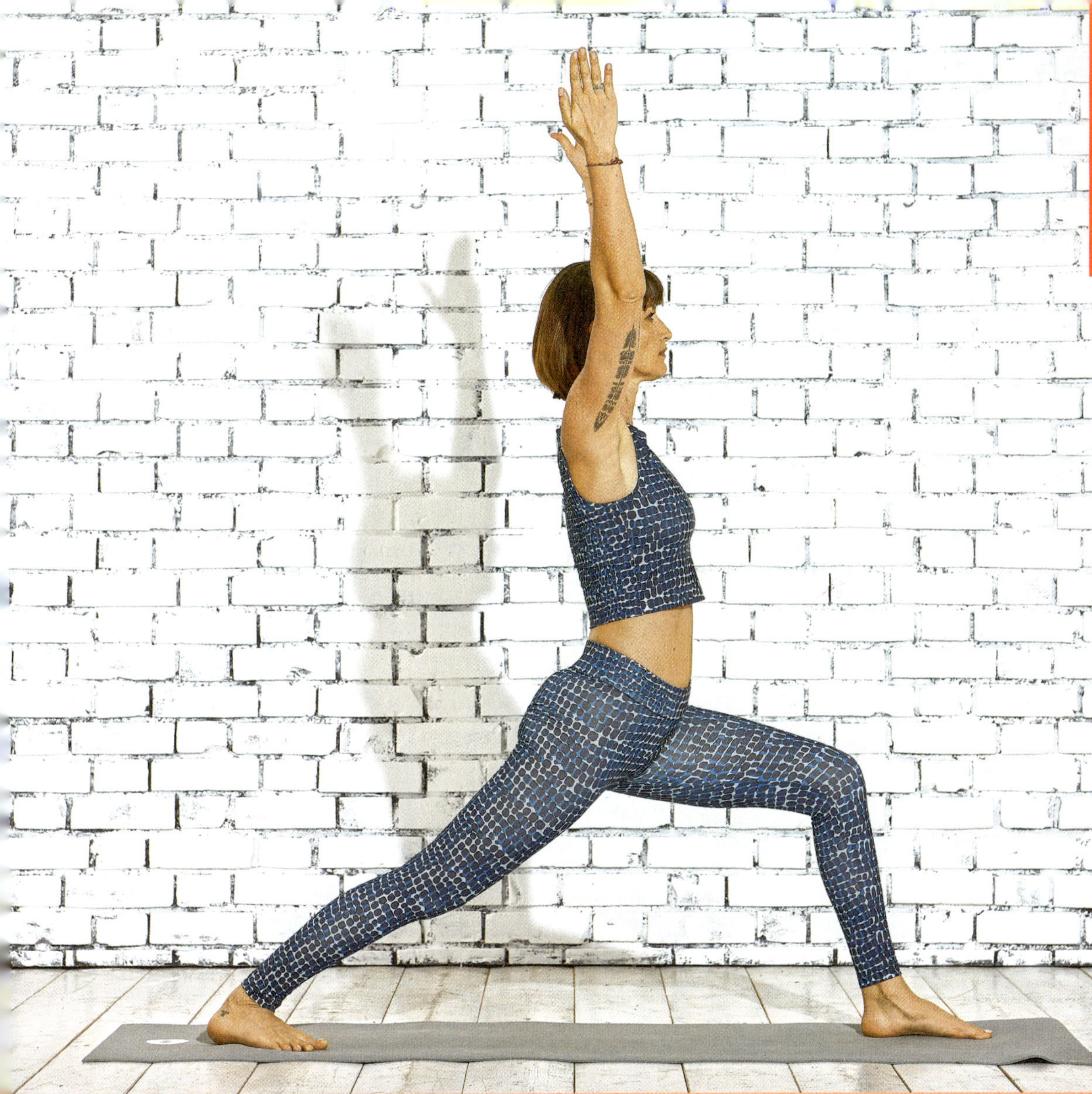

AFFIRMATION

»Ich bin ein Krieger des Lichts, ich gehe mutig nach vorn.«

VARIATION

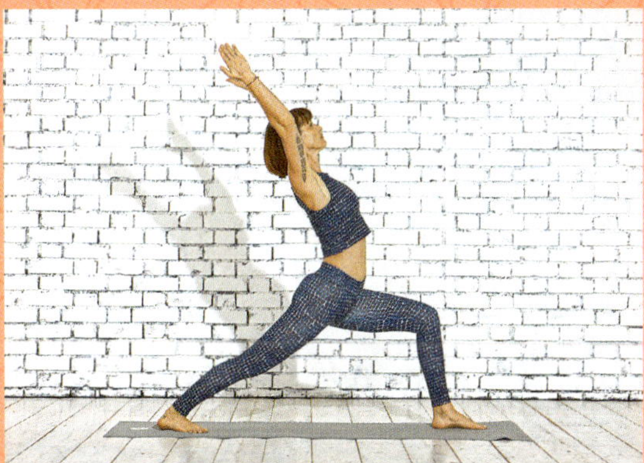

Hoher Ausfallschritt

Sanskrit-Name:	Anjaneyasana
Chakra:	Wurzel-Chakra, Herz-Chakra
Dosha:	erhöht Vata & Pitta (+), verringert Kapha (–)
Körper:	öffnet Brustraum und Schultern, dehnt die Frontseite des Körpers, hält die Wirbelsäule flexibel, dehnt den Oberschenkelmuskel, dehnt die Leistengegend und den Psoas-Muskel, stärkt die Beine und die Gesäßmuskulatur, unterstützt die Lungen- und Atemfunktion
Geist & Emotion:	aktivierend, motivierend, herzöffnend, stimmungshebend
Kontraindikationen:	Bluthochdruck, Herzprobleme, Rückenverletzungen
Variationen:	Eine einfachere Variation ist der tiefe Ausfallschritt mit dem hinteren Bein leicht angebeugt und weniger Rückbeuge. Eine weitere Variation ist der tiefe Ausfallschritt mit dem hinteren Knie am Boden aufgesetzt.

Die richtige Ausrichtung:

- Beginne in der Berghaltung, stehe mit den Füßen hüftbreit und den Armen an den Seiten.
- Setze deine Hände an die Hüften und tritt bei der Einatmung mit dem rechten Fuß einen großen Schritt nach hinten. Stelle deine Füße in hüftbreitem Abstand auf, so hast du mehr Stabilität.
- Beuge für die korrekte Ausrichtung deiner Hüfte dein hinteres Bein, ziehe dein Steißbein nach unten und dein Schambein nach oben, sodass du nicht im Hohlkreuz stehst und dein unterer Rücken lang wird.
- Richte deine Hüften so parallel wie möglich zur vorderen Mattenkante aus.
- Stelle sicher, dass dein vorderes Knie in einer Linie mit deinem vorderen Fußknöchel verläuft und einen 90-Grad-Winkel zum Boden bildet.
- Rotiere deinen vorderen Oberschenkel nach außen, sodass dein Knie nicht nach innen fällt.
- Hebe die Arme, strecke dich nach oben und halte die Spannung bis in die Fingerspitzen.
- Raste den Oberschenkel deines hinteren Beins fest ein, um ihn gerade zu halten.
- Richte den Blick leicht nach oben und hebe mit jeder Einatmung den Brustkorb aus der Taille.
- Sei aktiv und stabil in deiner Beinmuskulatur und strecke dich gleichzeitig mit Leichtigkeit nach oben.
- Ziehe die Schultern von den Ohren weg und halte die Gesichtszüge ganz weich.
- Halte die Pose für 5–10 Atemzüge (oder kürzer, wenn du ihn in einem Sonnengruß praktizierst).
- Um die Haltung zu lösen, streckst du dein vorderes Bein, setzt die Hände an die Hüften und trittst zurück in die Berghaltung.
- Wiederhole das Ganze auf der anderen Seite.

Häufige Fehler:	das vordere Bein ist nicht tief genug gebeugt oder nicht in einer Linie mit dem Fußknöchel, das Knie ragt über die Zehen hinaus, Hohlkreuz
Mein Tipp:	Der hohe Ausfallschritt eignet sich hervorragend als Vorbereitung für alle tieferen Rückbeugen. Außerdem ist er besonders gut als Modifikation zu Krieger I, da es für die meisten Menschen zu Beginn schwierig ist, die hintere Ferse zum Boden zu bekommen.

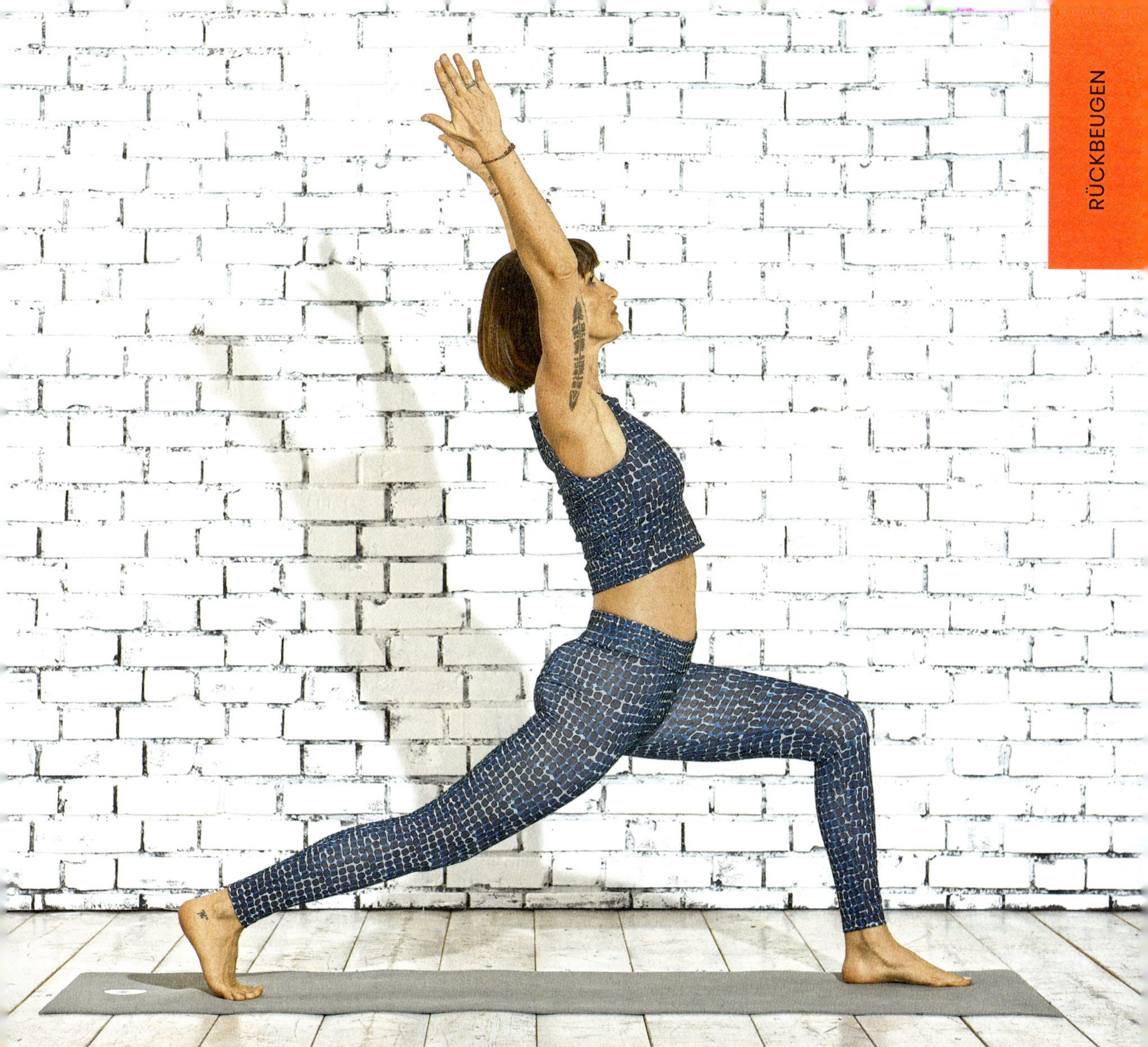

AFFIRMATION

»Ich trage mein Herz mutig in die Zukunft.«

VARIATIONEN

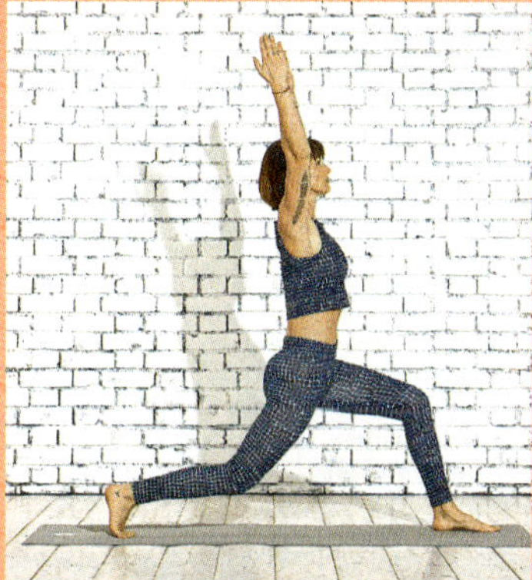

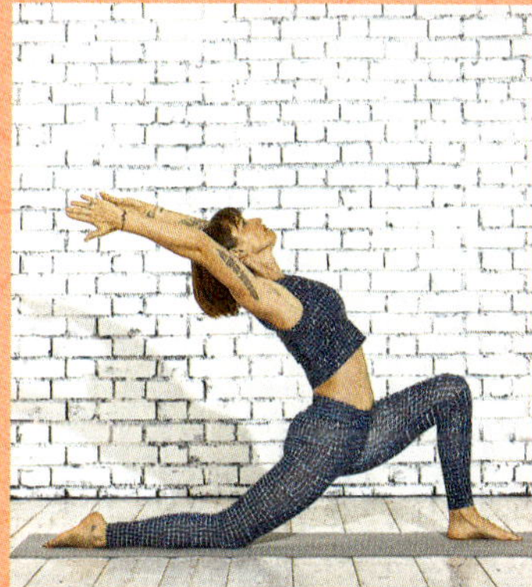

Gestreckte Armpose

Sanskrit-Name:	Urdhva Hastasana
Chakra:	Solarplexus-Chakra, Herz-Chakra, Kehl-Chakra
Dosha:	erhöht Vata & Pitta (+), verringert Kapha (–)
Körper:	öffnet Brustraum und Schultern, dehnt die Frontseite des Körpers, hält die Wirbelsäule flexibel, dehnt die Bauchmuskulatur, unterstützt die Lungen- und Atemfunktion
Geist & Emotion:	vitalisierend, sehr energetisierend
Kontraindikationen:	instabiler unterer Rücken, Kopfschmerzen, Nackenschmerzen
Variationen:	Eine Einstiegsvariation in diese stehende Rückbeuge ist, mit beiden Händen auf dem Kreuzbein zu arbeiten. Das hilft dir, dein Becken über den Hüften ausgerichtet zu lassen und den unteren Rücken zu stabilisieren.

Die richtige Ausrichtung:

- Beginne in der Berghaltung, stehe mit den Fußinnenkanten eng zusammen und den Händen an den Hüften.
- Verlagere das Gewicht gleichmäßig über Fußballen und Fußgewölbe.
- Aktiviere die Oberschenkelmuskulatur und ziehe deine Kniescheiben nach oben.
- Ziehe dein Steißbein leicht nach unten und dein Schambein nach oben zum Bauchnabel, sodass sich dein unterer Rücken verlängert.
- Verwurzle dich über die Fußsohlen gut in die Erde.
- Mit der Einatmung hebst du deine Arme nach oben und verschränkst die Finger bis auf Daumen und Zeigefinger. Presse die Handflächen zusammen und zeige damit Richtung Himmel.
- Strecke die Arme vollständig aus, aber verriegle die Ellenbogengelenke nicht.
- Hebe die Schlüsselbeine und den Brustkorb raus aus der Taille.
- Entspanne die Schulterblätter in den Rücken und weg von den Ohren.
- Versuche, mit der nächsten Ausatmung deine Arme noch weiter hinter die Ohren zu ziehen, und lehne dich im Oberkörper zurück.
- Achte darauf, deine Hüften ganz stabil über den Fußknöcheln zu belassen.
- Wenn es für deinen Nacken okay ist, neige den Kopf nach hinten, blicke in Richtung deiner Daumen.
- Gehe im Oberkörper nur so weit zurück, dass du gleichmäßig und tief ein- und ausatmen kannst.
- Halte die Pose für 5–10 Atemzüge.
- Hebe dich dann vorsichtig vom unteren Rücken beginnend nach oben hoch, der Kopf kommt zuletzt.
- Pausiere einen Moment in der Berghaltung, damit sich die Wirbelsäule neutralisieren kann.
- Praktiziere die Pose gerne noch ein zweites Mal.

Häufige Fehler:	Rückbeuge kommt nicht nur aus der Brustwirbelsäule, sondern vom ganzen Oberkörper, Becken ist nicht stabil und in einer Linie mit den Knöcheln.
Mein Tipp:	Ich starte hier gern mit den Händen auf den unteren Rücken gestützt, ähnlich wie in der Kamelhaltung. Wenn die Hüften über den Füßen stehen, kann ich mich von dort aus im Brustkorb nach hinten öffnen.

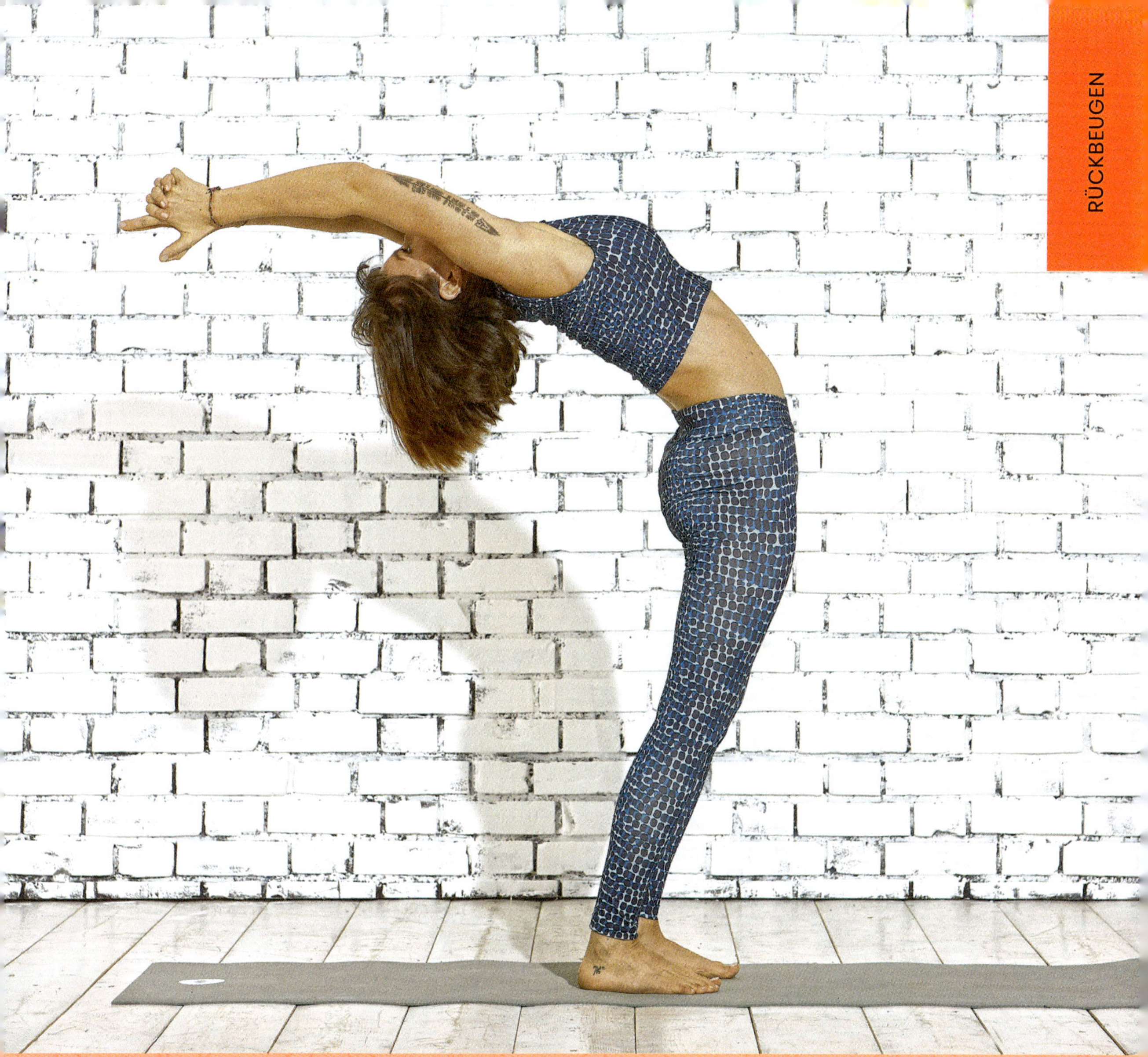

AFFIRMATION

»Ich lasse das Licht meines Herzens in die Welt strahlen.«

VARIATION

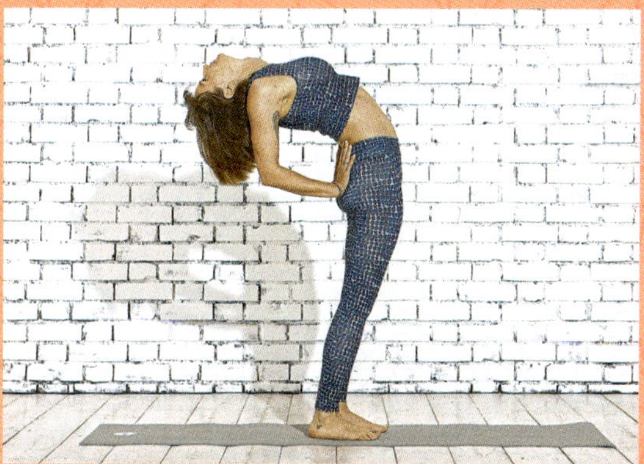

Tänzer

Sanskrit-Name:	Natarajasana
Chakra:	Solarplexus-Chakra, Herz-Chakra, Kehl-Chakra
Dosha:	erhöht Vata & Pitta (+), verringert Kapha (–)
Körper:	öffnet Brustraum und Schultern, dehnt die Frontseite des Körpers, hält die Wirbelsäule flexibel, dehnt die Bauchmuskulatur, stärkt Bein- und Gesäßmuskulatur, stärkt die Balance
Geist & Emotion:	vitalisierend, erhebend, hilft, den Geist zu fokussieren
Kontraindikationen:	instabiler unterer Rücken, Schulterverletzungen
Variationen:	Eine schöne Vorübung ist, den Tänzer im Vierfüßlerstand zu praktizieren. Um hier das Gleichgewicht zu halten, empfiehlt es sich, den gegenüberliegenden Fuß zu greifen.

Die richtige Ausrichtung:

- Beginne in der Berghaltung.
- Verlagere dein Gewicht auf deinen linken Fuß und beuge dein rechtes Knie so, dass du mit deiner rechten Hand nach dem hinteren Fuß greifen kannst.
- Halte deine rechte Kniescheibe auf den Boden gerichtet und achte darauf, dass sich dein Knie nicht zur Seite hin öffnet.
- Greife entweder die Innen- oder Außenseite des hinteren Fußes.
- Tritt mit dem rechten Fuß in die rechte Hand und strecke gleichzeitig den Fuß nach hinten und oben aus.
- Versuche, deine Hüfte parallel zum Boden ausgerichtet zu lassen und nicht zur Seite hin zu öffnen. Je aktiver dein rechtes oberes Bein ist, desto einfacher ist es, das Gleichgewicht zu halten.
- Strecke den linken Arm nach oben in Richtung Himmel, wenn möglich neben deinem Ohr.
- Drücke gleichmäßig in alle vier Ecken des Fußes deines Standbeins und spanne den Oberschenkelmuskel an, indem du die Kniescheibe nach oben ziehst.
- Halte die Pose 5–10 Atemzüge und ziehe mit jeder Einatmung dein hinteres Bein etwas höher.
- Um dich aus der Haltung zu lösen, lässt du den rechten Fuß langsam los und setzt ihn wieder auf den Boden.
- Pausiere für einen Moment in neutraler Haltung, bevor du die Pose auf der anderen Seite wiederholst.
- Praktiziere das Ganze dann gerne noch ein zweites Mal.

Häufige Fehler:	der gesamte Oberkörper weicht nach vorn aus, die Hüftknochen sind nicht parallel nach vorn ausgerichtet, der Oberkörper kippt nach vorn
Mein Tipp:	Die Haltung des Tänzers hast du bestimmt schon viele Male auf Werbeplakaten gesehen, häufig wird sie dabei inkorrekt und auch ungesund für das hintere Knie ausgeführt. Achte stets darauf, dass du keine Schmerzen in deinem Knie spürst. Um an der korrekten Ausrichtung am Tänzer zu arbeiten, empfiehlt es sich, hier mit einem Gurt zu üben.

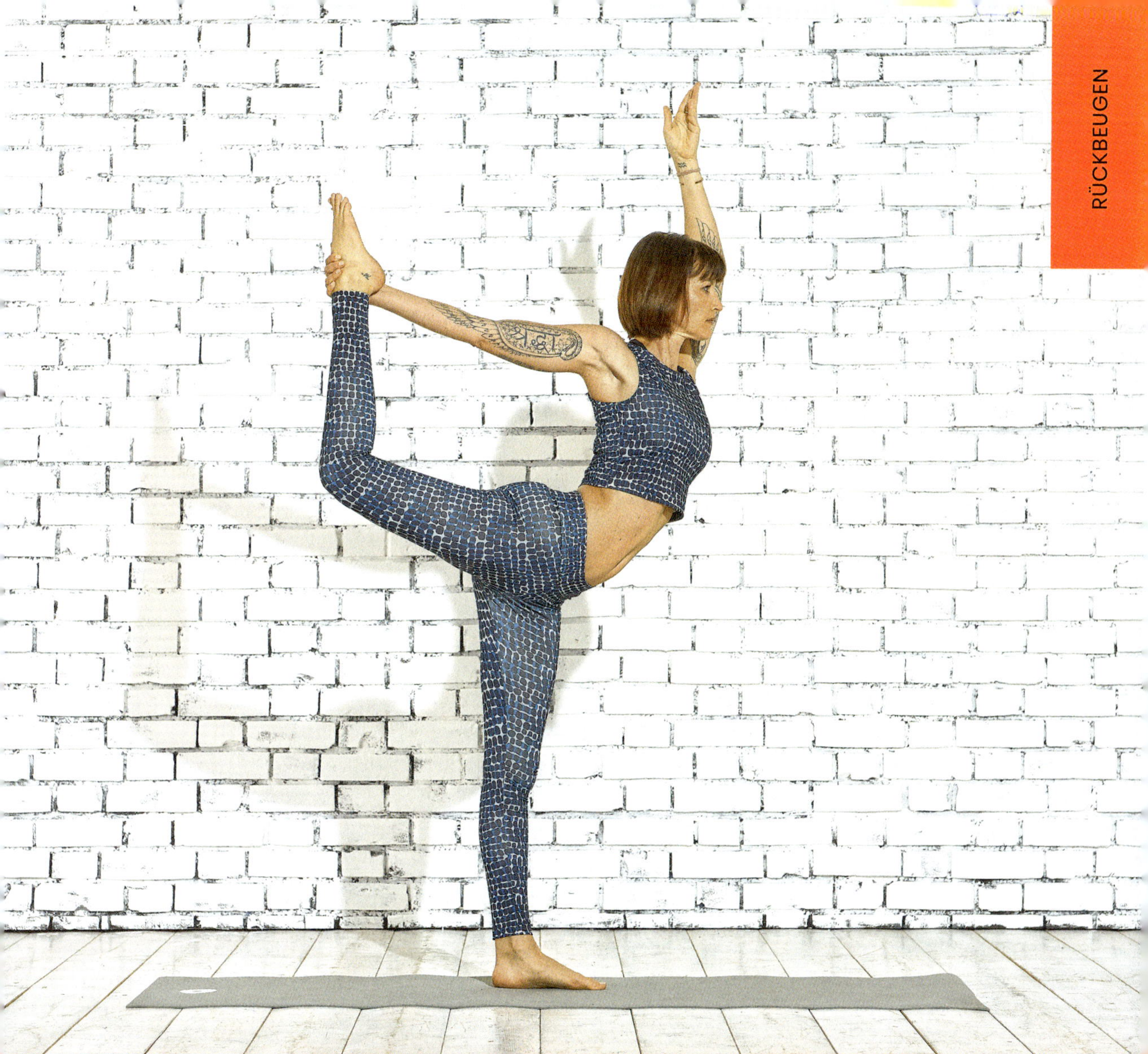

AFFIRMATION

»Ich bin ein Tänzer im Sturm des Lebens und finde immer wieder die Balance.«

VARIATIONEN

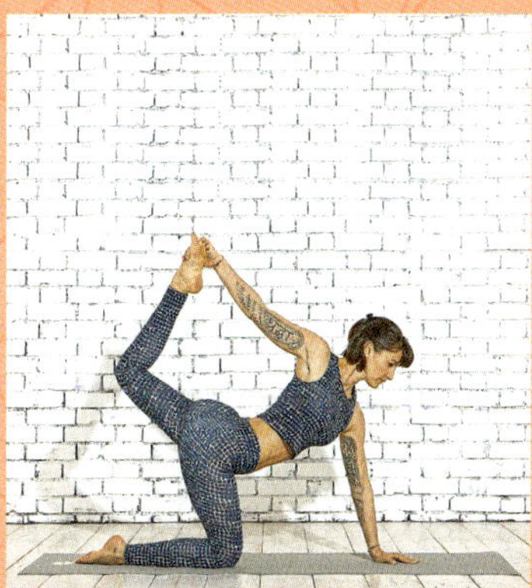

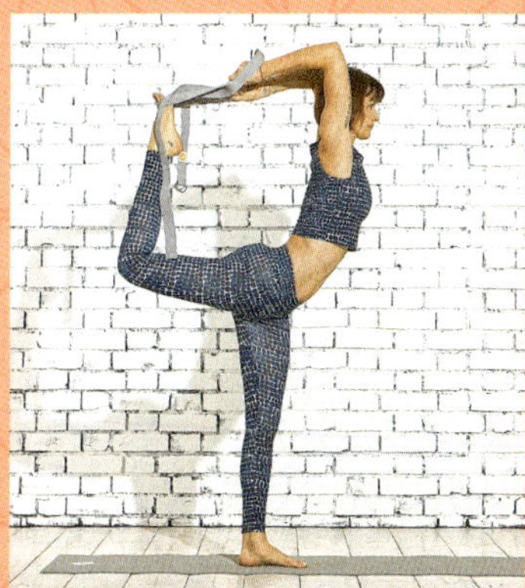

Unterarmstand

Sanskrit-Name:	Pincha Mayurasana
Chakra:	Solarplexus-Chakra, Herz-Chakra
Dosha:	erhöht Vata & Pitta (+), verringert Kapha (–)
Körper:	stärkt Arme, Schultern, Rücken- und Bauchmuskulatur, stärkt die Balance
Geist & Emotion:	energetisierend, baut Selbstbewusstsein und Vertrauen in die eigene Körperkraft auf, hilft, Ängste zu reduzieren
Kontraindikationen:	Verletzungen in Rücken, Schultern oder Nacken, Bluthochdruck, Kopfschmerzen, Menstruation, Schwangerschaft
Variationen:	Anfänger sollten zunächst an einer Wand üben, um erst einmal ein Gefühl für den Balancepunkt im Körper zu entwickeln. Für Fortgeschrittene gibt es viele Möglichkeiten, mit den Beinen im Unterarmstand zu spielen, über den Spagat bis hin zum Skorpion.

Die richtige Ausrichtung:

- Komme in den Vierfüßlerstand.
- Beuge die Ellenbogen und bringe deine Unterarme und Handflächen in der Mitte deiner Matte auf den Boden, die Unterarme schulterbreit auseinander.
- Wenn du an einer Wand übst, sollten die Hände etwa 10–20 cm von der Wand entfernt sein.
- Oberarme und Unterarme bilden einen 90-Grad-Winkel, der Blick ist auf die Matte gerichtet.
- Stelle jetzt deine Zehen auf und hebe deine Hüften wie für die Delfin-Pose.
- Laufe dann mit deinen Füßen so weit wie möglich in Richtung Ellenbogen. Idealerweise kommen deine Hüften in einer Linie über die Schultern.
- Hebe jetzt dein dominantes Bein, mit dem du führen möchtest, nach hinten oben an.
- Presse mit den Unterarmen und Handflächen kraftvoll in den Boden und schiebe dich aus deinen Schultergelenken heraus. Richte den Blick nach vorn zwischen deine Hände und aktiviere dein Zentrum.
- Atme aus und beuge das Knie deines Standbeins.
- Kicke mit deinem oberen Bein in die Luft, um Schwung zu holen, während dein unteres Bein hüpft.
- Strecke dein Schwungbein weit in die Luft und finde zunächst mit gegrätschten Beinen deinen Balancepunkt.
- Halte dein Zentrum und deine Arme aktiv und führe mit Kontrolle deine Beine langsam zueinander.
- Bleibe, so lange du kannst, im Unterarmstand und verlängere die Haltezeit jedes Mal etwas mehr.
- Um die Haltung zu lösen, bringe einen Fuß nach dem anderen wieder zum Boden zurück und pausiere einen Moment im Fersensitz oder der Haltung des Kindes.
- Probiere es dann gleich ein weiteres Mal. Übung macht den Meister.

Häufige Fehler:	die Schultern rutschen auseinander, in die Schultergelenke kollabieren
Mein Tipp:	Stelle sicher, dass du gut aufgewärmt bist, um dich nicht zu verletzen, z. B. mit Sonnengrüßen und anderen Rückbeugen, die Schultern und Brustkorb öffnen und Arm- und Zentrumskraft aufbauen.

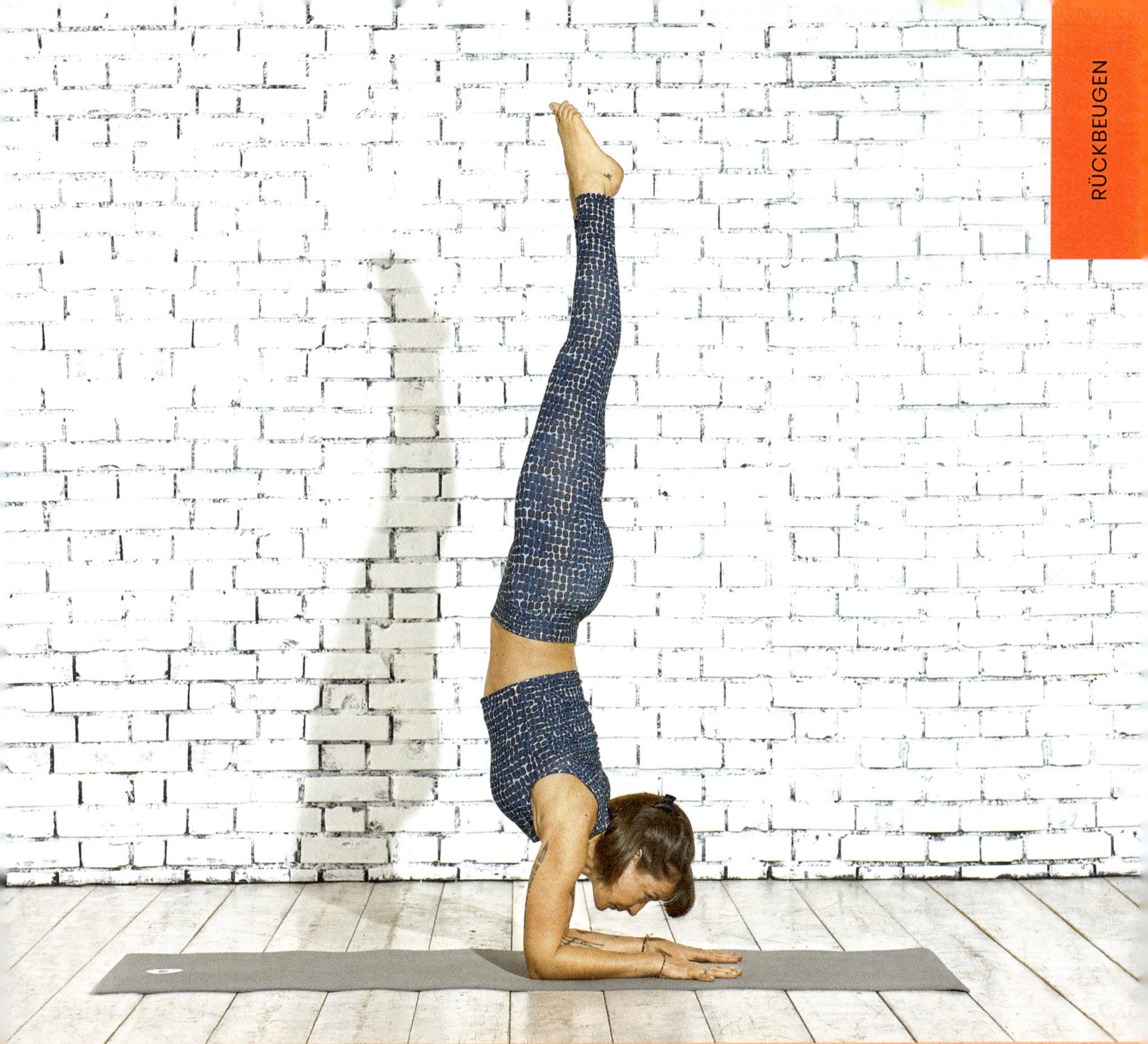

AFFIRMATION

»Ich vertraue der Kraft meiner Arme und finde mein Gleichgewicht.«

VARIATIONEN

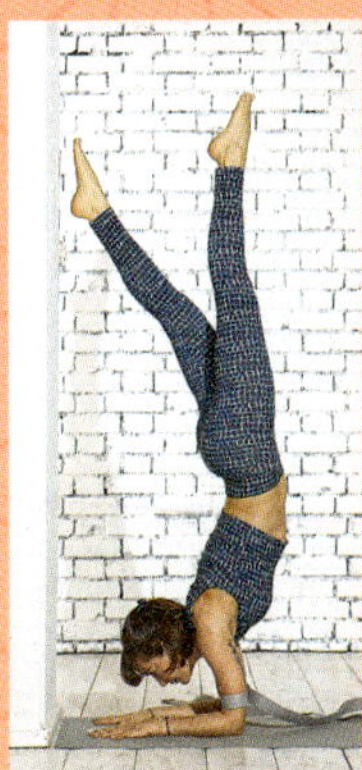

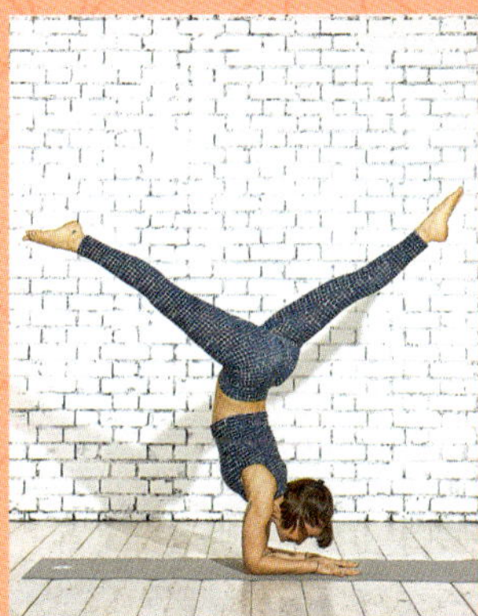

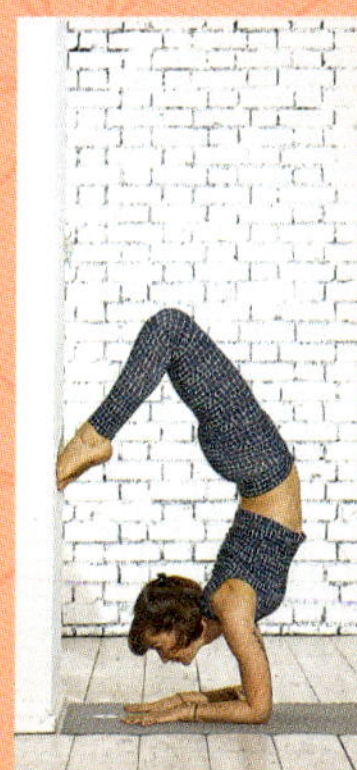

Handstand

Sanskrit-Name:	Adho Mukha Vrksasana
Chakra:	Solarplexus-Chakra, Herz-Chakra
Dosha:	erhöht Vata & Pitta (+), verringert Kapha (–)
Körper:	stärkt Handgelenke, Arme, Schultern, Rücken und Bauchmuskulatur, öffnet Schultern und Brust, stärkt die Balance
Geist & Emotion:	sehr energetisierend, baut Selbstbewusstsein und Vertrauen in die eigene Körperkraft und Fähigkeiten auf, fördert Spielfreude, motiviert und macht gute Laune, vertreibt Müdigkeit, Traurigkeit und schlechte Laune
Kontraindikationen:	Verletzungen am Rücken, Schultern oder Nacken, Karpaltunnelsyndrom, Handgelenksverletzungen, Bluthochdruck, Kopfschmerzen, Menstruation, Schwangerschaft
Variationen:	Wer neu beginnt, den Handstand zu üben, und vielleicht Angst vor dem Fallen hat, sollte diese umgekehrte Rückbeuge zunächst an der Wand praktizieren, um erst einmal ein Gefühl für den Balancepunkt im Körper zu entwickeln. Die Hände sollten hierbei 10–20 cm von der Wand entfernt sein.

Die richtige Ausrichtung:

- Komme zunächst in den Herabschauenden Hund.
- Aus dem Herabschauenden Hund wanderst du mit den Füßen so weit nach vorn zu deinen Händen, dass deine Schultern idealerweise genau über deinen Handgelenken sind.
- Verlagere dein Gewicht auf ein Bein und führe dein dominantes Bein zuerst nach hinten oben.
- Gleiche die Hüfte so aus, dass die Fußspitze des oberen Fußes in Richtung Boden zeigt.
- Erde deine Handballen gut in die Erde, besonders Daumen, Zeige- und Mittelfingerknöchel.
- Schaue nach vorn zwischen deine Handflächen, beuge dein Standbein und springe damit kontrolliert ab, das obere Bein ist bereits in der Luft, und verlagere dein Gewicht gleichzeitig auf deine Handflächen.
- Achte darauf, dass deine Hüften parallel ausgerichtet sind und sich nicht seitlich öffnen.
- Kicke dich ein paarmal hoch und komme wieder runter. Wenn du fällst, schlage ein halbes Rad zur Seite, lache und stehe wieder auf. Das Handstandüben sollte man am besten spielerisch nehmen.
- Denke mehr an »Gewicht verlagern« als an »Reinspringen«.
- Bringe einen Fuß nach dem anderen wieder zum Boden.
- Pausiere im Fersensitz, kreise die Handgelenke ein paarmal und versuche es dann gleich noch 2–3 Mal.

Häufige Fehler:	die Finger sind nicht weit genug gespreizt, unkontrolliertes »Reinspringen« in den Handstand, vorher nicht aufgewärmt
Mein Tipp:	Im Handstand halten unsere Hände das gesamte Körpergewicht. Um hier den richtigen Balancepunkt rauszufinden, braucht es Zeit und gute Technik. Presse besonders deine Daumen, Zeige- und Mittelfingerknöchel gut in den Boden, um einen festen Stand zu haben.

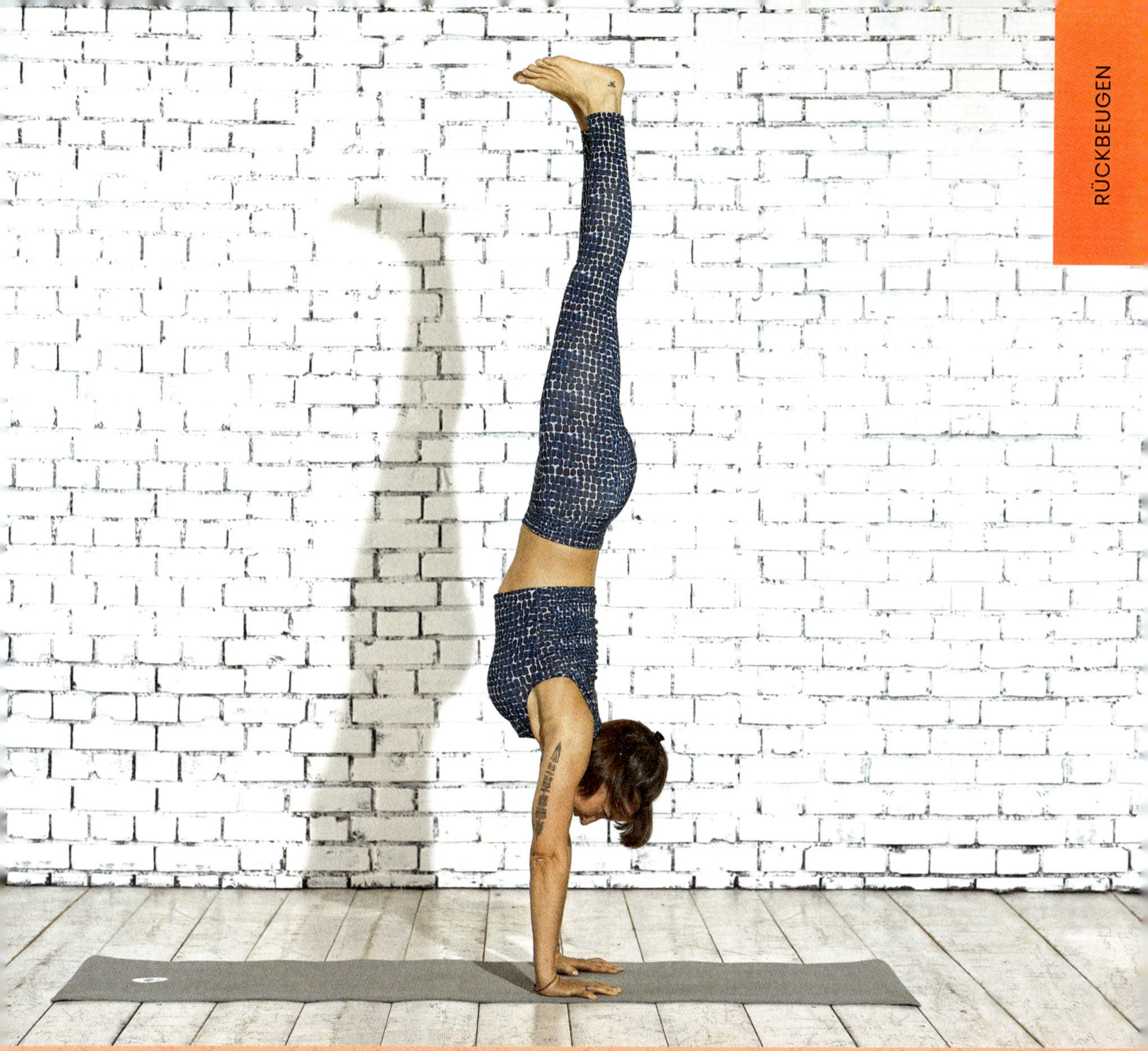

AFFIRMATION

»Ich bin stark und selbstbewusst, offen für die Welt.«

VARIATIONEN

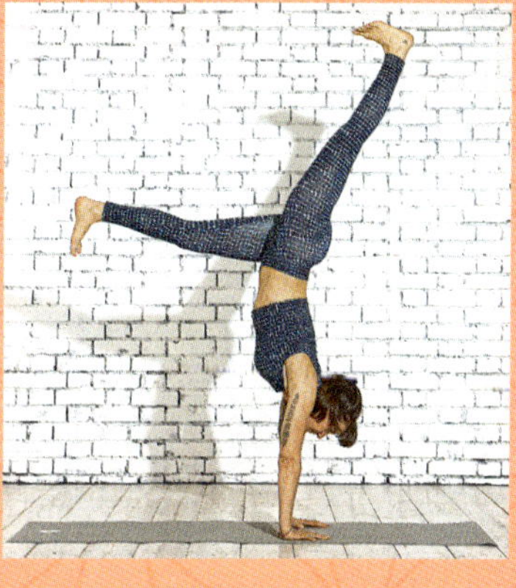

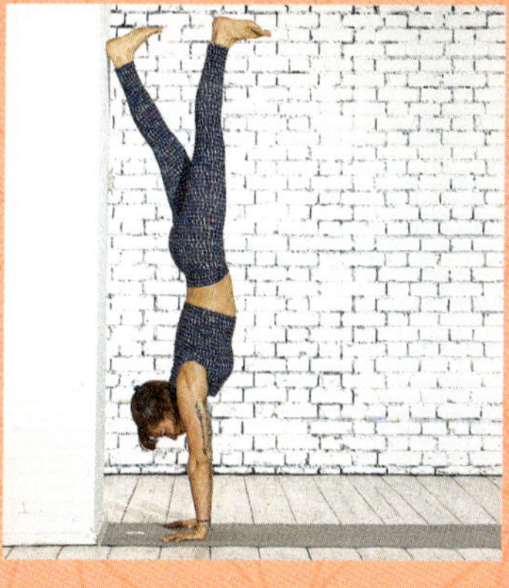

L-shape-Handstand an der Wand

Sanskrit-Name:	Adho Mukha Vrksasana
Chakra:	Solarplexus-Chakra, Herz-Chakra
Dosha:	stimuliert Vata (+) & Pitta (–), verringert Kapha (–)
Körper:	stärkt Handgelenke, Arme, Schultern, Rücken und Bauchmuskulatur, öffnet Schultern und Brust, stärkt die Balance, dehnt die Beinrückseiten
Geist & Emotion:	sehr energetisierend, baut Selbstbewusstsein und Vertrauen in die eigene Körperkraft und die eigenen Fähigkeiten auf, fördert Spielfreude, motiviert, macht gute Laune, vertreibt Müdigkeit und Traurigkeit
Kontraindikationen:	Verletzungen im Rücken, in Schultern oder Nacken, Karpaltunnelsyndrom, Handgelenksverletzungen, Bluthochdruck, Kopfschmerzen, Menstruation, Schwangerschaft
Variationen:	Wenn du die Beine an der Wand nicht ganz ausstrecken kannst, halte die Knie leicht gebeugt und achte darauf, dass deine Füße in einer Linie mit deinem Becken verlaufen und dein Gesäß über deinen Schultern ausgerichtet ist. Auch die einbeinige Variation ist eine schöne Übung.

Die richtige Ausrichtung:

- Beginne damit, dass du mit dem Gesäß an der Wand sitzt und die Beine vor dir ausstreckst.
- Merke dir den Punkt, wo deine Füße sind, das ist der korrekte Abstand zur Wand.
- Dort setzt du nun deine Handflächen auf, krabbelst mit deinen Füßen nach hinten Richtung Wand.
- Die Hände sind schulterbreit auseinander und die Handflächen weit aufgespreizt.
- Laufe jetzt mit den Füßen die Wand hinter dir hoch, indem du die Füße aktiv in die Wand presst, dein Zentrum aktivierst und dein Gewicht auf die Handflächen verlagerst.
- Dein Becken sollte direkt über deinen Schultern ausgerichtet sein, nicht weiter hinten oder weiter vorn.
- Richte den Blick nach unten zwischen deine Handflächen.
- Laufe mit den Füßen nur so weit hoch, dass die Fersen in einer Linie mit deinen Hüften und die Beine parallel zum Boden sind, sodass dein Körper ein L, also einen 90-Grad-Winkel zum Boden bildet.
- Bleibe hier für ein paar Atemzüge.
- Wenn du weitergehen willst, hebe nun abwechselnd ein Bein nach oben und strecke die Fußsohle aktiv in Richtung Decke. Achte darauf, dein oberes Bein direkt über deinen Hüften und beide Hüften Richtung Wand gerichtet zu lassen, sodass dein Bein nicht zur Seite wegknickt.
- Vergiss nicht zu atmen und wechsle dann zur anderen Seite.
- Um die Haltung zu lösen, laufe mit den Füßen zurück Richtung Boden und pausiere für einen Moment im Fersensitz oder in der Haltung des Kindes.

Häufige Fehler:	Hände wurden zu weit von der Wand entfernt aufgesetzt
Mein Tipp:	Der L-shape-Handstand macht Spaß, aber er sieht leichter aus, als er ist. Bereite dich entsprechend vor, indem du deine Hamstrings, die Beinrückseite, aufwärmst und dehnst und vorher genügend Armkraft aufbaust.

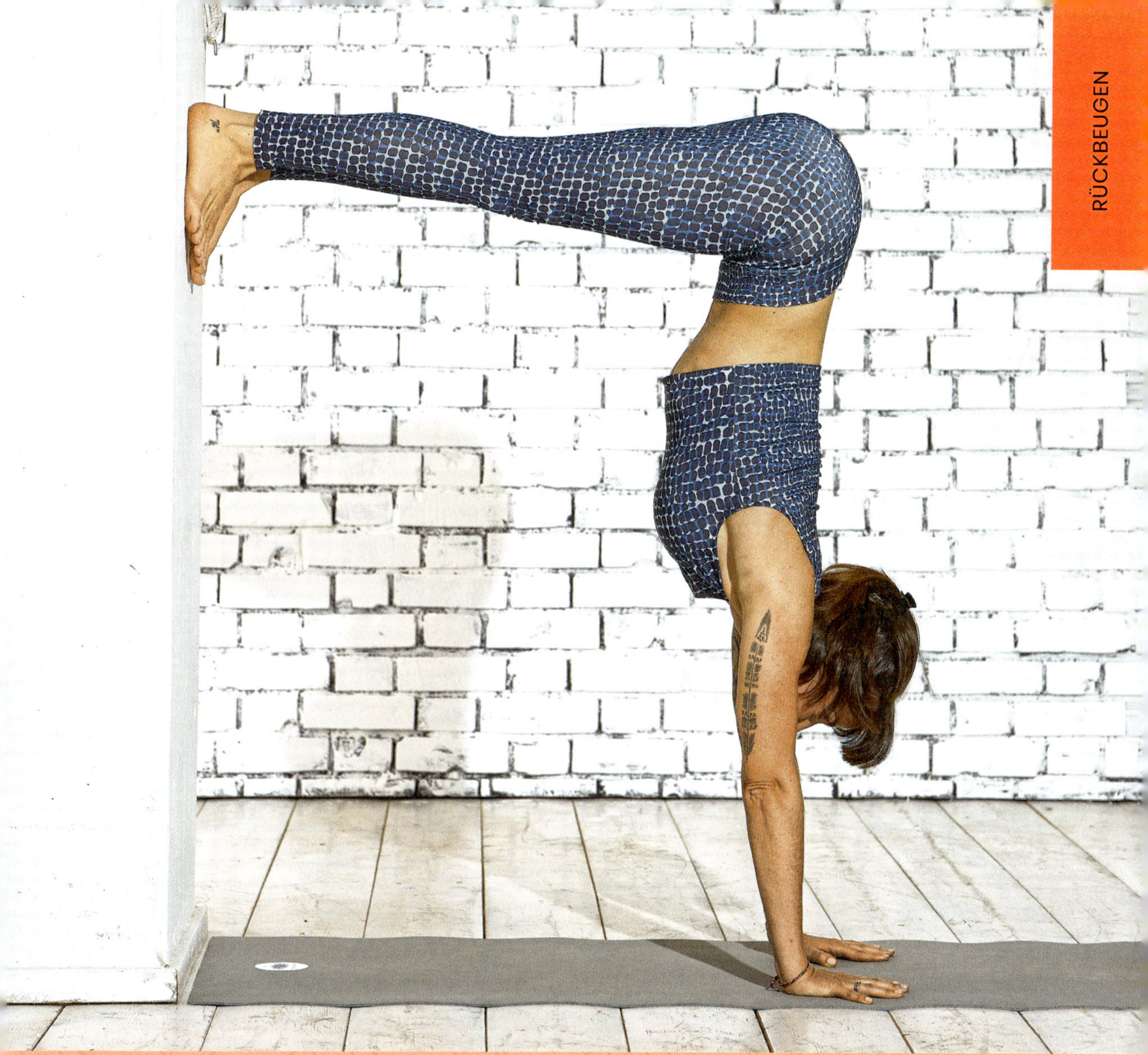

AFFIRMATION

»Spielerisch begegne ich dem Leben.«

VARIATIONEN

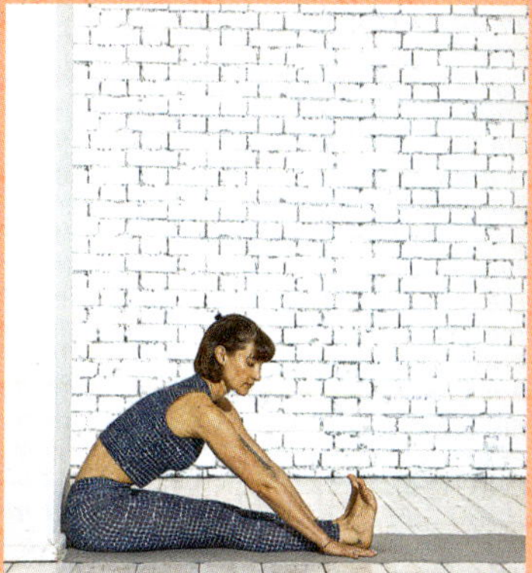

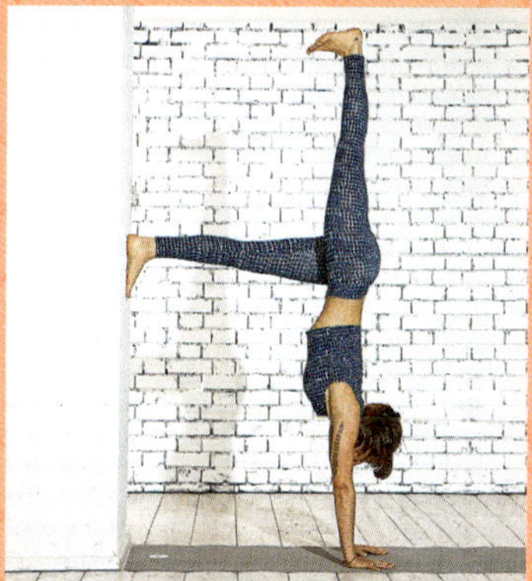

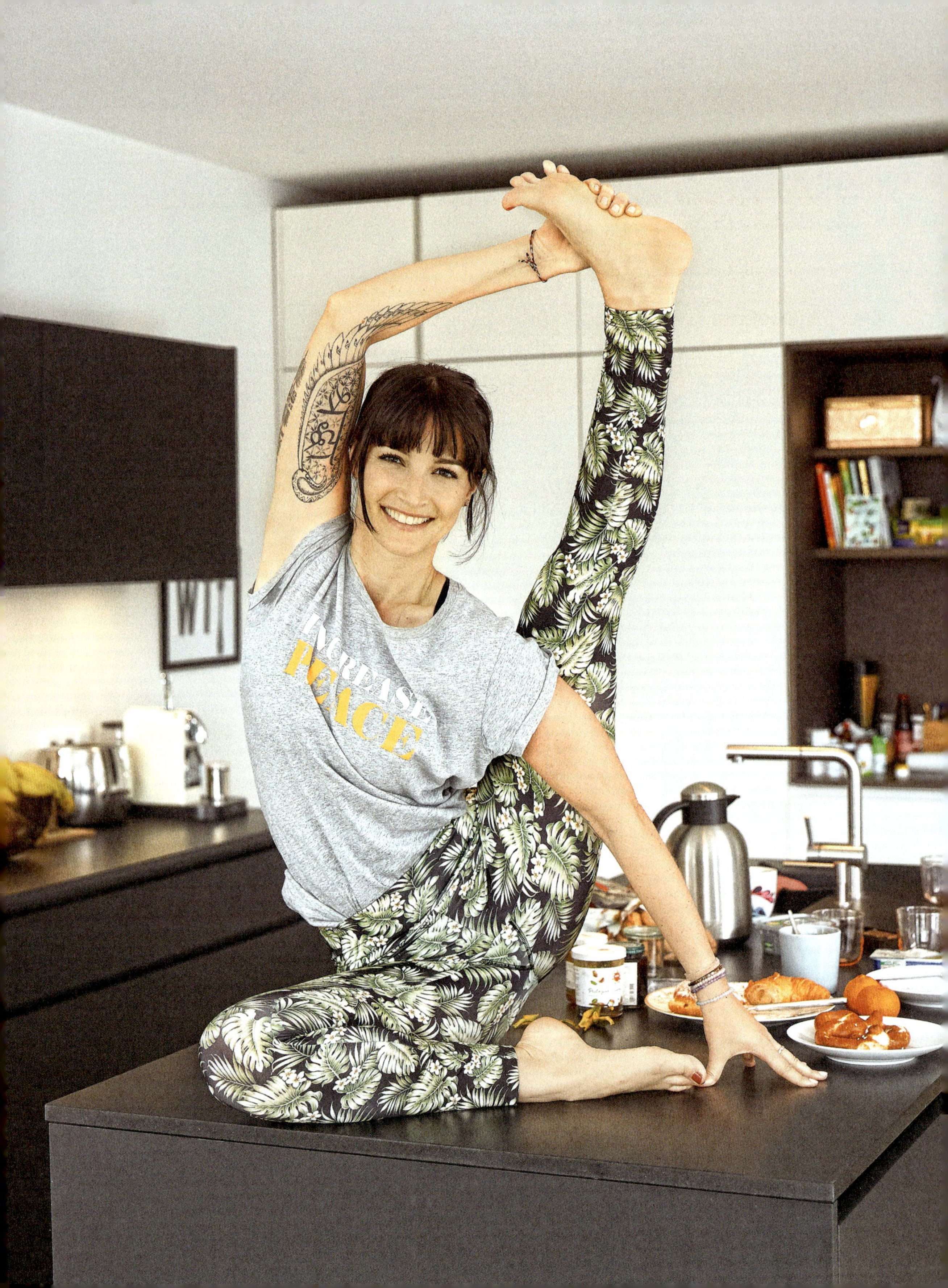
INCREASE
PEACE

Körper:

- dehnt die Zwischenrippenmuskulatur auf, öffnet die Hüfte
- macht auf Asymmetrien der Körperseiten aufmerksam (eine Körperseite ist meistens schwächer bzw. stärker als die andere)
- öffnet den Brustkorb
- balanciert Ungleichgewicht zwischen rechter und linker Körperseite aus
- hilft, die Fähigkeit zur tiefen Einatmung zu verbessern

Geist & Emotion:

- vitalisierend
- belebend
- motivierend
- stimmungshebend
- fördert die Strahlkraft
- Zentrierungseffekt
- inspirierende Bewegung aufsteigender Energie (Pran & Udana Vayu)

Doshas:

verringert Vata & Kapha (–), stehende Seitbeugen erhöhen Pitta (+), sitzende und liegende Seitbeugen kühlen Pitta (–)

Prana Vayus:

Vyana, Prana, Udana

Richtig ausgeführt, können Seitbeugen den ganzen Körper wieder in Balance bringen. Sie verlängern die seitliche Bauchmuskulatur, strecken die äußeren Hüften und aktivieren die Oberschenkelmuskulatur. Gleichzeitig verbessern Seitbeugen die Beweglichkeit der Brustwirbelsäule und dehnen die Muskeln zwischen den Rippen (Interkostalmuskulatur.) Wenn wir längere Zeit am Schreibtisch oder im Auto sitzen, verkürzen und verhärten sich diese Muskeln nach einiger Zeit. Eine enge Interkostalmuskulatur schwächt unsere Haltung und führt zu Nacken- und Schulterverspannungen. Sie verhindert den vollen Bewegungsspielraum in den Rippen, was zu einer flacheren Atmung führt. Durch das Strecken dieser Muskeln werden der Brustkorb und die Lunge geöffnet, unsere Atmung vertieft und verbessert. Atemwegserkrankungen wie Asthma, Allergien und Erkältungen werden gelindert. Auch die Bauchorgane (Leber, Milz, Galle, Bauchspeicheldrüse) werden stimuliert und besser durchblutet. Dadurch lassen sich Verdauung, Ausscheidung und Stoffwechselprozesse besser regulieren.

Sogar schwangere Frauen können von sanften Seitbeugen profitieren. Sie vermitteln ein Gefühl von mehr Raum für das wachsende Kind.

Mein Tipp: Achte darauf, deine Sitzbeinhöcker auf dem Boden zu halten, im Oberkörper gerade zu bleiben und so aufrecht wie möglich und mit langem Oberkörper in die Seitbeuge zu gehen. In allen Seitbeugen wollen wir gleichzeitig Länge und Aufrichtung erzeugen. Ebenso wie die Rückbeugen sprechen Seitbeugen das sympathische Nervensystem an, d. h., sie wirken primär aktivierend und sind deshalb vor allem für die Morgenpraxis geeignet.

Banane

Sanskrit-Name:	Bananasana
Chakra:	Wurzel-Chakra, Solarplexus-Chakra, Herz-Chakra
Dosha:	verringert Vata, Pitta & Kapha (–)
Körper:	Eine wunderbare Art, die gesamte Körperseite zu dehnen, die Wirbelsäule wird seitlich bearbeitet vom iliotibialen (IT) Band bis zu den oberen Enden des seitlichen Brustkorbs. Die schräge Bauchmuskulatur und die seitliche Zwischenrippenmuskulatur wird gedreht.
Geist & Emotion:	erzeugt Weite und Länge in Körper und Geist, vitalisierend, inspirierend, zentrierend
Kontraindikationen:	bei Rückenbeschwerden nicht zu stark dehnen
Variationen:	In dieser Haltung gibt es verschiedene Möglichkeiten für die Arme. Entweder kannst du hier das Handgelenk halten, den gegenüberliegenden Ellenbogen greifen oder eine Hand auf dem Bauch ruhen lassen, was noch beruhigender wirkt. Der äußere Fuß kann zusätzlich überkreuzt werden, was die Dehnung in der äußeren Hüfte und dem IT-Band noch verstärkt.

Die richtige Ausrichtung:

- Lege dich ausgestreckt auf den Rücken in die Totenstellung, führe die Beine zusammen, strecke die Arme über den Kopf nach oben und greife dein linkes Handgelenk.
- Bewege die Füße und den Oberkörper nach rechts, lasse das Gesäß und die Schultern dabei fest am Boden. Mache einen schönen Bogen wie eine Banane.
- Achte darauf, dass sich deine Hüften nicht verdrehen oder von der Matte abheben.
- Je mehr du die Füße nach rechts und den Oberkörper ebenfalls nach rechts neigst, desto tiefer ist die Dehnung in der linken Körperseite. Atme dabei tief in den unteren Bauch und genieße die Öffnung deiner linken Körperseite.
- Bleibe für ca. 1–3 Minuten in dieser Haltung. Pausiere kurz in der Mitte und spüre den Unterschied zwischen der rechten und der linken Körperseite.
- Wechsle dann zur anderen Seite.

Häufige Fehler:	Hüften nicht fest am Boden verankert, Schulterblätter sind nicht am Boden, Schultern werden zu den Ohren gezogen
Mein Tipp:	Stelle dir vor, du kreierst einen Halbmond oder eine Banane am Boden. Atme dabei tief in den unteren Bauch und spüre, wie sich die Zwischenrippenmuskulatur aufdehnt und wie sich Verklebungen in den tiefer liegenden Gewebeschichten (Faszien) langsam lösen.

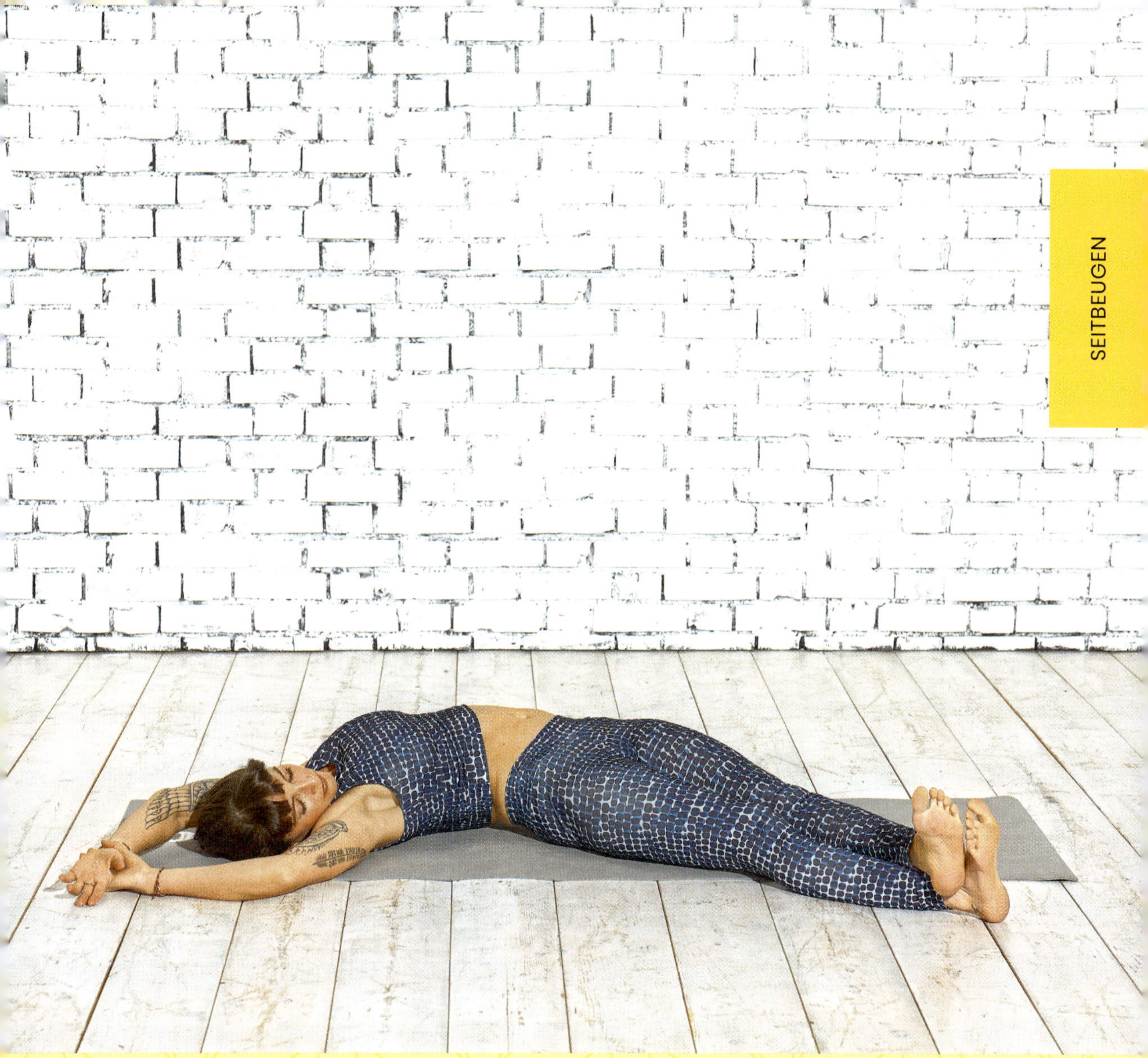

AFFIRMATION

»Ich genieße die Länge und Offenheit in meiner Körperseite.«

VARIATION

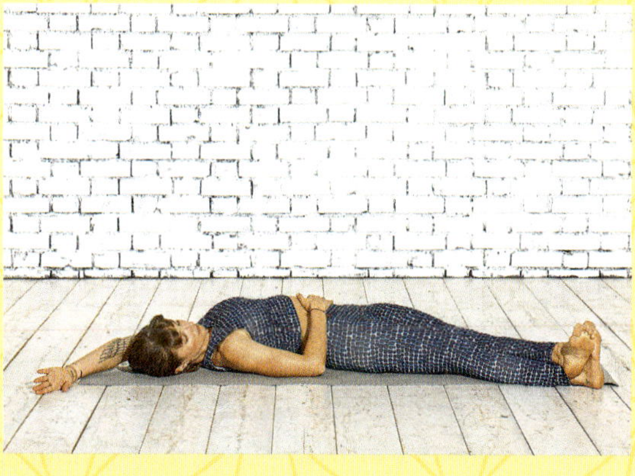

Liegende Hand-Fuß-Pose (seitlich)

Sanskrit-Name:	Supta Hasta Padangusthasana
Chakra:	Wurzel-Chakra, Sakral-Chakra
Dosha:	verringert Kapha (–), verringert Vata, erhöht Pitta (+) (sitzende Seitdehnungen sind besser geeignet für Pitta)
Körper:	dehnt die Innenseite der Beine (Adduktoren) sowie die Rückseite der Beine (Hamstrings), streckt und dehnt den Oberkörper
Geist & Emotion:	vitalisierend, inspirierend, zentrierend
Kontraindikationen:	Verletzungen an der Rückseite der Oberschenkelmuskeln oder am Quadrizeps
Variationen:	Als Variation kannst du hier einen Gurt benutzen. Geh nur so weit mit dem Bein zur Seite, dass es sich in der Beininnenseite noch angenehm anfühlt.

Die richtige Ausrichtung:

- Komme in Rückenlage, beuge dein linkes Knie und ziehe es zur Brust heran.
- Wenn du mit einem Gurt arbeitest, lege den Gurt über den Fußballen, ansonsten greife mit deinem Mittel- und Zeigefinger deinen großen Zeh, strecke dein rechtes Bein gerade am Boden aus, lege deine rechte Hand auf deine rechte Hüfte und erde die Hüfte gut am Boden.
- Aktiviere deine rechte Oberschenkelmuskulatur und den rechten Fuß und ziehe die Zehen zu dir heran.
- Mit der Ausatmung streckst du dein linkes Bein zuerst Richtung Decke und führst es dann zur linken Seite hinüber.
- Vergiss nicht zu atmen und spüre die Dehnung in deinen Beininnen- und -rückseiten.
- Achte darauf, die rechte Hüfte fest am Boden zu lassen.
- Bleibe in der Haltung für mindestens 5 Atemzüge und bis zu 1 Minute.
- Um die Haltung zu lösen, führe das linke Bein wieder kontrolliert nach oben, beuge es an, löse den Gurt oder die Hand und strecke beide Beine lang am Boden aus.
- Spüre der Wirkung für einen Moment nach und wiederhole das Ganze dann auf der anderen Seite.

Häufige Fehler:	Hüften und Schultern heben vom Boden ab und sind nicht gut geerdet, die Zehen nicht aktiv herangezogen, das ausgestreckte Bein am Boden bleibt nicht aktiv
Mein Tipp:	Als Unterstützung hilft es mir in dieser Haltung, zu denken: Meine Zehen wollen sich im Halbkreis nach außen und zum Ohr hin bewegen.

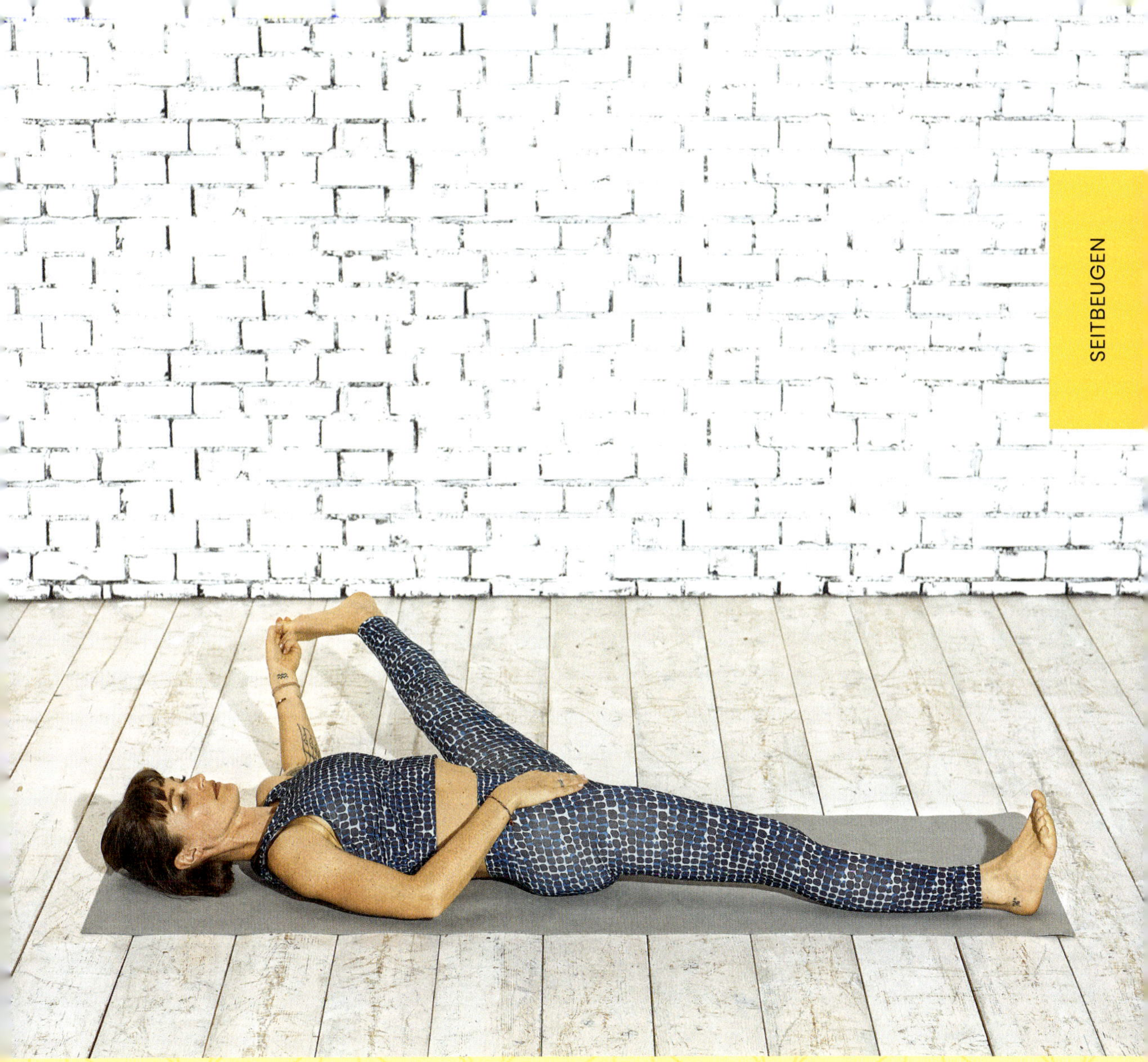

AFFIRMATION

»Mein Potenzial ist grenzenlos.«

VARIATION

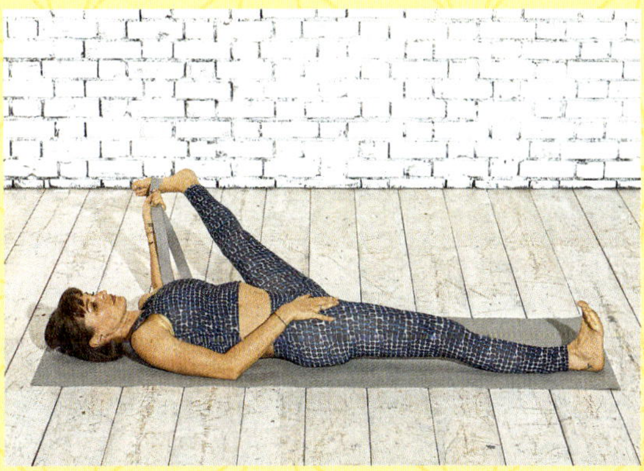

Vishnus Couch

Sanskrit-Name:	Anantasana
Chakra:	Wurzel-Chakra, Sakral-Chakra
Dosha:	zentriert Vata (–), verringert Kapha (–), verringert Pitta (–) (sitzende und liegende Seitbeugen wie diese sind gut für Pitta geeignet)
Körper:	dehnt die Innenseite der Beine (Adduktoren) sowie die Beinrückseite (Hamstrings), streckt und dehnt den Oberkörper
Geist & Emotion:	zentrierend, beruhigend
Kontraindikationen:	Schmerzen im Nacken oder in den Schultern, Bandscheibenvorfall, Ischiasschmerz
Variationen:	Als Variation kannst du hier mit einem Gurt arbeiten, indem du ihn über die obere Fußsohle schlingst und deinen Fuß mit der oberen Hand dann vorsichtig in Richtung Kopf heranziehst.

Die richtige Ausrichtung:

- Lege dich mit dem Rücken flach auf deine Matte und drehe dich auf deine rechte Körperseite.
- Um deinen Kopf zu stützen, legst du ihn ganz bequem in deine Handfläche.
- Flexe deine Füße und presse den äußeren Teil deines rechten Fußes fest in den Boden, um das Gleichgewicht zu halten. Unterstütze dich auch mit deiner linken Hand am Boden. Wenn es zu wackelig ist, kannst du zusätzlich das untere Bein leicht beugen.
- Achte darauf, dass beide Hüftknochen übereinander ausgerichtet sind.
- Beuge dein linkes Bein und greife mit deiner linken Hand deinen großen Zeh. Wenn du den Fuß nicht erreichen kannst, kannst du hier auch mit einem Gurt über der Fußsohle arbeiten.
- Ziehe mit der Einatmung das Knie noch etwas höher zu dir heran und strecke mit der Ausatmung das rechte Bein zur Decke hin.
- Schließe die Augen und lehne dich innerlich auf deiner eigenen Couch zurück.
- Halte die Pose für ca. 1–2 Minuten und atme tief und entspannt in den unteren Bauch.
- Löse dann die Hand, beuge das obere Bein, rolle auf den Rücken und spüre für einen Moment der Haltung nach.
- Drehe dich dann zur anderen Seite und wiederhole die Übung.

Häufige Fehler:	zu viel Gewicht auf der unteren Hand, Oberkörper kollabiert, Gesäß ist nach hinten gestreckt, Hohlkreuz
Mein Tipp:	Um mehr Stabilität in dieser Haltung zu finden, hilft es, dein unteres Bein anzubeugen. Ich mag die Vorstellung, mich in dieser Übung entspannt auf meiner »inneren Couch« auszuruhen und hier eine Weile tief zu atmen.

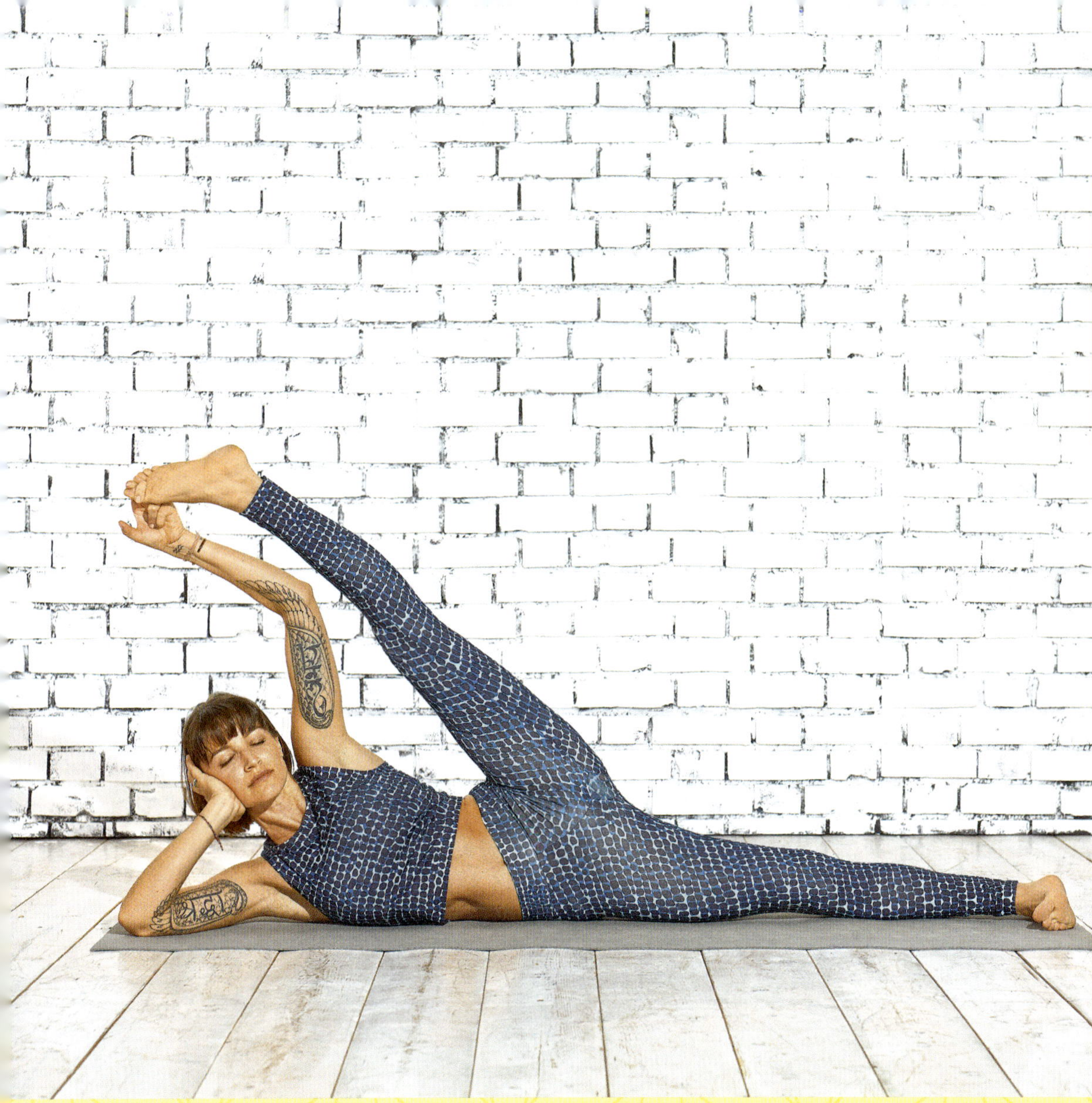

AFFIRMATION

»Ich entspanne mich auf meiner unendlichen inneren Couch.«

VARIATION

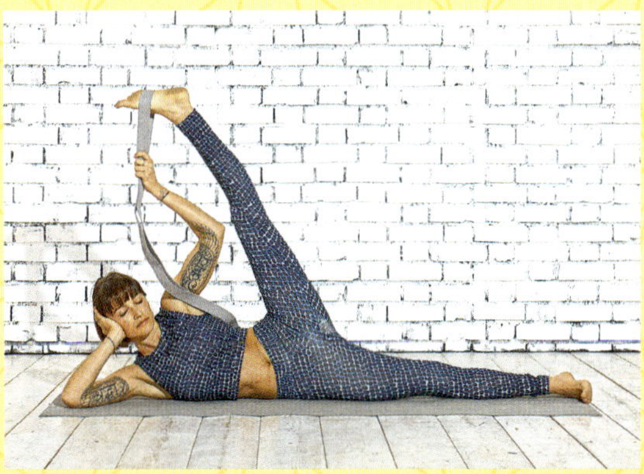

Seitliches Kind

Sanskrit-Name:	Balasana
Chakra:	Wurzel-Chakra, Solarplexus-Chakra
Dosha:	erhöht Vata (+), kühlt Pitta (–), verringert Kapha (–)
Körper:	dehnt die Flanken und die interkostale Zwischenrippenmuskulatur, verhilft zu tieferer Atmung, massiert die inneren Bauchorgane, gleicht außerdem Dysbalancen in der rechten und linken Körperseite aus
Geist & Emotion:	vitalisierend, belebend, zentrierend
Kontraindikationen:	Wenn du an einer Knieverletzung oder -schmerzen leidest, solltest du diese Asana am besten vermeiden. In der Schwangerschaft die Knie hüftbreit oder weiter öffnen.
Variationen:	Die Knie dürfen hier geschlossen oder hüftbreit geöffnet bleiben. Wer Knieprobleme hat, kann mit einer Decke zwischen Oberschenkeln und Waden arbeiten. Wer weiter gehen möchte, kann der Variation im Bild folgen und zusätzlich ein Bein diagonal rausstellen.

Die richtige Ausrichtung:

- Komme zunächst in den Vierfüßlerstand, die Zehen können sich dabei berühren. Schiebe dann dein Gesäß zurück in Richtung deiner Fersen für die Haltung des Kindes.
- Bringe die Knie zusammen, sodass dein Bauch die Oberschenkel berührt. Wenn das unangenehm oder schmerzhaft ist, kannst du die Knie auch hüftbreit öffnen, sodass dein unterer Bauch Platz hat.
- Wandere mit den Händen jetzt weit nach vorn und hebe die Handteller vom Boden weg, damit du auf kleinen »Spinnenhänden« stehst.
- Laufe bei der Ausatmung mit den Händen nach rechts, sodass sich deine linke Flanke öffnet und dehnt.
- Presse dich mit den Fingerspitzen zurück in deine linke Gesäßhälfte und schicke deine Atmung in den Raum zwischen den Rippen.
- Bleibe für 5–10 Atemzüge in der Haltung.
- Komme mit der Einatmung zur Mitte zurück und wandere bei der Ausatmung rüber nach links, sodass sich deine rechte Flanke öffnet.
- Schiebe dich mit den Fingerspitzen aktiv zurück in deine Gesäßhälfte und bleibe hier für ein paar Atemzüge. Kehre dann zur Mitte zurück und wiederhole das Ganze auf der anderen Seite.

Häufige Fehler:	Hände und Finger sind nicht aktiv in die Matte gepresst, Arme liegen auf dem Boden auf
Mein Tipp:	Gib besondere Aktivität auf deine Fingerkuppen und schiebe dich kraftvoll zurück in die Gesäßhälfte. Je weiter du zu einer Seite rüberwanderst, desto intensiver ist die seitliche Dehnung.

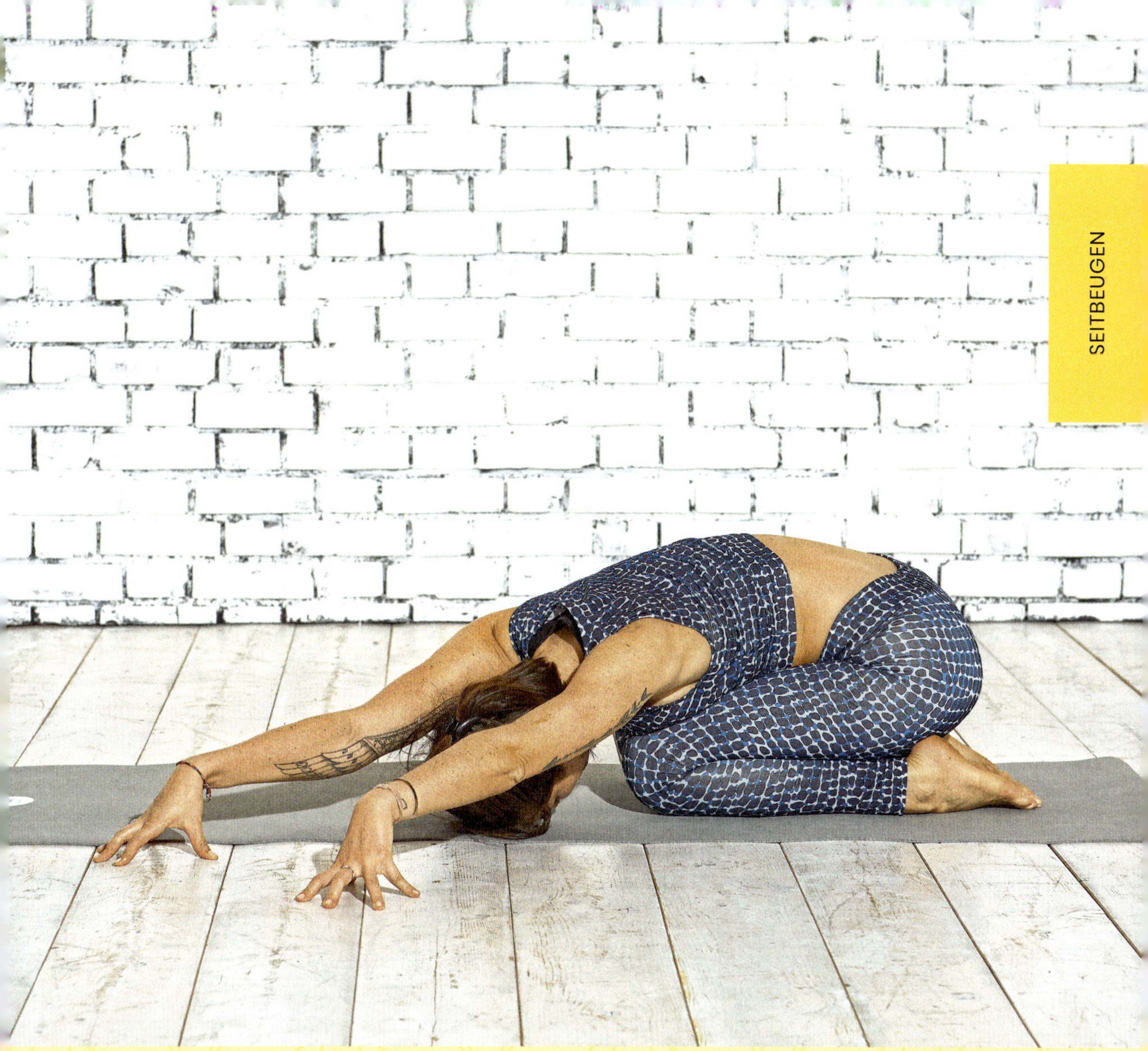

AFFIRMATION

»Ich genieße den Freiraum in meinem Körper.«

VARIATION

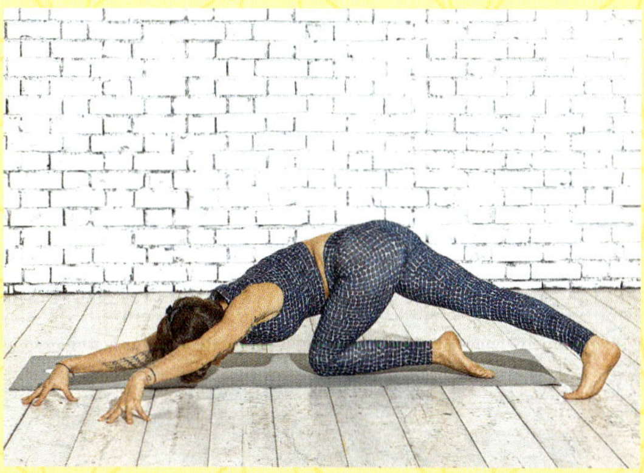

Schneidersitz mit Seitbeuge

Sanskrit-Name:	Parsva Sukhasana
Chakra:	Wurzel-Chakra, Sakral-Chakra
Dosha:	erhöht Vata (+), kühlt Pitta (–), verringert Kapha (–)
Körper:	öffnet die Flanken und die Zwischenrippenmuskulatur und verhilft zu tieferer Atmung, dehnt den Nacken
Geist & Emotion:	vitalisierend, inspirierend, zentrierend
Kontraindikationen:	Rückenbeschwerden, Knieschmerzen
Variationen:	Bei Nackenverspannungen muss der Kopf nicht nach oben gedreht werden, der Blick kann geradeaus gerichtet sein. Statt im Schneidersitz kannst du alternativ auch im Fersensitz sitzen. Wenn du weitergehen möchtest, setze deinen rechten Ellenbogen auf den Boden und rotiere den Oberkörper noch mehr auf.

Die richtige Ausrichtung:

- Beginne im einfachen Schneidersitz oder auch im Fersensitz.
- Es kann dir helfen, eine Decke unter das Gesäß zu schieben, um die Wirbelsäule in der Seitbeuge aufrecht und die Sitzbeinhöcker fest am Boden zu halten.
- Bei der Einatmung richte dich mit der Wirbelsäule lang auf und führe beide Arme nach oben.
- Mit der Ausatmung setze deine linke Hand am Boden neben dir ab.
- Schiebe dich mit der unteren Handfläche zurück in deine rechte Gesäßhälfte und drehe den Oberkörper noch mehr Richtung Decke auf.
- Ziehe dabei die Schultern weg von den Ohren und schaue unter deiner rechten Achsel in Richtung Decke.
- Atme tief in deine rechte Flanke und genieße die Öffnung deiner Zwischenrippenmuskulatur.
- Halte beide Sitzbeinknochen dabei auf dem Boden.
- Bleibe in der Pose für 5–10 Atemzüge.
- Komme mit der Einatmung wieder zur Mitte zurück und wechsle die Seite.

Häufige Fehler:	beide Gesäßhälften sind nicht fest am Boden verankert, die Schultern sind zu nah an den Ohren, der Nacken ist nicht lang genug
Mein Tipp:	Nutze die untere Hand, um dich in deine gegenüberliegende Gesäßhälfte zu schieben, sodass beide Sitzbeinknochen gut verankert sind.

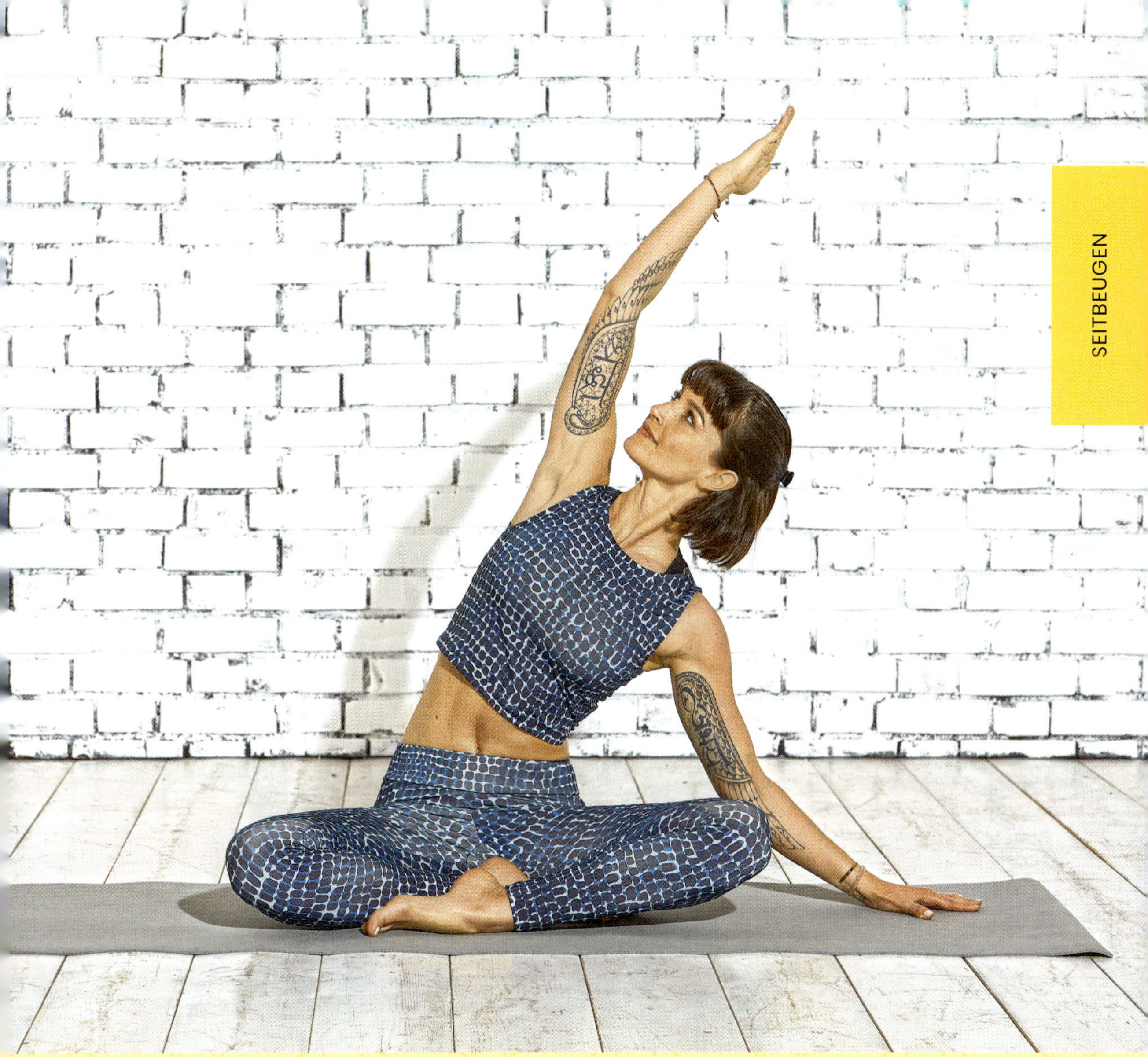

AFFIRMATION

»Ich öffne mich den neuen Möglichkeiten des Tages.«

VARIATIONEN

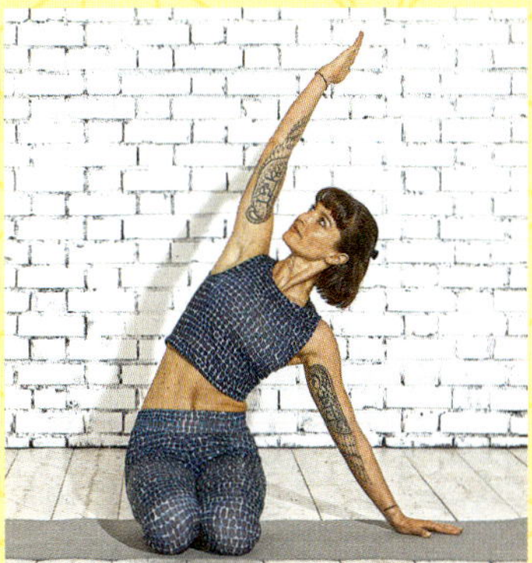

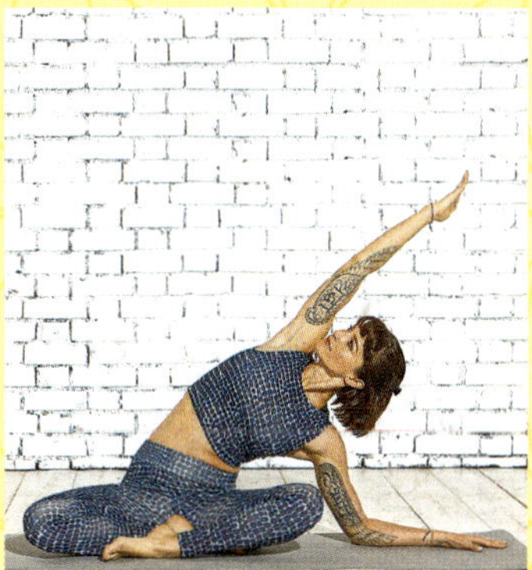

Gedrehte Kopf-zum-Knie-Pose

Sanskrit-Name:	Parivrtta Janu Sirsasana
Chakra:	Wurzel-Chakra, Sakral-Chakra, Solarplexus-Chakra
Dosha:	erhöht Vata (+), kühlt Pitta (–), verringert Kapha (–)
Körper:	die gesamte Körperseite von der Hüfte bis zu den Fingerspitzen wird tief gedehnt (Zwischenrippenmuskulatur)
Geist & Emotion:	vitalisierend, inspirierend, zentrierend
Kontraindikationen:	nicht bei Verletzungen der Knie, Hüften, Arme oder Schultern
Variationen:	Du kannst hier auch mit einem Gurt um den Fuß arbeiten und/oder zur Unterstützung auch mit einem Block oder einer Decke unter deinem Unterarm.

Die richtige Ausrichtung:

- Setze dich mit aufrechtem Oberkörper und ausgestreckten Beinen auf den Boden.
- Beuge dein linkes Knie und setze die Fußsohle an die Innenseite deines rechten Oberschenkels, während du das rechte Bein ausgestreckt lässt.
- Erde dich durch die linke Hüfte in die Matte.
- Drehe den Oberkörper zu deinem rechten Bein und setze die rechte Handfläche an die Innenseite des Oberschenkels.
- Schiebe dich mit der unteren Hand zurück in die linke Gesäßhälfte.
- Rolle die linke Schulter zurück und führe mit der nächsten Einatmung deinen linken Arm nach oben. Strecke ihn mit der Ausatmung über den Kopf Richtung rechtes Bein, sodass sich dein Oberkörper seitlich aufdehnt.
- Bleibe hier und atme tief in die linke Flanke.
- Wenn du weiter gehen möchtest, setze den rechten Ellenbogen auf den Boden und öffne den Oberkörper noch mehr in Richtung Decke.
- Wenn du hier noch weiter gehen willst, drehe deine rechte Handfläche mit dem Daumen nach unten zur Innenkante des linken Fußes und greife sie. Strecke den oberen linken Arm weit über den Kopf und greife die rechte Fußaußenkante.
- Atme tief ein und drehe mit der Ausatmung den Oberkörper unter deiner linken Achselhöhle noch mehr in Richtung Decke auf. Denke daran, dass die Pose durch den Oberschenkelknochen des linken Beins verankert bleibt.
- Bleibe ca. 1 Minute in dieser Haltung, um den vollen und tiefen Effekt dieser Seitbeuge zu erleben.
- Löse die Haltung, indem du dich mithilfe deiner unteren Hand zurück ins Sitzen hochdrückst.
- Wiederhole das Gleiche auf der anderen Seite.

Häufige Fehler:	Oberkörper knickt nach vorn ein, Gesäß hebt vom Boden ab
Mein Tipp:	Ziel dieser Haltung ist es nicht, auf Biegen und Brechen beide Hände zum Fuß zu bringen, sondern die Flanken weit aufzudehnen und dabei so lang wie möglich im Oberkörper zu bleiben.

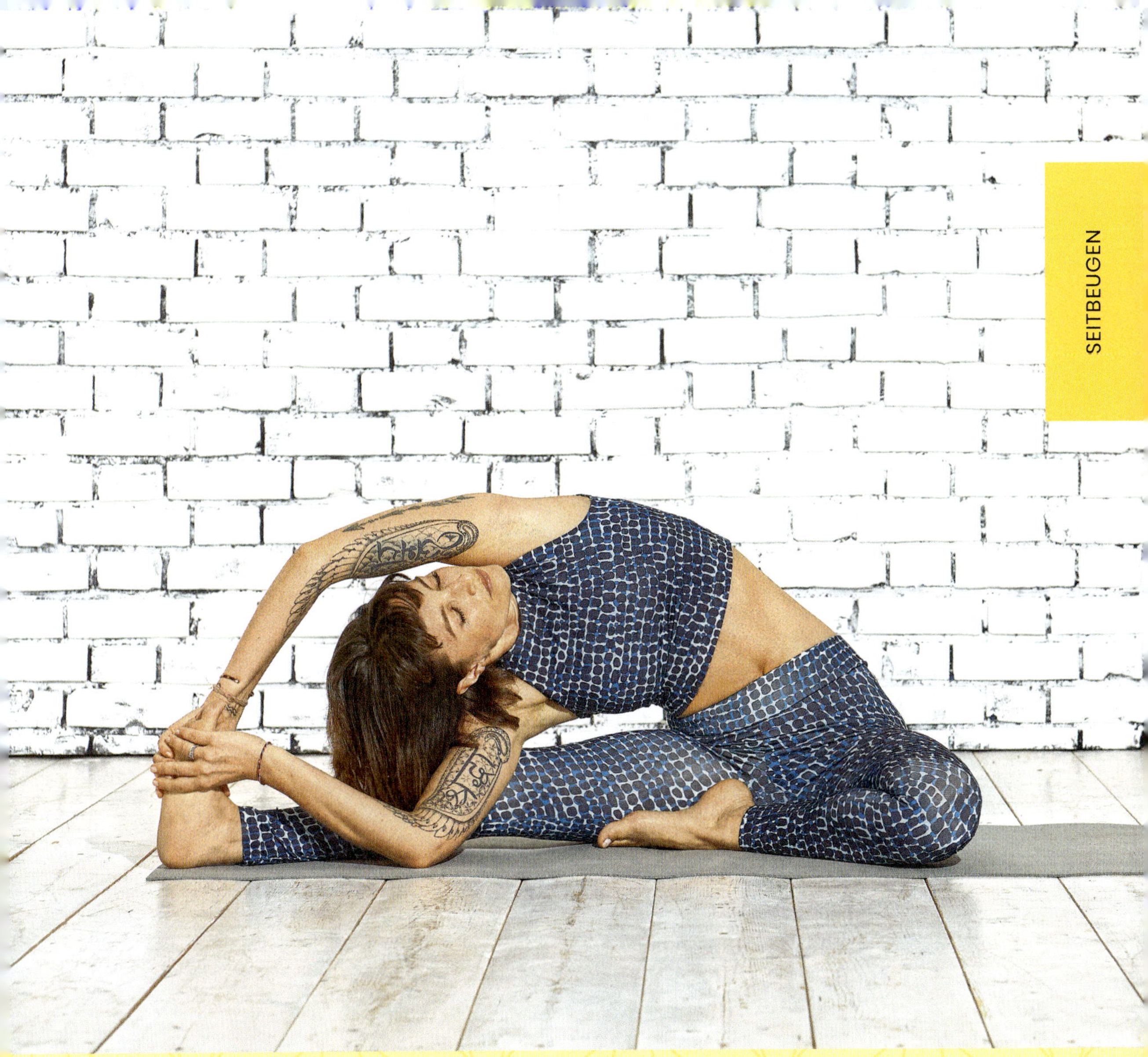

AFFIRMATION

»Ich schaffe Raum und Platz für Neues in meinem Leben.«

VARIATIONEN

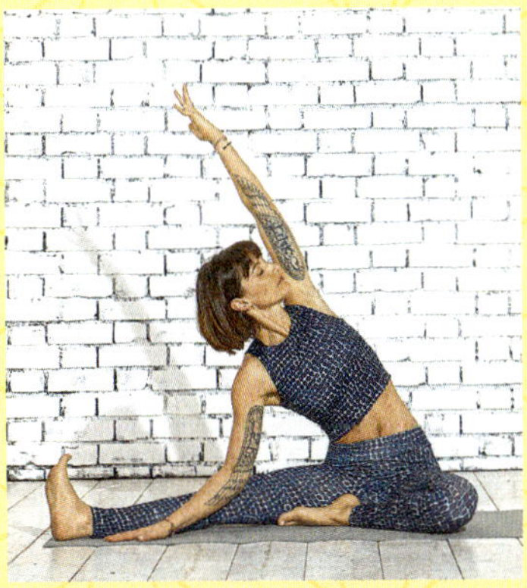

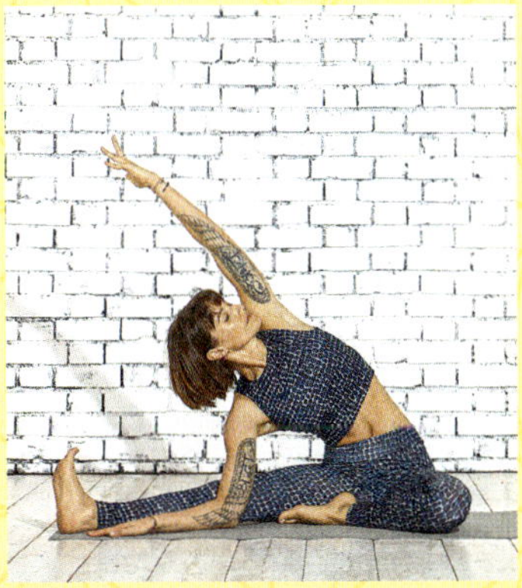

Sitzende Grätsche mit Seitbeuge

Sanskrit-Name:	Parivrtta Upavistha Konasana
Chakra:	Sakral-Chakra, Solarplexus-Chakra
Dosha:	erhöht Vata (+), kühlt Pitta (–), verringert Kapha (–)
Körper:	dehnt die Innenseite der Oberschenkel (Adduktoren), öffnet Flanken und Zwischenrippenmuskulatur und verhilft damit zu tieferer Atmung, gleicht außerdem Dysbalancen in den Körperseiten aus
Geist & Emotion:	vitalisierend, inspirierend, zentrierend
Kontraindikationen:	nicht bei Verletzungen der Knie, Hüften, Arme oder Schultern
Variationen:	Bei Nackenverspannungen blicke nach vorn. Du kannst diese Haltung auch mit einem Gurt um den Fuß üben. Wer weiter gehen möchte, legt den Unterarm auf den Boden und greift die Fußaußenkante mit der oberen Hand.

Die richtige Ausrichtung:

- Komme in eine aufrechte Sitzposition. Wenn du die Tendenz hast, im Oberkörper rund zu werden, setze dich auf die Kante einer Decke.
- Öffne die Beine in eine weite Grätsche. Gehe dabei nur so weit, wie es sich für dich gut anfühlt. Wir wollen eine Dehnung erzeugen, aber niemals Schmerz.
- Aktiviere die Oberschenkelmuskulatur, rotiere beide Oberschenkel auswärts und zurück, flexe die Füße. Strecke deinen Oberkörper ganz lang und erde beide Sitzbeinknochen.
- Setze die rechte Hand an der Innenseite vom Oberschenkel auf. Schiebe dich mit der unteren Hand zurück in die linke Gesäßhälfte.
- Rolle jetzt die linke Schulter zurück und führe mit der nächsten Einatmung deinen linken Arm nach oben. Strecke ihn mit der Ausatmung über den Kopf Richtung rechtes Bein, sodass sich dein Oberkörper seitlich öffnet und aufdehnt.
- Bleibe für ein paar Atemzüge hier und atme tief in die linke Flanke.
- Atme tief ein und drehe mit der Ausatmung den Oberkörper unter deiner linken Achselhöhle noch mehr auf in Richtung Decke.
- Halte deine Sitzbeinknochen fest am Boden verankert. Wenn du kannst, schaue unter deiner Achsel in Richtung Decke. Das Drehen der Wirbelsäule und der Blick nach oben erleichtern die Drehung.
- Bleibe ca. 1 Minute in dieser Haltung, um den vollen Effekt dieser tiefen Seitbeuge zu erleben.
- Um herauszukommen, nutze deine untere Hand und drücke dich mit der Einatmung zurück ins Sitzen.
- Wiederhole das Gleiche auf der anderen Seite.

Häufige Fehler:	Gesäß hebt vom Boden ab, Oberkörper fällt nach vorn. Ziel ist hier nicht, den Kopf zum Bein zu bringen, sondern Länge während der Übung zu bewahren.
Mein Tipp:	Pausiere für einen Moment zwischen den Körperseiten und spüre den einzigartigen Effekt dieser tiefen Seitbeuge: inspirierend und zentrierend.

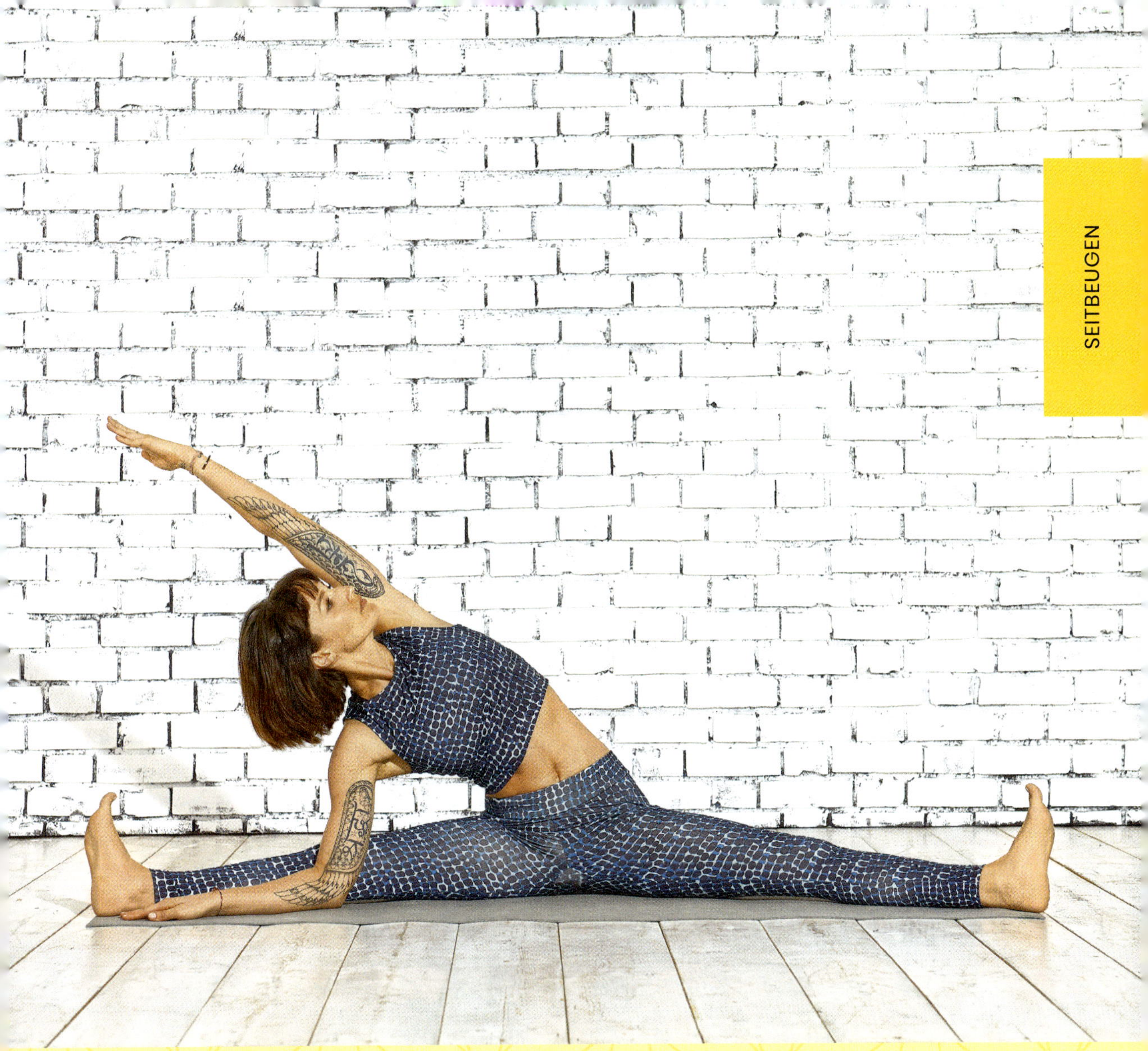

AFFIRMATION

»Ich kreiere Weite und Inspiration.«

VARIATIONEN

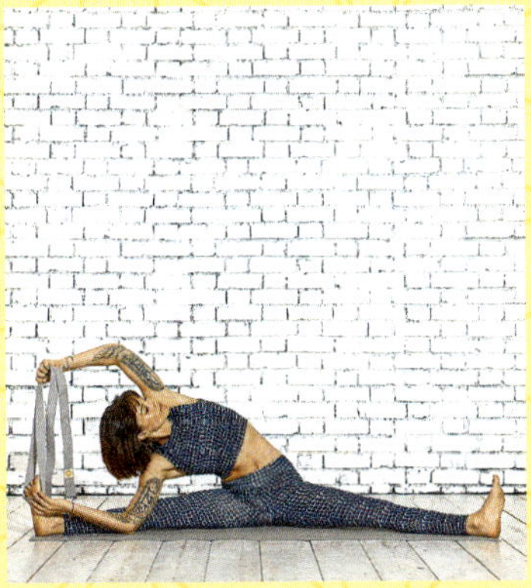

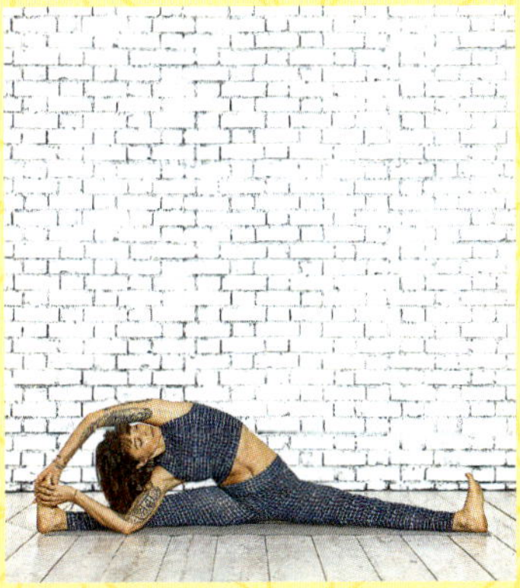

Kompass

Sanskrit-Name:	Surya Yantrasana
Chakra:	Sakral-Chakra, Solarplexus-Chakra
Dosha:	erhöht Vata & Pitta (+), verringert Kapha (–)
Körper:	öffnet den seitlichen Körper (Zwischenrippenmuskulatur), dehnt die Schulter- und Armmuskulatur und verhilft zu tieferer Atmung, dehnt die Innenseite der Oberschenkel (Adduktoren), äußere Hüfte und Hamstrings, gleicht Dysbalancen in der rechten und linken Körperseite aus
Geist & Emotion:	vitalisierend, motivierend, inspirierend, zentrierend
Kontraindikationen:	Schulter- und Hamstringverletzungen, Schwangerschaft
Variationen:	Wenn es dir schwerfällt, deinen Fuß zu greifen, nutze einen Gurt als Hilfsmittel und schlinge ihn über den oberen Fuß, um ihn näher zu dir heranzuziehen.

Die richtige Ausrichtung:

- Setze dich mit aneinandergelegten Füßen und nach außen zeigenden Knien in den sitzenden Schmetterling.
- Hebe mit beiden Händen dein linkes Bein an. Stelle dir vor, dein linkes Bein ist wie der Schultergurt eines Rucksacks, den du dir über den Oberarm legst. Dein linker Arm ist jetzt innen am Bein.
- Lege dein linkes Bein über deine linke Schulter und ziehe es so hoch wie möglich in Richtung Schulteransatz. Klemme den Oberarm in deiner Kniebeuge ein, damit das Bein nicht abrutscht.
- Wandere mit der linken Hand in einer Linie mit deiner Hüfte auf dem Boden ein wenig mehr nach außen, die Fingerspitzen zeigen nach außen.
- Presse deine linke Hand kraftvoll in die Matte.
- Strecke deinen rechten Arm in die Luft und angle hinter deinem Kopf nach deinem linken Fuß.
- Übe alternativ mit einem Gurt als Hilfsmittel um deinen Fuß. Bei der Fortgeschrittenenvariante flext du den oberen Fuß und greifst die linke Fußaußenkante, dadurch wird die Seite des Körpers noch intensiver gestreckt.
- Ziehe das linke Bein nun behutsam diagonal nach oben, bis du das Ende deines Bewegungsbereichs erreicht hast. Nutze den unteren Arm, um das Bein nach hinten zu schieben.
- Rotiere den Brustkorb nach rechts oben auf, und wenn du kannst, schaue unter deiner Achsel nach oben. Presse das untere Knie Richtung Boden, um dich zu erden.
- Um die Haltung zu lösen, nimmst du die Hand vom Fuß, beugst das obere Knie und kommst zurück in den sitzenden Schmetterling.
- Verweile einen Moment, spüre den Unterschied zwischen der rechten und linken Körperseite und wechsle dann die Seite.

Häufige Fehler:	untere Hand ist nicht weit genug nach außen versetzt
Mein Tipp:	Ich empfehle, geduldig mit dir selbst zu sein und dich erst einmal mit einem Gurt an die Pose heranzuwagen. Hier ist es besonders wichtig, die Beininnenseiten gut aufzuwärmen, z. B. mit leichteren Seitbeugen wie dem Seitwinkel oder dem Dreieck.

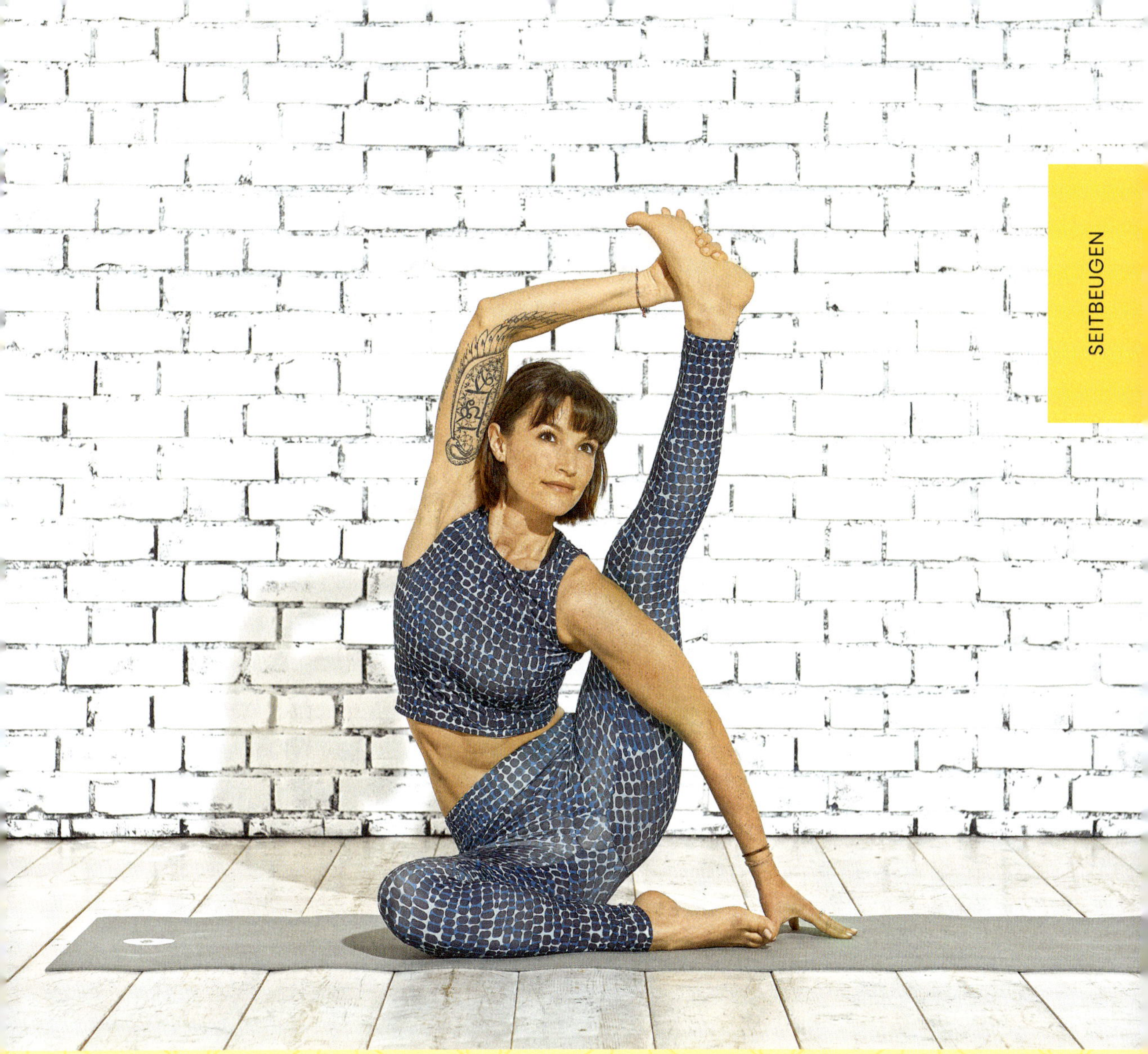

AFFIRMATION

»Mit sonnigem Gemüt öffne ich mich den Herausforderungen des Lebens.«

VARIATION

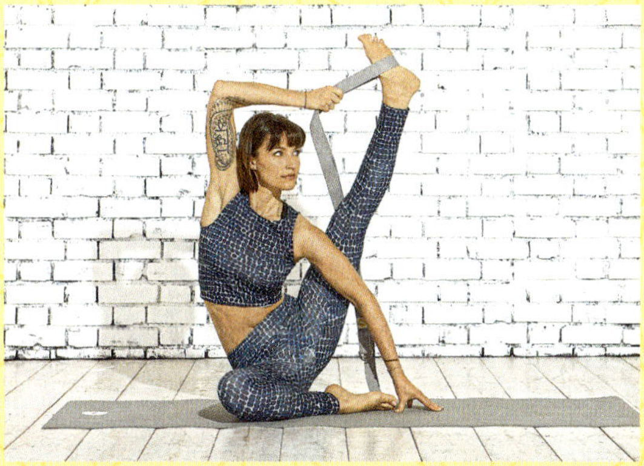

Tor

Sanskrit-Name:	Parighasana
Chakra:	Herz-Chakra
Dosha:	erhöht Vata & Pitta (+), verringert Kapha (–)
Körper:	dehnt die Innenseite der Oberschenkel, öffnet die Flanken und die Zwischenrippenmuskulatur und verhilft zu tieferer Atmung, dehnt die seitliche Hüfte (IT-Band), gleicht Dysbalancen in der rechten und linken Körperseite aus
Geist & Emotion:	vitalisierend, inspirierend, zentrierend
Kontraindikationen:	nicht bei Knieschmerzen oder Schulterverletzungen
Variationen:	Bei Nackenverspannungen kann der Blick geradeaus gerichtet werden. Lege bei Knieproblemen eine Decke unter. Als Variation kannst du diese Seitbeuge auch zur gegenüberliegenden Seite praktizieren, indem du die Hand auf den Boden setzt und den Arm weit über den Kopf streckst. Du kannst das Zentrum zusätzlich aktivieren, indem du den unteren Fuß vom Boden abhebst.

Die richtige Ausrichtung:

- Komme auf die Knie und setze beide Hände an die Hüften.
- Stelle dann zuerst deinen rechten Fuß im 90-Grad-Winkel neben dir auf, sodass die Fußaußenkante parallel zur kurzen Mattenkante verläuft.
- Presse die rechte Fußaußenkante kraftvoll in den Boden, sodass sich das Fußgewölbe anhebt.
- Atme tief ein, strecke die Arme über den Kopf, beuge dich mit der Ausatmung seitlich zum rechten Bein und gleite dabei mit deiner unteren Hand das Bein entlang, der linke Arm ist über den Kopf gestreckt.
- Achte darauf, nicht zu viel Druck mit der unteren Hand auszuüben und nur so weit zu gehen, dass du im Oberkörper noch aufrecht bleibst und nicht nach vorn abknickst. Ziehe die Schultern aktiv weg von den Ohren.
- Halte die Spannung im ganzen Körper, von den Fußspitzen bis in die Fingerspitzen, spüre die angenehme Dehnung in deiner linken Körperseite, von den Hüften bis zum Brustkorb.
- Atme weiter und spüre, wie sich mit jeder Einatmung die Rippen noch mehr öffnen und weiten.
- Bleibe für ca. 10–20 Atemzüge in dieser Position.
- Um die Haltung zu lösen, ziehe dich bei der Einatmung mit dem oberen Arm zur Mitte zurück, bringe beide Hände zurück an die Hüften und sammle dein rechtes Bein ein. Pausiere einen Moment und nimm den Unterschied zwischen rechter und linker Körperseite wahr.
- Wechsle dann zur anderen Seite.

Häufige Fehler:	Oberkörper klappt nach vorn ab, die Schulter ist zu nah an den Ohren, die Fußaußenkante ist nicht aktiv am Boden, zu viel Druck auf der unteren Hand
Mein Tipp:	Stelle dir zwei imaginäre Glasscheiben vor, zwischen denen du dich zur Seite aufdehnst. Suche gleichzeitig Aufrichtung und Länge in der Seite.

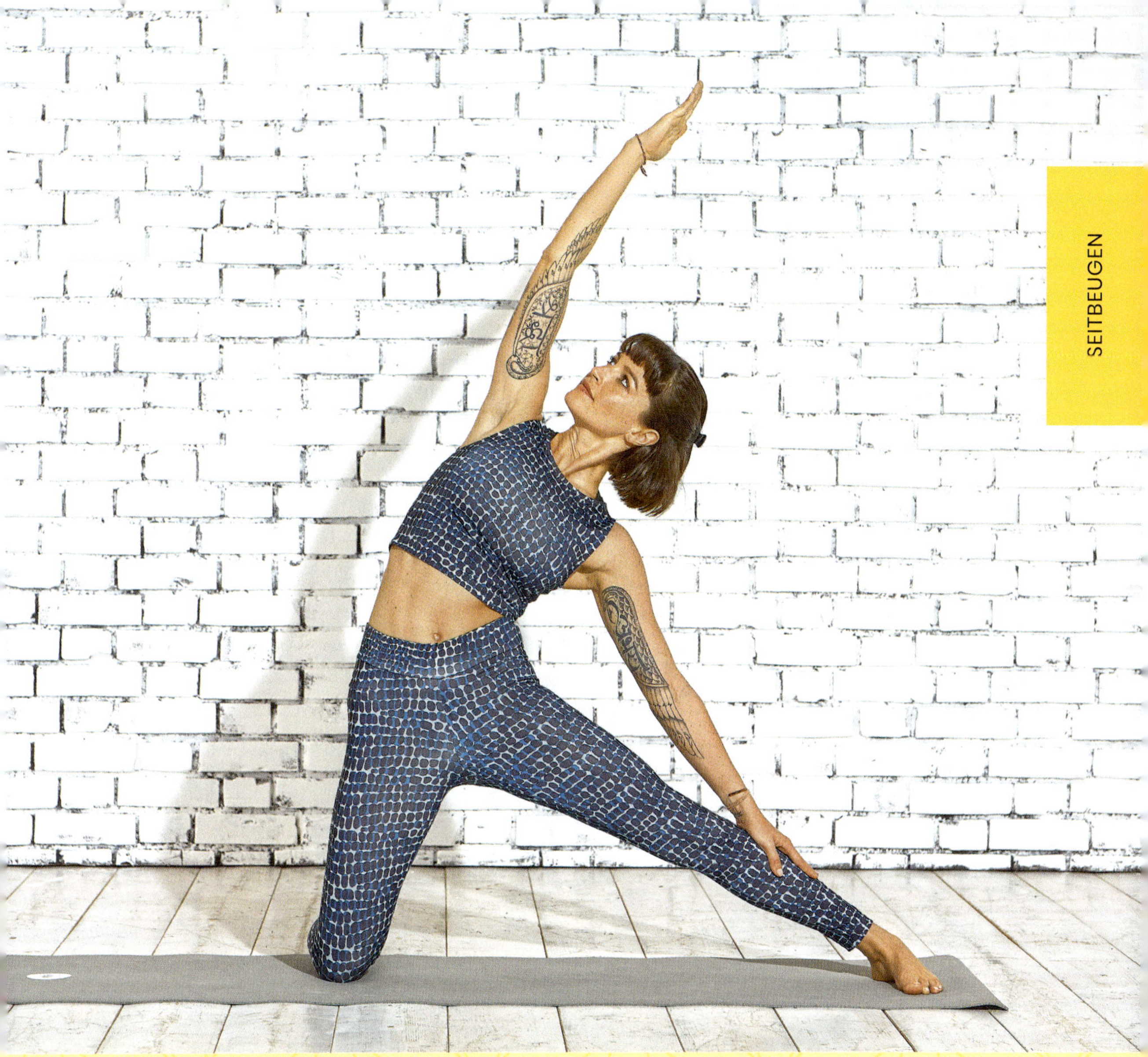

AFFIRMATION

»Ich spüre und genieße meine Vitalität.«

VARIATIONEN

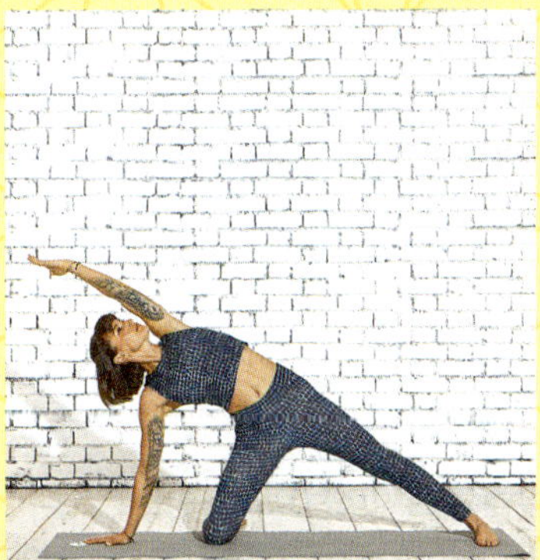

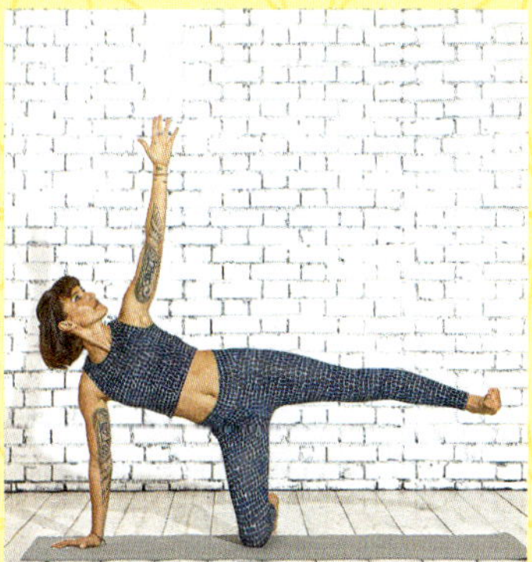

Seitstütz

Sanskrit-Name:	Vasisthasana
Chakra:	Solarplexus-Chakra, Herz-Chakra
Dosha:	erhöht Vata & Pitta (+), verringert Kapha (–)
Körper:	kräftigt die Arm- und seitliche Bauchmuskulatur, stärkt die Körpermitte, dehnt die gesamte Körperseite
Geist & Emotion:	vitalisierend, motivierend, baut Willenskraft auf
Kontraindikationen:	Handgelenks-, Ellenbogen- und Schulterschmerzen, verkürzte Beininnenseiten, Schwangerschaft
Variationen:	Übe mit deinem Fuß im 90-Grad-Winkel vor dir aufgesetzt für eine weniger intensive Variation. Eine fortgeschrittene Variante ist die Baumvariante mit dem Fuß auf der Innenseite des Oberschenkels. Um die Seitbeuge zusätzlich zu verstärken, kannst du außerdem den Arm über den Kopf ausstrecken. Bei Nackenverspannungen kann der Blick nach vorn gerichtet sein.

Die richtige Ausrichtung:

- Starte im Herabschauenden Hund. Verlagere das Gewicht nach vorn auf die Hände für die Schiefe Ebene.
- Mach deinen Körper ganz fest und aktiviere alle Muskeln, besonders dein Zentrum.
- Verlagere jetzt dein Gewicht auf deine linke Fußkante, staple deinen rechten Fuß über den linken.
- Die Position deiner unteren Hand sollte in einer Linie mit deinem Fuß verlaufen.
- Achte darauf, dass sich deine rechte Hand direkt unter deiner rechten Schulter befindet, presse die untere Handfläche, besonders die Wurzel des Zeige- und Mittelfingers, kraftvoll in die Matte.
- Bringe mit der Einatmung deinen linken Arm nach oben, schiebe dich mit der unteren Hand noch mehr weg von der Matte und hebe deine Hüften höher.
- Presse die Oberschenkel gut zusammen, um das Gleichgewicht zu halten, und erde dich gut durch die Fußsohlen. Richte den gesamten Körper in einer langen diagonalen Linie von den Fersen bis zur Krone aus. Wenn es nicht zu anstrengend für deinen Nacken ist, drehe zusätzlich den Kopf nach oben in Richtung Arm.
- Wenn du die Seitbeuge intensivieren möchtest, strecke den oberen Arm zusätzlich über den Kopf.
- Bleibe 5–10 Atemzüge in dieser Position. Je länger du bleibst, desto mehr Kraft baust du auf.
- Komme dann über die Schiefe Ebene zur Mitte zurück. Kehre für ein paar Atemzüge zum Herabschauenden Hund zurück.

Häufige Fehler:	nicht die volle Ganzkörperspannung, das untere Handgelenk ist nicht direkt unter der Schulter ausgerichtet
Mein Tipp:	Presse die Oberschenkel aktiv zusammen und achte besonders darauf, dass die untere Hand direkt unter der Schulter aufgesetzt ist. Diese Haltung ist zu Beginn intensiv, besonders für das Handgelenk. Starte deshalb mit den etwas schonenderen Varianten wie in den Abbildungen.

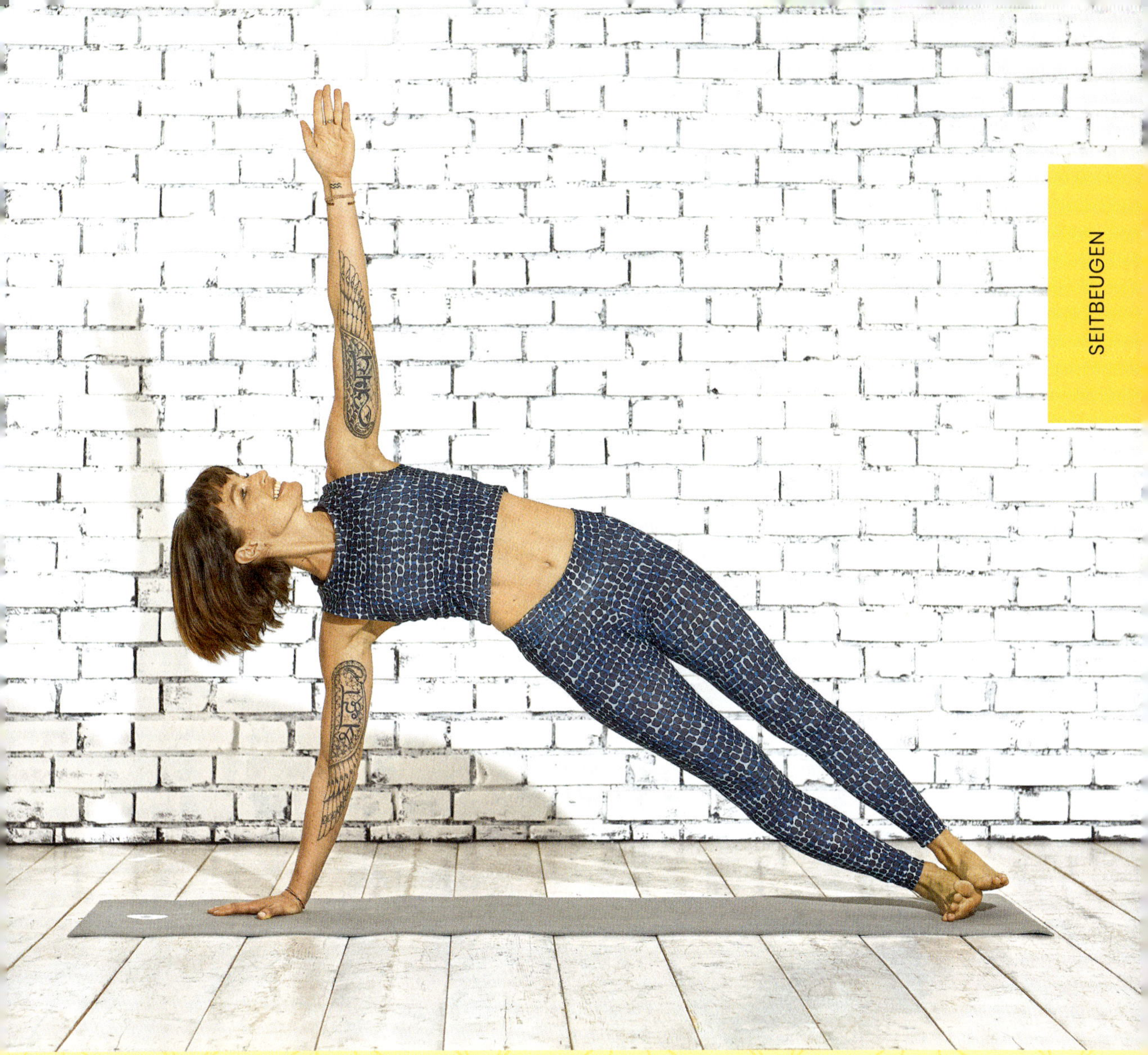

AFFIRMATION

»Yes, I can.«

VARIATIONEN

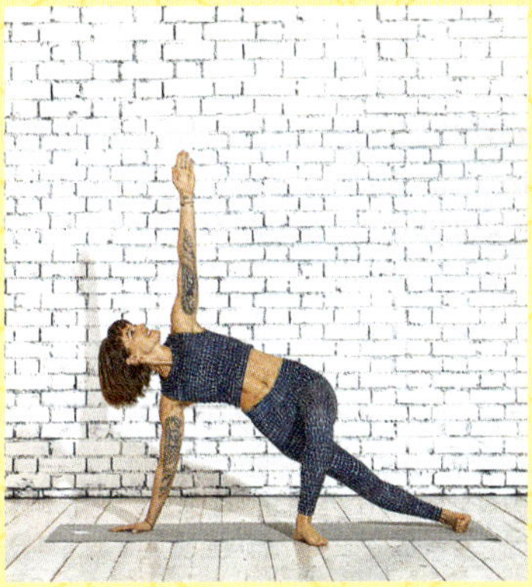

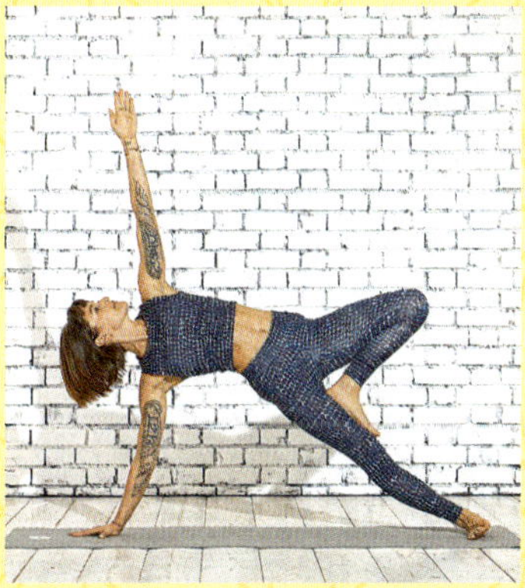

Einbeiniger Seitstütz

Sanskrit-Name:	Eka Pada Vasisthasana
Chakra:	Solarplexus-Chakra, Herz-Chakra
Dosha:	erhöht Vata & Pitta (+), verringert Kapha (–)
Körper:	stabilisiert das Zentrum, baut Handgelenks-, Arm- und Schulterkraft auf, entwickelt das Gleichgewicht weiter
Geist & Emotion:	energetisierend, motivierend, stärkt die Willenskraft
Kontraindikationen:	Handgelenks-, Ellenbogen- und Schulterschmerzen, verkürzte Beininnenseiten, Schwangerschaft
Variationen:	Um Kraft aufzubauen, kannst du erst einmal in der Schiefen Ebene üben, das obere Bein anzuheben. Es ist ebenfalls möglich, den oberen Fuß mit einem Gurt zu umschlingen und damit zu arbeiten.

Die richtige Ausrichtung:

- Komme vom Herabschauenden Hund zunächst in die Schiefe Ebene.
- Drehe dich zur linken Seite hin auf und bewege dich weiter in den Seitstütz.
- Platziere deine rechte Hand direkt unter der rechten Schulter.
- Wenn du dich stabil fühlst und den Seitstütz für 5–8 Atemzüge halten kannst, drehe die linke Hüfte nach außen, beuge dein linkes Knie und greife deinen großen Zeh.
- Beuge gleichzeitig dein unteres rechtes Knie, sodass du die Fußsohle zum Boden bringen kannst.
- Atme aus und strecke mit der nächsten Einatmung dein oberes Bein in Richtung Decke aus.
- Schaue zuerst nach unten, um dein Gleichgewicht zu finden, und wenn du kannst, führe den Blick über vorn zur oberen Hand und schau dann nach oben.
- Um in der Pose stabil zu bleiben, drehst du den rechten Oberarm weiter nach außen, schiebst die Hüfte nach vorn und presst dabei das Fußgewölbe in die Matte.
- Halte die Pose für 5 Atemzüge.
- Um die Haltung zu lösen, kehre zur Schiefen Ebene zurück und pausiere im Herabschauenden Hund.
- Wiederhole alle Schritte auf der anderen Seite.
- Pausiere anschließend für einen Moment in der Haltung des Kindes.

Häufige Fehler:	die untere Fußinnenkannte ist nicht in die Matte gepresst (hier liegt der Schlüssel zu dieser Haltung, denn von dieser Basis aus streckst du dich nach oben aus), das untere Handgelenk ist nicht direkt unter dem Schultergelenk platziert
Mein Tipp:	Die Haltung erfordert ein sehr hohes Maß an Flexibilität an der Beininnenseite (Adduktoren). Wärme dich hierfür mit leichteren Seitbeugen auf, die die Beininnenseiten dehnen und vorbereiten, wie z. B. mit dem Tor, dem Dreieck oder dem Halbmond.

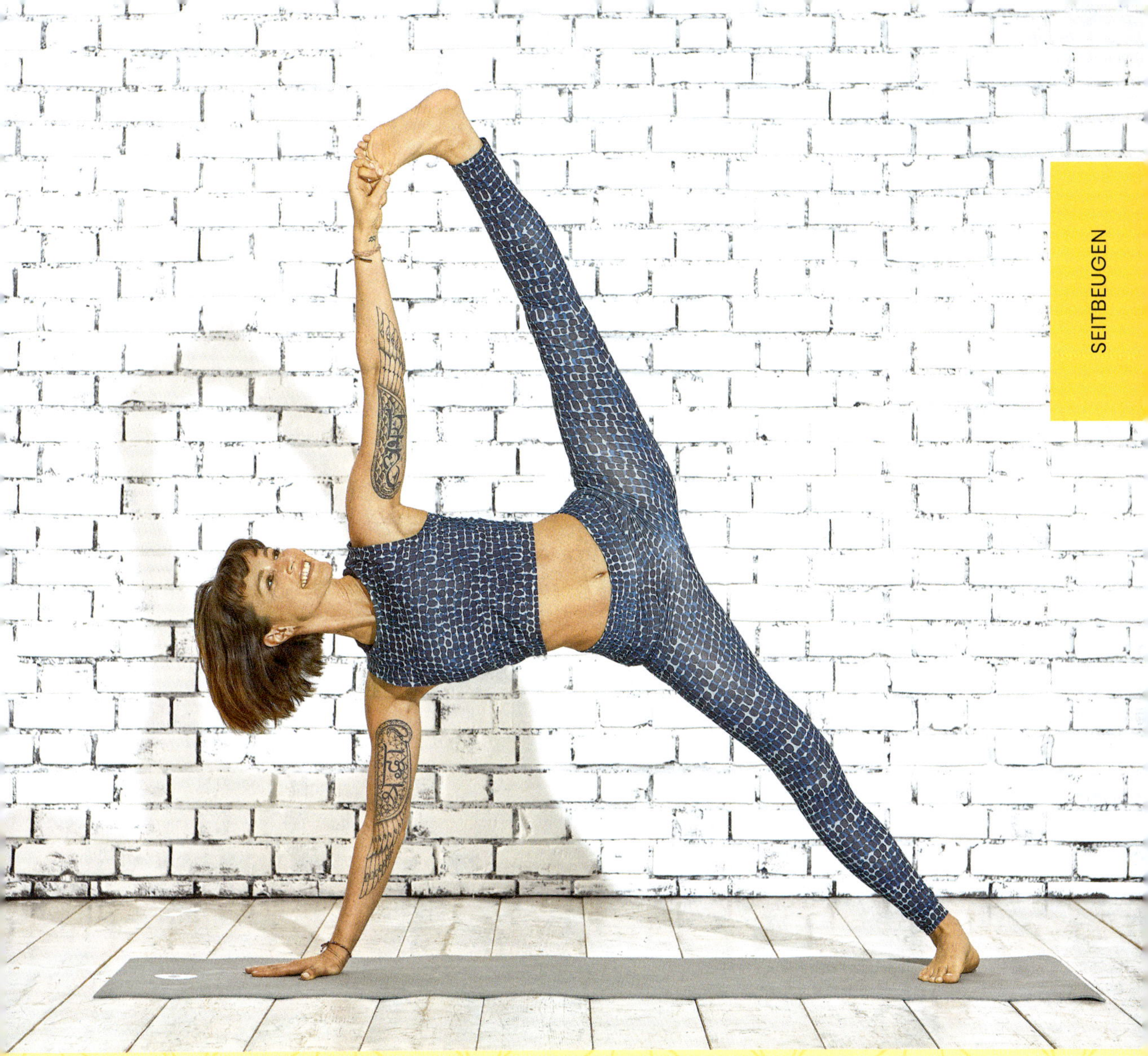

AFFIRMATION

»Ich kann alles erreichen, was ich wirklich will.«

VARIATION

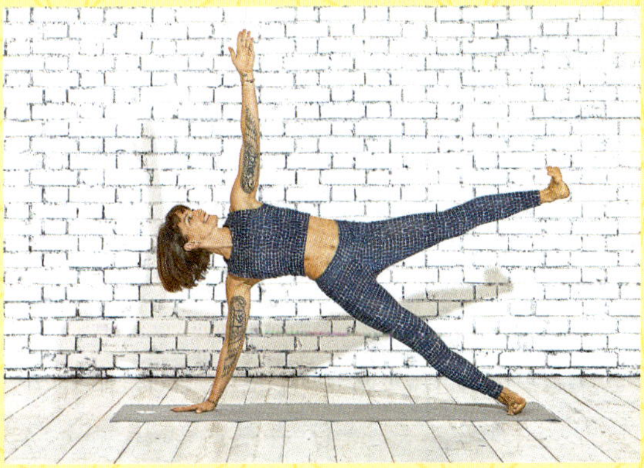

Dem Weisen Visvamitra

Sanskrit-Name:	Visvamitrasana
Chakra:	Solarplexus-Chakra, Herz-Chakra
Dosha:	erhöht Vata & Pitta (+), verringert Kapha (–)
Körper:	öffnet den seitlichen Torso, stärkt den Oberkörper, die Handgelenke, Arme und Beine, streckt die äußeren Hüften und die tiefen Gesäßmuskeln, dehnt die Innenseite der Oberschenkel (Adduktoren)
Geist & Emotion:	energetisierend, motivierend, stärkt das Selbstvertrauen in die eigenen Kräfte und Fähigkeiten
Kontraindikationen:	Verletzungen am Handgelenk, Kniesehnenverletzungen, Hamstringverletzungen, Iliosakralverletzungen, Schwangerschaft
Variationen:	Die halbe Visvamitrasana-Haltung (Ardha Visvamitrasana) ist ideal geeignet, um sich dieser herausfordernden Haltung zu nähern und Armkraft sowie Flexibilität aufzubauen. Platziere dafür deine Knie unter deiner Hüfte und konzentriere dich auf das Heben des oberen Fußes. Es ist ebenfalls möglich, hier mit einem Gurt zu arbeiten.

Die richtige Ausrichtung:

- Komme zunächst in den Herabschauenden Hund.
- Setze dann deinen linken Fuß nach vorn und gehe über in die Seitwinkelhaltung. Deine linke Hand ist an der Innenseite deines Beins, deine hintere Fußaußenkante presst du kraftvoll in die Matte.
- Presse mit deiner linken, unteren Hand in den Boden und spreize die Finger.
- Greife mit deinem rechten Arm über den Kopf, hebe deinen unteren Fuß vom Boden, angle deine linke Fußaußenkante und bringe das linke Bein zur Streckung.
- Drehe deinen Oberkörper unter der linken Achsel nach oben hin auf.
- Die Erdung des Hinterfußes muss genauso stark sein wie das Verwurzeln der unteren Hand, um dich in alle Richtungen zu verlängern und zu öffnen.
- Während du mit der unteren Hand in den Boden drückst, ziehe gleichzeitig deinen Fuß Richtung Kopf und drehe den Oberkörper weiter auf.
- Wenn du kannst, richte deinen Blick unter der Achsel nach oben Richtung Decke.
- Bleibe für ein paar Atemzüge in der Haltung.
- Um die Haltung zu lösen, nimmst du die obere Hand vom Fuß, pausierst einen Moment auf deinen Fersen und kreist die Handgelenke.
- Wechsle dann zur anderen Seite.

Häufige Fehler:	nicht ausreichend aufgewärmt
Mein Tipp:	Diese Asana erfordert die Beweglichkeit einer Brezel und viel Armkraft. Sei geduldig mit dir und deinem Körper. Der Weg ist das Ziel.

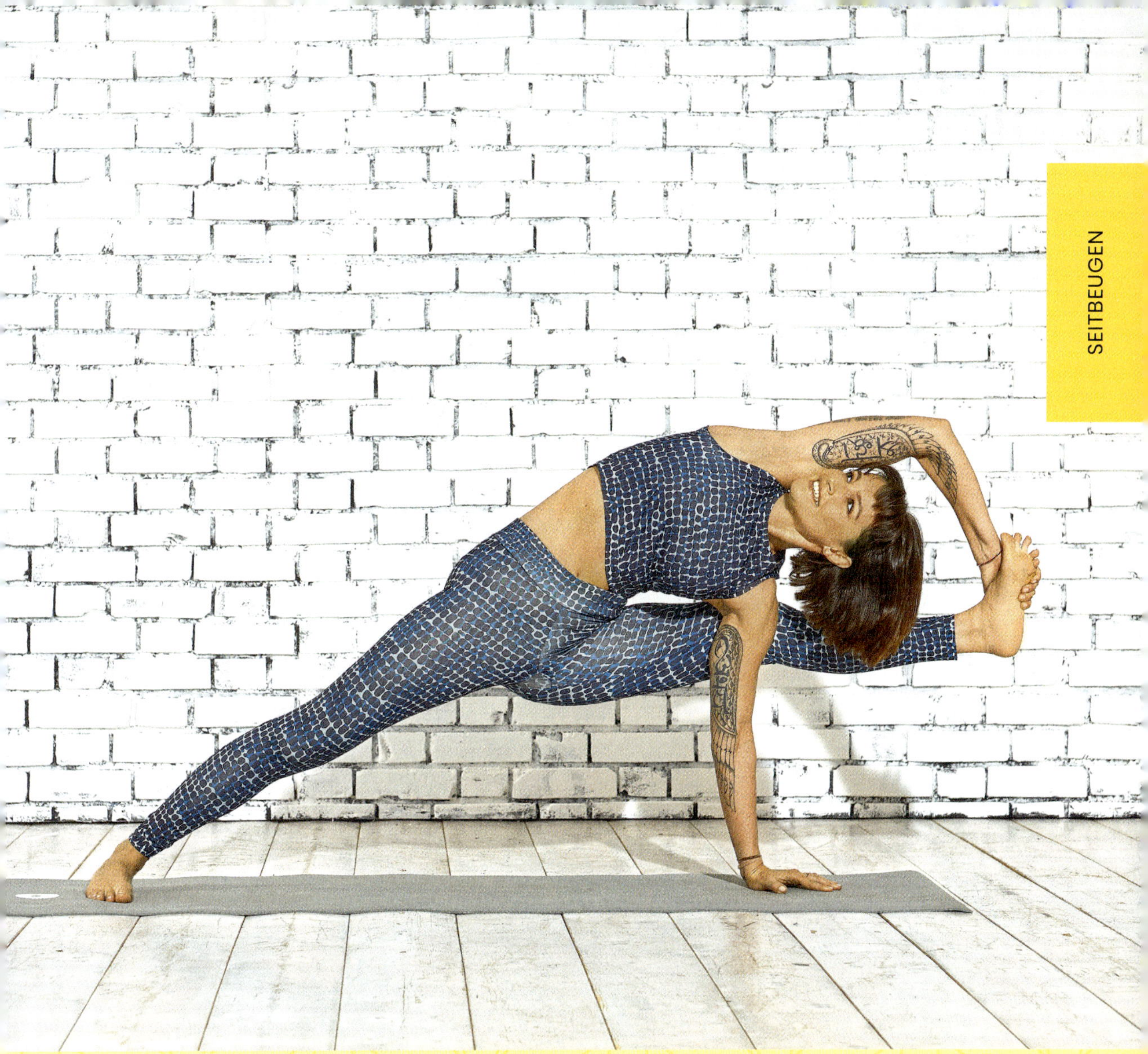

AFFIRMATION

»In mir steckt unendliches Potenzial.«

VARIATION

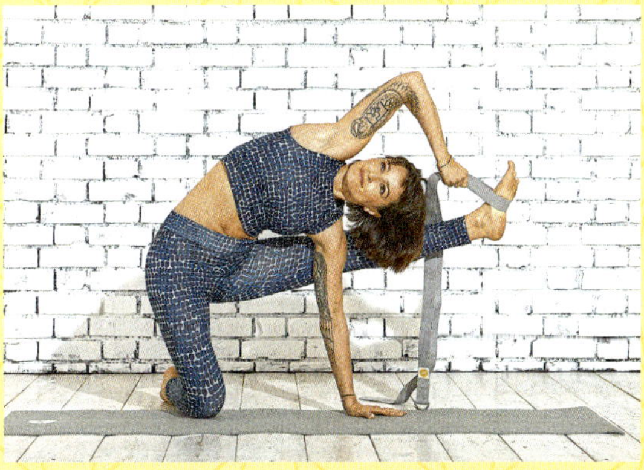

Seitwinkel

Sanskrit-Name:	Utthita Parsvakonasana
Chakra:	Solarplexus-Chakra, Herz-Chakra
Dosha:	erhöht Vata & Pitta (+), verringert Kapha (–)
Körper:	dehnt die Innenseite der Oberschenkel (Adduktoren), öffnet Flanken und Zwischenrippenmuskulatur, verhilft zu tieferer Atmung
Geist & Emotion:	vitalisierend, inspirierend, erfrischend, zentrierend
Kontraindikationen:	Knöchel-, Knie- oder Schulterprobleme
Variationen:	Wenn du weiter gehen möchtest, kannst du entweder mit einem Block arbeiten, die Hand zum Boden oder in eine Bindung bringen. Bei Nackenverspannungen muss der Kopf nicht nach oben gedreht werden, der Blick kann ruhig geradeaus gerichtet bleiben.

Die richtige Ausrichtung:

- Komme zunächst in den Herabschauenden Hund.
- Strecke mit der Einatmung dein rechtes Bein nach hinten oben, setze mit der Ausatmung den Fuß nach vorn zwischen deinen Händen auf und drehe den hinteren Fuß um 90 Grad auswärts.
- Richte die vordere Ferse mit der Mitte des hinteren Fußes aus.
- Achte darauf, dass dein Knie im rechten Winkel über deiner Ferse verläuft und nicht über die Zehen nach vorn ragt.
- Rotiere den rechten Oberschenkel auswärts, sodass dein Knie nicht nach innen fällt.
- Stütze dich mit dem rechten Ellenbogen auf dem Oberschenkel ab und strecke mit der Einatmung deinen linken Arm weit über den Kopf nach vorn.
- Ziehe die Schultern weg von den Ohren und achte darauf, nicht zu viel Gewicht auf den Ellenbogen zu verlagern, sondern die Pose aus der Kraft der Beine und des Zentrums heraus zu halten.
- Rotiere den Oberkörper Richtung Himmel auf, sodass du die Dehnung in der Zwischenrippenmuskulatur spürst.
- Wenn du weiter gehen möchtest, kannst du entweder mit einem Block arbeiten, die Hand zum Boden oder in eine Bindung bringen, indem du das Handgelenk des oberen Arms greifst.
- Drücke mit der unteren Hand das rechte Knie aktiv gegen den Innenarm.
- Bleibe für ca. 10–20 Atemzüge in dieser Haltung.
- Mit der Ausatmung setzt du die Hände auf den Boden und trittst zurück in den Herabschauenden Hund.
- Atme ein paarmal tief ein und aus und wiederhole die Übung auf der anderen Seite.

Häufige Fehler:	zu viel Gewicht auf den Ellenbogen oder der unteren Hand, Kollabieren im Oberkörper, Gesäß nach hinten rausgestreckt, Hohlkreuz, vorderes Knie fällt nach innen
Mein Tipp:	Für noch mehr Länge in deiner Körperseite stelle dir eine energetische Line vor, die von deiner hinteren Fußaußenkante bis in die Fingerspitzen verläuft.

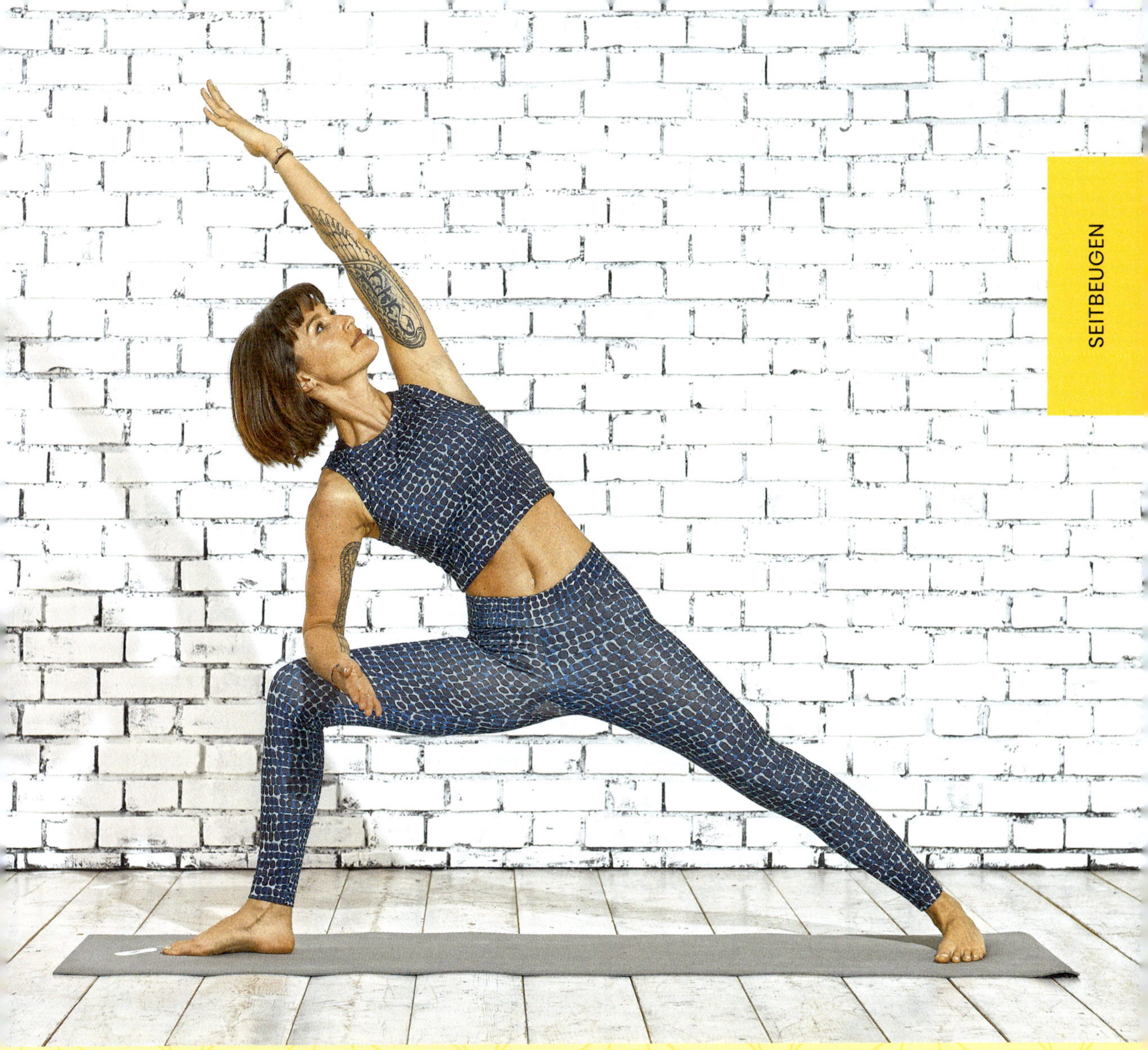

AFFIRMATION

»Ich genieße die Öffnung meiner gesamten Körperseite von der Fußaußenkante bis in die Fingerspitzen.«

VARIATIONEN

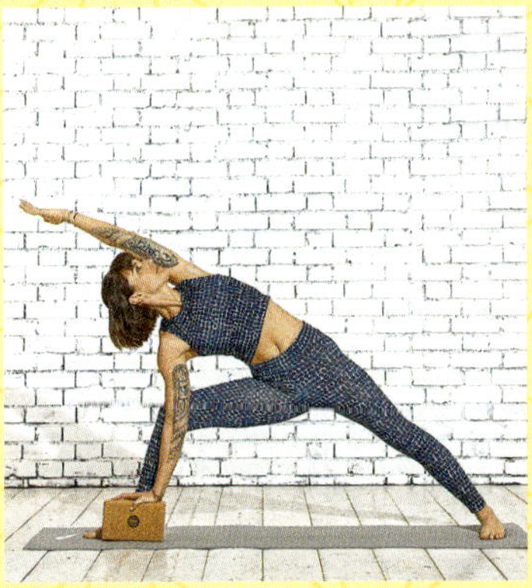

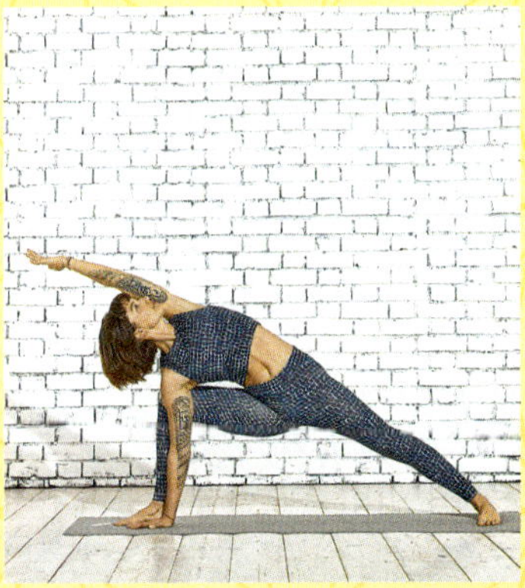

Friedvoller Krieger

Sanskrit-Name:	Shanti Virabhadrasana
Chakra:	Wurzel-Chakra, Solarplexus-Chakra
Dosha:	erhöht Vata & Pitta (+), verringert Kapha (–)
Körper:	öffnet den Rumpf und die Zwischenrippenmuskulatur, verhilft zu tieferer Atmung, öffnet die Hüften, stärkt die Beine
Geist & Emotion:	vitalisierend, inspirierend, belebend
Kontraindikationen:	Knöchel-, Knie- oder Schulterprobleme
Variationen:	Wenn du Anfänger bist, halte deine hintere Hand auf dem Oberschenkel. Im Laufe der Zeit kannst du die hintere Hand das Bein hinunterbewegen. Eine weitere und tiefere Dehnung erhältst du hier, wenn du das vordere Bein für ein paar Atemzüge streckst und in diese Variation der Seitbeuge gehst.

Die richtige Ausrichtung:

- Komme zunächst in den Herabschauenden Hund.
- Strecke mit der Einatmung dein rechtes Bein nach hinten oben und tritt mit der Ausatmung mit deinem rechten Fuß nach vorn zwischen die Hände.
- Erde deine Füße gut in die Matte und richte dich mit der nächsten Einatmung nach oben auf in den Krieger II.
- Atme tief ein, ziehe dich mit der vorderen Hand über das rechte Bein und lehne dich mit der Ausatmung zurück, sodass deine linke Hand auf deiner Wade oder dem Oberschenkel ruht und der Handrücken Richtung Himmel zeigt.
- Lege deine hintere Hand nicht direkt auf dein Kniegelenk und vermeide, zu viel Gewicht in die untere Hand zu geben.
- Verwurzle dich gut in den Vorderfuß, behalte dabei dein vorderes Knie um 90 Grad gebeugt, während du dich nach hinten beugst. Achte besonders darauf, den Oberschenkel nach außen zu rotieren.
- Folge mit dem Blick deiner oberen Hand und dehne deine seitliche Zwischenrippenmuskulatur auf.
- Bleibe 5–10 Atemzüge in der Dehnung.
- Um die Haltung zu lösen, verwurzle dich durch die Füße und ziehe den Oberkörper mit der Einatmung in die Mitte, in den Krieger II, zurück.
- Bringe mit der Ausatmung deine Arme windmühlenartig zurück zum Boden und tritt zurück in den Herabschauenden Hund.
- Beginne dann mit dem linken Bein.

Häufige Fehler:	das vordere Bein ist nicht tief genug gebeugt, das vordere Knie rotiert nicht nach außen
Mein Tipp:	Diese stehende Seitbeuge fühlt sich wundervoll befreiend an. Halte diese Pose ein wenig länger, um den vollen Effekt zu erfahren. Der Friedvolle Krieger eignet sich auch in einer Flow-Sequenz, z. B. Seitwinkel, Krieger II, Friedvoller Krieger usw.

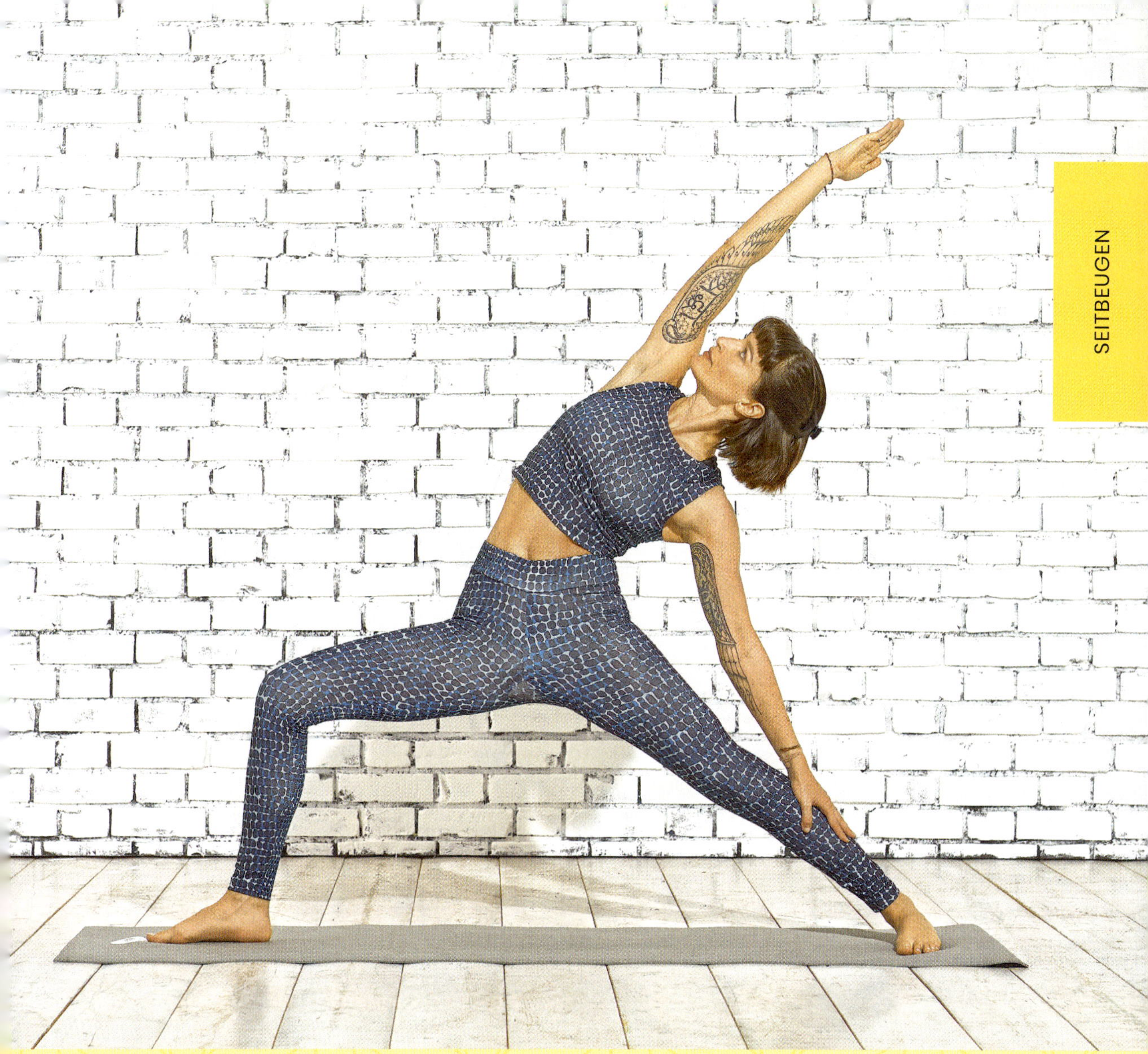

AFFIRMATION

»Ich bin ein friedvoller Krieger, der Liebe und Licht in die Welt trägt.«

VARIATION

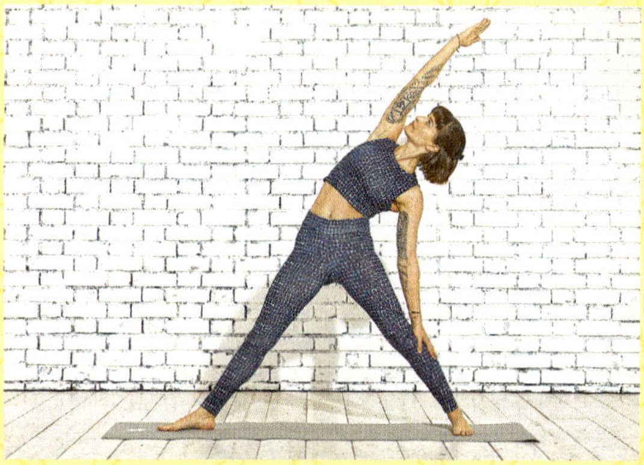

Dreieck

Sanskrit-Name:	Trikonasana
Chakra:	Wurzel-Chakra, Sakral-Chakra
Dosha:	erhöht Vata & Pitta (+), verringert Kapha (–)
Körper:	dehnt die Innenseite der Oberschenkel (Adduktoren), öffnet den Brustkorb, die Flanken und Zwischenrippenmuskulatur und verhilft zu tieferer Atmung
Geist & Emotion:	vitalisierend, inspirierend, belebend, zentrierend
Kontraindikationen:	Knöchel-, Knie- oder Schulterprobleme
Variationen:	Bei Nackenverspannungen halte den Kopf nach vorn gerichtet. Achte bei Hypermobilität in den Gelenken darauf, dein vorderes Knie leicht zu beugen. Bei verkürzter Beininnenseite nutze den Block innen am vorderen Fuß als Unterstützung. Für eine tiefere Flankenöffnung kann der obere Arm zusätzlich nach vorn über den Kopf gestreckt werden.

Die richtige Ausrichtung:

- Stehe in der Berghaltung, atme ein paarmal tief ein und aus und setze die Hände an die Hüften.
- Tritt mit dem linken Fuß nach hinten in einen weiten Grätschstand, etwa einen guten Meter breit, drehe den rechten Fuß zur vorderen Mattenkante und den hinteren Fuß um 90 Grad. Drehe die Zehen des hinteren Fußes ein, sodass sie leicht nach vorn zeigen, der linke hintere Oberschenkel ist leicht einwärts rotiert.
- Achte darauf, dass die vordere Ferse mit der Mitte des hinteren Fußes auf einer Linie steht.
- Ziehe die Kniescheiben aktiv nach oben und aktiviere die Beinmuskulatur, presse die hintere Fußaußenkante aktiv in den Boden.
- Breite beide Arme parallel zum Boden aus, atme tief ein, zieh die Taille in die Länge und das Schambein nach oben, raus aus dem Hohlkreuz.
- Ziehe dich bei der Ausatmung mit langem Oberkörper nach vorn über das vordere rechte Bein und setze die rechte Hand leicht auf dem Schienbein, einem Block oder auch auf dem Boden innen vom Fuß auf.
- Ziehe die Schulterblätter weg von den Ohren, drehe die linke obere Schulter noch mehr auf, wenn du kannst. Richte den Blick nach oben zur linken Hand, ziehe beide Arme entgegengesetzt auseinander.
- Spüre die Dehnung in der Innenseite der Oberschenkelmuskulatur sowie in deiner linken Flanke.
- Bleibe für 10–20 tiefe Atemzüge im Dreieck und drehe dich mit dem Oberkörper noch weiter auf.
- Ziehe dich mit der Einatmung nach oben, pausiere einen Moment und drehe dann den Winkel der Füße um, sodass hinten jetzt vorn ist.
- Wiederhole die Übung auf der anderen Seite.

Häufige Fehler:	zu viel Gewicht auf der unteren oder oberen Hand, im Oberkörper kollabieren, Gesäß nach hinten rausgestreckt, Hohlkreuz
Mein Tipp:	Stelle dir eine imaginäre Wand vor, an die du dich anlehnst.

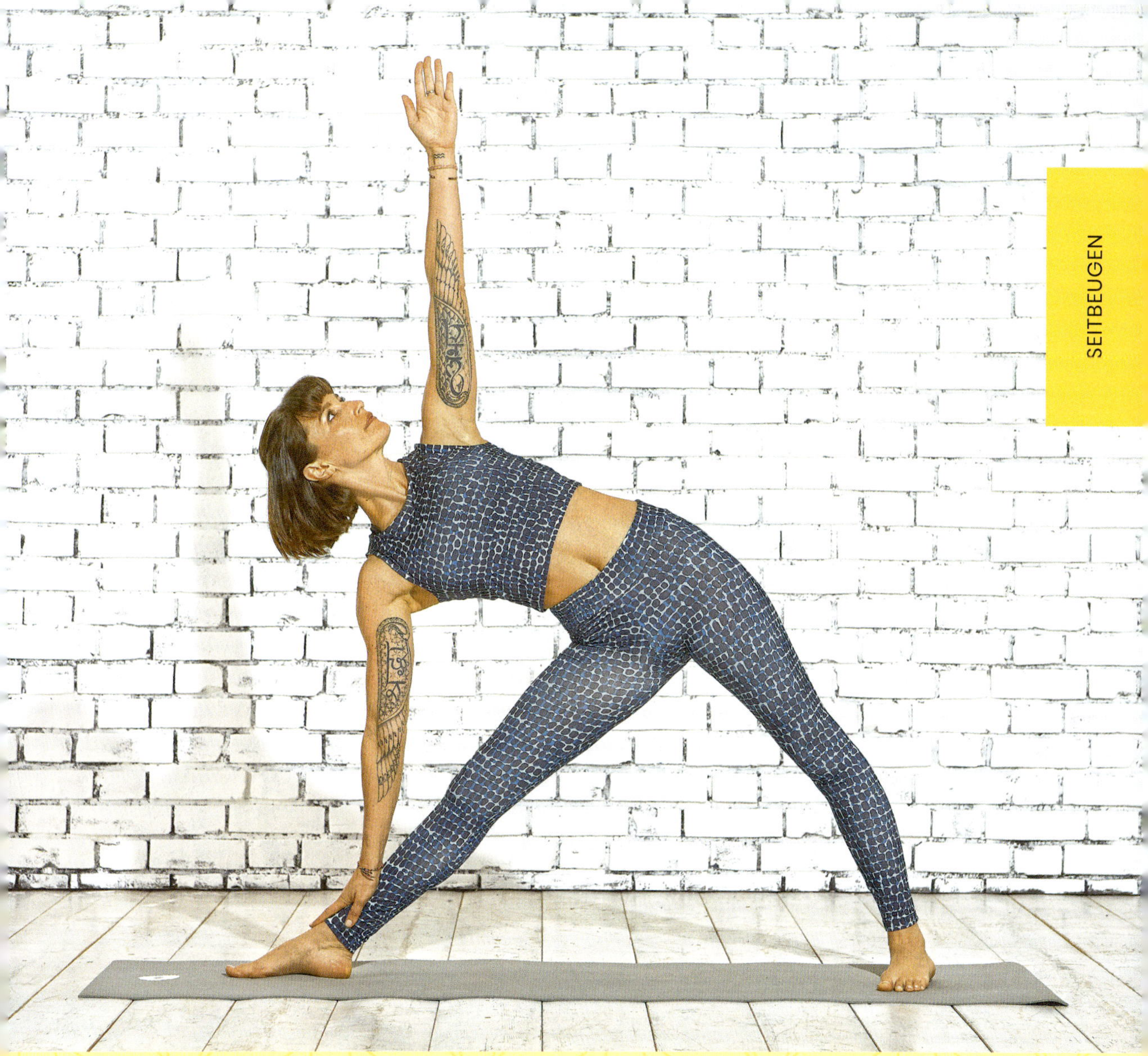

AFFIRMATION

»Ich strecke mich von meinem Nabelzentrum in alle Richtungen aus.«

VARIATIONEN

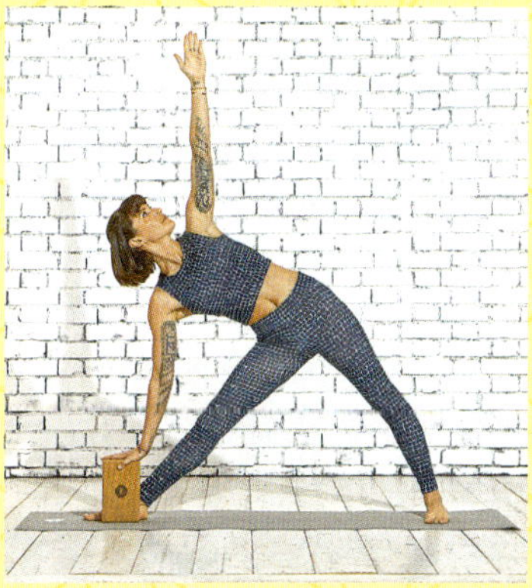

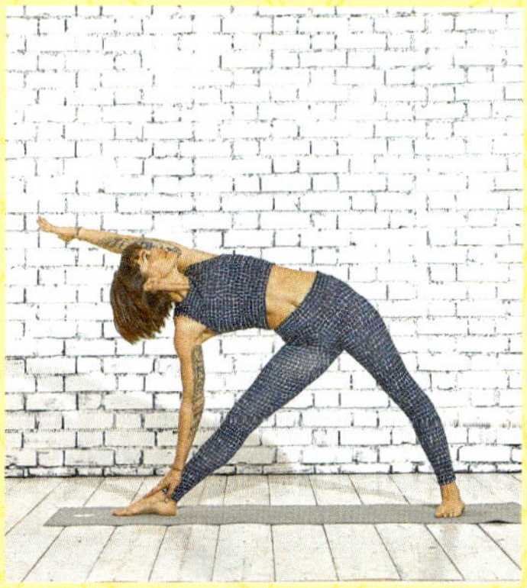

Halbmond

Sanskrit-Name:	Ardha Chandrasana
Chakra:	Wurzel-Chakra, Herz-Chakra
Dosha:	erhöht Vata & Pitta (+), verringert Kapha (–)
Körper:	dehnt die Innenseite der Oberschenkel (Adduktoren), öffnet Flanken und Zwischenrippenmuskulatur und verhilft zu tieferer Atmung
Geist & Emotion:	vitalisierend, inspirierend, belebend, fördert emotionale Offenheit und Ausstrahlung
Kontraindikationen:	verkürzte Oberschenkelinnenseiten (Adduktoren), bei Nackenverspannungen muss der Kopf nicht nach oben gedreht werden, der Blick kann ruhig geradeaus gerichtet sein
Variationen:	Wenn sich deine Beininnenseiten verkürzt anfühlen, ist es sehr hilfreich, im Halbmond mit einem Block zu arbeiten. Wer weiter gehen möchte, kann den oberen Fuß greifen.

Die richtige Ausrichtung:

- Stehe zunächst in der Berghaltung.
- Tritt mit deinem linken Fuß einen guten Meter zurück in den Dreiecksstand. Der rechte Fuß zeigt nach vorn, der linke hintere Fuß ist um 45 Grad eingedreht.
- Setze beide Hände an die Hüften, richte deinen Oberkörper auf, spanne die Oberschenkelmuskulatur an, aktiviere die Beine und achte darauf, dass das stehende Knie nicht blockiert (und nicht überstreckt ist). Stelle sicher, dass die Kniescheibe gerade ausgerichtet und nicht nach innen gedreht ist.
- Richte den Blick zum Ziel deiner Hand am Boden oder auf dem Block, atme tief ein und verlagere mit der Ausatmung das Gewicht auf den vorderen rechten Fuß. Tritt mit dem oberen Fuß kraftvoll nach hinten oben weg.
- Setze deine rechten Fingerspitzen auf den Boden oder setze die Hand auf einen Block. Wenn du dein Gleichgewicht gefunden hast, bringe den Blick zur oberen Hand und rotiere den Oberkörper mehr Richtung Himmel auf.
- Finde dein Gleichgewicht und ziehe dein oberes Bein mit der Einatmung noch höher.
- Bleibe ca. 5–10 Atemzüge in dieser Position.
- Um die Haltung zu lösen, richtest du den Blick wieder zum Boden, trittst zurück ins Dreieck.
- Komme dann zurück in die Berghaltung und führe die Übung auf der anderen Seite aus.

Häufige Fehler:	zu viel Gewicht auf der unteren Hand, Kollabieren im Oberkörper, Gesäß nach hinten rausgestreckt, Hohlkreuz
Mein Tipp:	Stelle dir vor, du bist eine Sonne, die vom Nabelzentrum in ihrer Mitte aus in alle Richtungen strahlt. Tritt mit dem oberen Fuß kraftvoll wie gegen eine imaginäre Wand hinter dir und hebe so das obere Bein noch höher.

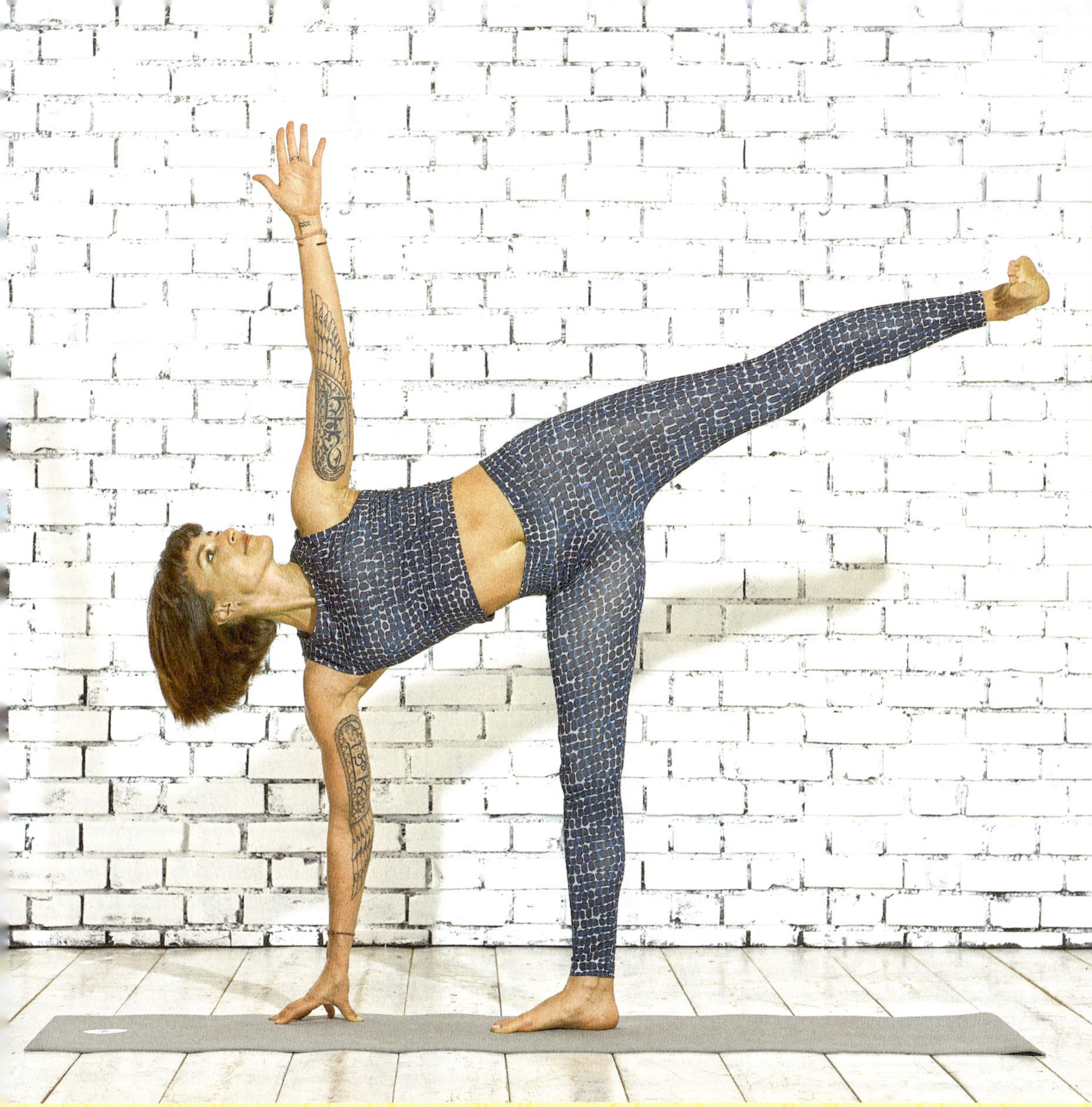

AFFIRMATION

»Ich strahle kraftvoll wie eine Sonne in alle Richtungen.«

VARIATION

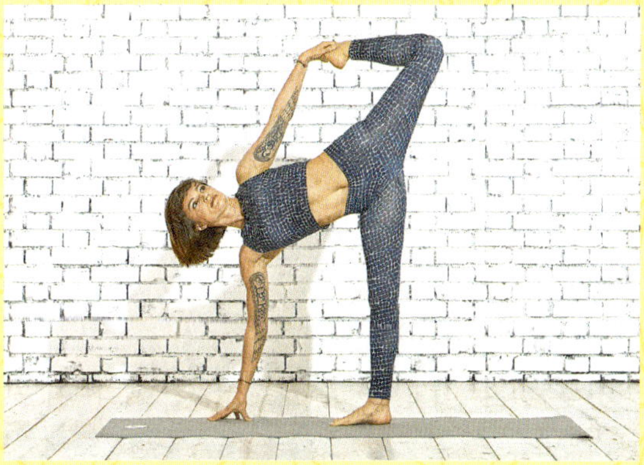

Berghaltung mit Seitbeuge

Sanskrit-Name:	Parshva Tadasana
Chakra:	Wurzel-Chakra, Herz-Chakra
Dosha:	erhöht Vata & Pitta (+), verringert Kapha (–)
Körper:	dehnt die komplette Körperseite, öffnet besonders den Bereich zwischen Hüfte, Brustkorb und Zwischenrippenmuskulatur, verhilft zu tieferer Atmung
Geist & Emotion:	vitalisierend, belebend, fördert emotionale Öffnung
Kontraindikationen:	Schulter- und Rückenverletzungen
Variationen:	Als Variation kannst du die Hände verschränken, sodass du sie mit den beiden Zeigefingern nach oben streckst und die Oberarme noch mehr hinter die Ohren ziehst. Als weitere Variante kannst du zusätzlich den entgegengesetzten Fuß vor den anderen kreuzen, d.h., wenn du dich im Oberkörper nach links beugst, den rechten Fuß vorsetzen.

Die richtige Ausrichtung:

- Stehe zunächst in der neutralen Berghaltung.
- Bringe beide Fußinnenkanten zusammen, schiebe das Becken nach vorn, sodass du nicht im Hohlkreuz stehst, und aktiviere die innere Oberschenkelmuskulatur.
- Atme ein und strecke beide Arme über den Kopf, greife dein rechtes Handgelenk, dehne dich mit der Ausatmung nach links und schiebe dein Becken entgegengesetzt nach rechts.
- Ziehe die Arme dabei hinter die Ohren und schiebe das Becken noch mehr nach vorn.
- Bleibe hier für 5–10 Atemzüge.
- Achte darauf, im Oberkörper nicht nach vorn zu knicken, und ziehe die Schultern weg von den Ohren.
- Um die Haltung zu lösen, ziehst du dich mit der Einatmung zurück zur Mitte, wechselst den Handgriff und praktizierst die Haltung zur anderen Seite. Vergiss nicht, dabei tief in den Brustkorb zu atmen.

Häufige Fehler:	Hohlkreuz, Schambein ist nicht aktiv nach vorn geschoben und angehoben, der Oberkörper weicht nach vorn aus, Schultern werden zu den Ohren gezogen
Mein Tipp:	Bevor du in die Seitbeuge gehst, atme ins Zentrum ein, ziehe dich lang, schiebe das Becken nach vorn, presse die Oberschenkel zusammen. Die Arme wollen gedacht hinter die Ohren.

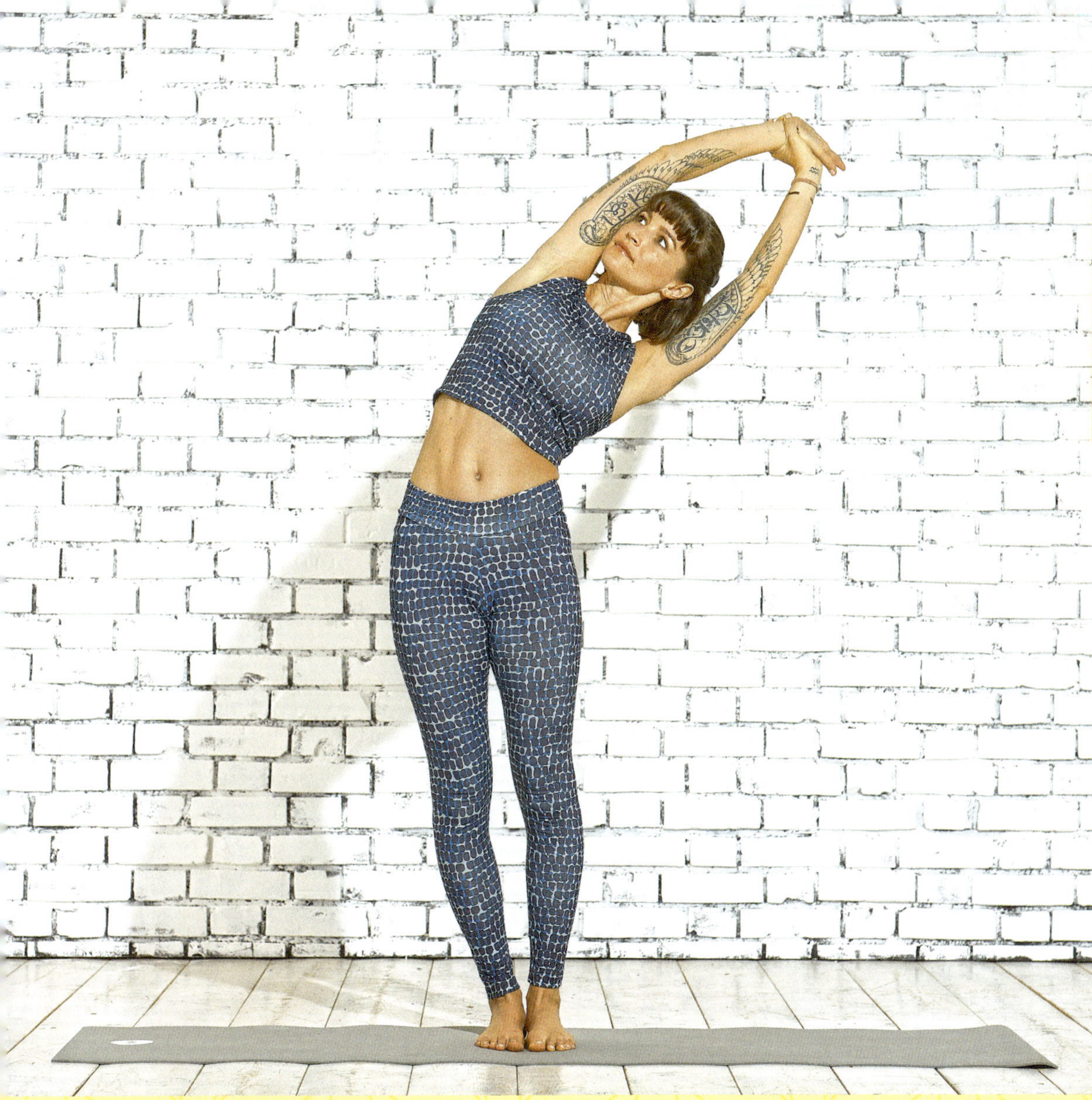

AFFIRMATION

»Das Leben begeistert mich und erfüllt mich mit neuer Energie.«

VARIATIONEN

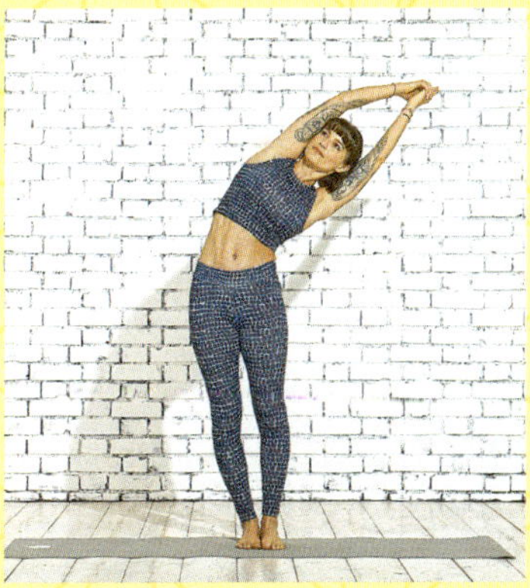

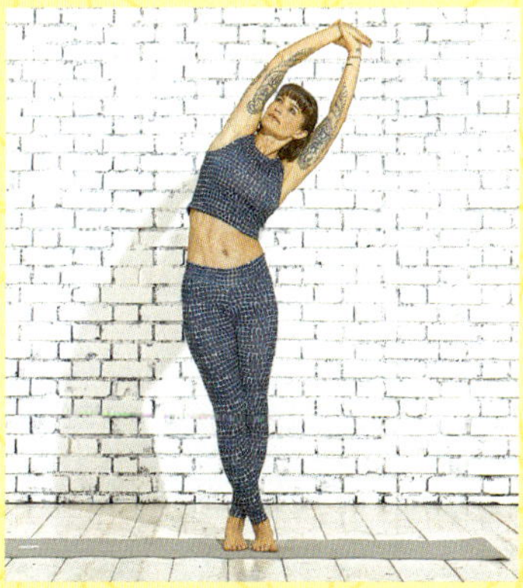

Gestreckte Hand-Fuß-Pose (seitlich)

Sanskrit-Name:	Utthita Hasta Padangusthasana
Chakra:	Sakral-Chakra, Herz-Chakra, Kehl-Chakra
Dosha:	erhöht Vata & Pitta (+), verringert Kapha (–)
Körper:	öffnet und streckt die Seite des Körpers, dehnt die Innenseite der Oberschenkel (Adduktoren) und die Beinrückseite (Hamstrings), fördert das Gleichgewicht
Geist & Emotion:	vitalisierend, belebend, fördert emotionale Offenheit und Selbstbewusstsein
Kontraindikationen:	bei Verletzungen an den Hamstrings, Oberschenkelmuskeln, dem Quadrizeps und den Waden
Variationen:	Als Variation kannst du einen Gurt um die Fußsohle des ausgestreckten Beins verwenden. Achte dabei darauf, deinen Oberkörper ganz gerade über deinen Hüften zu halten und die Schultern entspannt im Rücken zu verankern. Führe dein Bein kontrolliert über vorn zur Seite. Als Armvariation kannst du für mehr Stabilität die Hand an die Hüfte setzen oder den Arm zur Decke hin ausstrecken.

Die richtige Ausrichtung:

- Stehe in der Berghaltung.
- Verlagere dein Gewicht auf den rechten Fuß, verankere besonders die Fußinnenkante in die Matte.
- Fixiere die vorderen Oberschenkelmuskeln des stehenden Beins und erde dich besonders durch den großen Zeh und die Fußinnenkante.
- Setze deine rechte Hand zunächst zur Stabilisierung an die rechte Hüfte.
- Winkle dann dein linkes Knie an, ziehe es mit deinem linken Arm in Richtung Bauch und rotiere den Oberschenkel auswärts.
- Greife mit der linken Hand deinen linken großen Zeh oder wickle einen Gurt um die linke Fußsohle.
- Suche dir einen Fixpunkt (ein sogenanntes Drishti), und wenn du stabil stehst, führe mit der Ausatmung dein linkes Bein in Richtung Streckung. Atme dabei ruhig und tief.
- Halte die Pose für ca. 5–10 Atemzüge.
- Um die Haltung zu lösen, führst du das obere Bein zur Mitte zurück und setzt den Fuß mit der Ausatmung auf dem Boden ab.
- Neutralisiere deinen Stand für einen Moment in der Berghaltung.
- Wiederhole das Gleiche auf der anderen Seite.

Häufige Fehler:	die Hüfte ist nach oben geöffnet, um so das Bein höher zu ziehen (das ist geschummelt)
Mein Tipp:	Bevor du in diese intensive Dehnung der inneren Oberschenkel gehst, wärme dich gut auf, z. B. mit dem Dreieck oder der weiten Stehenden Vorbeuge.

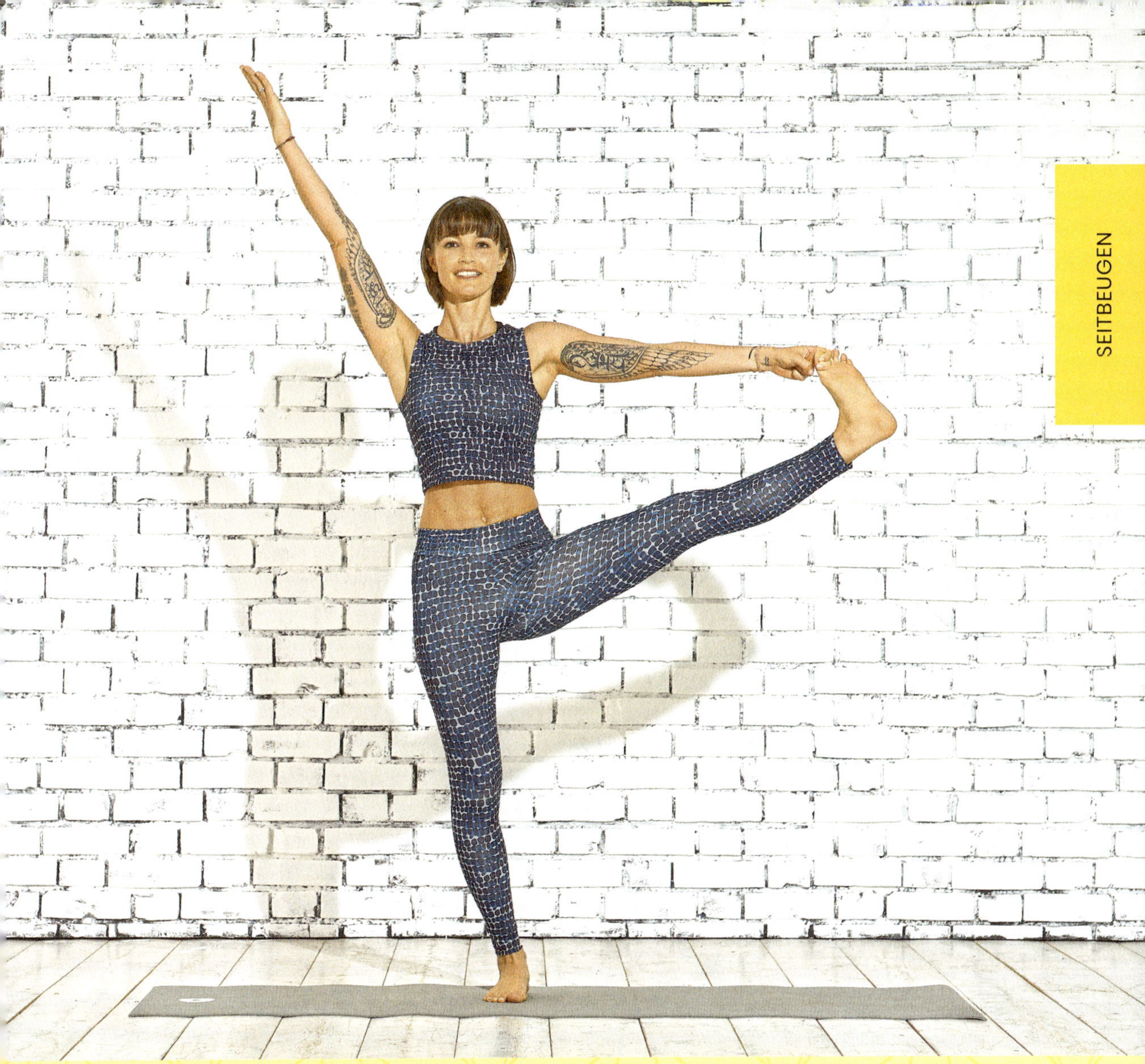

AFFIRMATION

»Mit Selbst-bewusstsein und Offenheit begegne ich der Welt.«

VARIATIONEN

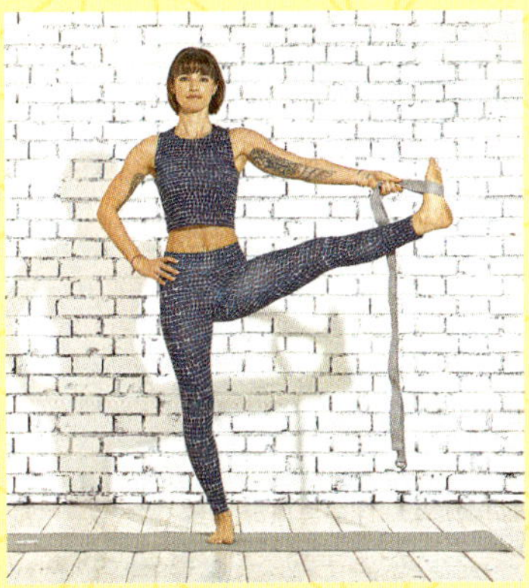

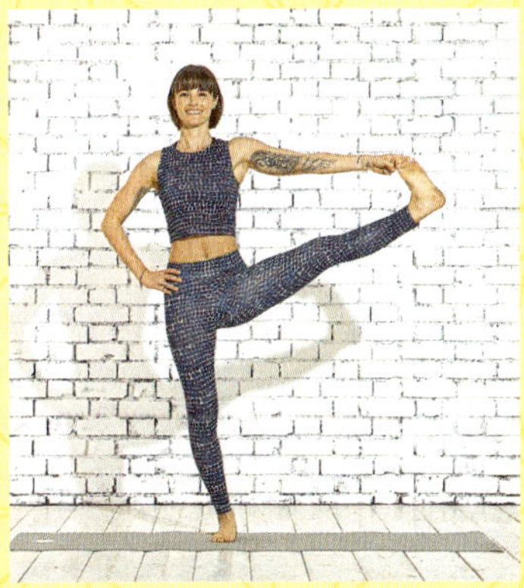

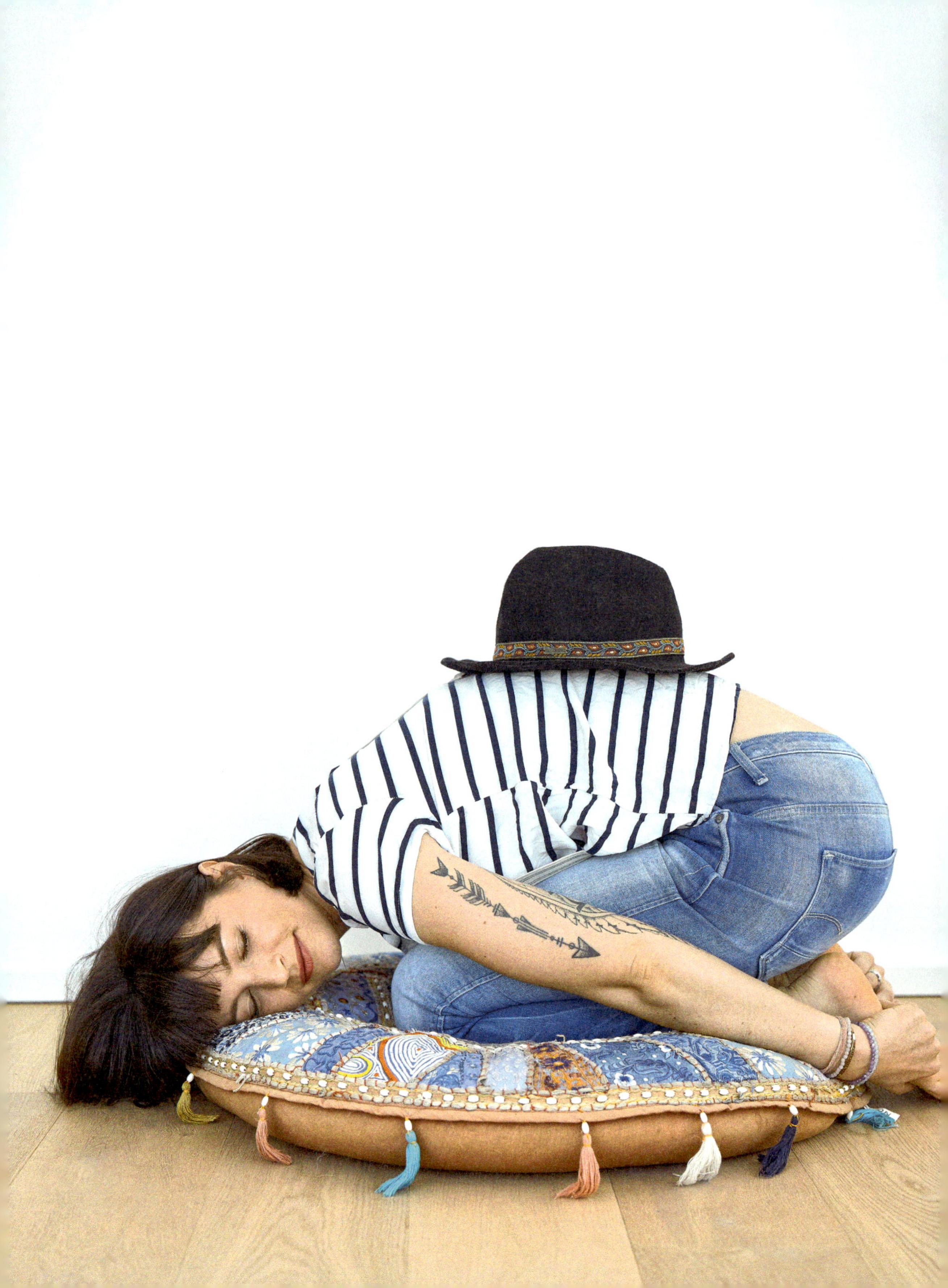

Körper:

- Augen und Ohren sind »nach innen gerichtet«
- Wiederherstellung und Beruhigung des Nervensystems
- dehnt, stärkt und stabilisiert den Rücken (vor allem dynamische Vorbeugen)
- streckt die Beinrückseiten (Hamstrings)
- entwickelt die Ausatmung

Geist & Emotion:

- beruhigend für den Geist
- introspektiv und kontemplativ – stärkt die Beziehung zu uns selbst
- erdend und stabilisierend
- fördert den meditativen und kontemplativen Geisteszustand
- entwickelt die Fähigkeit, loszulassen
- stärkt Hingabe und Entspannung

Doshas:

reduziert Vata & Pitta (–), insbesondere sitzende Vorwärtsbeugen, erhöht Kapha (+)

Prana Vayus:

Apana, Samana

Physiologisch gesehen haben sich bei den meisten Menschen im Laufe des Lebens durch zu viel Sitzen und zu wenig Bewegung die Muskeln der Körperrückseite, insbesondere der Beinrückseite (Hamstrings), ungünstig verkürzt. Deshalb empfehle ich dir, insbesondere beim Praktizieren von Vorbeugen, dich etwas erhöht auf die Kante einer Decke zu setzen. Wenn dein Becken erhöht ist, ist es leichter, mit langem Rücken in die Vorbeuge zu gehen.

Das Ziel der Vorbeugen besteht nicht darin, unbedingt deine Zehen berühren zu können. Wenn die Vorbeuge eine Rundung des Rückens mit sich bringt, solltest du deine Knie leicht beugen, um den unteren Rücken ausreichend strecken zu können. Eine Vorbeuge beginnt in den Hüften und den Hüftgelenken. Mit der Länge im unteren Rücken bewegen wir uns allmählich weiter nach vorn.

Wenn du tiefer in die Vorbeuge kommen möchtest, praktiziere die Asana zuerst dynamisch: Finde mit jeder Einatmung mehr Länge in der Wirbelsäule, und mit jeder Ausatmung schmelze tiefer in die Vorbeuge. Fokussiere dich bei Vorbeugen auf eine lange Ausatmung und atme in den unteren Bauch. Das beruhigt dein Nervensystem und fördert den Prozess des Loslassens. Schließe deine Augen, richte den Fokus nach innen und lasse mit jeder weiteren Ausatmung Stress und Anspannung los.

Bei allen Vorbeugen liegt der Schwerpunkt auf der Vorwärtsbewegung der Hüftgelenke und der gleichzeitigen Beibehaltung der Länge im Rumpf. Wenn du merkst, dass du im Rücken rund wirst, halte an und stelle die Länge vom Schambein bis zum Bauchnabel wieder her.

Knie zur Brust

Sanskrit-Name:	Apanasana
Chakra:	Wurzel-Chakra, Solarplexus-Chakra
Dosha:	reduziert Vata & Pitta (–), erhöht Kapha (+)
Körper:	hilft bei Verdauungsstörungen, reguliert Säurehaushalt, Blähungen, Verstopfung, der untere Rücken wird entlastet und die Leisten werden gedehnt
Geist & Emotion:	beruhigend, löst Anspannung
Kontraindikationen:	Bauchoperation, Leistenbruch, Wirbelsäulen-, Knie- oder Hüftverletzung, nicht mit vollem Bauch, bei Schwangerschaft nur mit offenen Knien praktizieren
Variationen:	Die Knie hüftbreit öffnen, um Platz für den unteren Bauch zu schaffen. Wenn es schwierig ist, die Schienbeine festzuhalten, wickle einen Yoga-Gurt mit angewinkelten Knien um die Fußsohlen. Halte den Gurt mit beiden Händen fest, um die Knie näher zu ziehen.

Die richtige Ausrichtung:

- Diese Haltung eignet sich besonders am Ende einer Yoga-Stunde, vor der Schlussentspannung, und ist eine ideale Ausgleichshaltung nach einem liegenden Twist.
- Lege dich auf den Rücken und strecke Arme und Beine aus.
- Wandere mit den Füßen Richtung Gesäß und ziehe mit der Ausatmung beide Knie zur Brust heran. Lege beide Hände auf die Kniescheiben und mache ein paar Kreise mit dem unteren Rücken. Massiere so dein Kreuzbein ein paarmal rechts- und linksherum.
- Um tiefer zu gehen, bringe die Innenseite der Oberschenkel zusammen. Wenn es dir möglich ist, umfasse deine Hände oder wickle deine Unterarme um deine Schienbeine und umschließe sie mit den Händen.
- Halte deinen unteren Rücken dabei flach auf der Matte, ziehe dein Steißbein und Kreuzbein nach unten auf die Matte und verlängere deine Wirbelsäule noch mehr. Entspanne deine Schulterblätter in den Boden.
- Ziehe dein Kinn leicht Richtung Brust, sodass der Hinterkopf lang und nicht überstreckt wird.
- Bleibe bis zu 1 Minute in dieser Haltung und lasse den Atem ruhig und gleichmäßig fließen.
- Um die Bauchorgane noch mehr zu massieren, atme noch tiefer in den unteren Bauch gegen die Oberschenkel, was den sogenannten Ausscheidungs- und Detoxeffekt dieser Haltung noch verstärkt.
- Löse dann die Hände von den Knien und stelle beide Beine wieder auf der Matte auf oder strecke sie lang am Boden aus.

Häufige Fehler:	Gesäß hebt vom Boden ab, Nacken wird überstreckt
Mein Tipp:	Halte die Wirbelsäule lang am Boden. Widerstehe der Tendenz, Gesäß und Hüften von der Matte abzuheben. Es ist wichtiger, eine lange Wirbelsäule zu haben, als die Knie fest an die Brust zu ziehen.

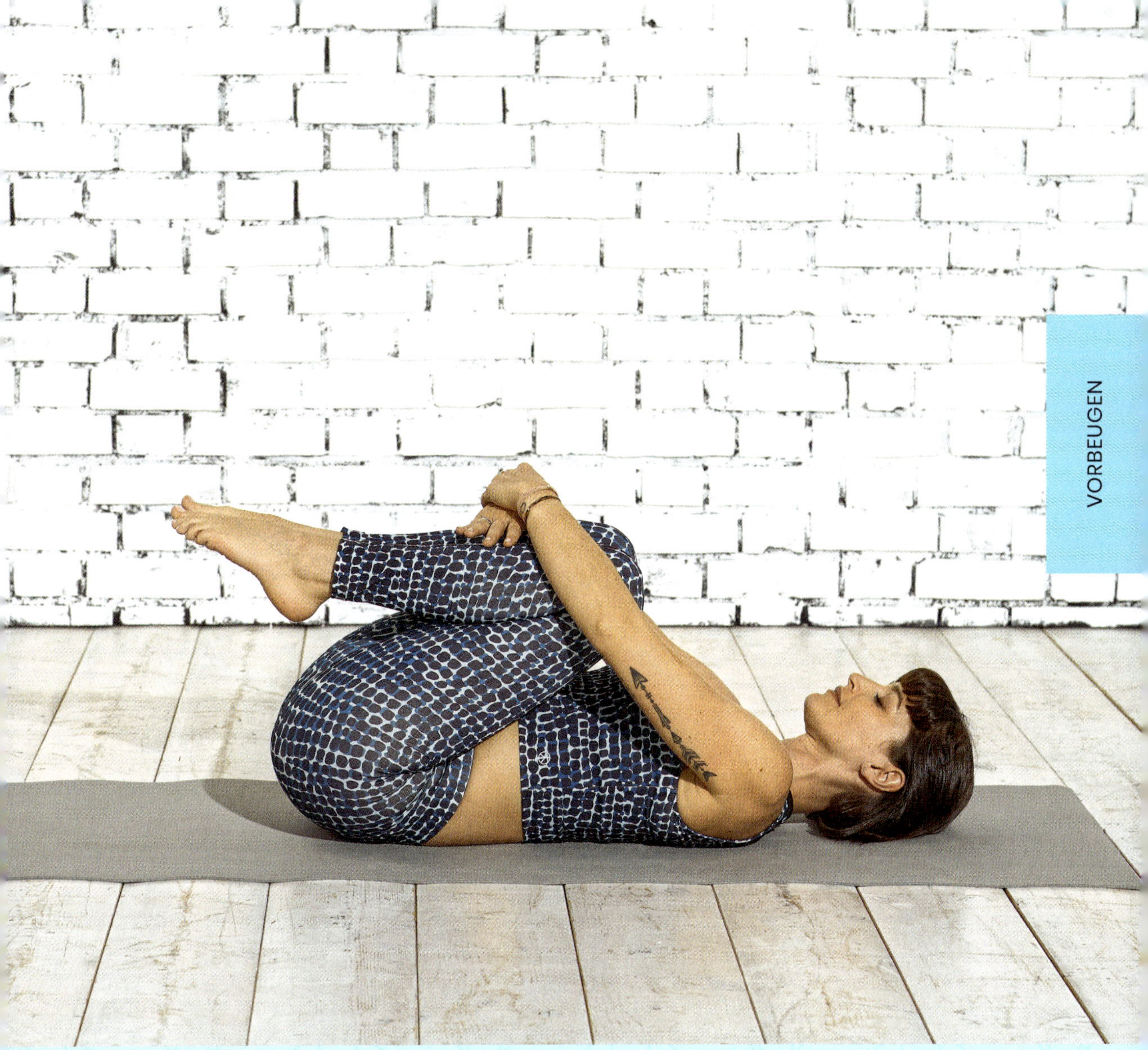

AFFIRMATION

»Ich genieße es, im unteren Bauch und im Rücken loszulassen.«

Happy Baby

Sanskrit-Name:	Ananda Balasana
Chakra:	Wurzel-Chakra, Sakral-Chakra
Dosha:	reduziert Vata & Pitta (–), erhöht Kapha (+)
Körper:	dehnt die Innenseite der Leisten, verlängert die Lendenwirbelsäule
Geist & Emotion:	beruhigt den Geist und hilft bei Stress und Erschöpfung
Kontraindikationen:	nicht mit vollem Bauch praktizieren, nicht bei Leistenbruch, nach Bauchoperationen, Wirbelsäulen-, Knie- oder Hüftverletzungen
Variationen:	Wenn es schwierig ist, die Fußkanten von außen zu greifen, kannst du sie auch von innen greifen. Zusätzlich kannst du auch einen Yoga-Gurt um die angewinkelten Füße legen. Bei Nackenproblemen kannst du außerdem eine gefaltete Decke unter dem Kopf platzieren.

Die richtige Ausrichtung:

- Komme in Rückenlage.
- Ziehe mit der Ausatmung beide Knie zur Brust heran.
- Fasse beim Einatmen die Außenkanten deiner Füße mit den Händen und öffne deine Knie.
- Ziehe beim Ausatmen die Knie in Richtung Achselhöhlen.
- Wenn du Schwierigkeiten hast, die Füße direkt mit den Händen zu halten, lege einen Gurt über die Fußsohlen und achte darauf, die Schulterblätter in die Matte geerdet zu lassen.
- Positioniere jeden Fußknöchel direkt über dem Knie, sodass deine Schienbeine senkrecht zum Boden sind. Flexe aktiv die Zehen.
- Drücke deine Füße in deine Hände (oder in den Gurt), während du deine Hände nach unten ziehst, um einen Widerstand zu erzeugen. Atme dabei tief in den unteren Bauch zwischen die Oberschenkel und entspanne deinen Beckenboden.
- Achte darauf, dass der Hinterkopf ganz lang am Boden und der Nacken nicht überstreckt ist.
- Schließe die Augen und bleibe ca. 1 Minute in dieser Haltung.

Häufige Fehler:	Gesäß und unterer Rücken heben vom Boden ab, Nacken ist überstreckt
Mein Tipp:	Eine weitere Variation, die ich persönlich wegen ihrer besonderen Dehnung der äußeren Hüften mag, ist die Fußsohlen hier zusammenzubringen, die Hände hinter den Fußaußenkanten zu verschränken und dann die Füße in Richtung Gesicht heranzuziehen. Happy Baby eignet sich besonders als Teil der Bodensequenz und Cool-down vor der Schlussentspannung.

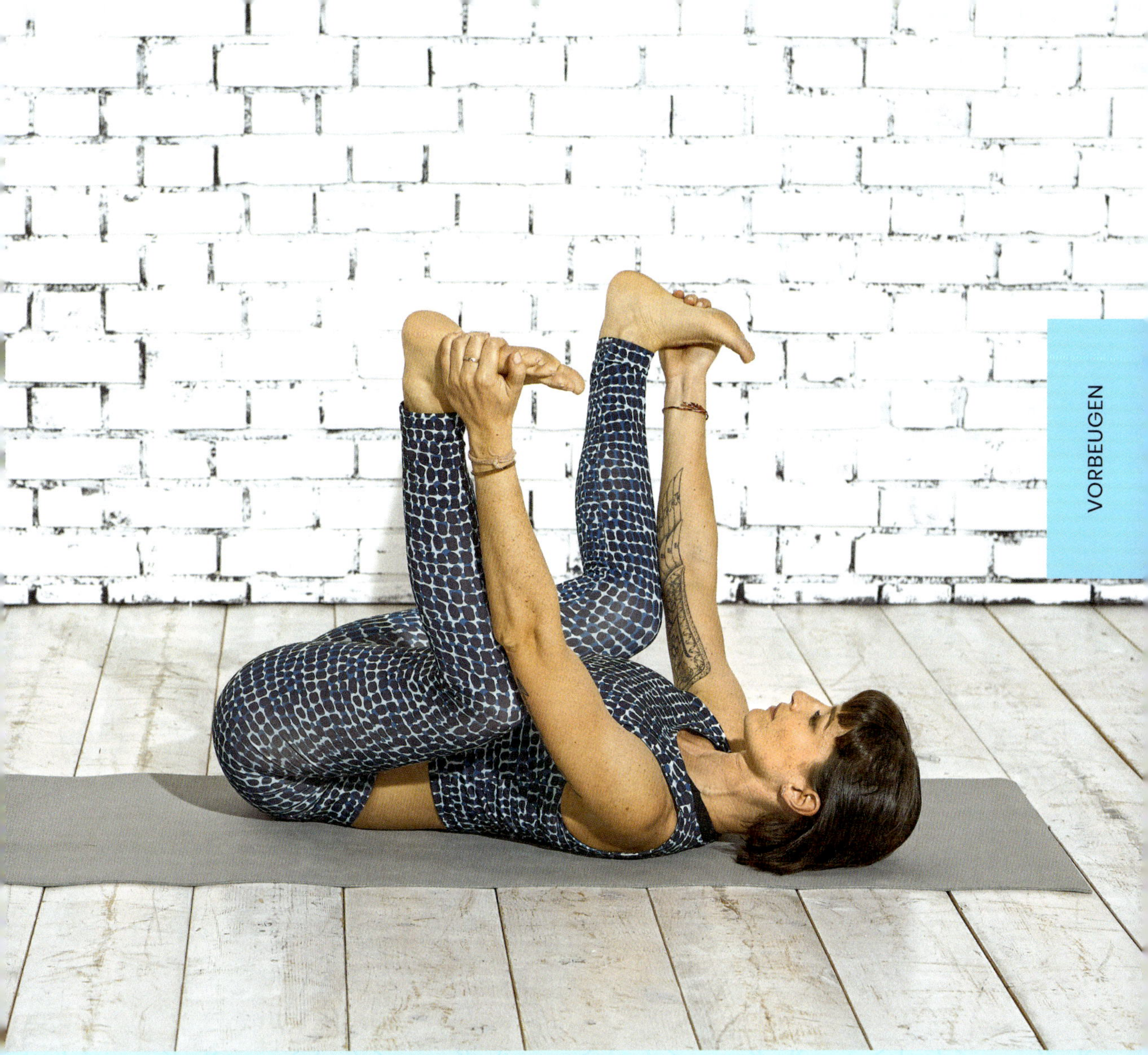

AFFIRMATION

»Ich erlaube mir, wie ein glückliches Baby tief in den Bauch zu atmen.«

VARIATIONEN

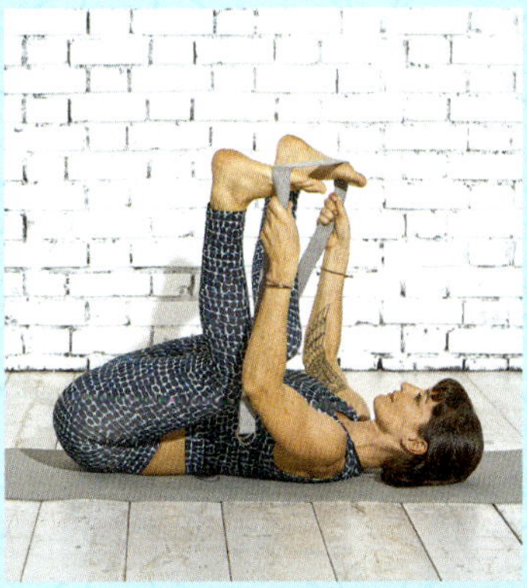

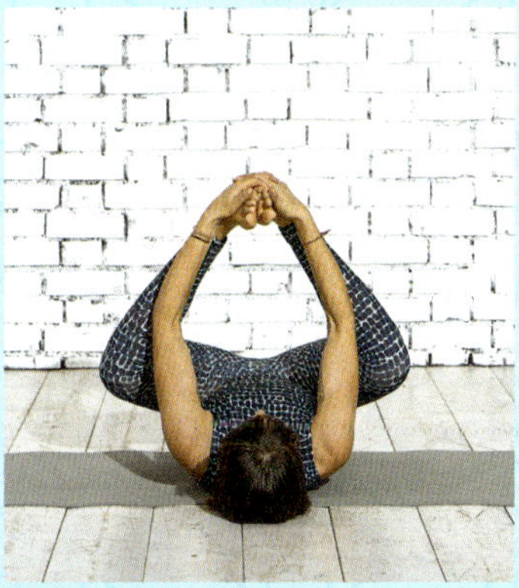

Schmetterling

Sanskrit-Name:	Baddha Konasana
Chakra:	Wurzel-Chakra, Sakral-Chakra
Dosha:	reduziert Vata & Pitta (–), erhöht Kapha (+)
Körper:	öffnet die äußeren Hüften und die Leistengegend
Geist & Emotion:	wirkt beruhigend und kontemplativ, hilft Stress und Angst abzubauen
Kontraindikationen:	nicht bei Leisten-, Knie- oder Hüftverletzungen, Kopfschmerzen
Variationen:	Im sitzenden Schmetterling kannst du mit verschiedenen Fußvariationen spielen. Je nachdem, wie nah die Füße an deinem Gesäß sind, verändert sich die Dehnung in Hüfte und Leiste. Eine der beliebtesten Variationen vom Schmetterling ist der Liegende Schmetterling, eine restorative Variation in Rückenlage mit den Fußsohlen zusammen, sodass sich die Knie zu den Seiten öffnen können. Die ist ideal zu Beginn oder zum Ende einer Yoga-Einheit. Die Wirbelsäule kann zusätzlich von einem Bolster und/oder einer Decke unterstützt werden, und die Hände können hierbei entlang des Körpers oder auf dem unteren Bauch ruhen.

Die richtige Ausrichtung:

- Für den sitzenden Schmetterling setze dich auf deine Matte und winkle die Beine an.
- Führe die Fußsohlen zusammen und ziehe noch einmal das »Sitzfleisch« unter deinem Gesäß zur Seite heraus, sodass du gut geerdet auf beiden Sitzbeinhöckern sitzt.
- Halte dich an den Knöcheln oder Schienbeinen fest, drücke die Fußsohlen fest zusammen und strecke mit der Einatmung die Wirbelsäule in Richtung Decke.
- Mit der Ausatmung komme mit langem Rücken in die Vorbeuge.
- Halte dabei deinen unteren Rücken so lang wie möglich und arbeite daran, vom unteren Rücken aus der Hüfte mehr nach vorn zu gehen.
- Bleibe in der Haltung für mindestens 1 Minute.
- Ziehe dich dann mit langem Rücken an den Fußknöcheln wieder zur Mitte zurück, stelle die Füße auf und wische mit den Knien wie Scheibenwischer von rechts nach links, um die Hüften zu lockern.

Häufige Fehler:	im unteren Rücken rund werden
Mein Tipp:	Setze dich erhöht auf eine Deckenkante, wenn du die Tendenz hast, im Oberkörper rund zu werden.

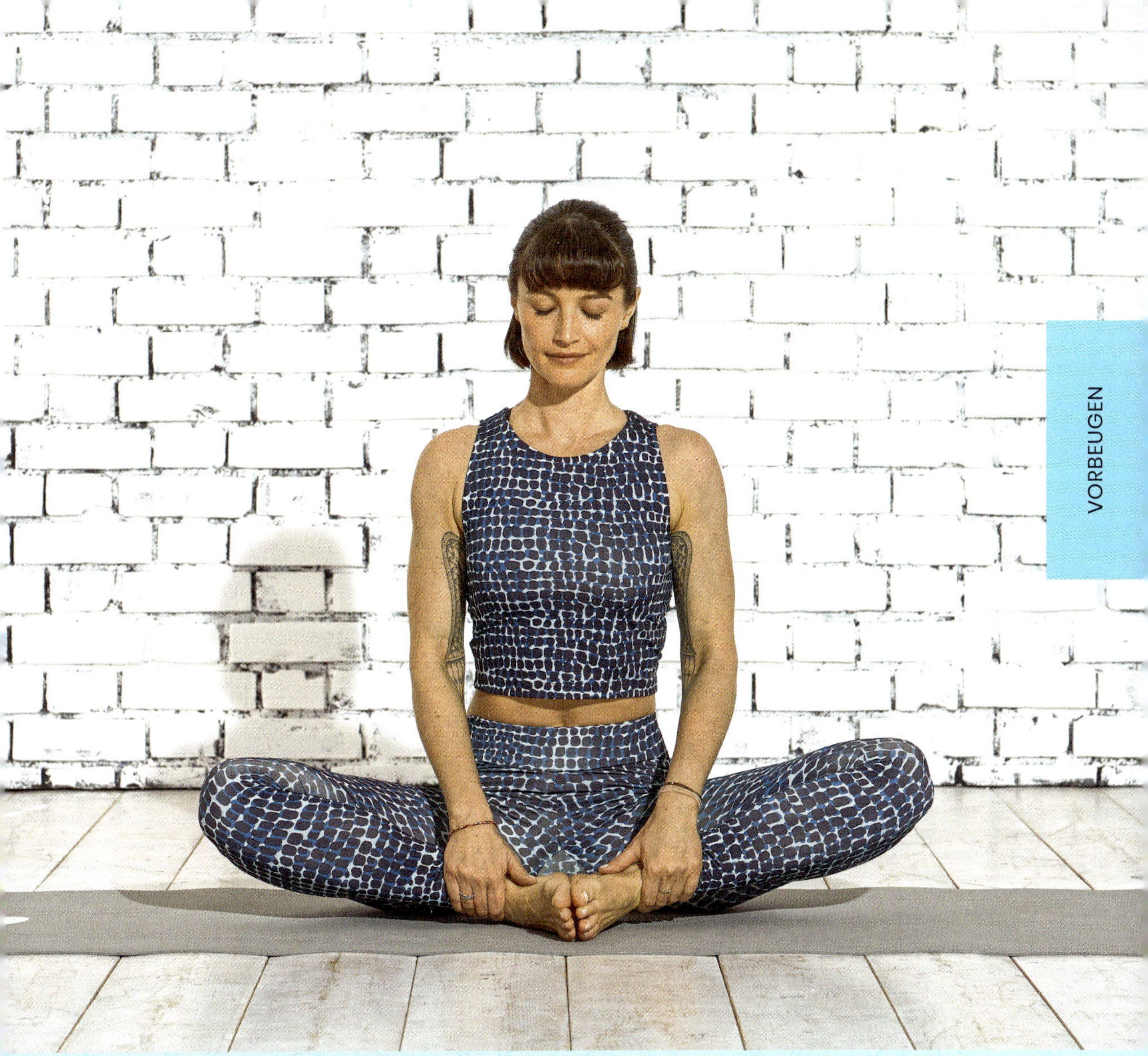

AFFIRMATION

»Ich liebe und akzeptiere mich ganz genau so, wie ich jetzt bin.«

VARIATIONEN

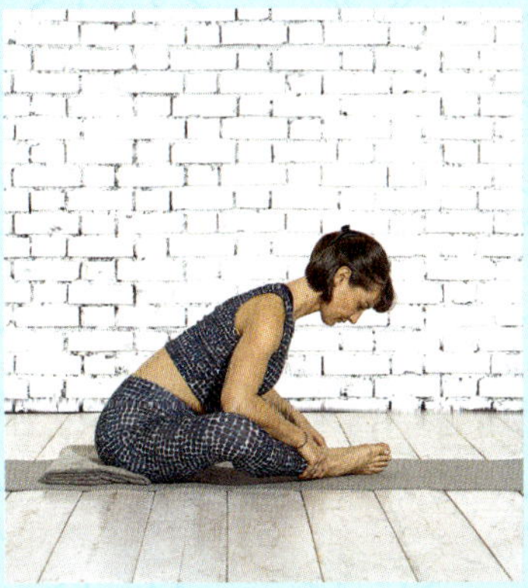

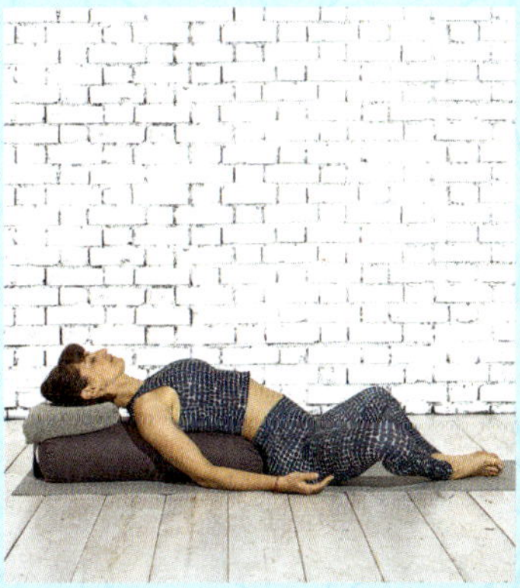

Liegende Figur 4

Sanskrit-Name:	Supta Kapotasana
Chakra:	Wurzel-Chakra, Sakral-Chakra
Dosha:	reduziert Vata & Pitta (–), erhöht Kapha (+)
Körper:	dehnt die äußere Hüft- und Gesäßmuskulatur (Piriformis), entlastet den unteren Rücken, löst Verspannungen in den Muskeln ums Kreuzbein
Geist & Emotion:	beruhigt den Geist und wirkt kontemplativ, löst Stress und Ängste
Kontraindikationen:	nicht bei Knieschmerzen oder -verletzungen
Variationen:	Wenn du die Dehnung intensivieren möchtest, kannst du alternativ die Hände über dem Schienbein verschränken oder sogar das linke Bein vertikal nach oben Richtung Decke strecken und die Hände hinter der Wade verschränken. Mach das allerdings nur, wenn sich Oberkörper und Gesäß dabei nicht vom Boden abheben.

Die richtige Ausrichtung:

- Komme in Rückenlage und stelle deine Füße hüftbreit auf.
- Lege deinen rechten Fußknöchel über deinen linken Oberschenkel und flexe deinen rechten Fuß, um dein Knie zu schützen.
- Hebe jetzt dein linkes Bein vom Boden ab, sowie auch kurz deinen Oberkörper, und verschränke die Hände hinter deinem linken Oberschenkel oder deiner Wade. Dein linkes Bein sollte einen 90-Grad-Winkel zum Boden bilden.
- Halte den oberen Fuß aktiv, indem du die Zehen zu dir heranziehst (flexen).
- Lege den Oberkörper zurück auf die Matte, finde die Länge des Hinterkopfes und ziehe die Schulterblätter den Rücken runter und in die Matte.
- Das rechte Knie öffnet sich dabei nach außen.
- Finde mit jeder Einatmung mehr Länge in der Wirbelsäule und ziehe mit der Ausatmung dein linkes Knie mehr zur Brust heran, während sich das rechte Knie zur Seite öffnet.
- Achte darauf, dass dein linkes Knie direkt über der Hüfte bleibt.
- Bleibe 10–20 Atemzüge in der Haltung und wechsle dann die Seite.

Häufige Fehler:	Schulterblätter sind nicht entspannt oder heben sich vom Boden ab, Füße haben keine Spannung, Nacken ist überstreckt
Mein Tipp:	Diese liegende Vorbeuge mit einem Hüftöffner-Fokus ist eine wunderbare Übung zum Ende deiner Praxis. Du kannst ein wenig mit dem Winkel des Knies spielen, um den für dich richtigen »Sweetspot« in der Hüftdehnung zu finden.

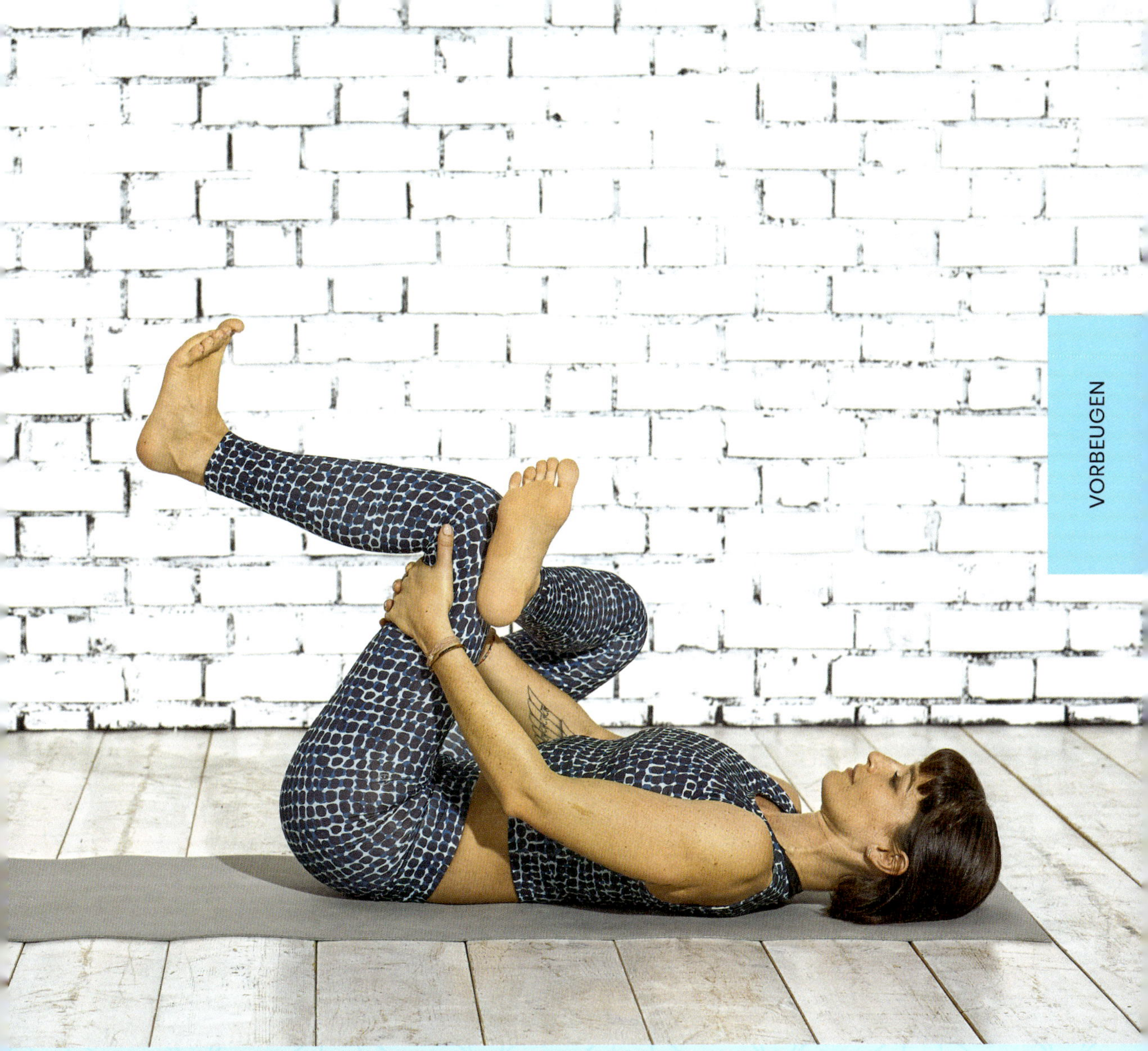

AFFIRMATION

»Ich bin im Frieden, mit mir.«

VARIATION

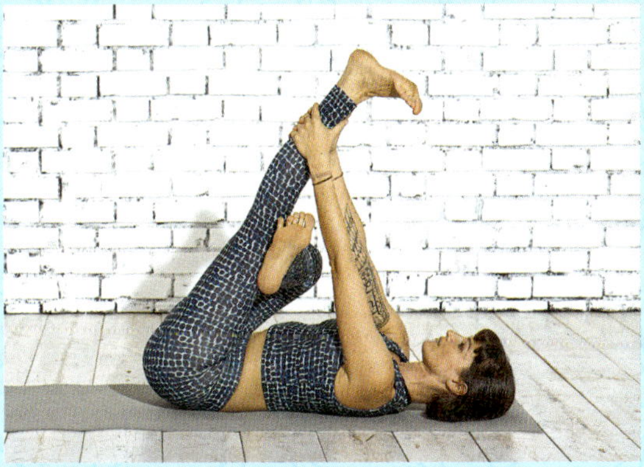

Kuhkopf

Sanskrit-Name:	Gomukhasana
Chakra:	Wurzel-Chakra, Sakral-Chakra, Stirn-Chakra
Dosha:	reduziert Vata & Pitta (–), erhöht Kapha (+)
Körper:	dehnt die äußere Hüft- und Gesäßmuskulatur (Piriformis), entlastet den unteren Rücken, löst Verspannungen in den Muskeln um das Kreuzbein
Geist & Emotion:	ausgleichend und klärend für den Geist, balanciert die rechte und linke Gehirnhälfte, fördert die Fähigkeit, sich zu fokussieren
Kontraindikationen:	nicht bei Knie- oder Hüftverletzungen, Schulterverletzungen, Schwangerschaft (ab 2. Trimester)
Variationen:	Wenn du deine Knie nicht in eine Linie kriegst, kannst du alternativ auch in einen halben Kuhkopf gehen, indem du dein unteres Bein ausstreckst. Wenn du die Hände nicht hinter dem Rücken verschränken kannst, arbeite mit einem Gurt oder Handtuch, um sie zu verbinden. Eine meiner Lieblingsvariationen ist der Liegende Kuhkopf, einfach weil es sich so gut anfühlt in den Hüften.

Die richtige Ausrichtung:

- Komme zum Sitzen und schlage dein linkes über dein rechtes Bein.
- Ziehe das Sitzfleisch seitlich heraus, sodass du gleichmäßig auf beiden Sitzbeinhöckern sitzt.
- Halte dich an den Schienbeinen fest und ziehe die Füße weiter nach außen, sodass die Knie direkt übereinandergestapelt in einer Linie sind.
- Flexe deine Füße, um deine Knie zu schützen.
- Strecke beim Einatmen beide Arme zu den Seiten und parallel zum Boden aus.
- Beuge den linken Arm nach innen, sodass der Daumen zum Boden zeigt, lege den Handrücken hinten auf deinen mittleren Rücken und schiebe die Hand nach oben zwischen die Schulterblätter.
- Beuge den rechten Arm und lege die rechte Hand von oben zwischen die Schulterblätter.
- Versuche jetzt, die Finger hinter deinem Rücken zu verschränken.
- Verwende alternativ einen Gurt oder ein Handtuch, wenn sich die Finger nicht greifen lassen.
- Zieh die Hände zueinander, um die Dehnung in den Schultern zu intensivieren.
- Atme tief und gleichmäßig und bleibe in der Haltung für 10–20 Atemzüge.
- Wenn du tiefer gehen willst, lehne dich im Oberkörper leicht nach vorn und halte die Sitzbeinhöcker fest am Boden.
- Um die Haltung zu lösen, »entknotest« du Arme und Beine und wechselst dann die Seite.

Häufige Fehler:	beide Gesäßhälften nicht fest am Boden, Knie nicht direkt übereinander
Mein Tipp:	Der sitzende Kuhkopf ist eine herausfordernde Haltung. Achte darauf, vorher andere Vorbeugen mit Hüftöffner-Fokus sowie Schulteröffner praktiziert zu haben. Und generell gilt: Je paralleler die Schienbeine zur vorderen Mattenkante, desto intensiver, je weiter die Füße am Gesäß sind, desto weniger intensiv für die Hüften und Knie.

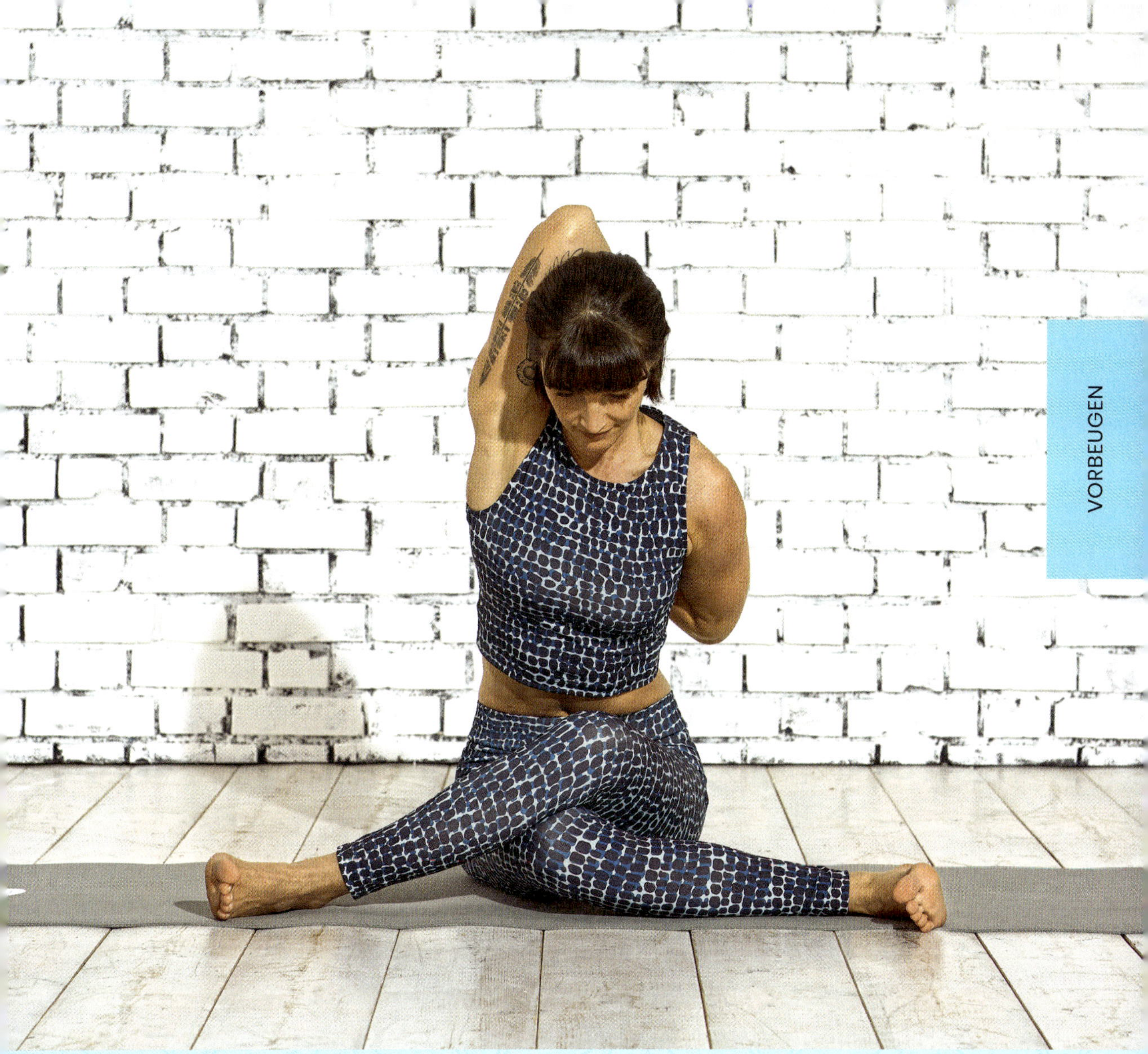

AFFIRMATION

»Mit jeder Ausatmung erschaffe ich mehr Raum in meinen Hüften.«

VARIATIONEN

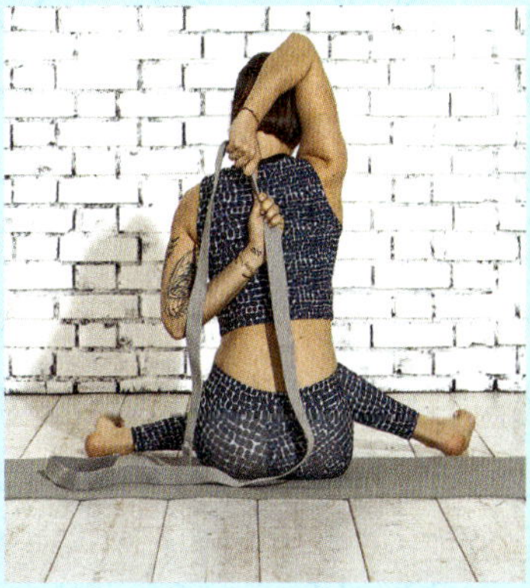

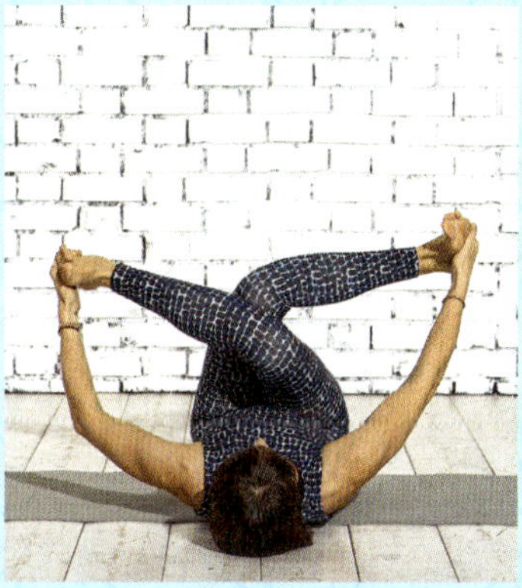

Liegende Hand-Fuß-Pose

Sanskrit-Name:	Supta Hasta Padangusthasana
Chakra:	Wurzel-Chakra, Sakral-Chakra
Dosha:	reduziert Vata & Pitta (–), erhöht Kapha (+)
Körper:	dehnt die Rückseite der Beine (Hamstrings) sowie die großen Gesäßmuskeln (Gluteus maximus)
Geist & Emotion:	beruhigend, erdend
Kontraindikationen:	nicht bei Hamstring- und Knieverletzungen, nicht bei Durchfall
Variationen:	Nutze bei steifer Beinrückseite einen Gurt um die Fußsohle und bringe die Enden des Gurtes so in beide Hände, dass deine Schultern entspannt auf dem Boden ruhen können. Den Fuß aufgestellt zu lassen ist zusätzlich die einfachere Variation.

Die richtige Ausrichtung:

- Komme in Rückenlage, beide Füße sind aufgestellt.
- Beuge dein rechtes Knie und ziehe es zur Brust heran.
- Wenn du einen Gurt nutzt, kannst du den Gurt über den Fußballen unter der Zehenreihe legen, oder greife mit Mittel- und Zeigefinger deinen großen Zeh.
- Strecke mit der Ausatmung das Bein in Richtung Decke.
- Achte darauf, dass beide Schulterblätter im Boden verankert bleiben und der Hinterkopf ganz lang, aber nicht überstreckt ist. Wenn du mit einem Gurt arbeitest, halte das Gurtende so lang, dass beide Schultern entspannt am Boden aufliegen.
- Wenn du die Haltung vertiefen willst, strecke zusätzlich dein linkes Bein gerade am Boden aus und ziehe die Zehen zu dir heran. Strecke dein aufgestelltes Bein nur aus, wenn deine Schultern dabei am Boden bleiben können.
- Halte die Pose für mindestens 1–3 Minuten.
- Um die Haltung zu lösen, beuge dein rechtes Bein, löse den Gurt oder die Hand vom Fuß, strecke beide Beine aus und schüttle sie.
- Spüre für einen Moment den Unterschied zwischen rechter und linker Körperseite, wahrscheinlich fühlt sich eine Seite ganz lang und weit an.
- Wiederhole dann das Ganze auf der anderen Seite.

Häufige Fehler:	untere Hüfte und Schultern sind vom Boden abgehoben, Unterspannung in Beinen und Füßen, Überstreckung des Nackens
Mein Tipp:	Halte besonders dein am Boden liegendes Bein aktiv und ziehe die Zehen zu dir heran, um den Fuß zu aktivieren. Erde deine Hüfte am Boden.

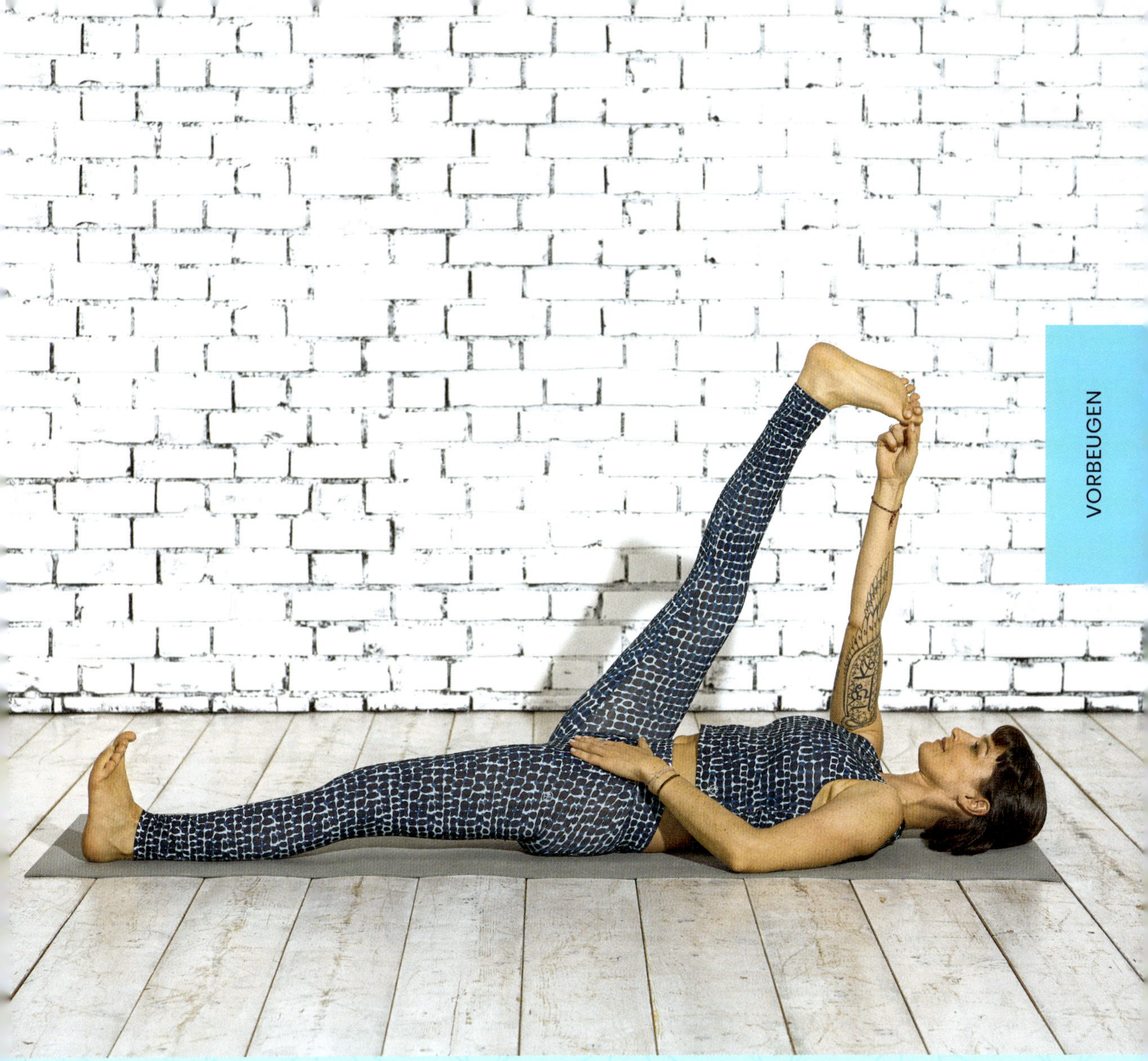

AFFIRMATION

»Ich lasse Altes los und öffne mich neuen Möglichkeiten.«

VARIATION

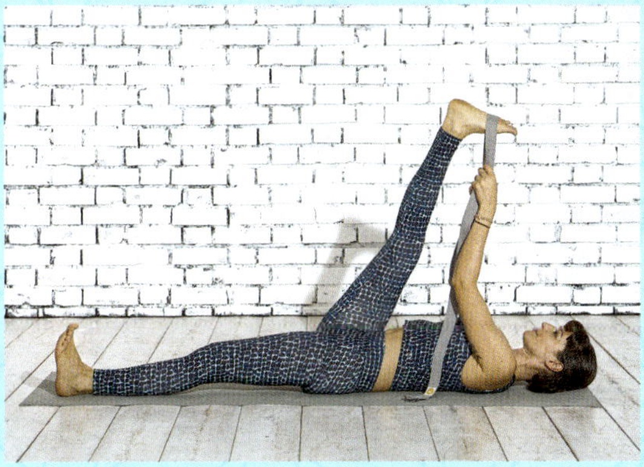

Kind

Sanskrit-Name:	Balasana
Chakra:	Wurzel-Chakra, Solarplexus-Chakra
Dosha:	reduziert Vata & Pitta (–), erhöht Kapha (+)
Körper:	sanfte Dehnung für Rücken, Hüften, Oberschenkel und Knöchel, kann helfen, Rückenschmerzen zu lindern
Geist & Emotion:	beruhigend, kontemplativ
Kontraindikationen:	Knieverletzungen, bei Schwangerschaft die Beine weiter öffnen, damit Platz für den Bauch ist
Variationen:	Als Unterstützung für empfindliche Knie lege eine Decke zwischen Oberschenkel und Waden. Wenn die Oberschenkel eng zusammen liegen, werden die Bauchorgane zusätzlich massiert. Atme dabei tief in den unteren Bauch.

Die richtige Ausrichtung:

- Komme zunächst in den Fersensitz.
- Öffne deine Knie mehr als hüftbreit, deine großen Zehen sollen sich berühren. Wandere mit den Händen weit nach vorn und schiebe mit der Ausatmung dein Gesäß weit zurück Richtung Fersen, sodass sich der untere Rücken lang zieht.
- Bringe den Bauch zwischen die Oberschenkel und lege die Stirn am Boden ab.
- Es gibt hier zwei gängige Armvarianten. Strecke entweder die Arme vor dir aus – das dehnt die Armrückseite und kräftigt die Schultern – oder halte die Arme locker entlang der Oberschenkel – das entspannt die Schultern.
- Atme tief in den unteren Bauch.
- Da es sich bei dieser Asana um eine Ruheposition handelt, kannst du zwischen 30 Sekunden und einigen Minuten in der Pose bleiben.

Häufige Fehler:	Nacken wird überstreckt, um das zu vermeiden, verwende eine Decke unter der Stirn als Unterstützung
Mein Tipp:	Die Haltung des Kindes ist eine hervorragende Startposition für deine Yoga-Praxis. Sie ist auch die beliebteste Ruheposition. Diese Haltung ist ausdrücklich »erlaubt«, wann immer du eine Verschnaufpause brauchst. Höre auf die Stimme deines Körpers. Die Pose wirkt wunderbar beruhigend und ist auch am Ende eines stressigen Arbeitstags und vor dem Schlafengehen ideal.

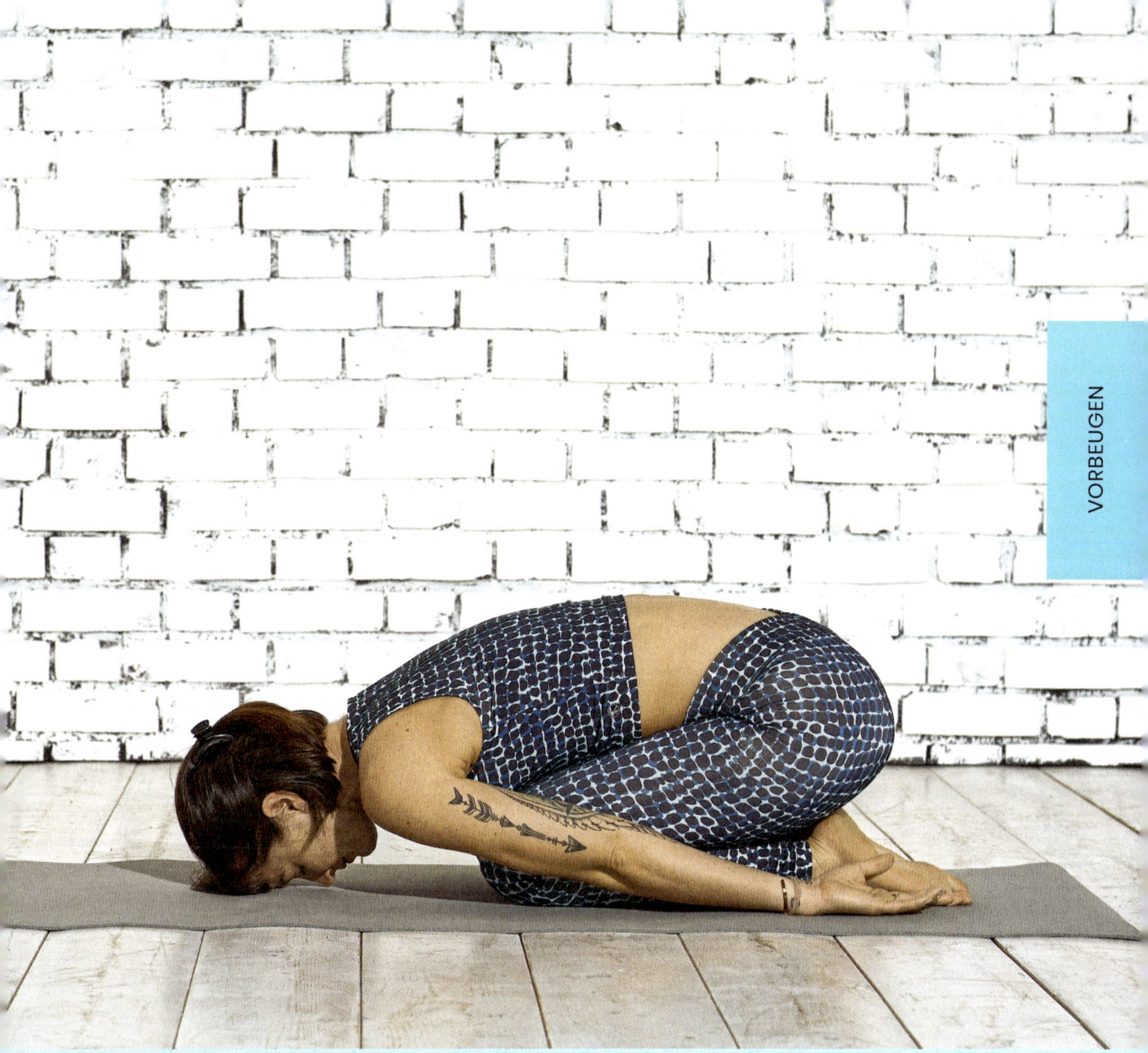

AFFIRMATION

»Ich ruhe mich aus und lausche meiner inneren Stimme.«

VARIATION

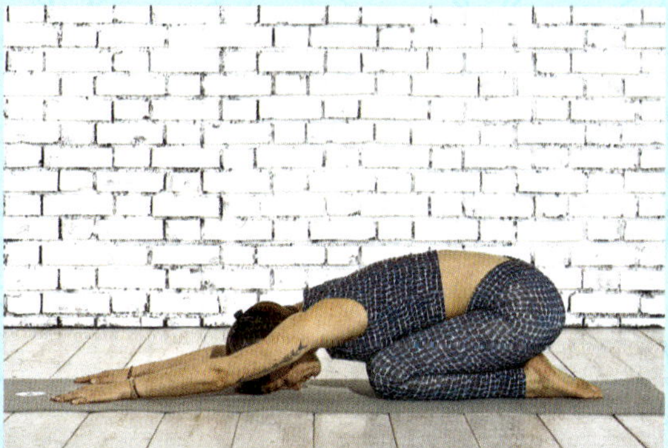

Einbeinige sitzende Vorbeuge

Sanskrit-Name:	Janu Shirsasana
Chakra:	Wurzel-Chakra, Sakral-Chakra
Dosha:	reduziert Vata & Pitta (–), erhöht Kapha (+)
Körper:	dehnt die Körperrückseite, Beinrückseiten (Hamstrings) und Leisten, regt die Verdauung an, lindert Menstruationsbeschwerden, regt Nieren und Leber an
Geist & Emotion:	beruhigt den Geist, erdend, kontemplativ
Kontraindikationen:	Knie- oder Hamstringverletzungen, Bandscheibenvorfall
Variationen:	Wenn du Schmerzen im Knie hast, kannst du zusätzlich eine Decke unter dein gestrecktes Knie legen. Es gibt hier ebenfalls die Möglichkeit, mit einem Gurt um den Fußballen zu arbeiten. Wer weiter gehen möchte, kann als fortgeschrittene Variante den rechten Arm um das vordere aufgestellte Bein wickeln und die Hände hinter dem Rücken verbinden.

Die richtige Ausrichtung:

- Setze dich mit ausgestreckten Beinen auf den Boden (Stock-Pose).
- Wenn du die Tendenz hast, im Rücken rund zu werden, setze dich auf die Kante einer gefalteten Decke.
- Beuge dein linkes Knie und setze den Fuß innen gegen den rechten inneren Oberschenkel. Lasse das linke Knie dabei auf dem Boden ruhen.
- Flexe den rechten Fuß und aktiviere die Oberschenkelmuskulatur. Setze die Fingerspitzen neben dir auf und verlängere mit der nächsten Einatmung die Wirbelsäule.
- Drehe die Wirbelsäule in Richtung des linken Beins und wandere mit der Ausatmung nach vorn Richtung Fuß.
- Halte die Wirbelsäule lang, die Brust offen, die Schultern nach unten gezogen und den Blick Richtung Boden gerichtet. Entspanne dein Gesicht und vergiss nicht zu atmen.
- Greife den Fuß, den Knöchel oder wo auch immer deine Hände dein Bein greifen können und bleibe in dieser Pose für 10–20 Atemzüge.
- Mit der Einatmung hebe den Oberköper an und löse die Haltung. Wiederhole das Gleiche auf der anderen Seite.

Häufige Fehler:	forciertes Ziehen in die Vorbeuge, runder Rücken
Mein Tipp:	Es ist nicht das Ziel, den Kopf zum Bein zu bringen, sondern möglichst viel Länge im unteren Rücken und in der Wirbelsäule zu kreieren.

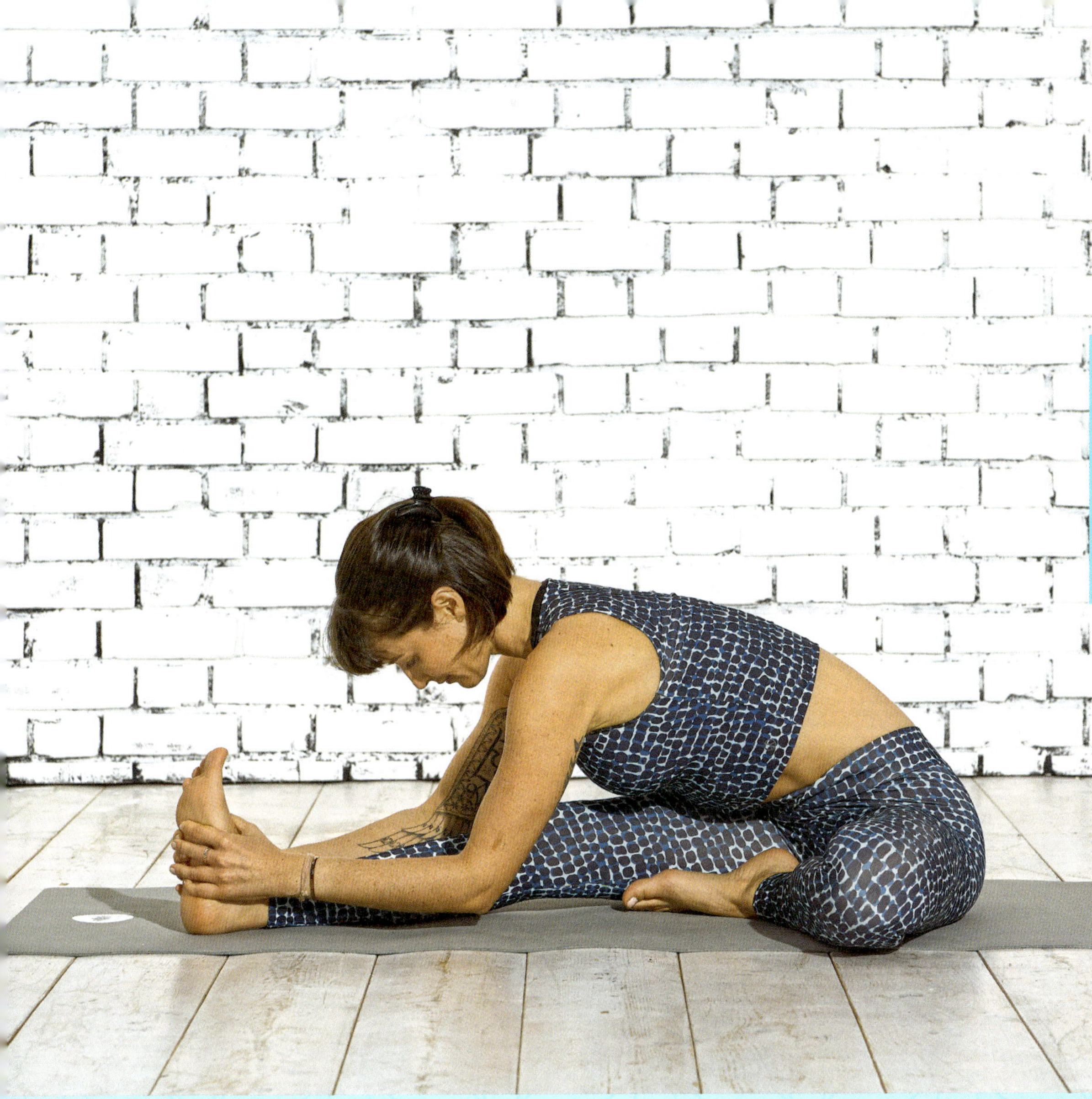

AFFIRMATION

»Ich verbeuge mich tief vor mir selbst und meiner Praxis.«

VARIATION

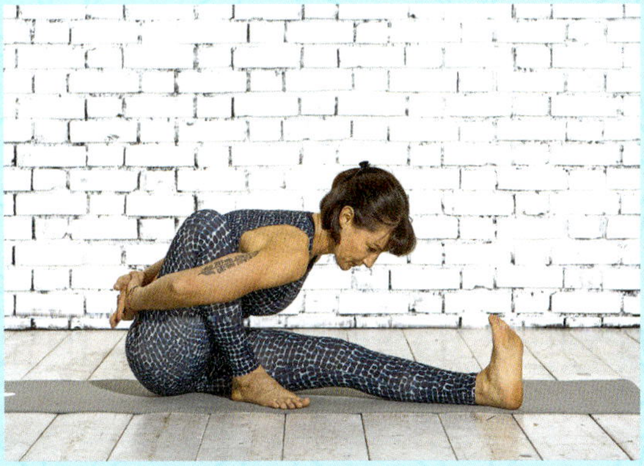

Vollständige sitzende Vorbeuge

Sanskrit-Name:	Pashimottanasana
Chakra:	Wurzel-Chakra, Sakral-Chakra
Dosha:	reduziert Vata & Pitta (–), erhöht Kapha (+)
Körper:	dehnt die Körperrückseite und besonders die Beinrückseiten (Hamstrings), regt die Verdauung an, regt Nieren und Leber an
Geist & Emotion:	beruhigt den Geist und das Nervensystem, kontemplativ, schlaffördernd, Vorbereitung auf die Meditation
Kontraindikationen:	Knieverletzungen, Bandscheibenvorfall oder Schmerzen im unteren Rücken, Schwangerschaft
Variationen:	Es ist hilfreich, mit einem Gurt über den Fußballen zu arbeiten. Wenn du Schmerzen im Knie hast, kannst du zusätzlich eine gerollte Decke unter die gestreckten Beine legen. Eine fortgeschrittene Variante ist, ein bis zwei Blöcke vor die Füße zu setzen, um hier einen Gegendruck zu haben und dich noch weiter nach unten ziehen zu können.

Die richtige Ausrichtung:

- Setze dich zuerst mit ausgestreckten Beinen auf den Boden (Stock-Pose).
- Wenn du die Tendenz hast, im Rücken rund zu werden, setze dich auf die Kante einer gefalteten Decke.
- Greife unter das Gesäß, um dein Sitzfleisch zu den Seiten rauszuziehen, damit beide Sitzbeinhöcker stabil auf dem Boden aufsitzen.
- Flexe beide Füße und aktiviere die Oberschenkelmuskulatur.
- Setze die Fingerspitzen neben dir auf und verlängere mit der nächsten Einatmung die Wirbelsäule.
- Wandere beim Ausatmen mit den Händen nach vorn Richtung Füße.
- Halte die Wirbelsäule lang, die Brust offen und die Schultern nach unten in den Rücken gezogen, der Blick ist leicht nach vorn in Richtung Boden gerichtet.
- Arbeite mehr an der Länge deiner Wirbelsäule als daran, tiefer in die Vorbeuge zu gehen.
- Entspanne deine Gesichtszüge und atme tief in den unteren Bauch.
- Fasse als Nächstes deinen Fuß, den Knöchel oder wo auch immer deine Hände dein Bein greifen können.
- Bleibe in der Pose für 1 Minute oder länger.
- Um die Haltung zu lösen, richte dich mit der Einatmung und langem Rücken wieder auf.

Häufige Fehler:	mit rundem Rücken nach vorn klappen, Oberkörper nicht gestreckt
Mein Tipp:	Je länger du in der Haltung bleibst, desto beruhigender wirkt sie auf deinen Geist. Pashimottanasana ist ideal vor dem Schlafengehen, um das Nervensystem runterzufahren. Dann mindestens 1–3 Minuten halten.

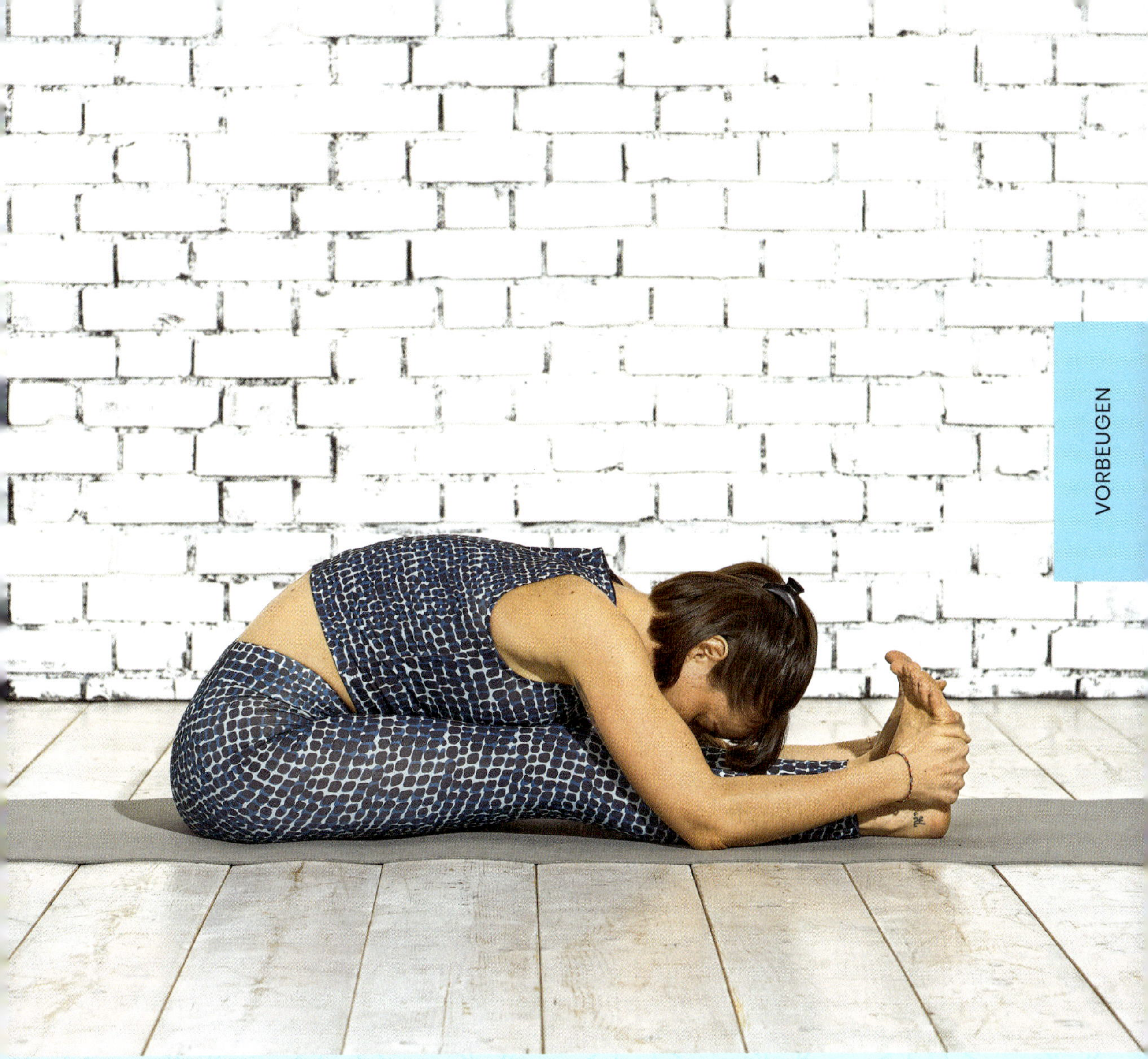

AFFIRMATION

»Mit jeder Ausatmung lasse ich alles los, was ich nicht mehr brauche.«

VARIATIONEN

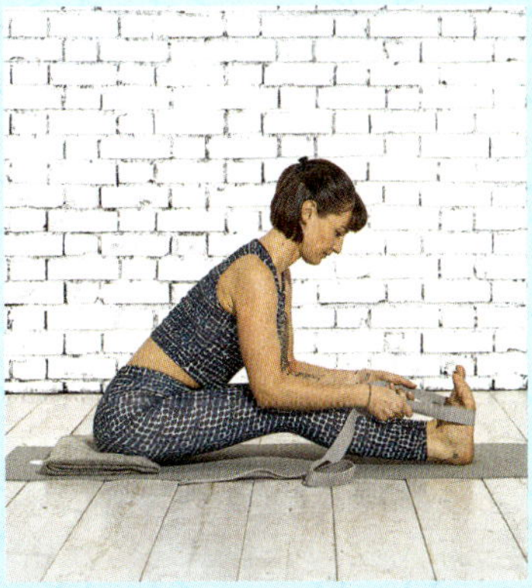

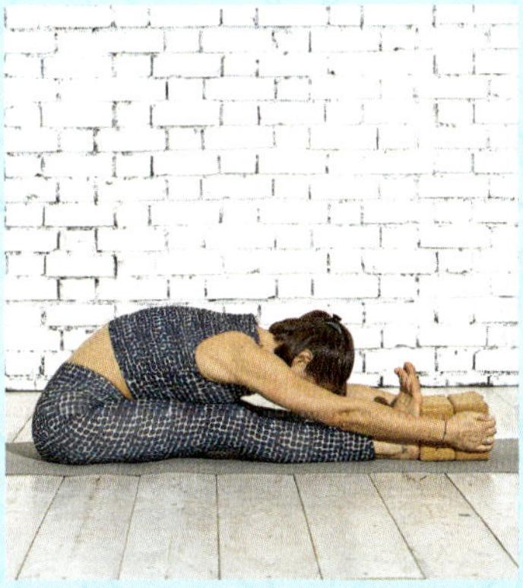

Sitzende gegrätschte Vorbeuge

Sanskrit-Name:	Upavistha Konasana
Chakra:	Wurzel-Chakra, Sakral-Chakra
Dosha:	reduziert Vata & Pitta (–), erhöht Kapha (+)
Körper:	streckt die Oberschenkelrückseiten, dehnt die Oberschenkelinnenseiten (Adduktoren), fördert Mobilität in den Hüftgelenken
Geist & Emotion:	kontemplativ, beruhigt den Geist und das Nervensystem
Kontraindikationen:	Knie- oder Leistenschmerzen, Bandscheibenvorfall, Schmerzen im unteren Rücken
Variationen:	Um die Öffnung der Hüften zu unterstützen, setze dich auf die Kante einer Decke. Wenn du sensible Knie hast oder zu Überstreckung in den Gelenken neigst, beuge die Knie in der Haltung leicht an. Als weitere Übungsvariation kannst du dich jeweils über das rechte und linke Bein beugen.

Die richtige Ausrichtung:

- Setze dich zunächst in die Stock-Pose.
- Lehne dich mit dem Oberkörper etwas zurück und hebe die Beine, um sie in einem Winkel von etwa 90 Grad oder mehr (je nach Flexibilität) zu öffnen.
- Wenn du die Tendenz hast, im Rücken rund zu werden, setze dich als Unterstützung auf die Kante einer gefalteten Decke.
- Ziehe noch mal rechts und links das Sitzfleisch unter dir raus, damit du geerdet auf beiden Sitzbeinhöckern sitzen kannst.
- Drücke deine Hände hinter dir in den Boden und schiebe das Gesäß nach vorn, wobei du die Beine weiter grätschen kannst, aber nur wenn möglich. Beachte die Grenzen deines Körpers.
- Flexe die Füße und aktiviere die Oberschenkelmuskulatur, rotiere die Oberschenkel nach außen, sodass die Kniescheiben gerade zur Decke zeigen.
- Wandere jetzt mit den Händen zwischen den Beinen nach vorn. Halte deinen unteren Rücken dabei lang und rotiere die Oberschenkel weiter nach außen.
- Wenn du magst, kannst du die Vorwärtsbeuge bei jeder Ausatmung vertiefen und von den Hüftgelenken mehr nach vorn kommen.
- Bleibe ca. 1 Minute oder länger in dieser Pose.
- Dann komme mit der Einatmung und einem langem Oberkörper zur Mitte zurück.

Häufige Fehler:	die Oberschenkel rotieren nach innen, runder Rücken
Mein Tipp:	Wie bei allen Vorbeugen liegt der Schwerpunkt auf der Bewegung der Hüftgelenke und der Beibehaltung der Länge im Rumpf. Sobald der Rücken rund wird, halte inne und arbeite an der Länge der Wirbelsäule, rotiere dabei die Beine kraftvoll nach außen und flexe die Füße. Beachte die Grenzen deines Körpers.

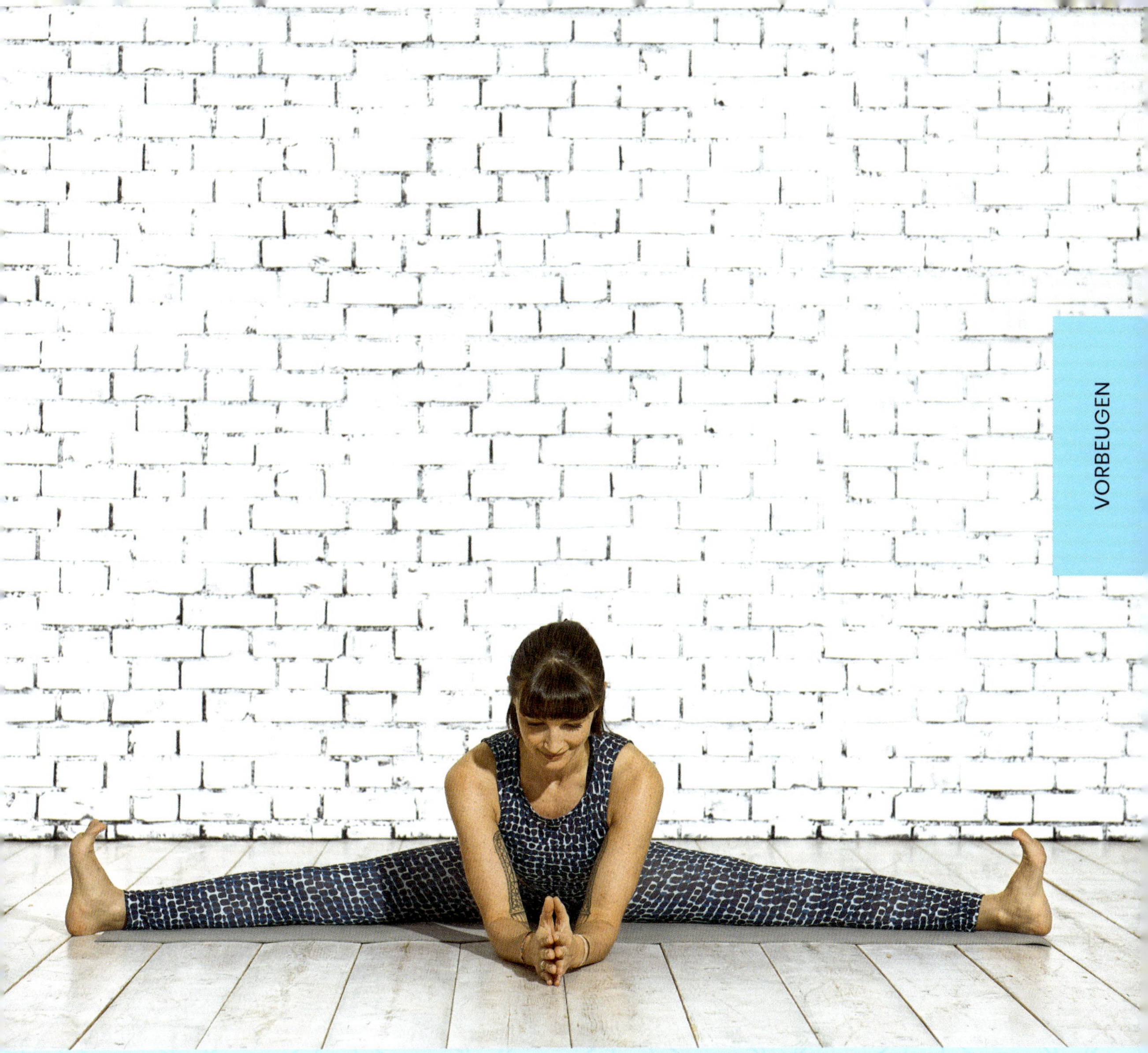

AFFIRMATION

»Liebevoll achte ich auf die Botschaften meines Körpers.«

VARIATIONEN

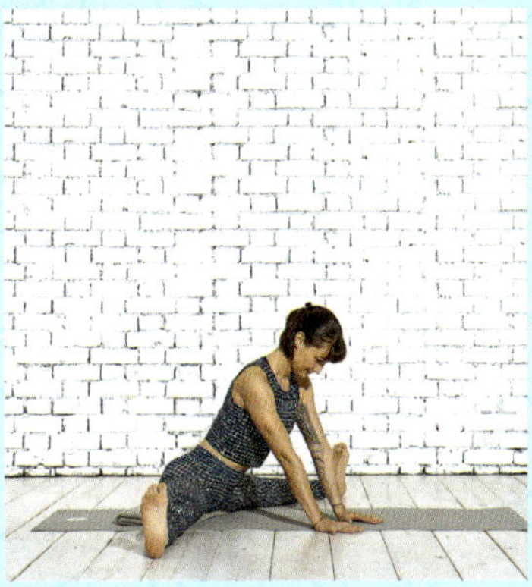

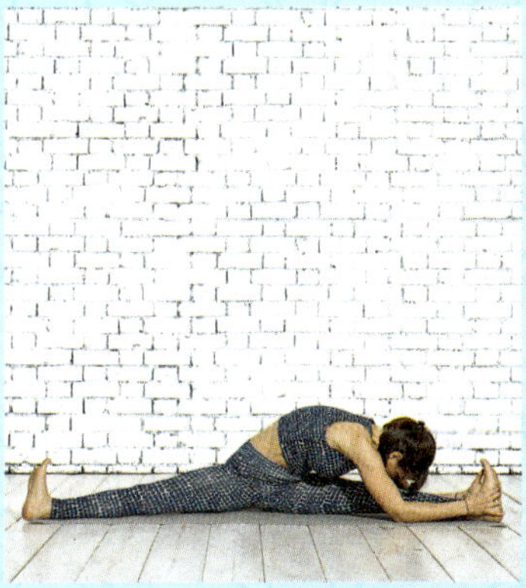

Schildkröte

Sanskrit-Name:	Kurmasana
Chakra:	Wurzel-Chakra, Sakral-Chakra
Dosha:	reduziert Vata & Pitta (–), erhöht Kapha (+)
Körper:	dehnt die Beinrückseiten, verlängert die Wirbelsäule
Geist & Emotion:	hilft, die Sinne zurückzuziehen (Pratyahara), beruhigt den Geist in Vorbereitung auf die Meditation
Kontraindikationen:	Knieprobleme, Bandscheibenvorfall oder Schmerzen im unteren Rücken, Nackenprobleme, Schwangerschaft
Variationen:	Wie bei allen sitzenden Vorbeugen hilft es, dich auf die Kante einer gefalteten Decke zu setzen, um die Kippbewegung des Beckens zu unterstützen. Wenn du Schmerzen in den Kniekehlen spürst, nimm die Arme weiter nach vorn.

Die richtige Ausrichtung:

- Setze dich zunächst in die Stock-Pose.
- Öffne die Beine etwa mattenbreit, ähnlich wie bei der Sitzenden Grätsche, und beuge dann die Knie an, sodass du auf den Fersen bist und deine Füße geflext sind.
- Strecke zuerst deine Brust und die Arme nach vorn und fädle dann die Arme unten zwischen den Beinen durch.
- Beuge die Beine noch mehr, sodass du die Schultern einzeln unter die Knie wurschteln kannst. (Wenn dies zu schwierig ist oder fast unmöglich erscheint, arbeite weiter an anderen Vorwärtsbeugen.)
- Sobald du mit den Armen unter den Knien bist, strecke die Arme zu den Seiten aus und strecke die Beine so weit es geht über die Oberarme.
- Ziehe deinen Rücken von den Hüften her lang nach vorn und strecke die Vorderseite deiner Brust. Komm mithilfe des Drucks der Oberschenkel auf die Schultern oder Oberarme noch mehr nach vorn und unten.
- Drücke deine inneren Fersen nach unten und nach vorn, um deine Beine zu strecken.
- Versuche, mit der Ausatmung die Wirbelsäule immer weiter nach vorn zu strecken.
- Du kannst entweder das Kinn aufstützen, wenn du keine Nackenprobleme hast, oder die Stirn am Boden ablegen. Schließe deine Augen und richte den Fokus nach innen.
- Zwinge dich nicht und übe weiterhin, entspannt und tief zu atmen.
- Bleibe für ca. 10–20 Atemzüge in der Haltung und löse dann langsam mit der Hilfe deiner Hände die Übung.

Häufige Fehler:	die Arme sind nicht direkt unter den Knien, der Rücken ist nicht lang genug gezogen
Mein Tipp:	Kurmasana ist eine sehr herausfordernde Haltung, bei der es wichtig ist, sich ausreichend aufzuwärmen und darauf vorzubereiten. Geeignete Posen zur Vorbereitung sind leichtere Vorbeugen wie die Kopf-zum-Knie-Stellung und die Sitzende oder Gegrätschte Vorbeuge.

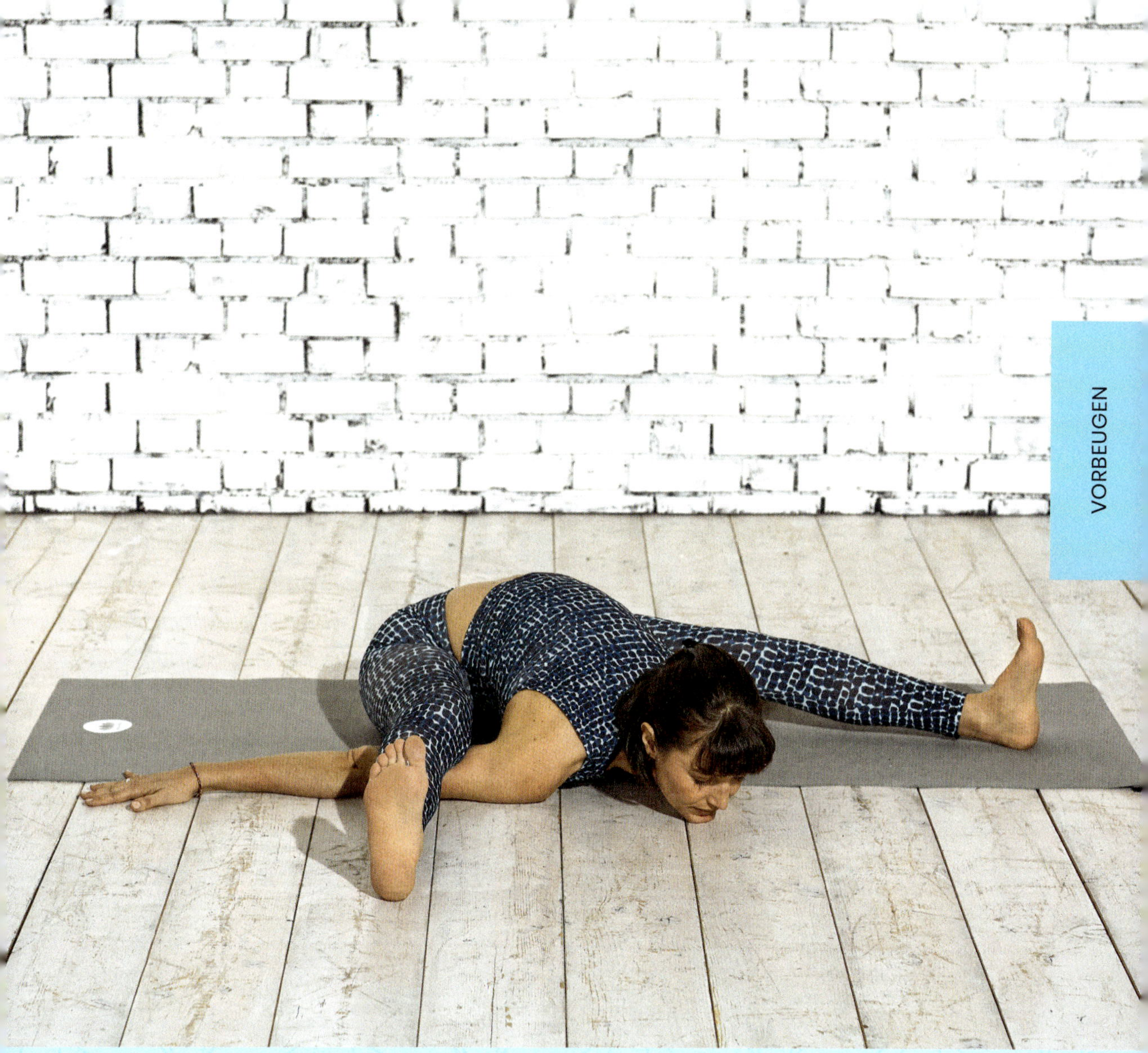

AFFIRMATION

»Ich achte auf meine Grenzen und übe Mitgefühl mit mir selbst.«

Pflug

Sanskrit-Name:	Halasana
Chakra:	Solarplexus-Chakra, Kehl-Chakra
Dosha:	reduziert Vata & Pitta (–), erhöht Kapha (+)
Körper:	dehnt die Beinrückseiten und den Nacken, streckt die Schultern und die Wirbelsäule, Beschwerden wie Verstopfung und Magenbeschwerden können gelindert werden, stimuliert die Bauchorgane und die Schilddrüse, hilft bei der Linderung der Symptome der Wechseljahre
Geist & Emotion:	richtet die Sinne nach innen, beruhigt den Geist, reduziert Stress und Ermüdung
Kontraindikationen:	Nackenverletzungen, Probleme mit der Halswirbelsäule, Bandscheibenvorfall, hoher Blutdruck, Kopfschmerzen, Menstruation, Schwangerschaft
Variationen:	Wenn die Füße nicht den Boden berühren, kannst du auch mit einem Bolster oder Block unter den Füßen arbeiten. Wer weiter gehen möchte, kann auch die »Muschel« praktizieren, wobei die Knie gebeugt werden, um die Ohren zu verschließen.

Die richtige Ausrichtung:

- Wichtige Anmerkung: Bitte lies diese Instruktionen, bevor du die Pose einnimmst und nicht währenddessen. Wenn du in der Haltung bist, solltest du deinen Kopf nicht mehr bewegen.
- Komme für den Pflug zunächst in Rückenlage.
- Hebe deine Beine um 90 Grad an, sodass sie in Richtung Decke zeigen.
- Hebe mit der Einatmung beide Beine an und schwinge sie mit der Ausatmung kontrolliert in einem Bogen über den Kopf, sodass deine Füße wenn möglich den Boden berühren. Die Bewegung sollte glatt und nicht ruckartig sein. Lasse dabei deinen Hinterkopf ganz lang und schaue nicht mehr nach rechts und links.
- Benutze deine Hände zur Unterstützung unter dem unteren Rücken.
- Wenn du die Fußspitzen über den Kopf und auf den Boden gebracht hast, strecke die Beine durch und wandere mit den Füßen noch weiter weg vom Kopf, sodass dein Gesäß über den Schultern ist.
- Strecke dann die Arme seitlich vom Körper aus, sodass deine Handflächen nach unten zeigen, und drücke sie auf den Boden.
- Wenn du magst, verschränke die Hände ineinander und »ruckel« mit den Schultern enger zusammen.
- Schließe die Augen und atme tief in den Bauch. Bleibe für 10 Atemzüge in der Haltung.
- Um zurück in Rückenlage zu kommen, atme ein, hebe die Beine an und rolle den Rücken vorsichtig Wirbel für Wirbel ab.

Häufige Fehler:	Kopf wird nach rechts oder links bewegt, Hinterkopf nicht ganz lang am Boden ausgestreckt
Mein Tipp:	Diese Haltung bitte nur praktizieren, wenn du eine gesunde Halswirbelsäule hast. Eine alternative Vorbeuge, die einen ähnlichen Effekt hat, ist die Sitzende Vorbeuge.

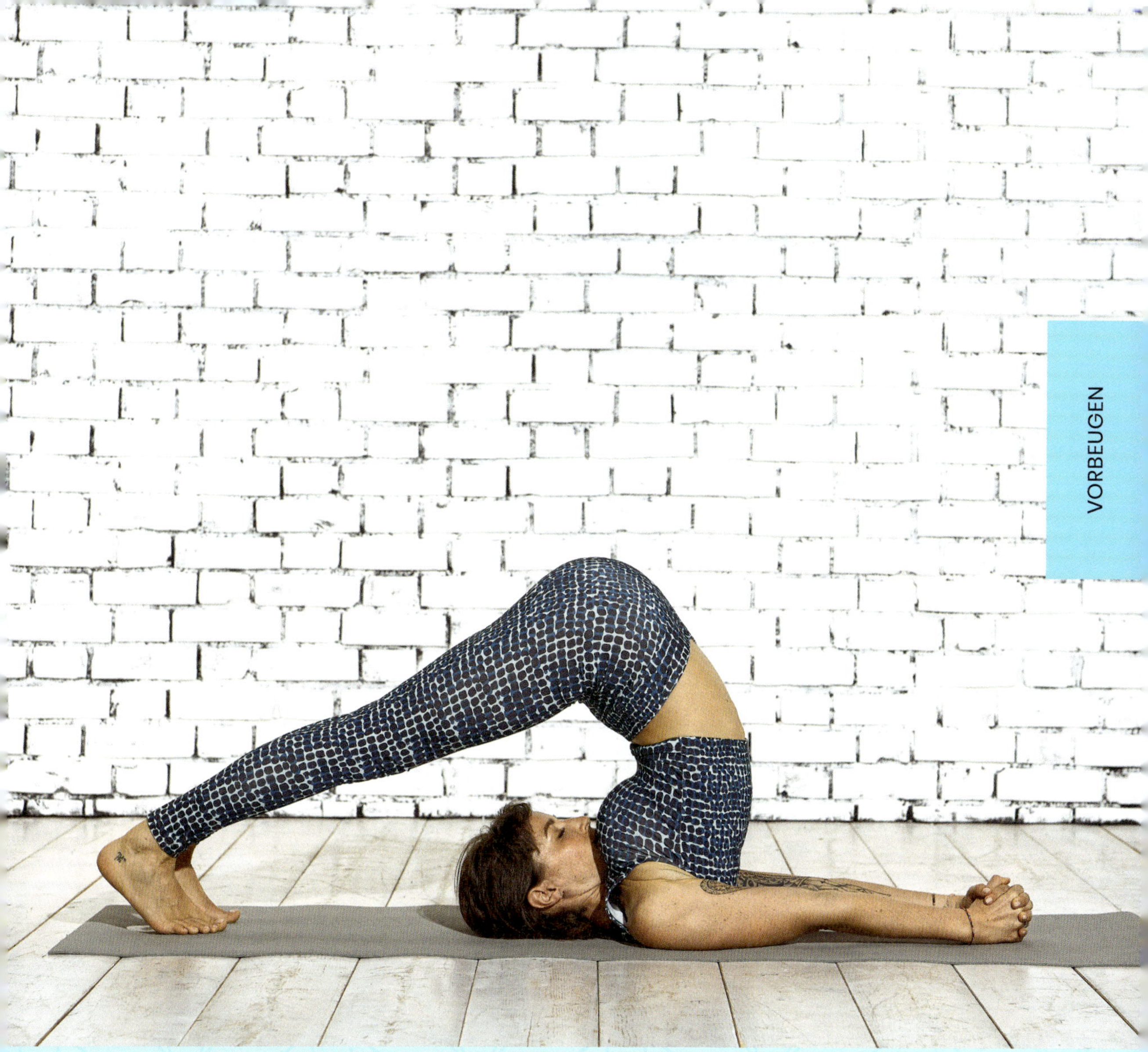

AFFIRMATION

»Ich genieße die tiefe Dehnung in meiner gesamten Körperrückseite.«

VARIATION

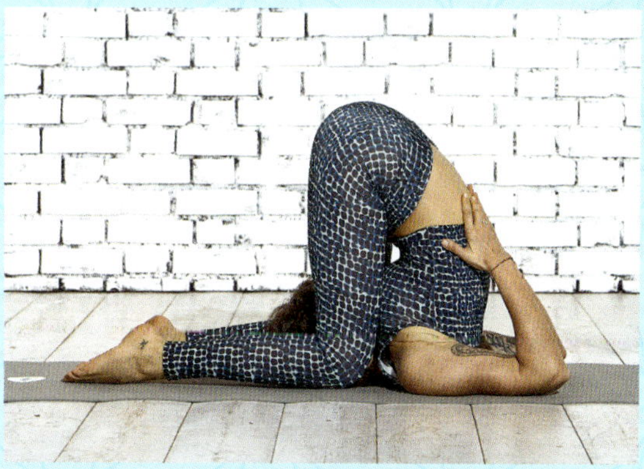

Einbeinige Taube

Sanskrit-Name:	Eka Pada Rajakapotasana
Chakra:	Wurzel-Chakra, Sakral-Chakra
Dosha:	reduziert Vata & Pitta (–), erhöht Kapha (+)
Körper:	öffnet die äußeren Hüften, streckt die Oberschenkel und die Gesäßmuskulatur (Gluteus maximus), dehnt den Psoas und die Leisten
Geist & Emotion:	löst Ängste, Anspannungen und Stress
Kontraindikationen:	Knieverletzungen, Meniskusschäden, Schwangerschaft
Variationen:	Wenn du Knieschmerzen hast, praktiziere Figur 4 im Liegen, die einen ganz ähnlichen Effekt hat wie die Taube. Wenn du weiter gehen möchtest, bringe das vordere Schienbein parallel zur Vorderseite der Matte, sodass dein Knöchel hinter deiner linken Hand ist.

Die richtige Ausrichtung:

- Komme zunächst in den Herabschauenden Hund.
- Führe mit der Einatmung dein rechtes Bein nach hinten oben und mit der Ausatmung dein rechtes Schienbein zwischen deine Hände zum Anfang der Matte.
- Je paralleler sich dein Schienbein zur Vorderseite der Matte befindet, desto intensiver ist die Dehnung in der vorderen Hüfte, d. h., Anfänger sollten die Ferse so dicht wie möglich zum Schambein bringen.
- Stütze dich auf den Fingerspitzen auf und ziehe die rechte Hüfte zurück, sodass beide Hüftknochen möglichst direkt nach vorn ausgerichtet sind. Wenn deine Hüften weit vom Boden weg sind, also in der Luft schweben, unterstütze deine Hüfte entweder mit einem Block oder einer gefalteten Decke.
- Schaue noch einmal zum hinteren linken Fuß, stülpe die Zehen für einen Moment um und strecke das hintere linke Bein noch mehr in Richtung Matte aus.
- Lege dann das Bein und den Fußrücken mit noch mehr Länge auf der Matte ab.
- Strecke dich bei der Einatmung noch mal ganz lang. Laufe bei der Ausatmung mit langem Rücken nach vorn und senke deinen Oberkörper in Richtung Boden. Du kannst entweder ein »Kissen« aus den Händen formen und deine Stirn darauf ablegen oder dich auf die Unterarme stützen.
- Bleibe mindestens 30 Sekunden in der Position und schicke deine Atemzüge unterstützend in deine Hüfte. Mit jeder Ausatmung lasse alle Spannungen im Hüftbereich los.
- Um die Haltung zu lösen, richte dich mit der Einatmung wieder auf, schwinge dein vorderes rechtes Bein zurück in den Dreibeinigen Hund und schüttele dein Bein aus.
- Setze den Fuß neben dem anderen ab und beginne dann mit der anderen Seite.

Häufige Fehler:	beide Hüften sind nicht parallel zum Boden ausgerichtet, der hintere Fuß sichelt oder rutscht zur Seite weg, das hintere Bein ist nicht genug gestreckt
Mein Tipp:	Dies kann eine starke Dehnung für die äußere Hüfte sein. Halte den vorderen Fuß zunächst nah am Schambein. Erwarte nicht von dir, das Schienbein sofort parallel zur Mattenkante zu bringen, und höre auf die Signale deines Körpers.

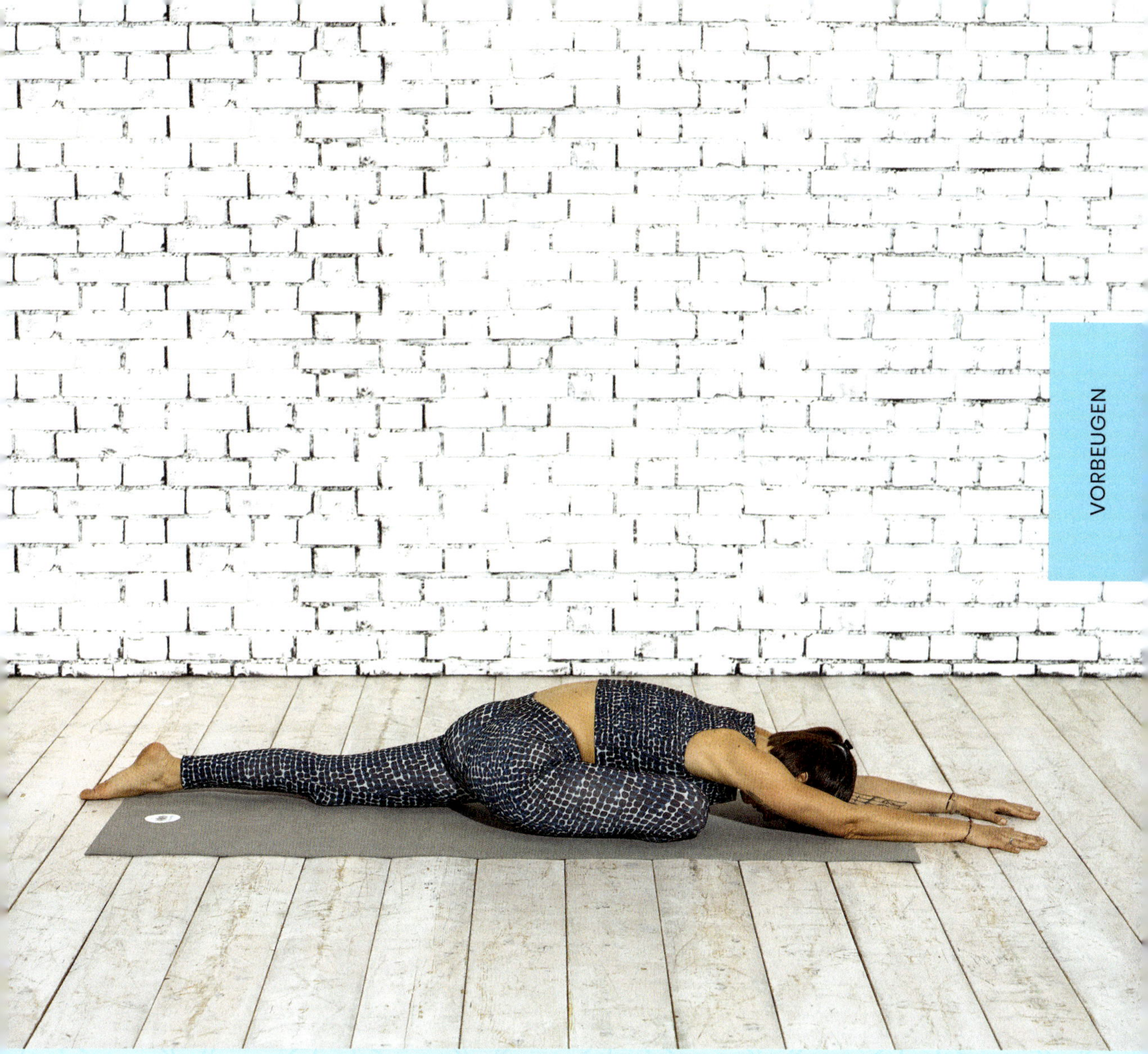

AFFIRMATION

»Mit jeder Ausatmung lasse ich alle Formen von Stress, Zweifel und Angst gehen.«

VARIATIONEN

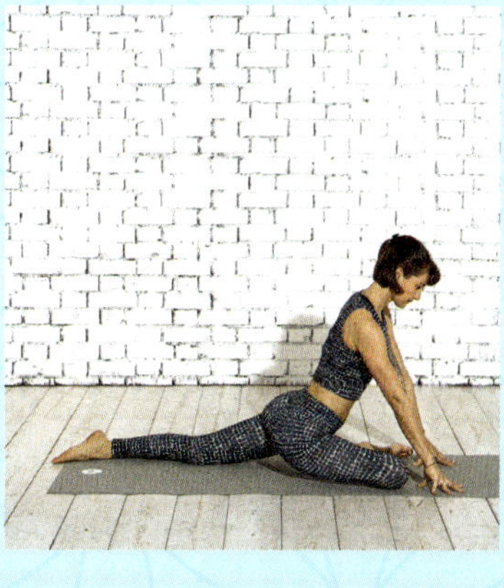

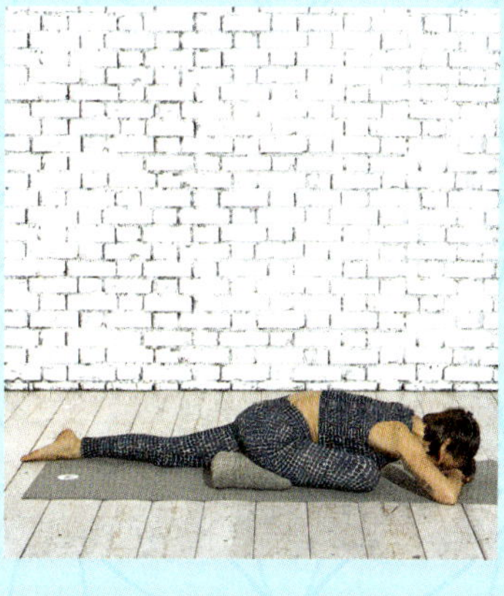

Doppelte Taube

Sanskrit-Name:	Agni Stambhasana
Chakra:	Wurzel-Chakra, Sakral-Chakra
Dosha:	reduziert Vata & Pitta (–), erhöht Kapha (+)
Körper:	dehnt die äußeren Hüften und Oberschenkel, Leisten und Psoas
Geist & Emotion:	löst Ängste, Anspannungen und Stress
Kontraindikationen:	Knie- und Rückenverletzung oder -entzündung, Schwangerschaft
Variationen:	Um deine Hüften zu erhöhen, kannst du dich auf die Kante einer Decke setzen und einen Block zur Unterstützung unter deinem oberen Knie verwenden. Wenn du hier tiefer gehen möchtest, laufe mit den Fingerspitzen nach vorn in eine tiefere Vorbeuge.

Die richtige Ausrichtung:

- Komme ins Sitzen und setze den rechten Fuß auf das linke Knie, sodass die rechte Fußaußenkante mit dem unteren Knie abschließt. Staple beide Beine so, dass die Schienbeine übereinanderliegen.
- Falls das Schmerzen in den Knien auslöst, wähle eine andere Haltung, wie z. B. Figur 4 im Liegen oder den Sitzenden Schmetterling.
- Sollte dein oberes Knie sehr weit in der Luft hängen, schiebe zur Unterstützung eine Decke oder einen Block darunter.
- Atme tief ein, ziehe dich an den Fingerspitzen ganz lang, drücke die Hüften nach unten und strecke die Kopfkrone gleichzeitig in Richtung Decke.
- Lasse die Schultern nach unten sinken und richte die Brust auf.
- Lasse die Knie sich zum Boden hin entspannen, um die Hüften zu öffnen.
- Für die meisten Menschen reicht es völlig, hier aufrecht zu bleiben, um eine starke Hüftöffnung zu spüren. Wenn du aber weiter gehen möchtest, laufe mit den Fingerspitzen weiter nach vorn.
- Bleibe in der Haltung für mindestens 30 Sekunden oder länger.
- Mit der Einatmung richte dich zur Mitte auf, löse die Beine und wechsle die Seite.

Häufige Fehler:	die Unterschenkel sind nicht parallel übereinander, die Fußsohle vom oberen Fuß schließt nicht in einer Linie mit der Oberschenkelkante ab, der Fuß rutscht vom Oberschenkel weg
Mein Tipp:	Die Haltung mag sich zu Beginn »unmöglich« anfühlen, nach ein paar Sekunden und wenn du den Oberkörper etwas nach vorn neigst, entspannen sich meist das obere Bein und die Hüfte.

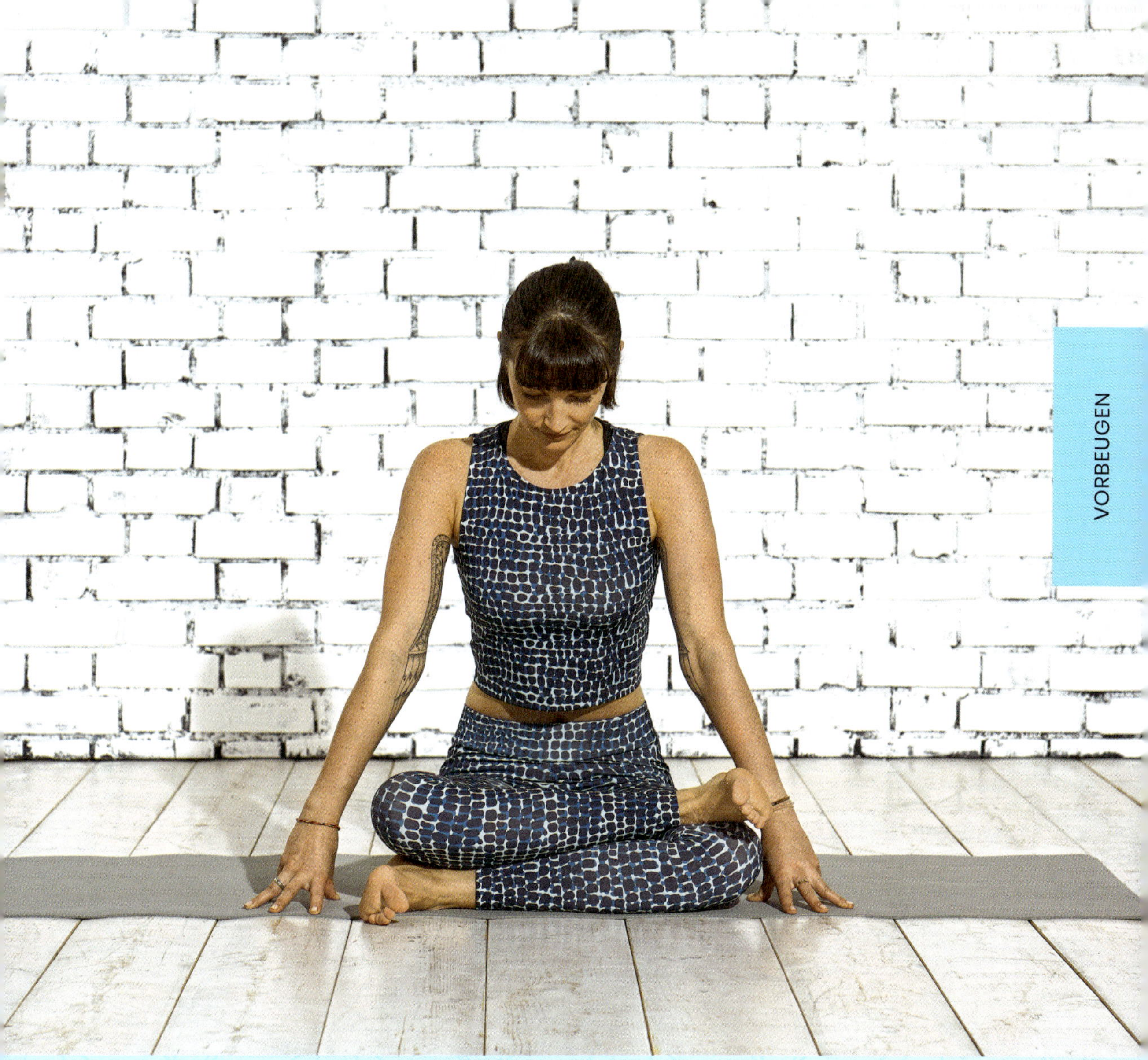

AFFIRMATION

»Ich bin in Frieden mit mir selbst und mit meinem Leben.«

VARIATION

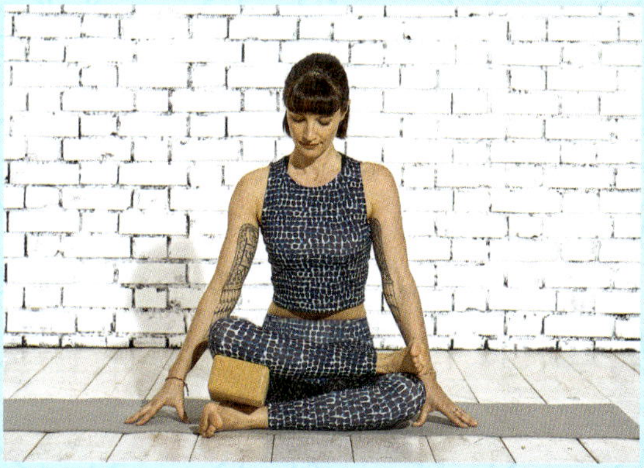

Spagat

Sanskrit-Name:	Hanumanasana
Chakra:	Wurzel-Chakra
Dosha:	reduziert Vata & Pitta (–), erhöht Kapha (+)
Körper:	dehnt die Beinrückseite (Hamstrings), die Oberschenkelmuskulatur (Quadrizeps), Leisten und Psoas, streckt und stärkt die Leistengegend
Geist & Emotion:	wirkt beruhigend, hilft gegen Verspannungen und Stress
Kontraindikationen:	Knieschmerzen
Variationen:	Ardha Hanumansana, der halbe Spagat, eignet sich sehr gut als Vorbereitung für den vollen Spagat. Ich übe sehr gerne mit drei Blöcken – zwei unter den Händen und einer unter dem Oberschenkel – oder auch alternativ mit einem Bolster. Das hilft dir, die Hüften korrekt parallel nach vorn auszurichten.

Die richtige Ausrichtung:

- Beginne im tiefen Ausfallschritt mit einem Fuß vorn, platziere dein Knie über dem vorderen Knöchel.
- Setze beide Hände auf den Boden neben dein vorderes Bein. Das hintere Knie liegt auf dem Boden.
- Schiebe jetzt die vordere Ferse weiter nach vorn, hebe den Ballen des vorderen Fußes an und schiebe das vordere Bein so weit, wie es deine Oberschenkelmuskeln zulassen.
- Wenn sich das vordere Bein gerade macht, schiebe das hintere Knie weiter nach hinten, sodass der hintere Oberschenkel dem Boden näher kommt.
- Stelle sicher, dass dein hinteres Bein von der Hüfte her gerade bleibt und nicht zur Seite wegklappt.
- Versuche, die Hüften, so gut es geht, in Richtung der Vorderseite der Matte parallel zu bringen, und konzentriere dich darauf, das Becken auszurichten.
- Wenn du den Boden erreicht hast, strecke deine Wirbelsäule noch mehr.
- Die Hände können als Unterstützung an beiden Seiten auf dem Boden aufgesetzt bleiben oder auf zwei Blöcken sein, oder du streckst die Hände in Richtung Himmel oder bringst sie in Gebetshaltung vors Herz.
- Beginne damit, 20 Sekunden in der Pose zu bleiben, und arbeite dich bis zu 1 Minute vor.
- Um die Haltung zu lösen, lehne dich vorsichtig zur Seite deines vorderen Beins, setze dich auf die äußere Hüfte und schwinge dein hinteres Bein nach vorn.
- Wechsle dann zur anderen Seite und wiederhole das Ganze.

Häufige Fehler:	Hüfte zu stark geöffnet, Hüftknochen nicht parallel nach vorn ausgerichtet
Mein Tipp:	Zwinge dich bitte niemals in diese Pose hinein und respektiere die Grenzen deines Körpers. Du solltest hier ein gesundes Maß an Dehnung verspüren, aber niemals Schmerzen. Beobachte, wo deine Grenzen sind und wo du sie erweitern kannst. Spagat ist eher so etwas wie ein Langzeitprojekt als eine Pose, die man innerhalb von 2–3 Monaten absolviert.

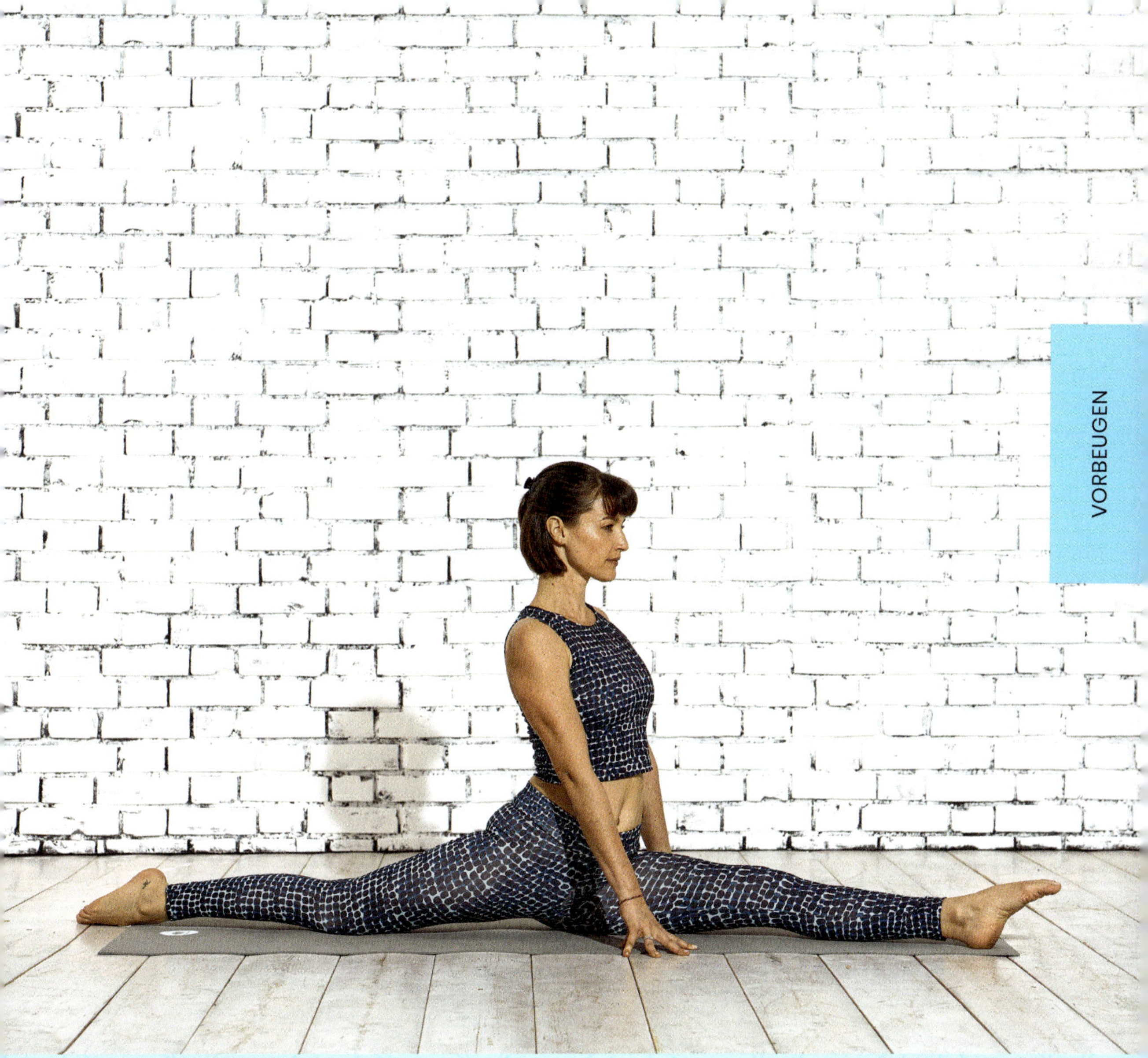

AFFIRMATION

»Alles ist möglich.«

VARIATIONEN

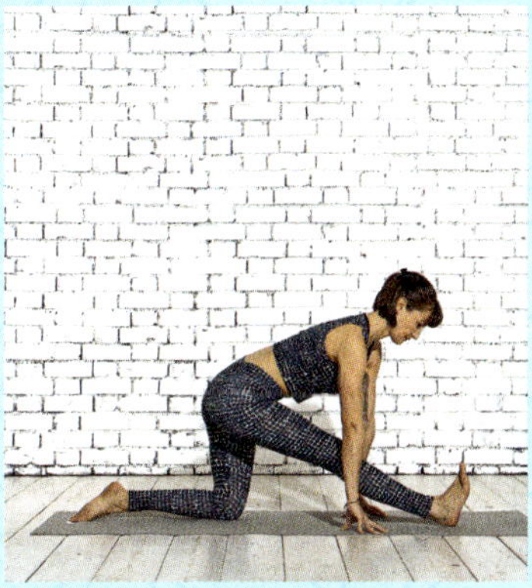

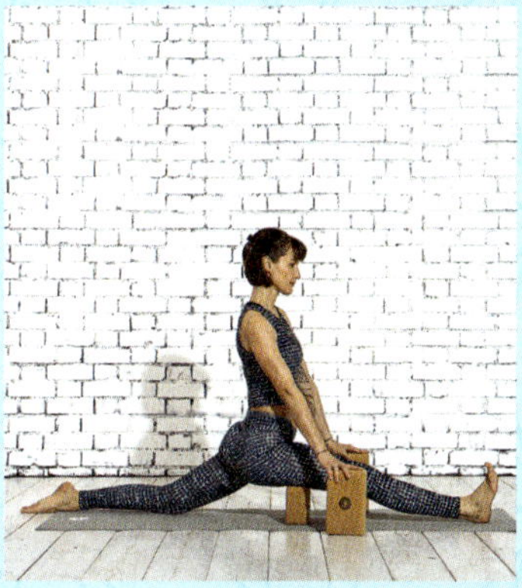

Ganze Stehende Vorbeuge

Sanskrit-Name:	Uttanasana
Chakra:	Wurzel-Chakra, Sakral-Chakra, Solarplexus-Chakra
Dosha:	reduziert Vata & Pitta (–), erhöht Kapha (+)
Körper:	dehnt die komplette Körperrückseite, die Beinrückseiten (Hamstrings) und die großen Rückenmuskeln (Erector spinae)
Geist & Emotion:	wirkt beruhigend, hilft gegen Verspannungen und Stress
Kontraindikationen:	Rückenschmerzen, Bandscheibenvorfall, Kopfschmerzen
Variationen:	Wenn du mit den Händen nicht auf den Boden kommst, nutze zwei Blöcke. Für die Schulteröffner-Variante: Verschränke beide Hände hinter dem unteren Rücken, tauche mit der Ausatmung ab und ziehe die Hände über den Kopf Richtung Boden. Achte darauf, die Ellenbogengelenke nicht zu überstrecken.

Die richtige Ausrichtung:

- Komme zunächst in die Berghaltung.
- Stelle die Füße hüftbreit auf, sodass deine Zehen nach vorn zeigen.
- Führe mit der Einatmung die Arme über den Kopf und klappe bei der Ausatmung mit leicht gebeugten Knien und langem Rücken von den Hüften nach vorn runter.
- Lasse die Knie unbedingt gebeugt, wenn du einen schwachen unteren Rücken hast oder unter Rückenschmerzen leidest.
- Greife den gegenüberliegenden Ellenbogen und lasse den Oberkörper schwer baumeln, atme tief in den unteren Bauch ein und aus.
- Wenn du weiter gehen möchtest, greife die Fußknöchel oder deinen großen Zeh, um dich mit dem Oberkörper noch näher an die Schienbeine heranzuziehen.
- Eine weitere fortgeschrittene Möglichkeit ist, die Hände unter die Fußsohlen zu setzen, sodass die Füße auf den Handflächen stehen. Verlagere hier das Körpergewicht weiter nach vorn und spüre die Massage der Handflächen.
- Bleibe für mindestens 10 Atemzüge in dieser Haltung. Je länger du in der Vorbeuge bleibst, desto beruhigender wirkt sie auf deinen Geist und das Nervensystem.

Häufige Fehler:	Nacken ist angespannt, Kniegelenke sind überstreckt, zu viel Gewicht auf den Fersen
Mein Tipp:	Uttanasana ist eine gute Ausgleichshaltung nach einer Vorbeugen-Armbalance wie z. B. der Krähe, um die Handgelenke zu entlasten. Die Übung ist auch ideal vor dem Schlafengehen, um das Nervensystem runterzufahren (mindestens 1–3 Minuten halten). Als restorative Variante kannst du hier auch einen Block unter den Kopf legen.

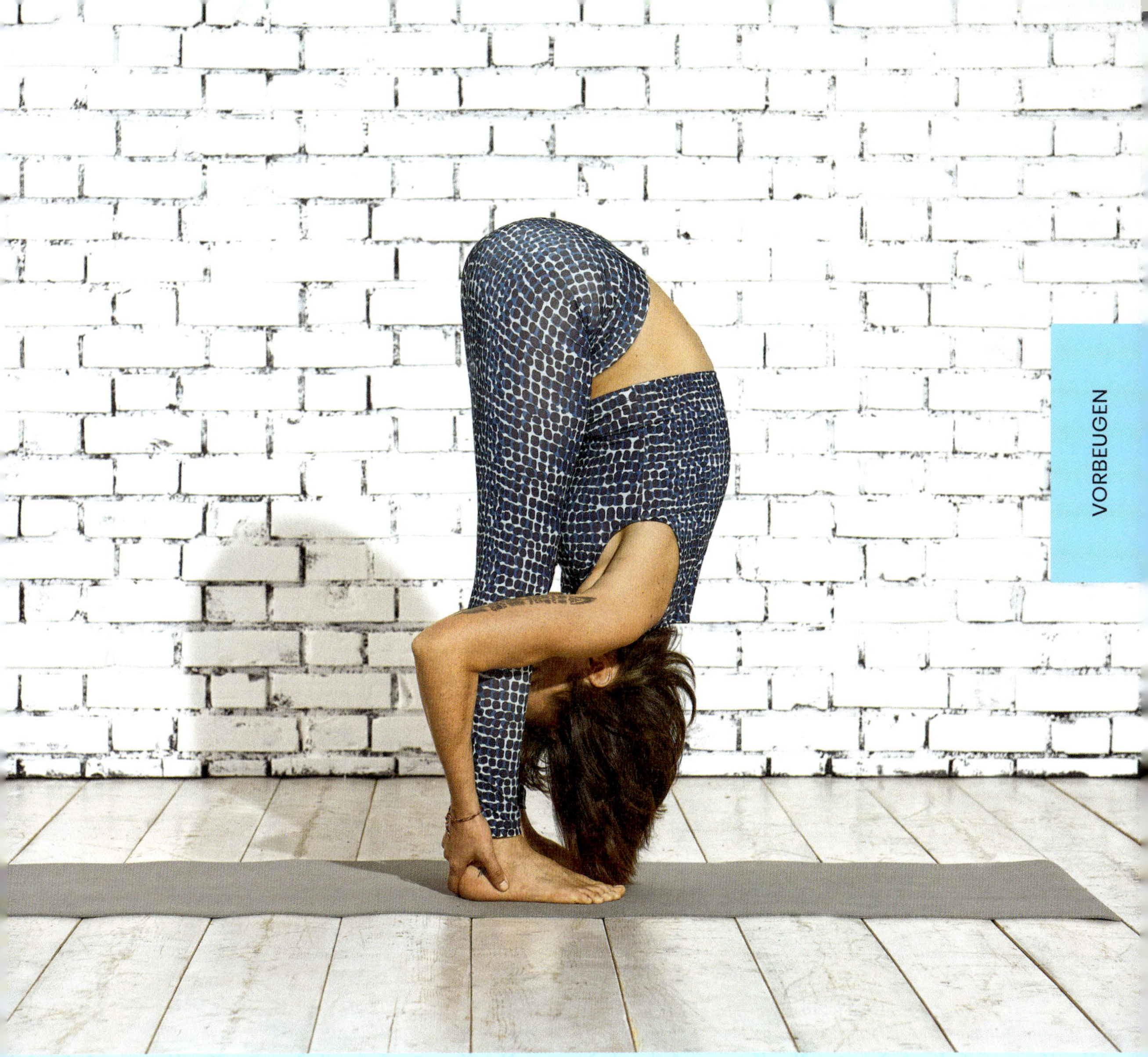

AFFIRMATION

»Ich lasse alle Negativität über meine Wirbelsäule und Kopfkrone in die Erde abfließen.«

VARIATIONEN

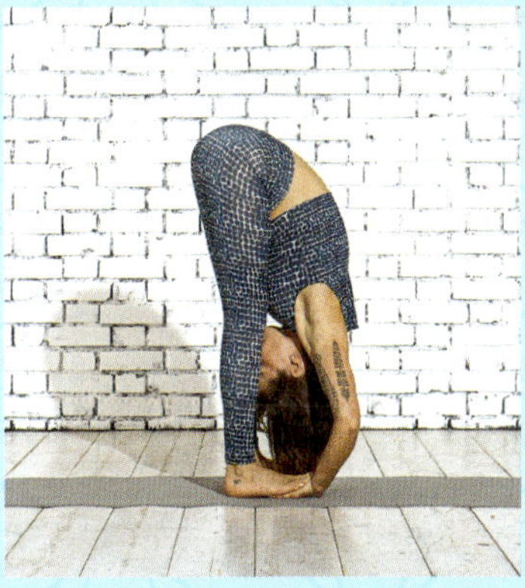

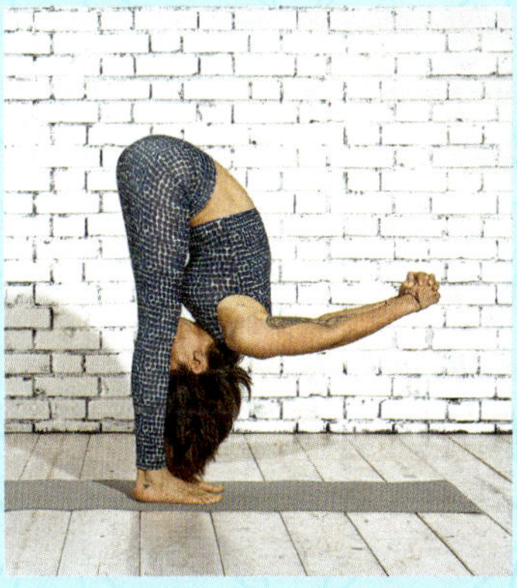

Halbe Stehende Vorbeuge

Sanskrit-Name:	Ardha Uttanasana
Chakra:	Wurzel-Chakra
Dosha:	reduziert Vata & Pitta (–), erhöht Kapha (+)
Körper:	dehnt die komplette Körperrückseite, die Beinrückseiten (Hamstrings) und die großen Rückenmuskeln (Erector spinae)
Geist & Emotion:	wirkt beruhigend, hilft gegen Verspannungen und Stress
Kontraindikationen:	Bandscheibenvorfall
Variationen:	Wenn du mit den Händen nicht auf den Boden kommst, nutze zwei Blöcke unter den Händen oder setze die Hände auf die Schienbeine. Das Wichtigste ist hier die Länge in der Wirbelsäule.

Die richtige Ausrichtung:

- Komme zunächst in die vollständige Stehende Vorbeuge.
- Hebe mit der Einatmung die Brust an, komme mit gebeugten Knien auf die Fingerspitzen und ziehe die Wirbelsäule ganz lang. Du kannst du Hände auch alternativ auf die Schienbeine setzen, wenn die Hände den Boden nicht berühren können.
- In der halben Stehenden Vorbeuge ist es das Ziel, mehr Länge in der Wirbelsäule zu erzeugen. Denke dich dabei ganz lang, vom Steißbein bis zur Kopfkrone.
- Wenn dein Rücken eine Rundung hat, beuge die Knie noch mehr, um mehr Länge zu kreieren.
- Mit der Ausatmung tauchst du dann in die ganze Stehende Vorbeuge ab, indem du die Beine mehr streckst und dich mit dem Oberkörper näher zu den Beinen heranziehst.
- Da die halbe sowie die ganze Stehende Vorbeuge in fast jeder Yoga-Stunde auftauchen, möchte ich noch mal für Klarheit sorgen: In der halben Stehenden Vorbeuge geht es stets darum, mehr Länge in der Wirbelsäule zu kreieren, und in der ganzen Stehenden Vorbeuge wollen wir uns noch mehr an die Beine heranziehen und tiefer in die Vorbeuge gehen.

Häufige Fehler:	Kopf im Nacken, Schultern zu nah an den Ohren, Knie nicht tief gebeugt
Mein Tipp:	Am Anfang ist es nicht leicht, einen Unterschied zwischen der halben und der vollständigen oder auch ganzen Stehenden Vorbeuge festzustellen. Übe daher ein paarmal die halbe und ganze Stehende Vorbeuge im Wechsel, um den Unterschied in deinem Körper zu erspüren.

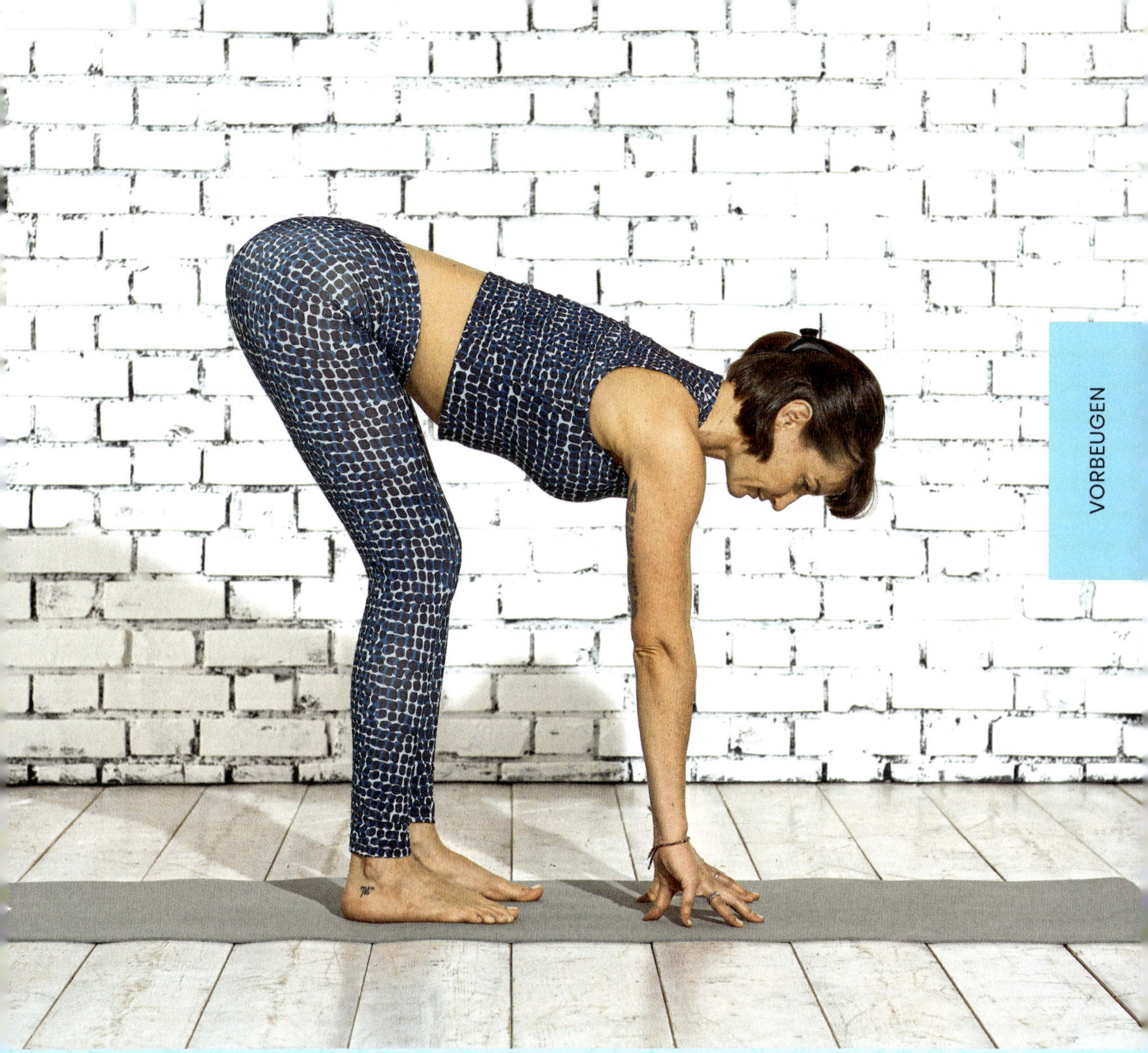

AFFIRMATION

»Ich genieße es, Länge in meiner Wirbelsäule zu erzeugen.«

VARIATION

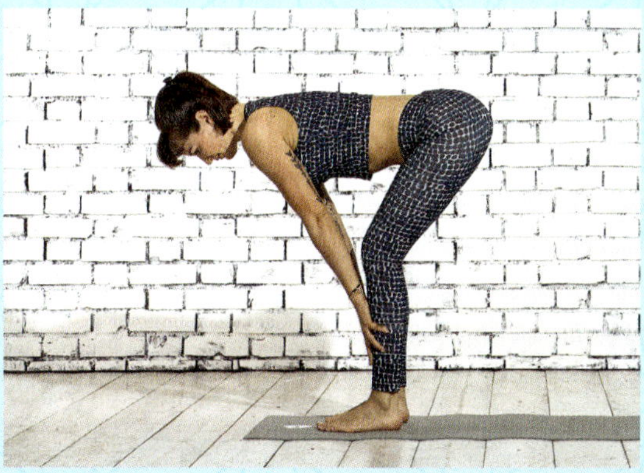

Stehende Pyramide

Sanskrit-Name:	Parshvottanasana
Chakra:	Wurzel-Chakra, Sakral-Chakra
Dosha:	reduziert Vata & Pitta (–), erhöht Kapha (+)
Körper:	dehnt die komplette Körperrückseite, die Beinrückseiten (Hamstrings) und die großen Rückenmuskeln (Erector spinae)
Geist & Emotion:	beruhigt Geist und Nervensystem, erdend, stärkt mentalen Fokus und Klarheit
Kontraindikationen:	Rückenschmerzen, Bandscheibenvorfall, Bluthochdruck, Kopfschmerzen
Variationen:	Wenn deine Beinrückseite verkürzt ist und du mit den Händen nicht auf den Boden kommst, nutze zwei Blöcke unter den Händen und beuge das vordere Knie ein wenig. Wer weiter gehen möchte, kann die Hände in Namaste hinter dem Rücken (umgedrehte Gebetshaltung) zusammenbringen.

Die richtige Ausrichtung:

- Stehe zunächst in der Berghaltung.
- Stelle die Füße hüftbreit auf, sodass deine Hüftknochen parallel nach vorn ausgerichtet sind, setze beide Hände an die Hüften und tritt bei der nächsten Einatmung mit deinem rechten Fuß einen guten Meter zurück.
- Drehe den hinteren Fuß um 45 Grad nach vorn ein, sodass die Zehen leicht nach vorn zeigen.
- Ziehe deine linke vordere Hüfte zurück und schiebe die rechte nach vorn. Auch in dieser Stehenden Vorbeuge wollen wir, dass die Hüftknochen möglichst parallel nach vorn ausgerichtet sind.
- Aktiviere die Oberschenkelmuskulatur und presse die hintere Fußaußenkante in die Matte, sodass sich das Fußgewölbe anhebt.
- Führe mit der Einatmung die Arme nach oben über den Kopf und ziehe die Wirbelsäule ganz lang.
- Klappe bei der Ausatmung von den Hüften aus mit langem Rücken nach vorn und komme mit den Händen rechts und links vom vorderen Fuß zum Boden.
- Hebe mit der Einatmung das Herz und komme auf die Fingerspitzen, ziehe die vordere Hüfte noch mal aktiv zurück und kreiere noch mehr Länge in der Wirbelsäule.
- Tauche mit der Ausatmung dann vollständig über das vordere Bein ab und schließe die Augen.
- Atme tief und voll weiter und bleibe in der Haltung für mindestens eine halbe Minute. Je länger du in der Vorbeuge bleibst, desto beruhigender und erdender ist die Wirkung.
- Um die Haltung zu lösen, führe beide Hände an die Hüften, beuge leicht dein vorderes Knie und komme mit der Einatmung und mit langem Rücken wieder zurück ins Stehen.
- Tritt nach vorn in die Berghaltung und wechsle dann die Seite.

Häufige Fehler:	zu kleiner Abstand zwischen den Beinen, Füße stehen nicht hüftbreit und parallel, Hüften sind nicht parallel nach vorn ausgerichtet
Mein Tipp:	Wechsle dynamisch zwischen der halben und der ganzen Vorbeuge hin und her. Finde bei jeder Einatmung mehr Länge und gehe bei jeder Ausatmung noch tiefer in die Vorbeuge.

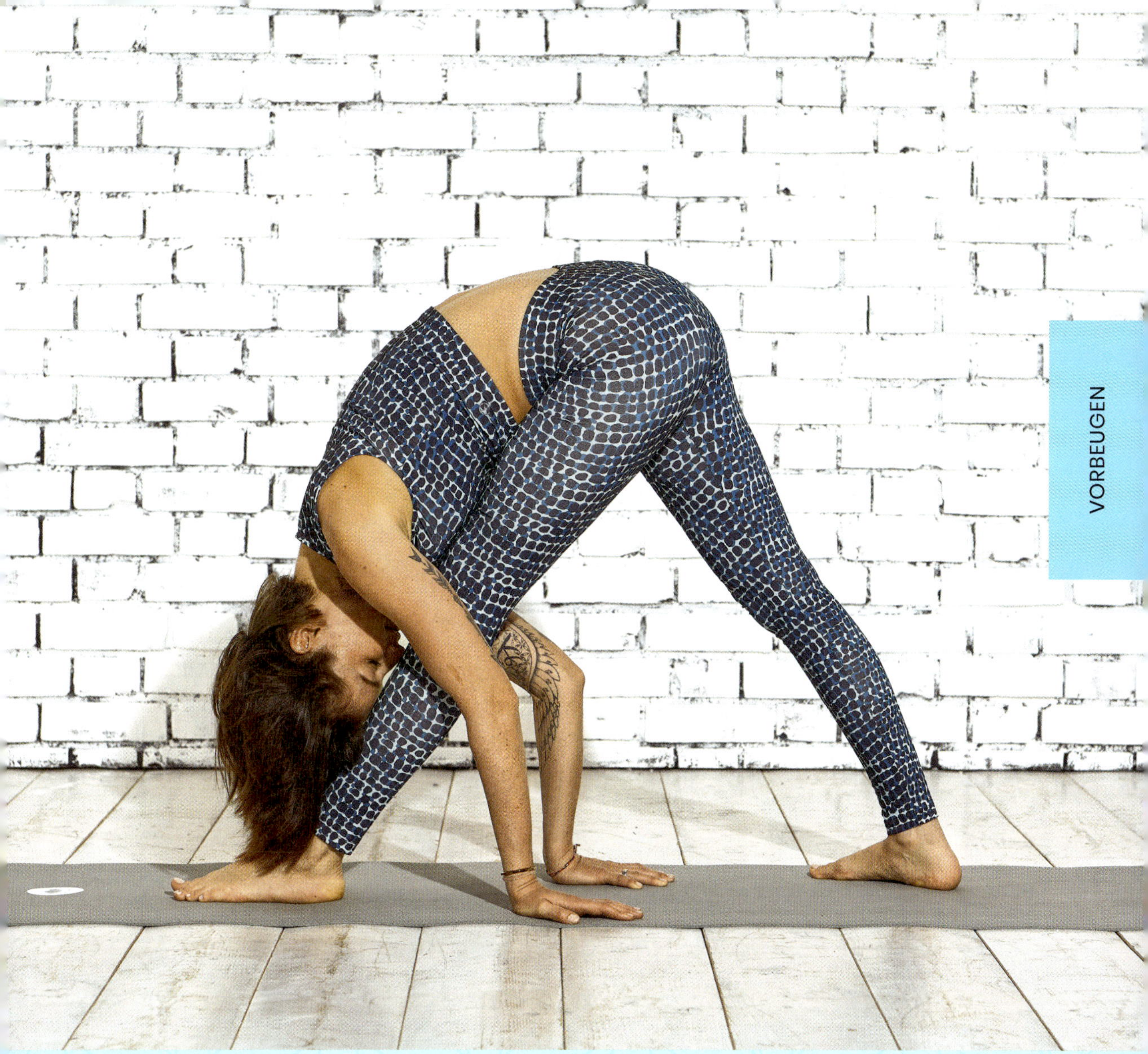

AFFIRMATION

»Ich genieße die tiefe Dehnung und lasse alle Anspannung von mir abfließen.«

VARIATIONEN

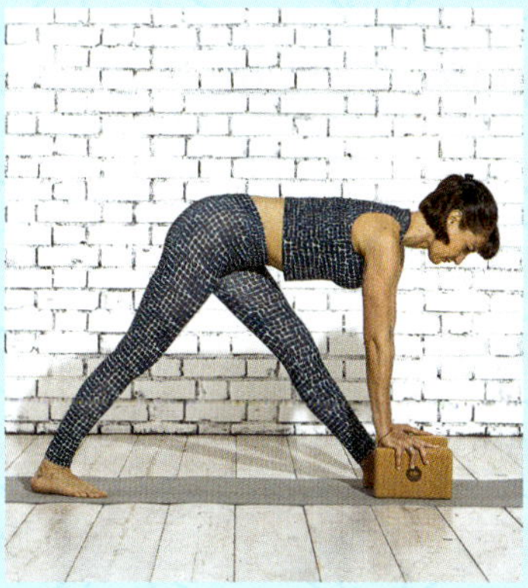

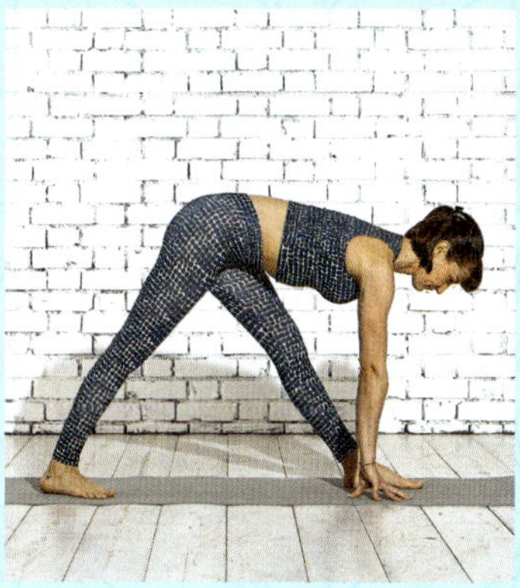

Weite Stehende Vorbeuge

Sanskrit-Name:	Prasarita Padottanasana
Chakra:	Wurzel-Chakra, Sakral-Chakra
Dosha:	reduziert Vata & Pitta (–), erhöht Kapha (+)
Körper:	dehnt die komplette Körperrückseite, die Beinrückseiten (Hamstrings) sowie die Beininnenseiten (Adduktoren), große Gesäßmuskulatur (Gluteus maximus) und große Rückenmuskeln (Erector spinae)
Geist & Emotion:	beruhigt Geist und Nervensystem, erdend, fördert den gesunden Schlaf
Kontraindikationen:	Bandscheibenvorfall, Rückenschmerzen, Knieschmerzen
Variationen:	Wenn du mit den Händen nicht auf den Boden kommst, nutze Blöcke unter den Händen. Wenn du einen instabilen unteren Rücken hast oder auch zu Überstreckung in den Knien tendierst, beuge die Knie. Um die Schultern zu öffnen, kannst du die Hände in Gebetshaltung hinter dem Rücken zusammenbringen oder auch verschränken. Für eine stärkere Dehnung der Oberschenkelinnenseite kannst du einen Fuß greifen, während du das andere Bein beugst und dich zum Bein heranziehst.

Die richtige Ausrichtung:

- Stehe zunächst in der Berghaltung und setze beide Hände an die Hüften.
- Bei der nächsten Einatmung trittst du mit deinem linken Fuß einen guten Meter zurück und drehst die Zehenspitzen nach links auf, sodass du jetzt quer auf deiner Matte stehst.
- Breite für die korrekte Ausrichtung deiner Füße die Arme für einen Moment rechts und links parallel zum Boden aus, prüfe, ob deine Handgelenke direkt über deinen Fußgelenken sind, und korrigiere deinen Stand entsprechend.
- Setze die Hände dann wieder an die Hüften, drehe die Zehen der Füße ganz leicht nach innen und presse die Fußaußenkanten kraftvoll in die Matte, sodass sich die Fußgewölbe anheben.
- Wenn du weißt, dass deine Beinrück- und -innenseiten verkürzt sind, beuge die Knie leicht an.
- Streck dich mit der Einatmung. Klappe bei der Ausatmung mit langem Oberkörper von den Hüften nach vorn. Setze die Fingerspitzen unter deinem Gesicht auf, hebe das Herz für eine halbe Vorbeuge, schmelze mit der Ausatmung nach unten und ziehe deinen Oberkörper näher zu den Beinen heran.
- Du kannst mit den Händen hier noch weiter zwischen die Beine wandern oder auch die Fußgelenke greifen, um dich näher zu den Beinen heranzuziehen.
- Bleibe hier für mindestens 1 Minute. Je länger, desto beruhigender wirkt die Übung.
- Du kannst die Augen schließen und in dieser Haltung das Loslassen und Zur-Ruhe-Kommen üben.

Häufige Fehler:	falscher Abstand zwischen den Füßen, zu viel Gewicht auf den Fersen
Mein Tipp:	Verlagere das Gewicht auch mal testweise auf die Zehenspitzen, um das richtige Maß zu finden. Diese Haltung eignet sich zum Runterkommen nach einem langen Arbeitstag und beruhigt das Nervensystem.

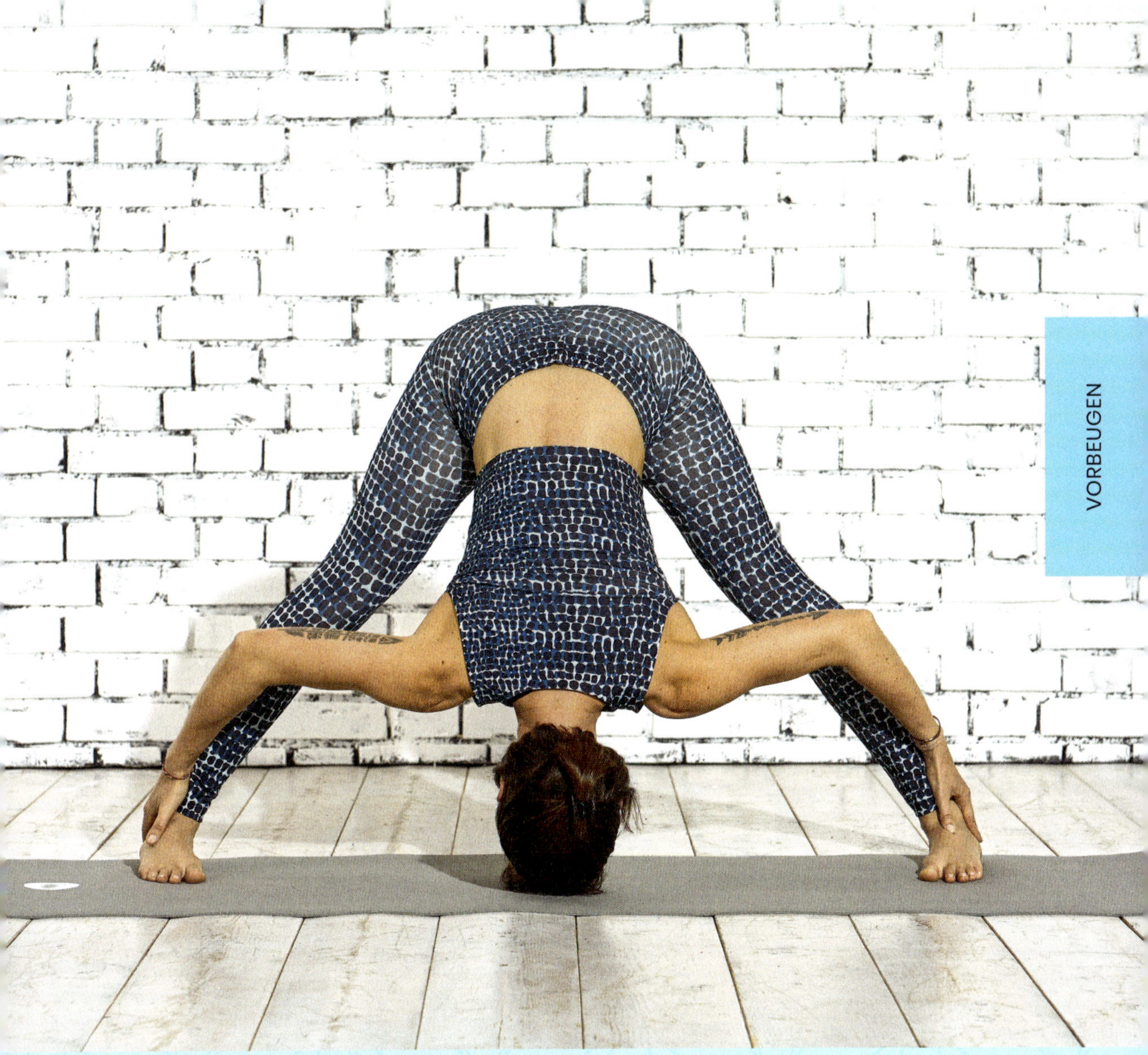

AFFIRMATION

»Ich lasse los und richte meinen Fokus nach innen.«

VARIATIONEN

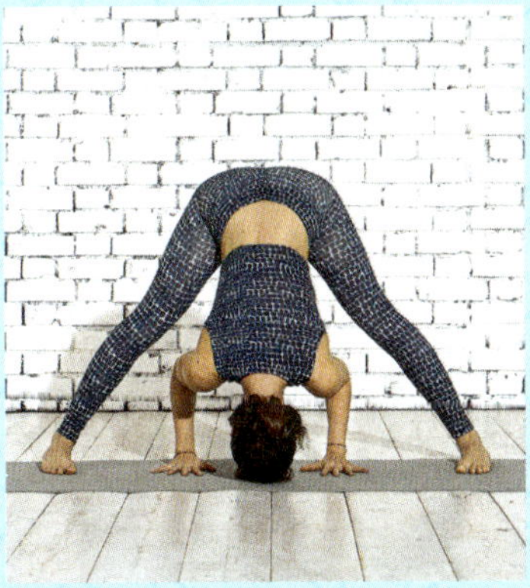

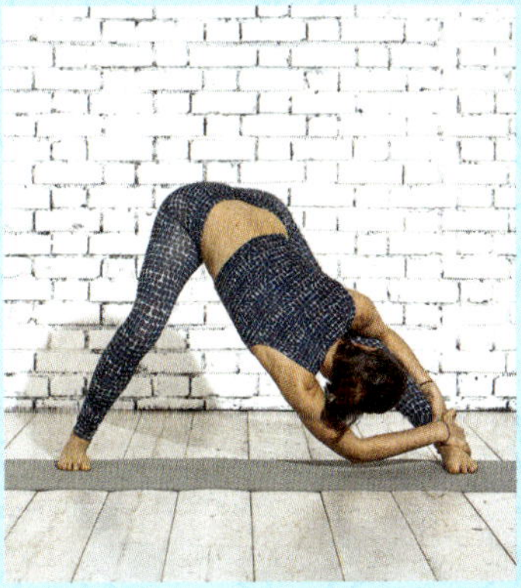

Squat

Sanskrit-Name:	Malasana
Chakra:	Wurzel-Chakra, Sakral-Chakra
Dosha:	reduziert Vata & Pitta (–), erhöht Kapha (+)
Körper:	hilft, die Flexibilität in den Leisten und Kniegelenken zu stärken, verlängert die Wirbelsäule, aktiviert das Verdauungssystem
Geist & Emotion:	erdend, stabilisierend, beruhigt den Geist
Kontraindikationen:	Schmerzen im unteren Rücken, Knieschmerzen
Variationen:	Da wir es nicht gewohnt sind, am Boden zu sitzen, und auch unsere Hüften und Waden tendenziell eher verkürzt sind, ist der Squat für viele Menschen sehr herausfordernd. Hier empfiehlt es sich, als Unterstützung z. B. eine gefaltete Decke unter die Fersen oder einen Block unter das Gesäß zu schieben. Eine andere Variation ist der Squat mit einem ausgestreckten Bein, was zusätzlich die Beininnenseite dehnt.

Die richtige Ausrichtung:

- Stehe zunächst in der Berghaltung, die Füße sind hüftbreit auseinander.
- Wandere dann mit deinen Füßen so weit auseinander, dass sie mattenbreit stehen, die Zehen zeigen nach außen, die Fersen nach innen.
- Beuge deine Knie und setze dich mit dem Gesäß Richtung Boden in den Squat.
- Das Gewicht sollte gleichmäßig auf beide Füße verteilt sein.
- Bringe die Hände vor dem Herzen in Gebetshaltung zusammen, drücke mit den Ellenbogen gegen die inneren Oberschenkel und hebe dabei die Brust.
- Finde Länge in der Wirbelsäule und lasse dein Gesäß Richtung Erde sinken.
- Entspanne deinen Beckenboden und atme tief in den unteren Bauch.
- Halte den Hinterkopf lang, den Blick Richtung Boden gerichtet, oder schließe deine Augen.
- Bleibe hier für mindestens 5 Atemzüge und bis zu 1 Minute.
- Spüre den erdenden Effekt dieser Haltung.

Häufige Fehler:	Oberkörper fällt nach hinten, Rücken nicht aufrecht, Fersen heben vom Boden ab
Mein Tipp:	Generell wollen wir hier an der Länge der Wirbelsäule und der Öffnung der Hüften arbeiten. Nach ein paar Atemzügen tut es jedoch auch gut, kurz mal »abzuhängen« – den Oberkörper zwischen den Beinen rund werden zu lassen und die Hände zum Boden zu bringen.

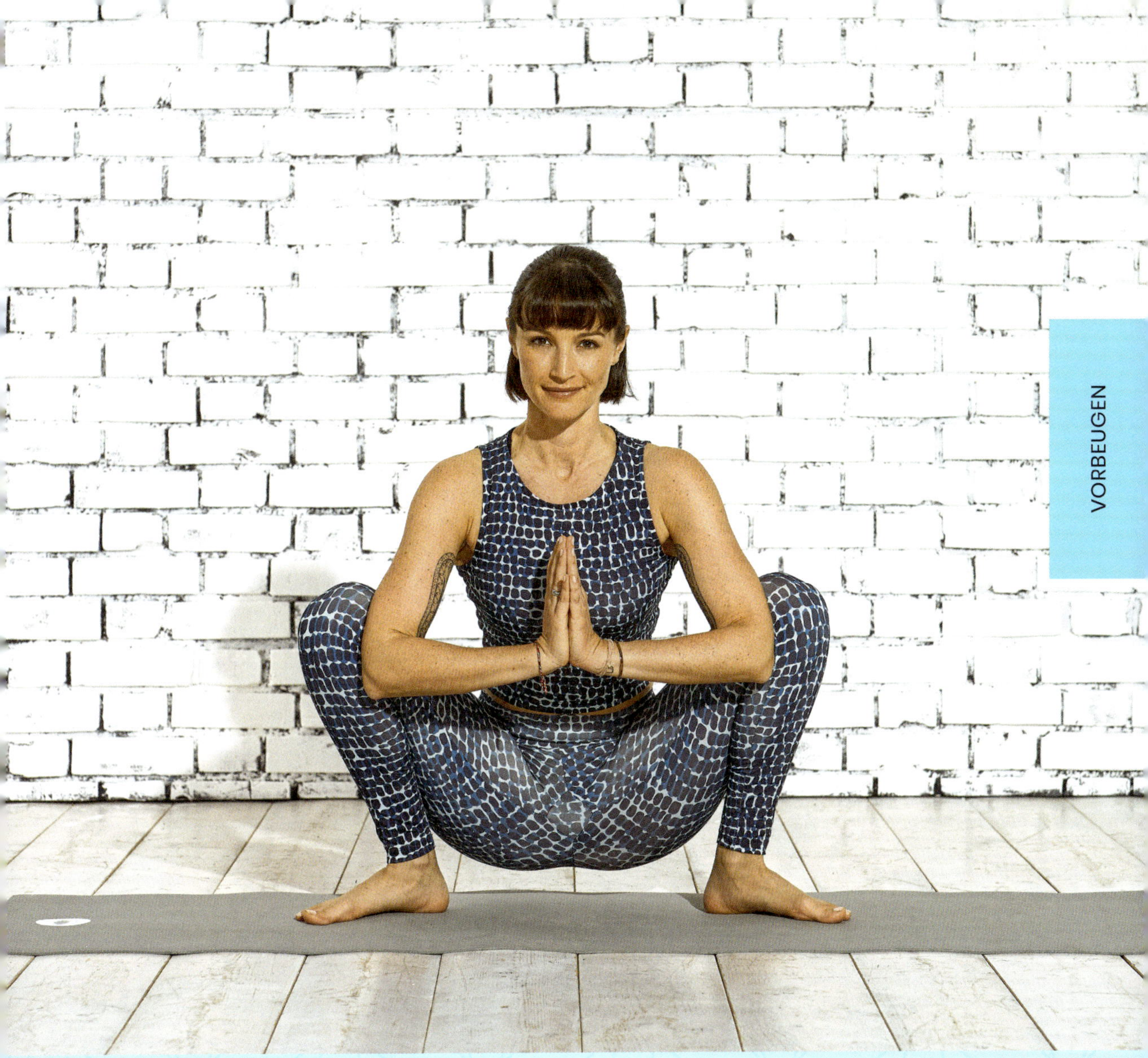

AFFIRMATION

»Ich lasse mich von Mutter Erde tragen.«

VARIATIONEN

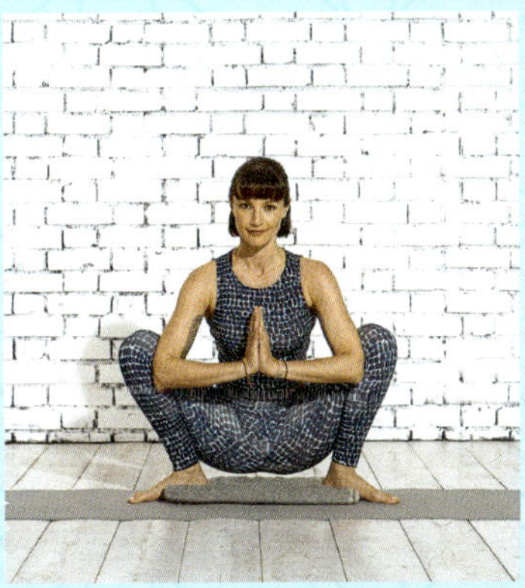

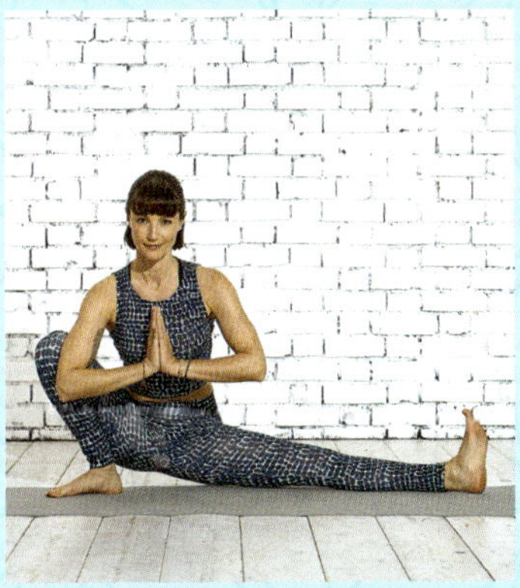

Boot

Sanskrit-Name:	Paripurna Navasana
Chakra:	Solarplexus-Chakra
Dosha:	reduziert Vata & Pitta (–), erhöht Kapha (+)
Körper:	stärkt Bauch- und Rückenmuskulatur, verbessert das Gleichgewicht und die Verdauung, stärkt den Nacken, die Wirbelsäule und die Hüftbeuger
Geist & Emotion:	stabilisierend, zentrierend, stärkt das Selbstbewusstsein
Kontraindikationen:	Asthma, Herzprobleme, Menstruation, Schwangerschaft
Variationen:	Für eine tiefere Dehnung der Beinrückseite kannst du hier zusätzlich die großen Zehen greifen und den Oberkörper ganz gerade an die Oberschenkel heranziehen. Oft ist es schwierig, die angehobenen Beine zu strecken. Als Variante kannst du auch mit einem Gurt um die Fußsohlen arbeiten. Achte dabei darauf, im Oberkörper aufrecht zu bleiben und die Schultern im Rücken zu verankern.

Die richtige Ausrichtung:

- Setze dich mit beiden Beinen angewinkelt auf den Boden.
- Mit der Einatmung hebst du das Brustbein und ziehst die Wirbelsäule lang.
- Mit der Ausatmung lehne dich im Oberkörper etwas zurück und hebe gleichzeitig die Beine vom Boden weg, sodass die Oberschenkel einen Winkel von ca. 45 bis 50 Grad zum Boden bilden.
- Strecke die Beine langsam aus und hebe die Zehenspitzen leicht über Augenhöhe an. Wenn das nicht möglich ist, halte die Knie gebeugt und hebe die Schienbeine parallel zum Boden an.
- Strecke deine Arme parallel neben den Beinen aus oder greife für eine zusätzliche Dehnung der Beinrückseiten deine großen Zehen.
- Versuche, den unteren Bauch fest und relativ flach zu halten. Lasse den Atem dabei weiter bewusst fließen.
- Bleibe für ca. 10–20 Sekunden in dieser Pose.
- Löse mit dem Ausatmen die Beine und setze dich beim Einatmen aufrecht hin.
- Wiederhole die Pose 2–3 Mal.

Häufige Fehler:	zu runder Rücken, Beinmuskulatur nicht genug aktiviert
Mein Tipp:	Stelle dir vor, du bist wie ein Klappmesser. Bleibe in der Wirbelsäule ganz aufrecht und gerade und schenke dir selbst ein Lächeln.

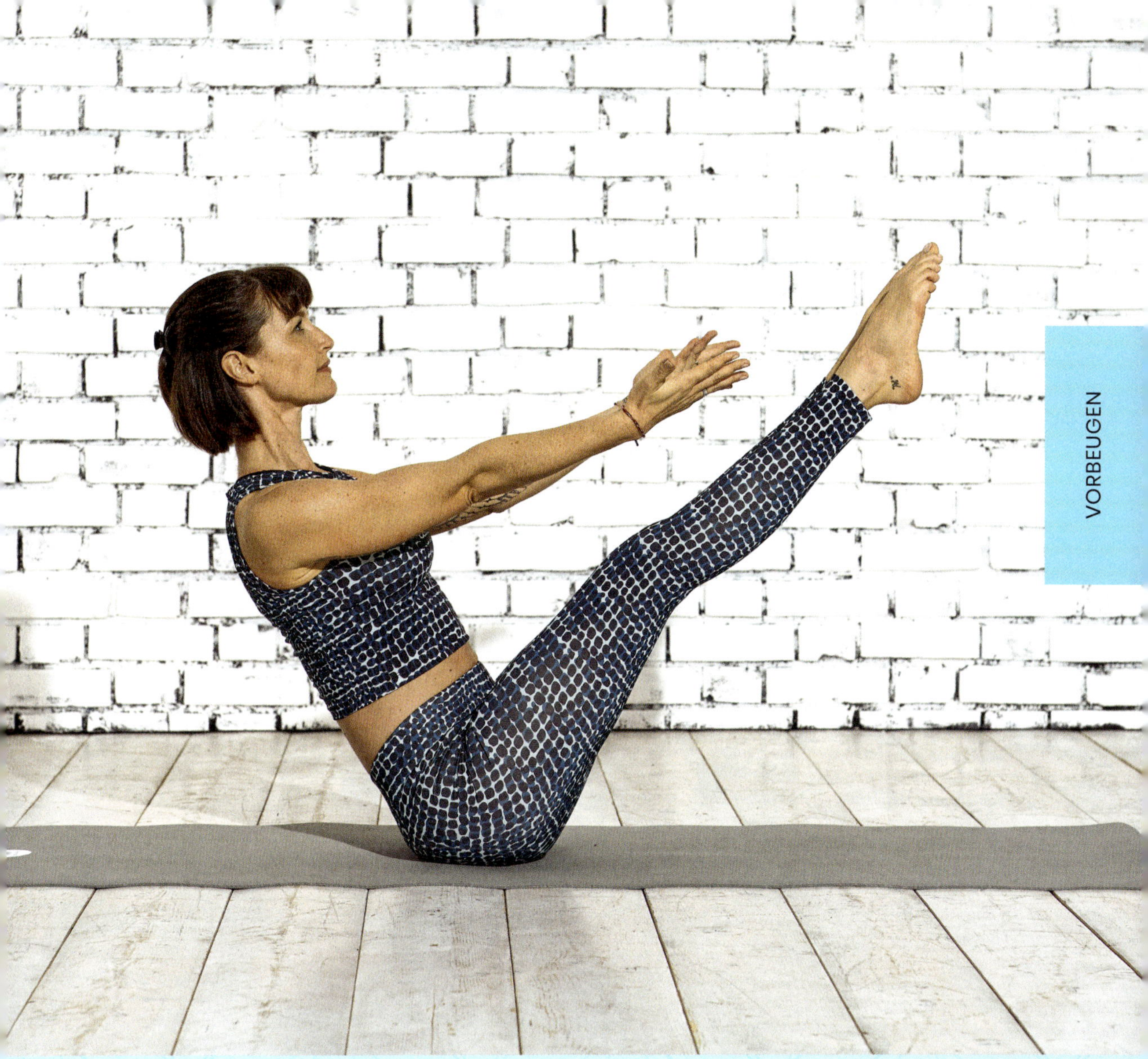

AFFIRMATION

»Ich genieße es, mich stark und gesund zu fühlen.«

VARIATION

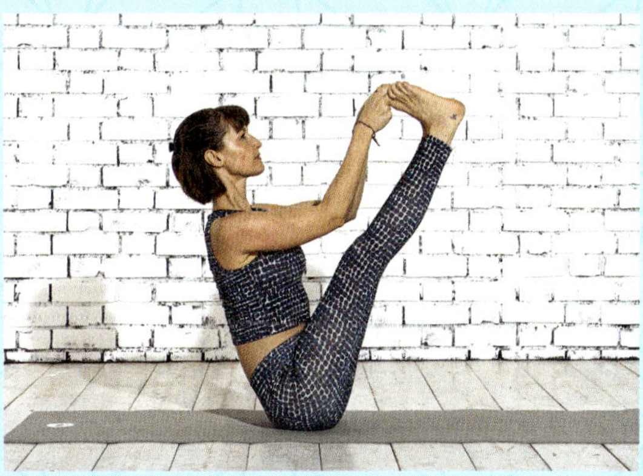

Krähe

Sanskrit-Name:	Bakasana
Chakra:	Sakral-Chakra, Herz-Chakra
Dosha:	reduziert Vata & Pitta (–), erhöht Kapha (+)
Körper:	stärkt Arme, Schultern, Handgelenke und Bauchmuskulatur
Geist & Emotion:	fokussiert den Geist, stärkt das Selbstvertrauen in die eigenen Fähigkeiten
Kontraindikationen:	Schwangerschaft, Menstruation, Instabilität oder Schmerzen in Schultern und Handgelenken, Arthritis, Bluthochdruck
Variationen:	Wenn du beginnst Bakasana zu üben und Angst hast, auf den Kopf zu fallen, empfehle ich dir, eine Decke oder ein Kissen vor dir auf den Boden zu legen. Um den Übergang zur Krähenhaltung zu erleichtern, kannst du versuchen, von einem Block aus zu starten.

Die richtige Ausrichtung:

- Starte in der Squat-Pose.
- Spreize für einen stabilen Halt in den Händen die Handflächen weit und setze die Hände schulterbreit vor dir auf den Boden.
- Hebe das Gesäß an und wandere mit deinen Füßen in Richtung Hände, bis sie hinter den Handgelenken stehen, wie bei Uttanasana.
- Verlagere dein Gewicht in die Handflächen und strecke deine Sitzbeinknochen Richtung Himmel.
- Beuge die Ellenbogen so, dass sie parallel nach hinten zeigen.
- Setze jetzt ein Knie nach dem anderen so hoch wie möglich auf die Oberarme (Trizeps).
- Richte deinen Blick ganz weit nach vorn (das ist einer der wichtigsten Aspekte des Beherrschens der Krähe).
- Bewege die Brust nach vorn, verlagere dein Gewicht nach vorn, hebe das Gesäß nach oben.
- Halte den Fokus auf deinen Konzentrationspunkt oder Drishti vor deinen Händen.
- Bewege dich langsam und verlagere gleichmäßig dein Gewicht nach vorn, bis sich deine Füße vom Boden abheben. Springe niemals in die Krähenhaltung (oder in eine andere Yoga-Haltung)!
- Sobald beide Füße vom Boden abgehoben sind, bringe die großen Zehen zusammen und hebe die Fersen so nah wie möglich an dein Gesäß.
- Bleibe 3–5 Atemzüge in der Haltung und setze dich dann zurück in Malasana.
- Kreise deine Handgelenke, um sie zu entlasten, und versuche es dann gleich noch einmal.

Häufige Fehler:	der Blick ist nicht nach vorn gerichtet, Knie zu weit von den Achseln weg
Mein Tipp:	Die Basis deiner Hände ist besonders wichtig. Denke an die Hände und Füße eines Geckos, mit denen er an der Wand klebt. So tragfähig – »klebrig« – sollen auch deine Hände am Boden sein.

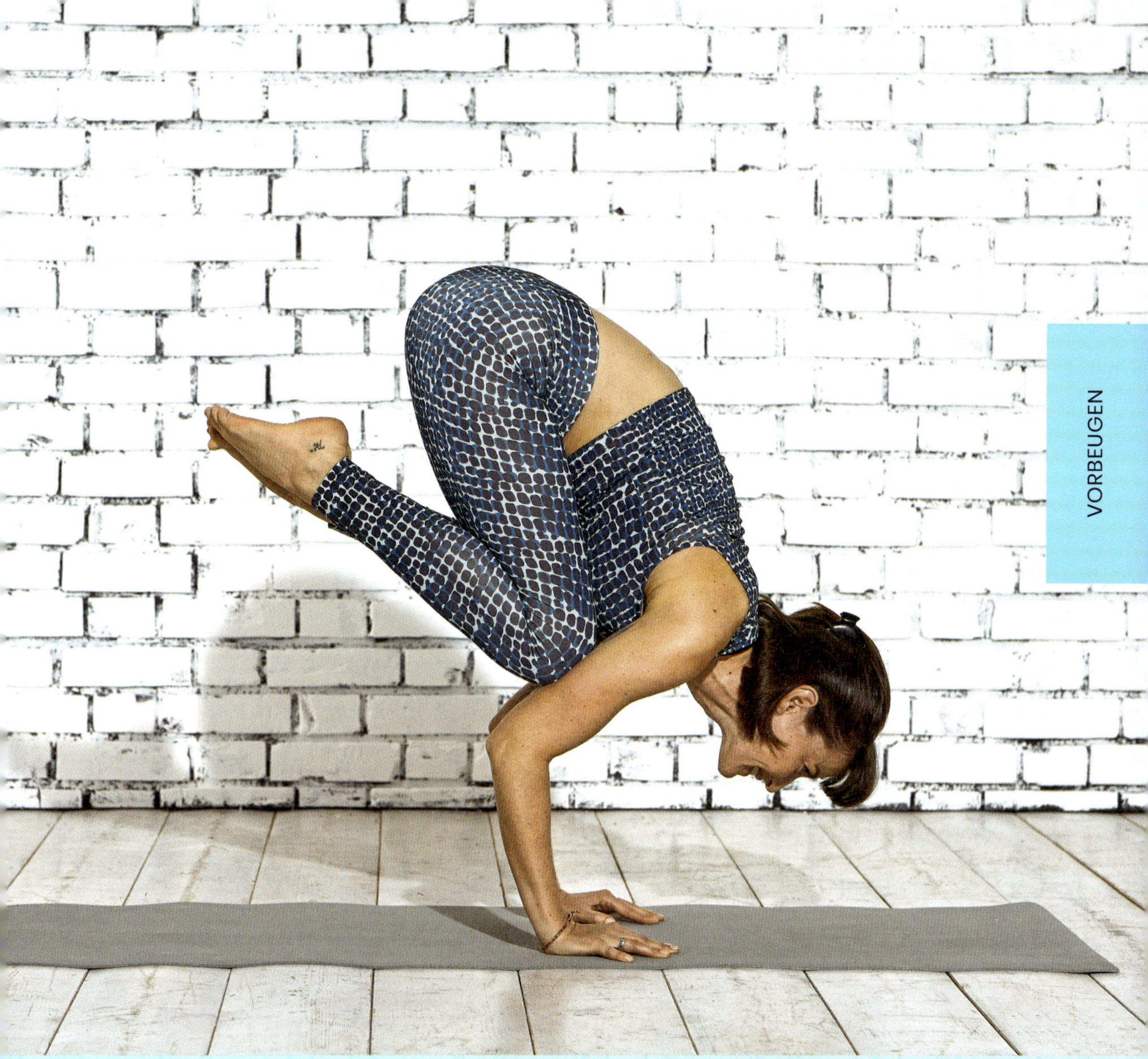

AFFIRMATION

»Ich vertraue meiner Kraft.«

VARIATION

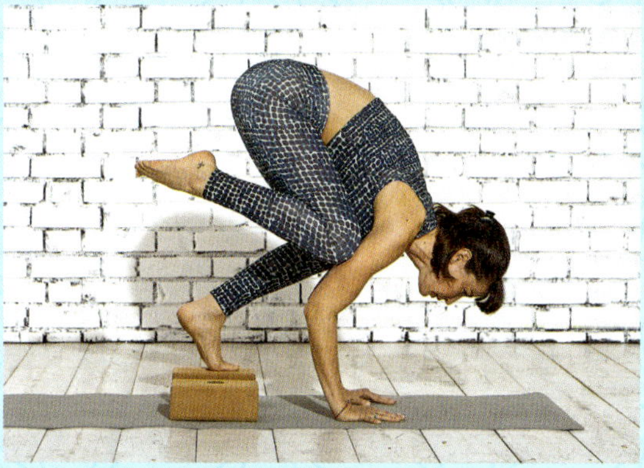

Ein-Arm-über-Bein-Stellung

Sanskrit-Name:	Eka Hasta Bhujasana
Chakra:	Sakral-Chakra, Wurzel-Chakra
Dosha:	reduziert Vata & Pitta (–), erhöht Kapha (+)
Körper:	stärkt Arme, Schultern und Handgelenke sowie die Bauchmuskulatur
Geist & Emotion:	erdend, stabilisierend, fokussiert den Geist, fördert geistige Ausdauer, stärkt das Selbstvertrauen in die eigenen Fähigkeiten, befreit von Stress
Kontraindikationen:	Schwangerschaft, Menstruation, Instabilität oder Schmerzen in Schultern und Handgelenken, Arthritis, hoher Blutdruck
Variationen:	Als Anfänger kann es schwierig sein, in diese Pose zu gelangen. Arbeite mit zwei Blöcken rechts und links und platziere diese unter deinen Handflächen. Die zusätzliche Höhe macht diese Asana leichter zugänglich.

Die richtige Ausrichtung:

- Bitte wärme vor dieser Übung deine Handgelenke sowie dein Zentrum hinreichend auf, um Verletzungen zu vermeiden.
- Setze dich auf den Boden, beuge die Beine an.
- Greife deinen rechten Unterschenkel, halte das Knie gebeugt, bewege das Bein nach oben und hinten und wickle das Knie über die Schulter (ideal) oder um den Oberarm wie den Gurt eines Rucksacks.
- Sobald das Bein an seinem Platz ist, drückst du den Fuß runter, um den Oberarm wie eine Zange einzuklemmen.
- Setze die Hände leicht vor deinen Hüften auf und spreize deine Finger weit.
- Aktiviere beide Beine, indem du die Zehen zu dir heranziehst, und atme aus.
- Mit der Einatmung beuge dich nach vorn und presse mit beiden Händen kraftvoll in den Boden (auf die Blöcke), um das Gesäß anzuheben. Der obere Rücken wird dabei leicht abgerundet.
- Bleibe stark im Zentrum und halte dein linkes Bein in Richtung Mittellinie.
- Richte den Blick nach vorn und halte die Pose für 5–10 Sekunden.
- Beuge die Ellenbogen und löse die Haltung langsam wieder.
- Wiederhole das Ganze auf der anderen Seite.

Häufige Fehler:	Hände sind nicht weit genug aufgespreizt
Mein Tipp:	Um dein eigenes Körpergewicht auf den Händen halten zu können, ist die Basis deiner Hände besonders wichtig. Denke an die Hände und Füße eines Geckos, mit denen er an der Wand klebt. So tragfähig – »klebrig« – sollen auch deine Hände am Boden sein.

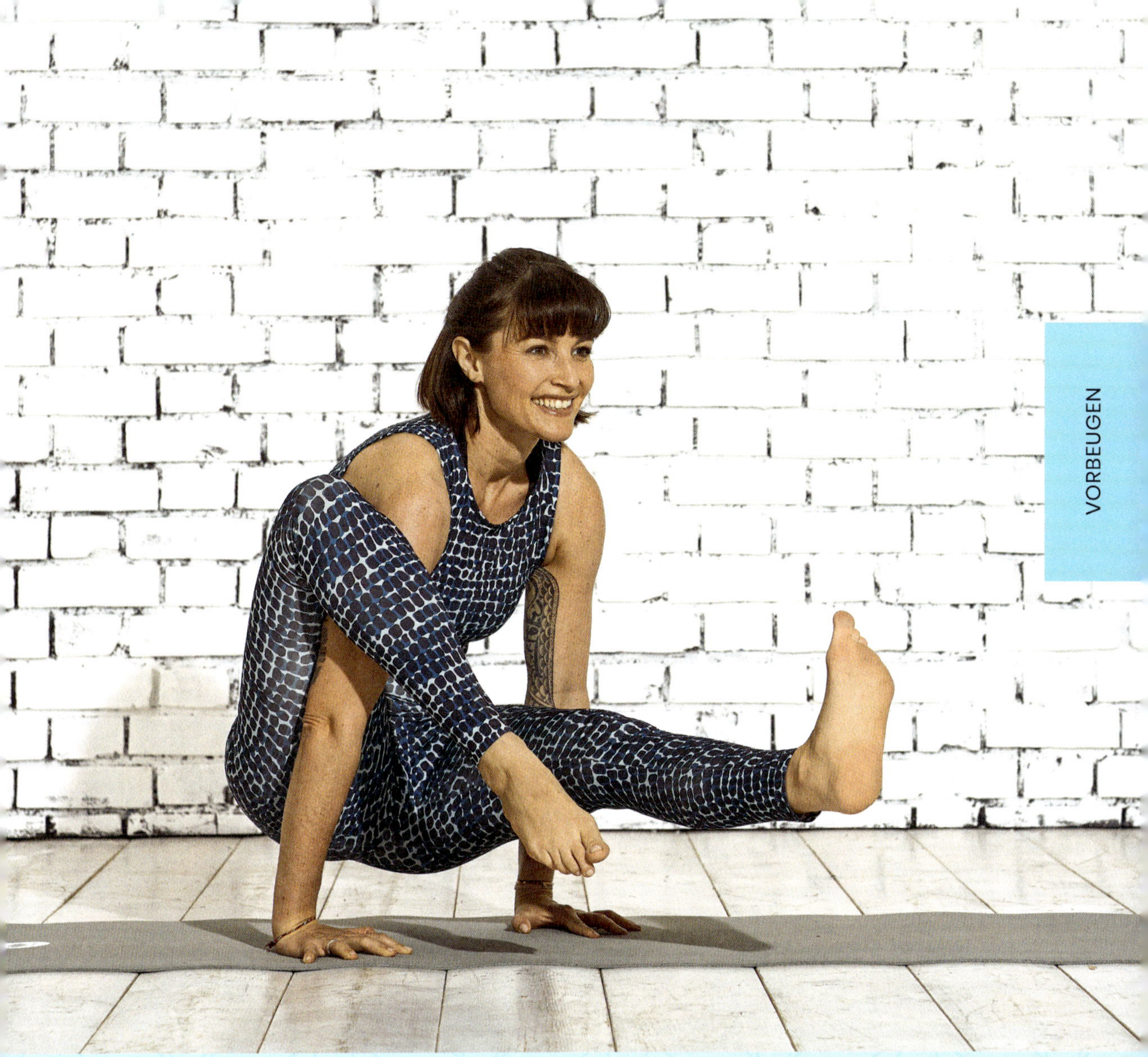

AFFIRMATION

»Ich begegne dem Leben mit Neugierde und Spielfreude.«

VARIATIONEN

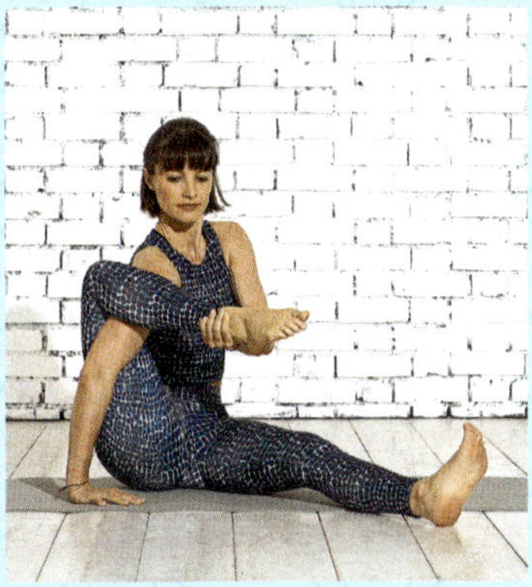

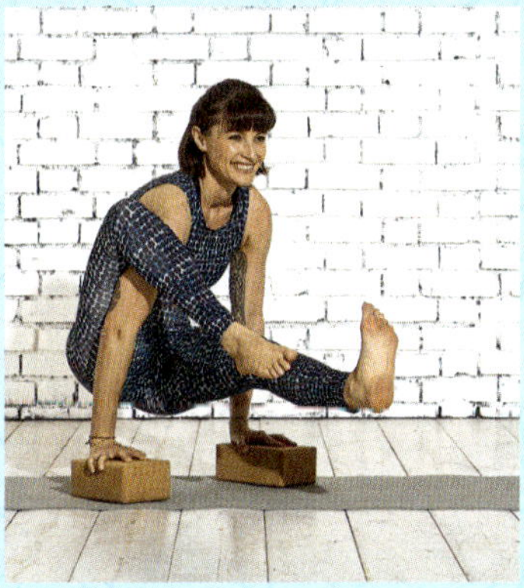

Schulterdruck Gleichgewicht

Sanskrit-Name:	Bhujapidasana
Chakra:	Sakral-Chakra, Wurzel-Chakra
Dosha:	reduziert Vata & Pitta (–), erhöht Kapha (+)
Körper:	stärkt Arme, Schultern und Handgelenke sowie die Bauchmuskulatur
Geist & Emotion:	erdend, stabilisierend, fokussiert den Geist, stärkt das Selbstvertrauen in die eigenen Fähigkeiten
Kontraindikationen:	Schwangerschaft, Menstruation, Instabilität oder Schmerzen in Schultern und Handgelenken, Arthritis, hoher Blutdruck
Variationen:	Als Anfänger ist es oft schwierig, in diese Pose zu gelangen. Es kann hilfreich sein, mit zwei Blöcken rechts und links unter den Händen zu arbeiten, um mehr Höhe zu gewinnen.

Die richtige Ausrichtung:

- Bitte wärme deine Handgelenke sowie dein Zentrum vor dieser Übung hinreichend auf, um Verletzungen vorzubeugen.
- Starte in der Squat-Pose.
- Komme in die Vorbeuge, die Beine sind mattenbreit auseinander, die Zehen zeigen nach vorn.
- Wandere mit deinen Armen jetzt durch die Beine und lege die Handflächen weit aufgespreizt hinter den Knöcheln flach auf den Boden. Die Finger zeigen nach vorn.
- Wandere dann mit den Füßen etwas mehr zueinander, sodass deine Oberarme eingeklappt sind, sobald du das Gesäß in Richtung Boden absenkst.
- Beuge jetzt deine Beine und arbeite deine Oberarme so hoch wie möglich unter die Knie.
- Beuge die Ellenbogen und setze dich mit deinem Gesäß tief in Richtung Boden. Das Anheben der Beine geschieht aufgrund einer Schwerpunktverlagerung.
- Drücke die Hände fest in den Boden, hebe wenn möglich beide Füße von der Matte und kreuze sie bei den Zehen übereinander.
- Richte den Blick nach vorn.
- Halte die Pose für 5–10 Sekunden.
- Beuge dann die Ellenbogen und löse die Pose, indem du dein Gesäß zum Boden absetzt.

Häufige Fehler:	Hände sind nicht weit genug aufgespreizt, Gewicht zu weit hinten
Mein Tipp:	Während du die Füße nach oben ziehst, ziehe mit der Kraft deines Zentrums auch gleichzeitig dein Gesäß nach oben, als wärst du eine Waage.

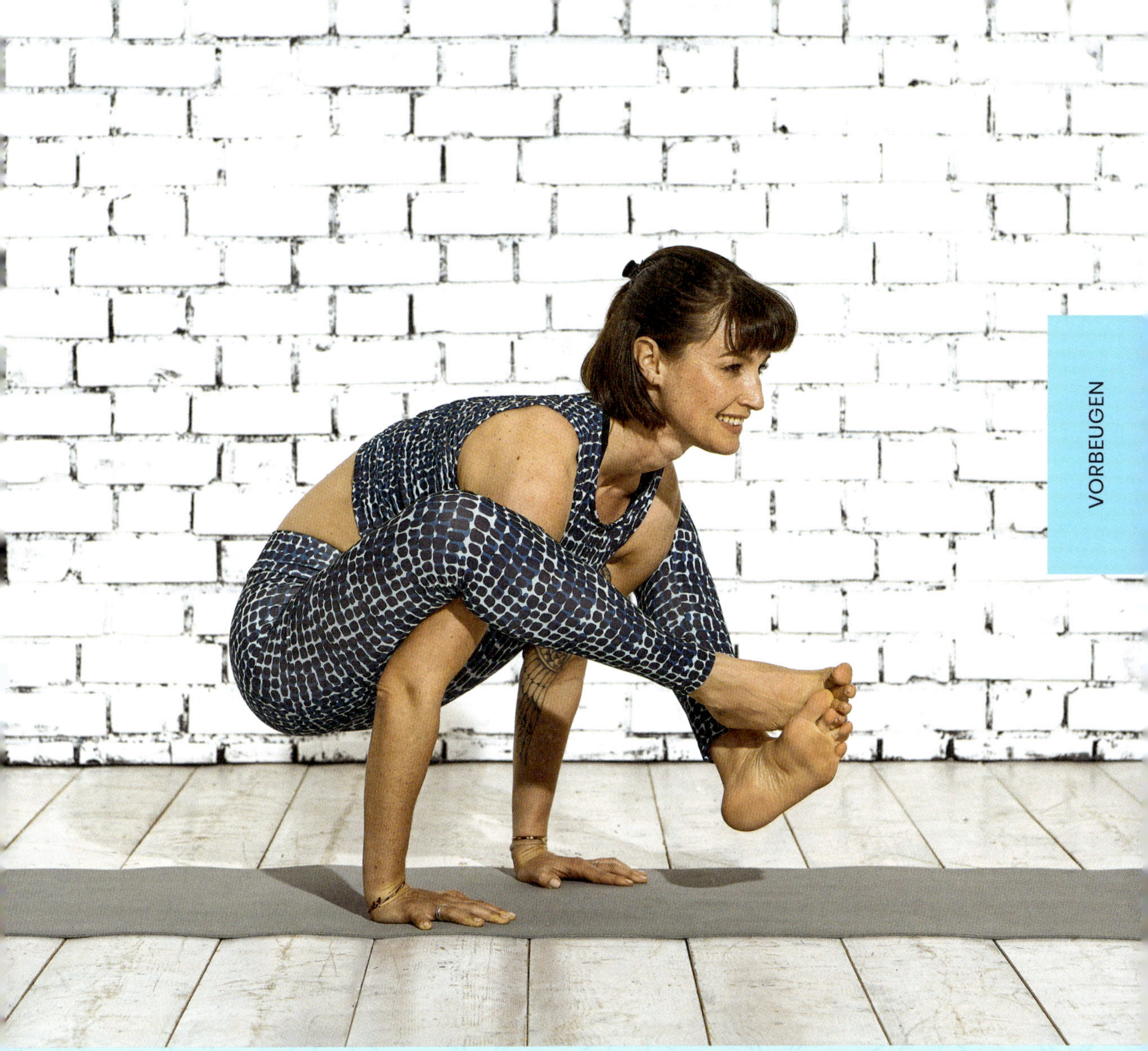

AFFIRMATION

»Ich überwinde die Schwerkraft.«

VARIATION

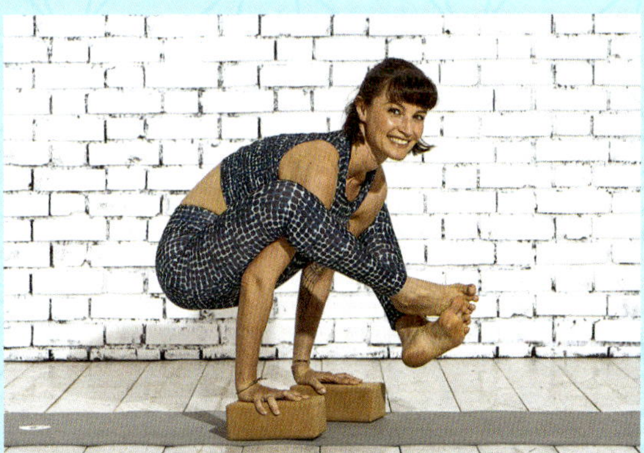

Feuerfliege

Sanskrit-Name:	Tittibhasana
Chakra:	Sakral-Chakra, Wurzel-Chakra
Dosha:	reduziert Vata & Pitta (–), erhöht Kapha (+)
Körper:	stärkt das Zentrum und die Arme, dehnt Beinrückseiten und Oberschenkel
Geist & Emotion:	erdend, stabilisierend, fokussiert den Geist, fördert geistige Ausdauer, stärkt das Selbstvertrauen in die eigenen Fähigkeiten, befreit von Stress
Kontraindikationen:	Schwangerschaft, Menstruation, Instabilität oder Schmerzen in Schultern und Handgelenken, Arthritis, Bluthochdruck
Variationen:	Es ist besonders hilfreich, diese Pose mit Blöcken auszuführen, um das Gesäß leichter anheben zu können. Die Übung auf der vorangegangenen Seite ist die leichtere Variante.

Die richtige Ausrichtung:

- Wärme bitte deine Handgelenke sowie dein Zentrum und vor allem deine Beinrückseiten (Hamstrings) durch andere Vorbeugen hinreichend auf, um Verletzungen vorzubeugen.
- Komme in die Stehende Vorbeuge, die Füße sind hüftbreit auseinander.
- Wandere dann mit den Füßen mattenbreit auseinander.
- Beuge deine Knie tief, wandere mit dem Oberkörper zwischen deinen Beinen hindurch und bringe eine Schulter und dann die andere hinter die Knie.
- Deine Schultern werden nach vorn abgerundet, drücke sie aber weiterhin gegen die Oberschenkel.
- Platziere die Hände schulterbreit flach auf der Matte (oder auf den Blöcken) hinter deinen Fersen.
- Beuge die Knie, um die Hüften nach unten zu senken, und beuge gleichzeitig die Ellenbogen so, dass sie gerade nach hinten zeigen.
- Durch die Gleichgewichtsverlagerung heben sich deine Beine nun fast automatisch vom Boden ab.
- Lasse dein Steißbein mehr Richtung Boden sinken und strecke deine Beine mehr und mehr, indem du mit den Oberarmen gegen die Oberschenkel drückst.
- Ziehe die Füße aufeinander zu, bis sie sich fast berühren.
- Hebe dein Herz zwischen deinen Beinen und schaue geradeaus.
- Drücke die Hände in den Boden, um die Arme weiter zu strecken (die Ellenbogen bleiben leicht gebeugt, während die Oberarme die Arbeit mit dem Drücken in die Oberschenkel fortsetzen), während du die Knöchel öffnest und die Beine streckst, indem du sie wie ein »V« parallel zur Erde ausstreckst.
- Zeige mit den Fußspitzen schräg nach vorn hoch.
- Um herauszukommen, beuge die Knie und kippe die Füße nach vorn, bis sie wieder den Boden berühren. Setze dich zurück auf dein Gesäß und kreise die Handgelenke.
- Dann versuche es gleich noch mal, die Feuerfliege darf Spaß machen. :)

Häufige Fehler:	Hände nicht breit genug platziert, Handflächen nicht weit genug aufgespreizt
Mein Tipp:	Halte deine Beine möglichst gestreckt. Durch die Hebelwirkung mit dem Druck gegen die Oberarme kannst du die Beine noch mehr strecken.

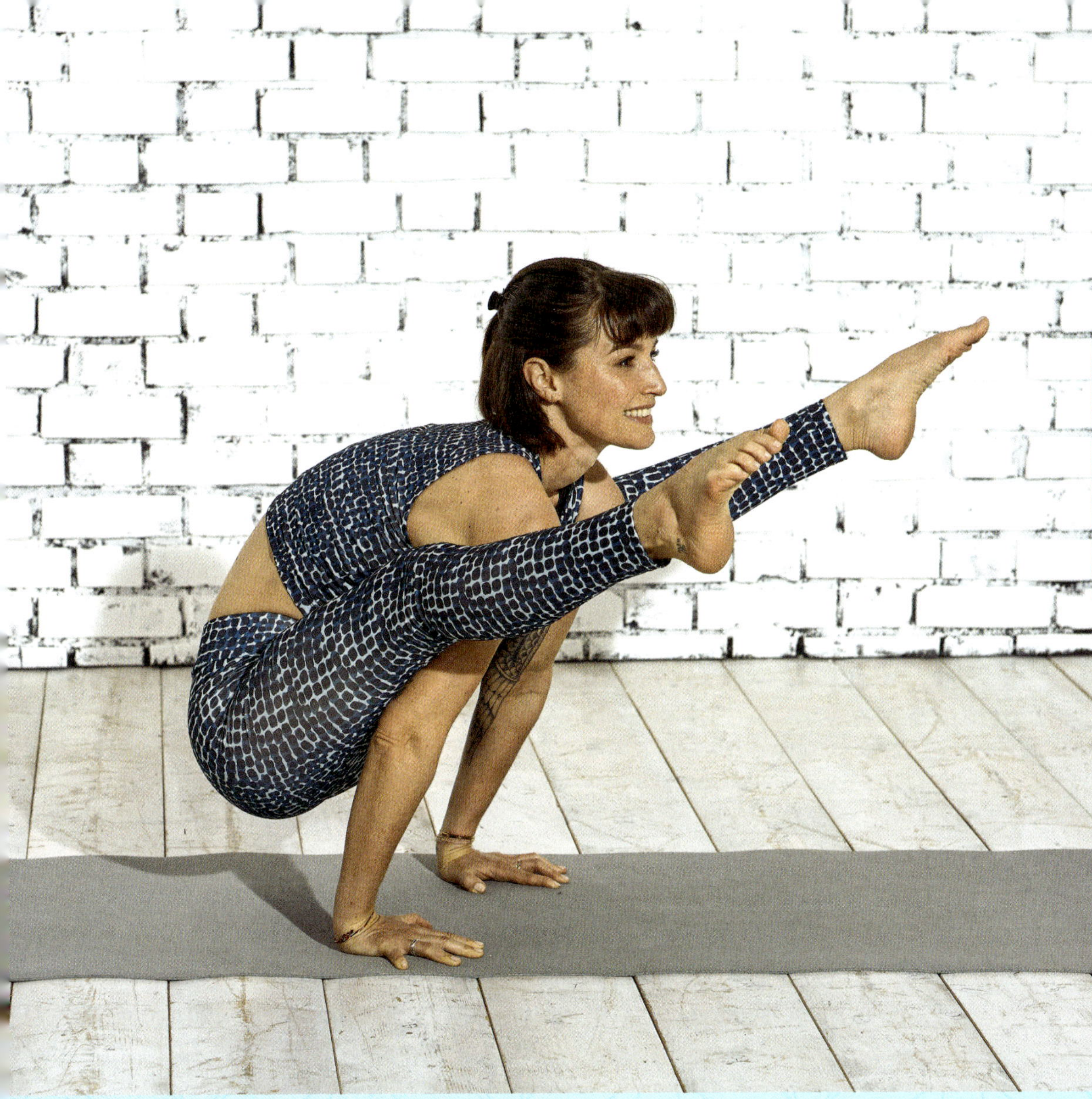

AFFIRMATION

»BOOM chacka lacka! Feuerfliege voraus!«

VARIATION

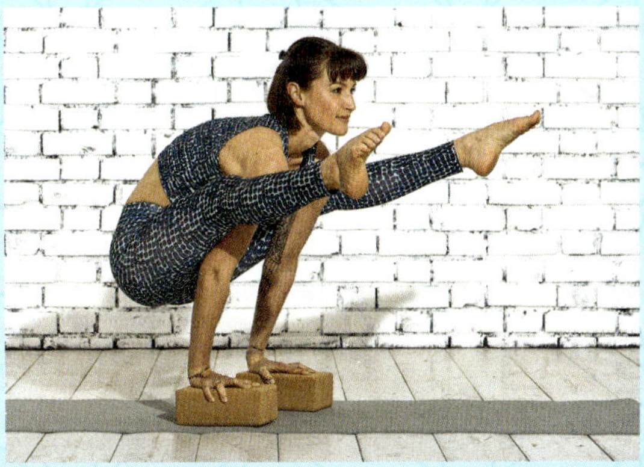

Waage

Sanskrit-Name:	Tolasana
Chakra:	Sakral-Chakra, Wurzel-Chakra
Dosha:	reduziert Vata & Pitta (–), erhöht Kapha (+)
Körper:	stärkt Arme, Schultern und Handgelenke sowie die Bauchmuskulatur
Geist & Emotion:	erdend, stabilisierend, fokussiert den Geist, befreit von Stress
Kontraindikationen:	Schwangerschaft, Menstruation, Instabilität oder Schmerzen in Schultern und Handgelenken, Arthritis, Knieverletzungen
Variationen:	Diese Pose ist am besten mit zwei Blöcken rechts und links unter den Händen auszuführen, um das Gesäß leicht vom Boden abheben zu können. Praktiziere alternativ den halben Lotus oder den einfachen Schneidersitz, wenn die volle Lotus-Pose nicht möglich ist.

Die richtige Ausrichtung:

- Um die Waage zu praktizieren, vergewissere dich, dass die Hüften offen und bereit für die Lotus-Pose sind. Wärme deine Handgelenke und die Bauch- und Hüftbeuger mit dem Boot oder der Krähe auf.
- Setze dich auf deiner Matte in den Schneidersitz, den halben oder vollen Lotussitz.
- Setze beide Hände neben den Hüften auf die Matte und spreize die Finger weit auf.
- Alternativ kannst du die Hände seitlich auf zwei Blöcke aufsetzen, dadurch wird diese Haltung wesentlich einfacher.
- Wenn du mit Blöcken arbeitest, setze diese etwa 10 cm vor den Hüften auf den Boden und eng am Körper auf.
- Strecke deine Arme durch und drücke dich mit der Einatmung vom Boden weg, aktiviere zur Unterstützung deinen Beckenboden und deine Bauchmuskulatur.
- Ziehe die Schulterblätter auseinander und den Rücken runter.
- Bleibe für 3–5 Atemzüge in der Haltung und stabilisiere dich, atme ruhig und tief weiter.
- Löse dann langsam die Haltung und versuche es erneut noch 1–2 Mal.

Häufige Fehler:	Arme sind nicht aktiv genug, Zentrum ist passiv
Mein Tipp:	Um dein eigenes Körpergewicht auf den Händen halten zu können, ist die Basis deiner Hände besonders wichtig. Denke an die Hände und Füße eines Geckos, die an der Wand kleben, so tragfähig – »klebrig« – sollen auch deine Hände sein.

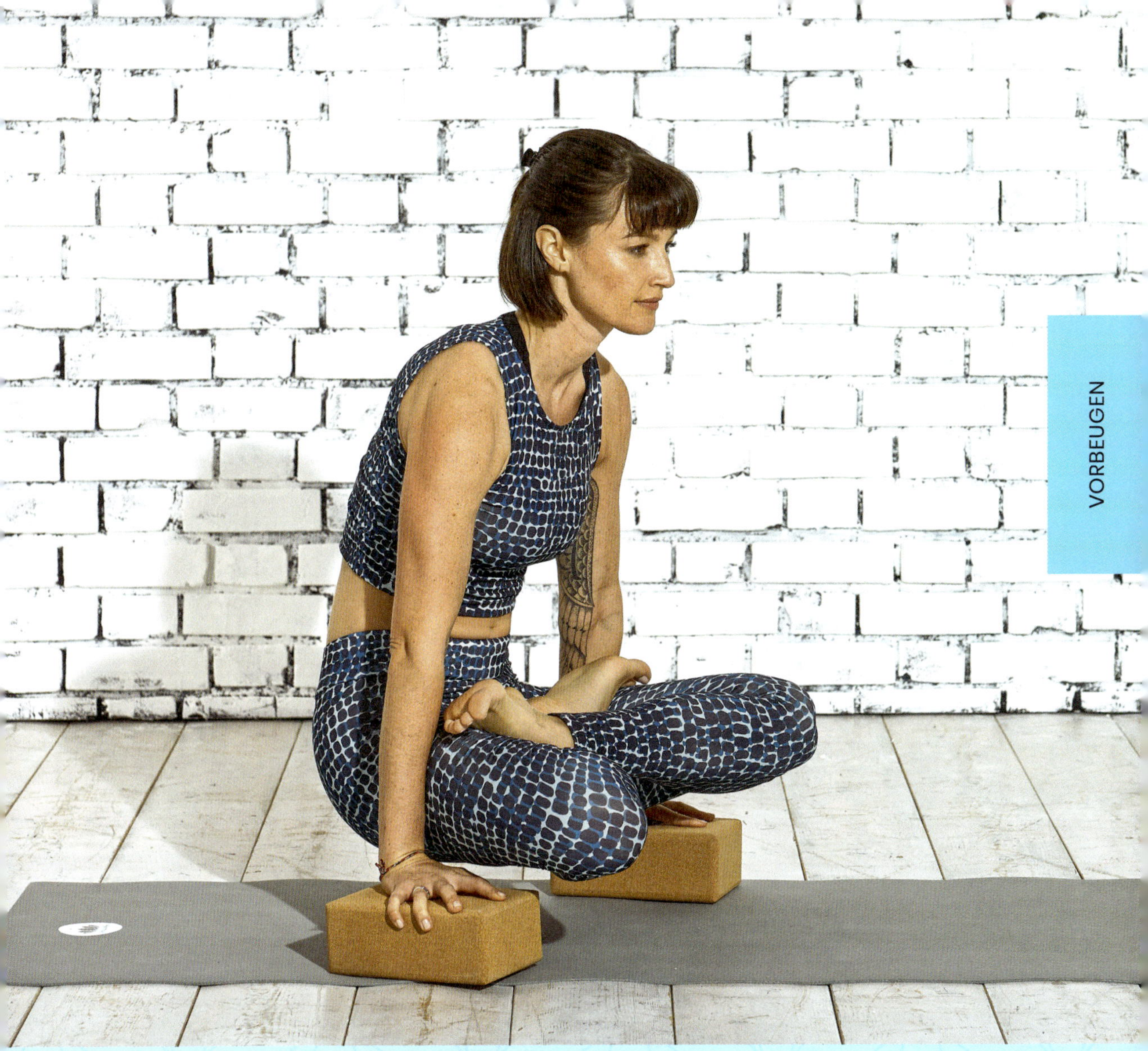

AFFIRMATION

»Ich schwebe mit Leichtigkeit wie auf Aladins Teppich durch die Lüfte.«

Krieger III

Sanskrit-Name:	Virabhadrasana III
Chakra:	Wurzel-Chakra, Solarplexus-Chakra
Dosha:	reduziert Vata & Pitta (–), erhöht Kapha (+)
Körper:	stärkt die Beine und großen Rückenmuskeln (Erector spinae), verbessert die Haltung, dehnt die Beinrückseiten (Hamstrings)
Geist & Emotion:	stabilisierend, erdend, fokussiert den Geist und fördert inneres Gleichgewicht
Kontraindikationen:	Bandscheibenvorfall, Bluthochdruck, Kopfschmerzen
Variationen:	Wenn es dir schwerfällt, die Balance zu finden, kannst du die Pose an einer Stuhllehne oder einer Wand üben. Die Fortgeschrittenenvariante wird mit beiden Armen ausgestreckt vor dem Körper praktiziert. Leichtere Armvarianten sind die entlang des Körpers oder vor dem Herzen in Gebetshaltung.

Die richtige Ausrichtung:

- Stehe zunächst in der Berghaltung.
- Stelle die Füße parallel und hüftbreit auf, sodass deine Zehen nach vorn zeigen.
- Setze beide Hände an die Hüften, verlagere das Gewicht zuerst auf dein linkes Standbein und presse die Fußinnenkante und den großen Zeh aktiv in den Boden für einen stabilen Stand.
- Entscheide dich für eine Armvariante, die du aus der Kraft deines Rückens halten kannst (Hände vor dem Herzen, Arme seitlich am Körper oder ausgestreckt nach vorn).
- Atme ein und kippe mit der nächsten Ausatmung vom Becken nach vorn in eine Standwaagenhaltung, flexe deinen hinteren, rechten Fuß aktiv.
- Halte deinen Rücken ganz gerade und aktiviere deine Bauchmuskulatur.
- Halte das rechte Bein aktiv (die Zehen zeigen nach unten) und finde entlang des linken Beins eine starke Linie von Energie, die durch die rechte Ferse wieder herausströmt.
- Halte das Standbein kräftig, ohne das Knie zu blockieren und/oder zu dehnen. Strecke beide Beine so weit wie möglich.
- Bewege den Rumpf immer wieder parallel zum Boden und richte deine Hüften parallel zum Boden aus. Für mehr Stabilität im Oberkörper halte vor allem Spannung im unteren Bauch.
- Halte den Blick nach unten gerichtet und den Hals ganz lang in einer neutralen Position.
- Bleibe in der Pose für 10 Sekunden bis zu 1 Minute – je nach Möglichkeit und Herausforderung.
- Um die Pose zu lösen, komme mit der Ausatmung zurück ins Stehen und neutralisiere das Gewicht für einen Moment.
- Wechsle dann zur anderen Seite.

Häufige Fehler:	Hüfte ist geöffnet, nicht parallel zum Boden
Mein Tipp:	Stelle dir vor, du trittst gegen eine imaginäre Wand hinter dir und mit deiner Kopfkrone schiebst du gleichzeitig nach vorn. Ziehe dich in beide Richtungen auseinander und in die Länge.

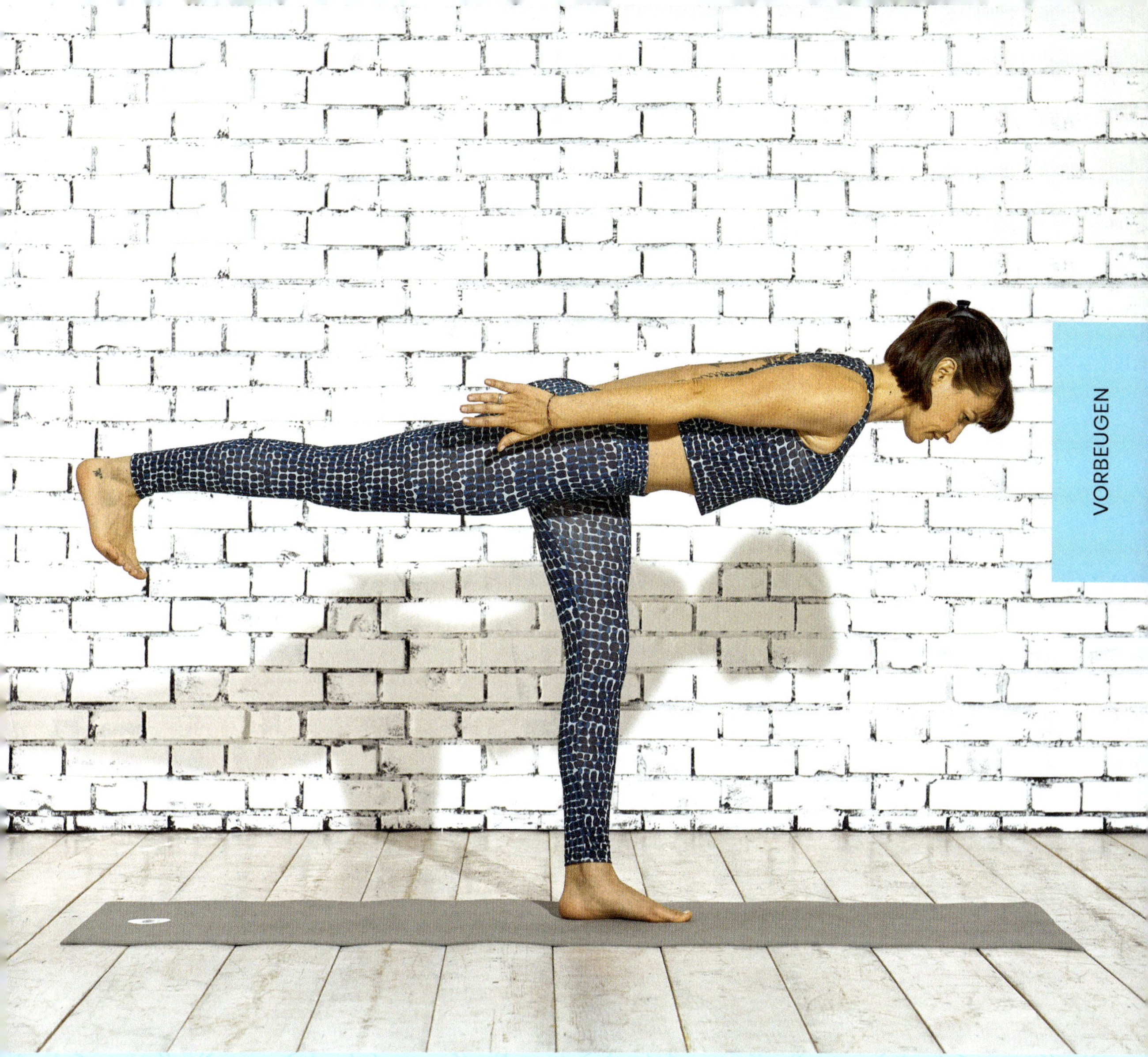

AFFIRMATION

»Mein Körper und Geist sind stabil und voller Leichtigkeit zugleich.«

VARIATIONEN

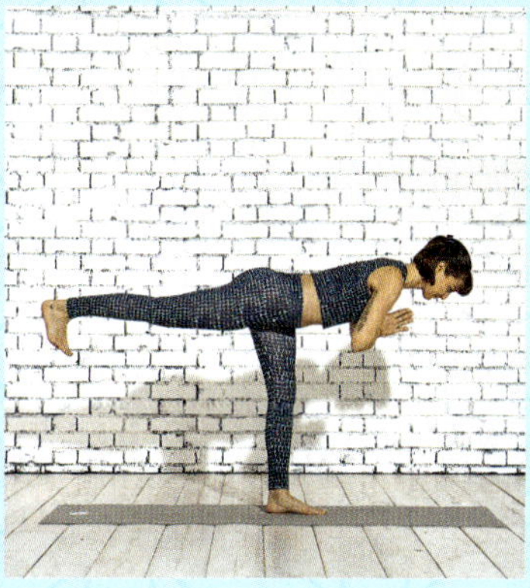

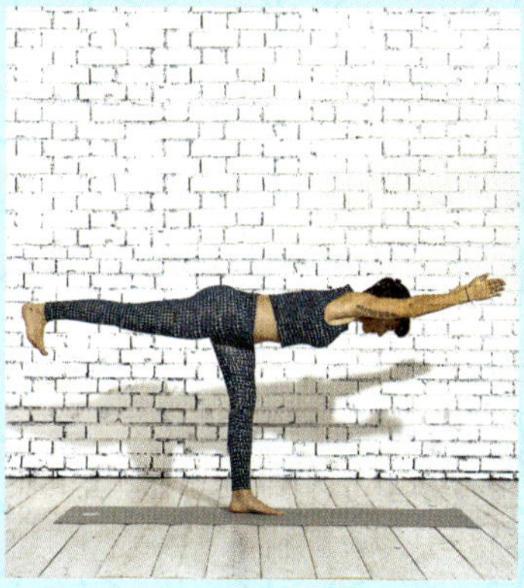

Stehender Spagat

Sanskrit-Name:	Urdhva Prasarita Eka Padasana
Chakra:	Wurzel-Chakra, Sakral-Chakra, Solarplexus-Chakra
Dosha:	reduziert Vata & Pitta (–), erhöht Kapha (+)
Körper:	dehnt die Beinrückseiten (Hamstrings) und Beininnenseiten (Adduktoren), öffnet die Hüften
Geist & Emotion:	öffnet den Geist und fördert inneres Gleichgewicht
Kontraindikationen:	Bandscheibenvorfall, Verletzung im unteren Rücken, Knöchel- oder Knieverletzung
Variationen:	Falls du zur Überstreckung in den Gelenken neigst oder verkürzte Beinrückseiten hast, beuge leicht das Standbein. Wenn es dir schwerfällt, die Balance zu halten und die korrekte Ausrichtung zu finden, übe mit zwei Blöcken unter den Händen. Bei der Variante mit Hüftöffnung kannst du dich am Knöchel festhalten, deinen Oberkörper zum Standbein heranziehen und dein oberes Bein weit nach oben ziehen.

Die richtige Ausrichtung:

- Stehe zunächst in der Berghaltung.
- Stelle die Füße parallel und hüftbreit auf, sodass deine Zehen nach vorn zeigen.
- Setze beide Hände an die Hüften, verlagere das Gewicht zuerst auf dein rechtes Standbein und presse die Fußinnenkante und den großen Zeh aktiv in den Boden für einen stabilen Stand.
- Atme ein und kippe mit der nächsten Ausatmung vom Becken nach vorn in eine Standwaagenhaltung, flexe deinen hinteren Fuß aktiv.
- Halte das Standbein stabil und bringe nun entweder die Fingerspitzen zum Boden oder setze die Hände auf zwei Blöcke.
- Drehe beide Hüftknochen parallel zum Boden und ziehe dich ganz lang.
- Öffne mit der nächsten Einatmung ganz bewusst die Hüfte und schwinge das Standbein höher.
- Drehe mit der Ausatmung die obere Hüfte wieder parallel zum Boden.
- Bleibe dann ein paar Atemzüge im stehenden Spagat mit offener Hüfte.
- Spüre, wie die nach unten gerichtete Energie des Standbeins eine Bewegung im angehobenen Bein nach oben bewirkt. Im Idealfall sollte dein Rumpf absteigen, wenn das Bein aufsteigt.
- Bleibe 30 Sekunden bis 1 Minute in der Pose.
- Senke dann das angehobene Bein mit einem Ausatmen in die Stehende Vorbeuge ab und richte dich anschließend wieder in die Berghaltung auf.
- Wiederhole das Gleiche auf der anderen Seite.

Häufige Fehler:	passive Beine, unkontrolliertes Öffnen der Hüfte
Mein Tipp:	Es ist hilfreich, die parallele Ausrichtung der Hüften im Stehenden Spagat mit zwei Blöcken unter den Händen zu üben, um ein Gefühl für die Innen- und Außenrotation des oberen Beins zu bekommen.

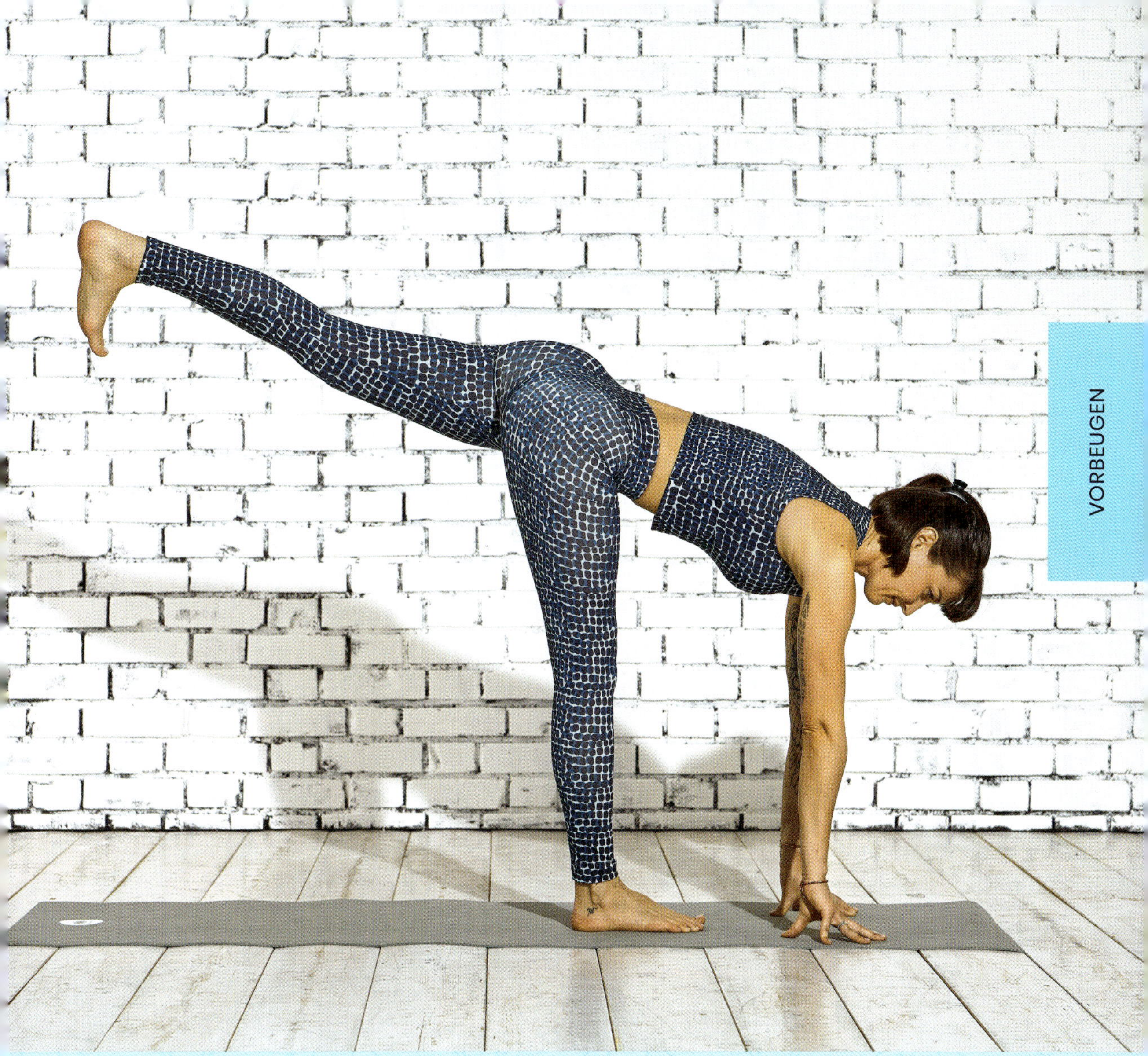

AFFIRMATION

»Es darf leicht sein.«

VARIATIONEN

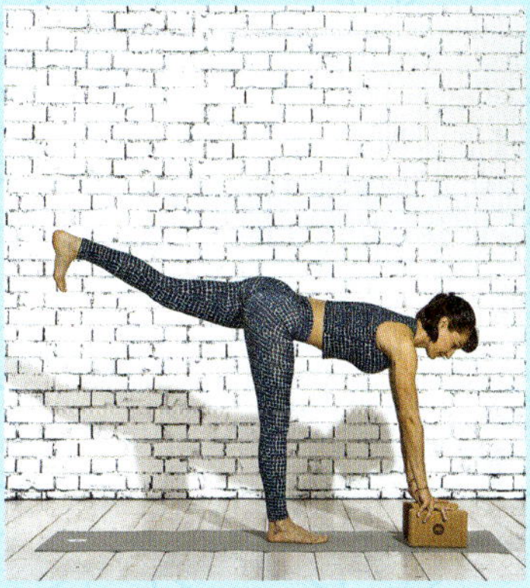

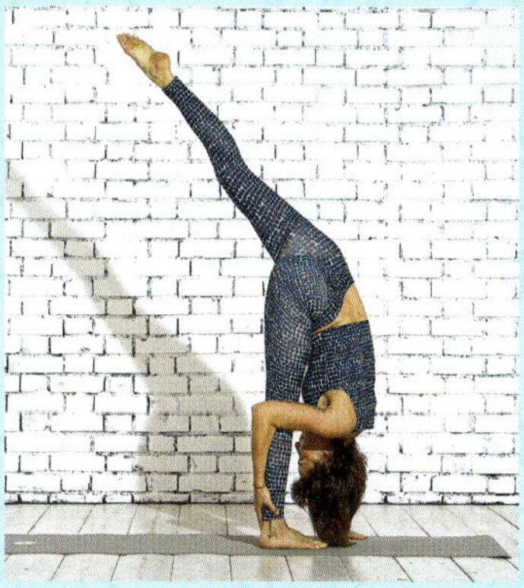

Stehende Figur 4

Sanskrit-Name:	Eka Pada Utkatasana
Chakra:	Wurzel-Chakra, Sakral-Chakra
Dosha:	reduziert Vata & Pitta (–), erhöht Kapha (+)
Körper:	dehnt die äußere Hüft- und Gesäßmuskulatur (Piriformis), entlastet den unteren Rücken und löst Verspannungen in den Muskeln um das Kreuzbein, stärkt die Muskeln des Quadrizeps, des Sprunggelenks und des Fußes
Geist & Emotion:	erdend, stabilisierend, trainiert Gleichgewicht & Konzentrationsfähigkeit
Kontraindikationen:	Knieprobleme, Schmerzen im unteren Rücken
Variationen:	Stelle dich in die Nähe einer Wand oder eines Geländers, um das Gleichgewicht zu trainieren. Als fortgeschrittene Variation bringe deinen oberen Fuß in den halben Lotus, gehe in die Vorbeuge und greife deinen Fuß hinter dem Rücken.

Die richtige Ausrichtung:

- Komme für die Stehende Figur 4 zunächst in die Berghaltung.
- Stabilisiere dein linkes Standbein in den Boden, indem du die Fußinnenkante und den großen Zeh in die Erde verankerst.
- Suche dir einen Fokuspunkt (Drishti) vor dir auf dem Boden.
- Atme ein und aus und lege deinen rechten Fußknöchel über deinen linken Oberschenkel oberhalb des Knies. Flexe dabei deinen rechten Fuß aktiv, um dein Knie zu schützen.
- Bringe die Handflächen in Gebetshaltung vor dem Herzen zusammen.
- Mit der Ausatmung beuge dein linkes Standbein und bringe das rechte Knie nach außen, bis du eine Dehnung in der rechten äußeren Hüfte spürst.
- Bleibe für 10–20 ruhige Atemzüge in der Haltung und halte den Blick ganz stabil auf deinen Fokuspunkt (Drishti) gerichtet.
- Komme mit der Einatmung wieder kontrolliert ins Stehen und wechsle dann die Seite.

Häufige Fehler:	oberer Fuß ist nicht aktiv, Hüften sind nicht parallel nach vorn ausgerichtet
Mein Tipp:	Um den für dich richtigen »Sweetspot« in der Haltung zu finden, kannst du ein wenig mit dem Winkel des Knies auf dem Oberschenkel experimentieren.

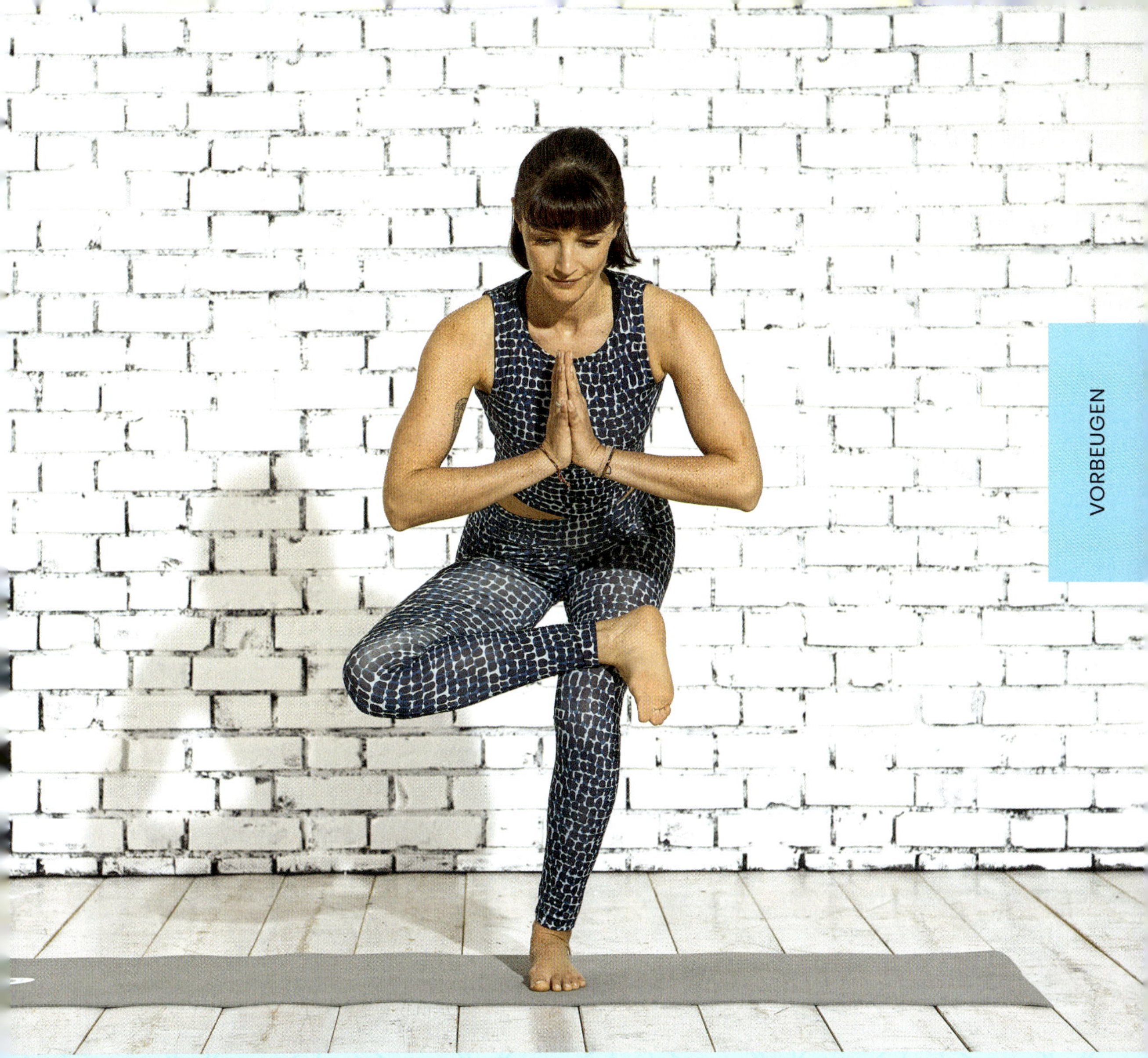

AFFIRMATION

»Ich fokussiere mich auf das Gute.«

VARIATION

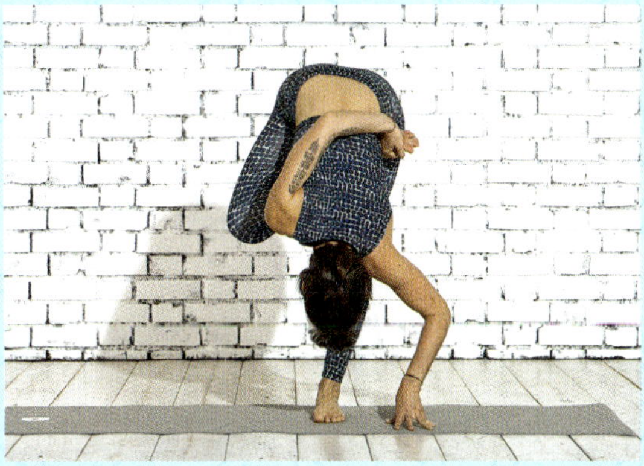

Adler

Sanskrit-Name:	Garudasana
Chakra:	Wurzel-Chakra, Sakral-Chakra, Stirn-Chakra
Dosha:	reduziert Vata & Pitta (–), erhöht Kapha (+)
Körper:	fördert den Gleichgewichtssinn, gleicht rechte und linke Gehirnhälfte aus, dehnt die Schultern und den oberen Rücken, während die Oberschenkel, Hüften, Knöchel und Waden gestärkt werden
Geist & Emotion:	beruhigend, stärkt den Fokus und die Konzentration, klärt den Geist
Kontraindikationen:	Knie- oder Knöchelschmerzen, Schwangerschaft, Gleichgewichtsprobleme, niedriger Blutdruck, Kopfschmerzen, Probleme mit dem Innenohr
Variationen:	Als leichtere Variante ist es möglich, sich nur halb zu verknoten, d. h., den Fuß nicht ganz herumzuwickeln und mit der Hand das Handgelenk zu greifen.

Die richtige Ausrichtung:

- Stehe in der Berghaltung.
- Richte deinen Blick auf einen Fokuspunkt (Drishti) am Boden vor dir, der sich nicht bewegt.
- Beuge jetzt beide Knie und kreuze deinen rechten Oberschenkel über deinen linken, während du auf deinem linken Fuß balancierst.
- Hake den oberen, rechten Fuß hinter deiner linken Wade ein.
- Anfänger können den Fußhaken weglassen und das Bein über die Oberseite des Standbeins kreuzen.
- Strecke beide Arme gerade vom Körper weg und wickle deinen linken Arm über den rechten, der linke Arm ist oben, der rechte ist unten.
- Beuge die Ellenbogen und hebe die Unterarme senkrecht zum Boden an.
- Drücke deine Handflächen wenn möglich zusammen (oder so nah, wie du sie kriegen kannst).
- Hebe die Ellenbogen an und strecke die Fingerspitzen in Richtung Decke.
- Ziehe die Schulterblätter den Rücken runter, weg von den Ohren.
- Wenn sich deine Handflächen noch nicht berühren, drücke stattdessen die Handrücken zusammen.
- Lasse den Blick ganz ruhig auf deinem Fokuspunkt ruhen und atme stetig und gleichmäßig weiter.
- Halte die Pose für 30 Sekunden bis zu 1 Minute.
- Um die Haltung zu lösen, streckst du das Standbein und »entknotest« Beine und Arme.
- Neutralisiere dich für einen Moment in der Berghaltung.
- Wiederhole das Ganze dann auf der anderen Seite.

Häufige Fehler:	Rücken ist nicht lang, rund im Oberkörper, Hüfte zeigt nicht parallel nach vorn, passive Arme
Mein Tipp:	Bei der Haltung kann man leicht »einen Knoten im Kopf kriegen«, wenn man überlegt, wo welcher Arm und welches Bein hingehört. Merke dir als Regel: Im Verhältnis zum Bein kommt immer der entgegengesetzte Arm nach oben, d. h., ist das rechte Bein oben, kommt der linke Arm oben drauf – und andersherum.

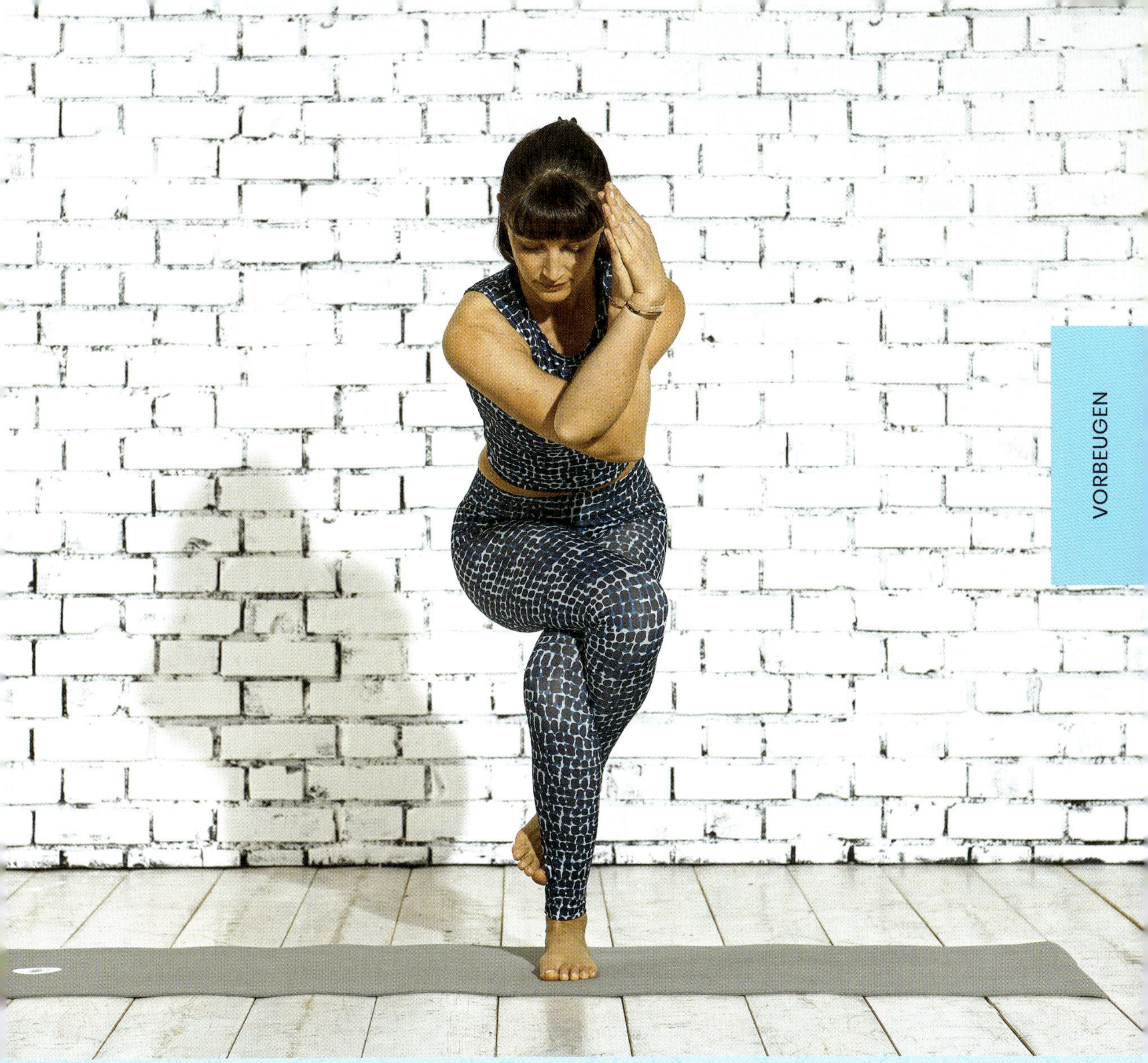

AFFIRMATION

»Mein Geist ist ruhig, klar und fokussiert.«

VARIATION

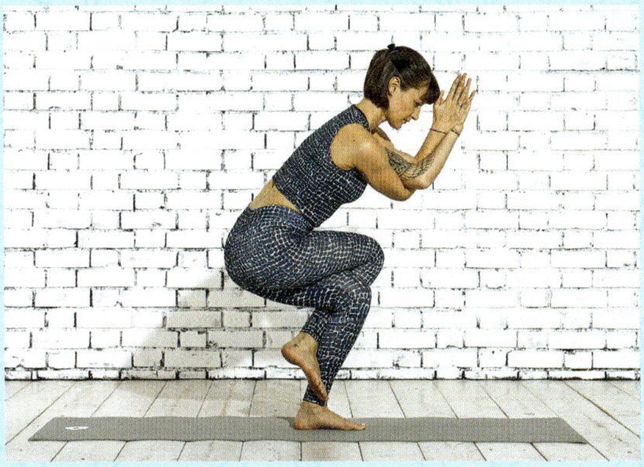

Ausgestreckte Hand-Fuß-Pose

Sanskrit-Name:	Eka Hasta Padangusthasana
Chakra:	Wurzel-Chakra, Sakral-Chakra
Dosha:	reduziert Vata & Pitta (–), erhöht Kapha (+)
Körper:	dehnt die Beinrückseiten (Hamstrings), stärkt die Beinmuskulatur
Geist & Emotion:	erdend, stabilisierend, trainiert den Gleichgewichtssinn und die Konzentrationsfähigkeit
Kontraindikationen:	Knöchel- oder Knieprobleme, Schmerzen im unteren Rücken
Variationen:	Achtung: Bei Tendenz von Überstreckung in den Gelenken bitte das Standbein ganz leicht beugen. Verwende bei verkürzten Beinrückseiten als Hilfsmittel einen Gurt um den Fußballen und halte ihn mit beiden Händen fest, sodass deine Schultern entspannt im Rücken ruhen können.

Die richtige Ausrichtung:

- Beginne in der Berghaltung.
- Stelle die Füße parallel und hüftbreit auf, erde dich gut durch beide Fußsohlen.
- Verlagere dein Gewicht auf deinen rechten Fuß und presse deinen großen Zeh sowie die rechte Fußinnenkante kraftvoll in den Boden für mehr Stabilität.
- Ziehe dein linkes Knie in Richtung Brust heran.
- Führe nun deinen linken Arm an der Innenseite des linken Oberschenkels vorbei und fasse mit deinem Zeige- und Mittelfinger den großen Zeh des linken Fußes oder setze den Fußballen unterhalb der Zehenreihe in einen Gurt.
- Setze die rechte Hand an deine rechte Hüfte.
- Strecke deine Wirbelsäule ganz lang und presse gleichzeitig mit deinem rechten Fuß kräftig in den Boden, aber überstrecke dabei das Kniegelenk nicht.
- Strecke beim Ausatmen das linke Bein so weit wie möglich nach vorn aus.
- Halte beide Hüften parallel nach vorn ausgerichtet und achte darauf, die obere Hüfte nach unten zu ziehen und nicht anzuheben.
- Lasse deine linke Hüfte noch mehr sinken, sodass sie mit der rechten Hüfte übereinstimmt.
- Halte Schultern, Nacken und die Gesichtszüge weich und entspannt.
- Bleibe in dieser Position für 10–20 Atemzüge.
- Ziehe dann dein Knie zurück zur Brust, senke den Fuß langsam auf den Boden und komme zurück zur Berghaltung.
- Wiederhole dann das Gleiche auf der anderen Seite.

Häufige Fehler:	Hüfte angehoben, Schultern sind nicht entspannt
Mein Tipp:	Die meisten von uns haben verkürzte Beinrückseiten, also nicht verzagen und lieber erst einmal mit einem Gurt arbeiten. Du kannst dein Standbein auch ganz leicht beugen, strecke dann jedoch dein oberes Bein.

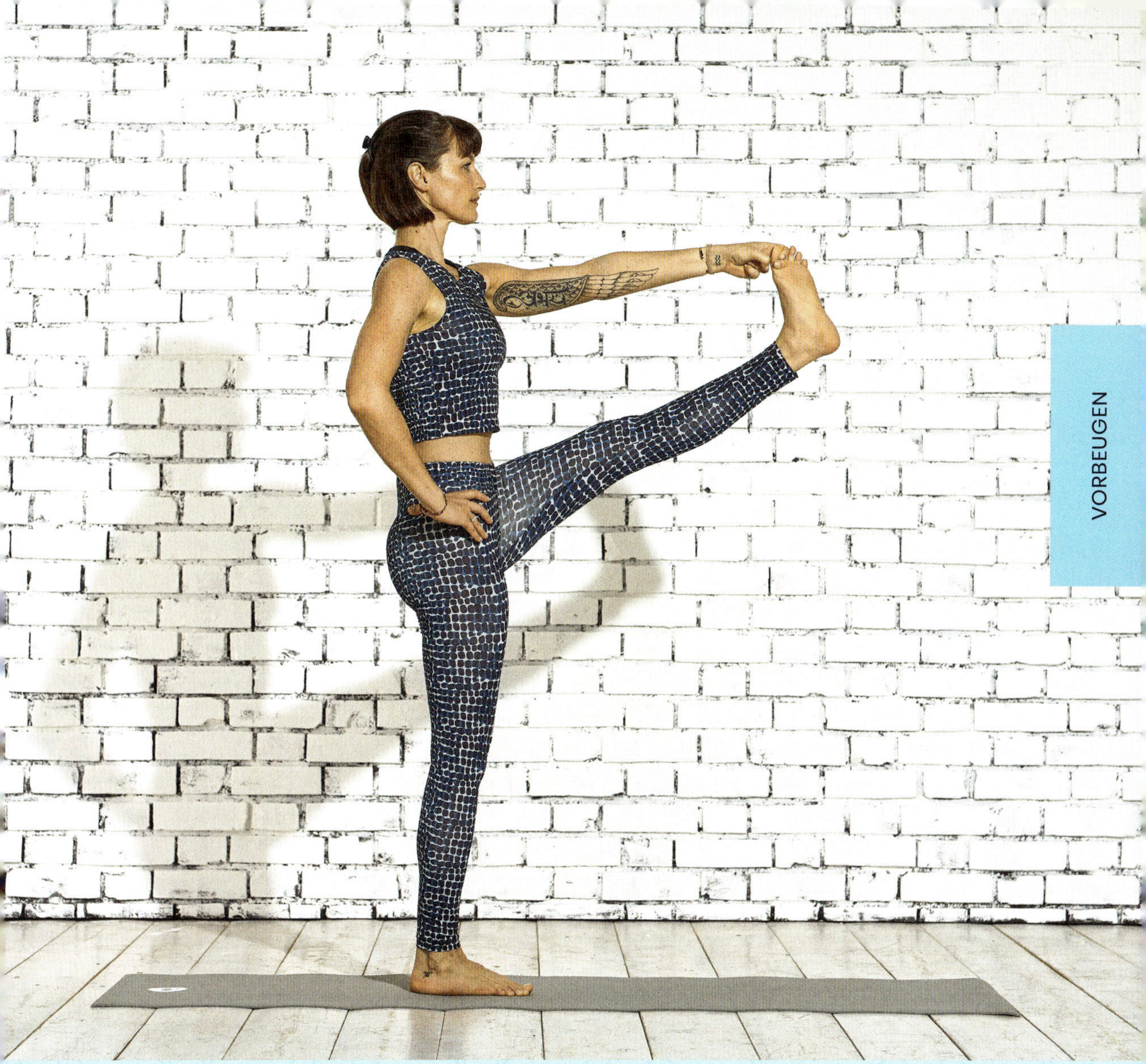

AFFIRMATION

»Ich stehe stabil, aufrecht und klar im Leben.«

VARIATIONEN

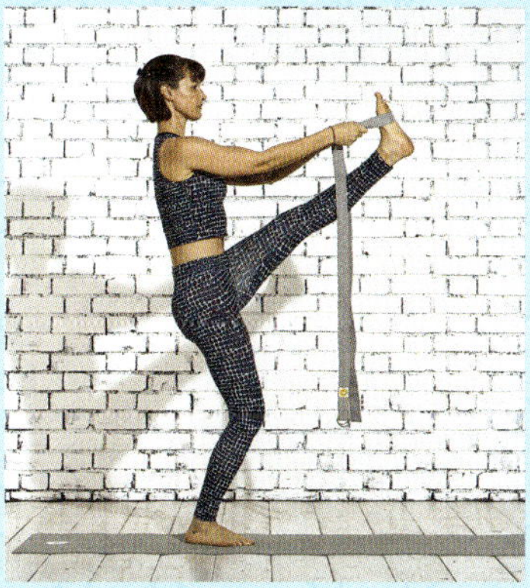

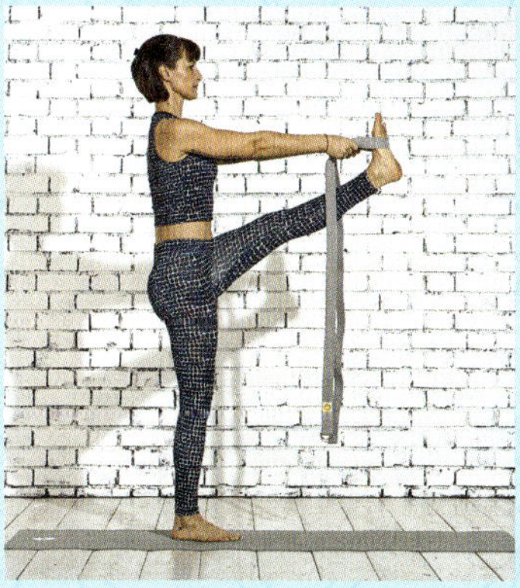

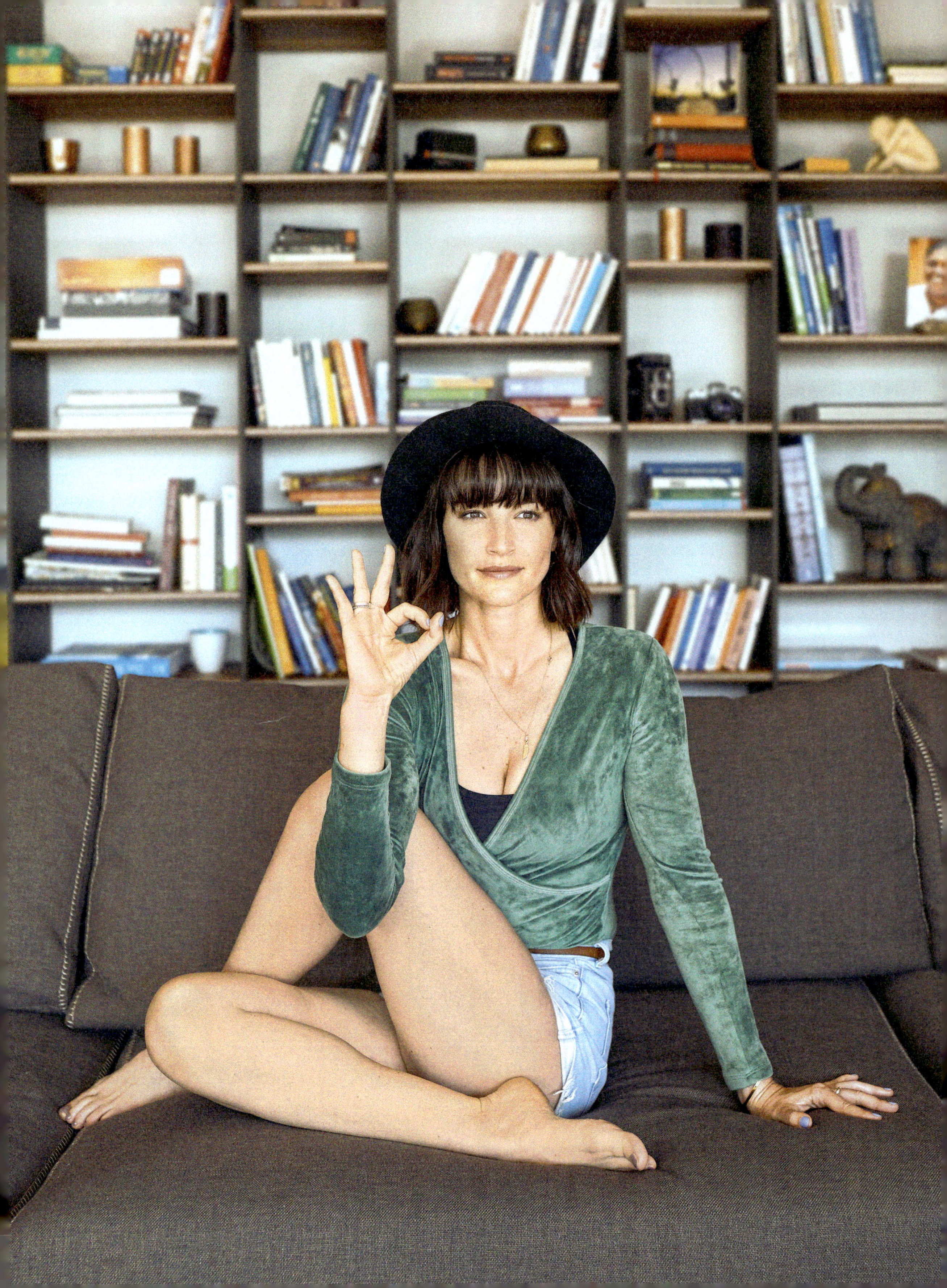

Körper:

- hydriert die Bandscheiben
- schafft Offenheit in der Brust und massiert die Nieren (in der chinesischen Medizin »Organe der Angst«)
- hilft, Agni (das Verdauungsfeuer) anzuregen
- erhöht Flexibilität in der Wirbelsäule
- wohltuend für den verspannten Rücken
- verbessert die Haltung
- balanciert die Gehirnhälften

Geist & Emotion:

- wirkt reinigend und klärend für den Geist
- schafft spirituelle Klarheit
- kreiert innere Balance und Ausgeglichenheit
- löst Stress und Anspannung
- befreit von Ängsten und Depressionen
- fördert das geistige und emotionale »Verdauen« von Informationen

Doshas:

Bei den Drehungen werden alle drei Doshas, Vata, Pitta und Kapha, balanciert und angesprochen, deshalb nennt man diese Wirkungsweise tridoshic.

Prana Vayu:

Samana

Nach Rückbeugen und langen Vorbeugen kannst du durch Drehungen die Wirbelsäule neutralisieren. Drehhaltungen schaffen Stabilität und Flexibilität in der Wirbelsäule. Durch die Massage der Bauch- und Verdauungsorgane wirken sie entgiftend und regen den Stoffwechsel an. Zusätzlich zu der stärkenden Wirkung im Körper helfen sie, emotionale Anspannungen und innere Blockaden zu lösen.

Achte darauf, Drehungen immer im Nabelzentrum zu beginnen. Der Kopf und Nacken sollten das Letzte sein, das sich dabei dreht. Rotiere immer gleichmäßig zur rechten und zur linken Seite. Atme während der Drehung tief in den Bauch und gegen den Widerstand, der durch die Drehung entsteht.

Schaffe ein klares Fundament durch die Ausrichtung deiner Hüften. Der untere Körperteil sollte stabil bleiben, während sich der Oberkörper dreht. Wenn du die Tendenz hast, im Oberkörper rund zu werden, setze dich auf die Kante einer Decke, um dich besser aufrichten zu können.

Während der Schwangerschaft sollten Drehungen nicht praktiziert werden. Wir wollen keinen Druck auf den Babybauch und die inneren Organe ausüben. Auch bei Bandscheibenvorfällen oder Hexenschüssen rate ich dir von Drehhaltungen ab. Falls du einen verspannten Nacken hast, drehe den Kopf nur sanft nach hinten und halte dein Kinn in der Ausrichtung auf Höhe des Brustbeins.

Mein Tipp: Die Wechselatmung Nadi Shodhana ist eine wunderbare Ergänzung zu einer Praxis mit Drehungen.

Liegende Drehung

Sanskrit-Name:	Jathara Parivartanasana
Chakra:	Solarplexus-Chakra
Dosha:	Tridoshic, balanciert alle drei Doshas: Vata, Pitta & Kapha
Körper:	massiert die Bauchorgane und Nieren, hilft, Giftstoffe zu entfernen, unterstützt die Verdauung, dehnt den Rücken und die Gesäßmuskulatur, löst Schmerzen im unteren Rücken
Geist & Emotion:	beruhigt den Geist, bringt den Fokus nach innen, wirkt ausgleichend und befreiend
Kontraindikationen:	Rückenschmerzen, Bandscheibenvorfall, Knieverletzung, Schwangerschaft
Variationen:	Schiebe zur Unterstützung einen Block oder ein Kissen unter dein oberes Knie, damit deine Schultern entspannt am Boden bleiben können. Du kannst alternativ auch eine Decke oder einen Bolster zwischen deine Oberschenkel klemmen. Zusätzlich kannst du deinen Kopf auf eine Decke legen, um den Nacken zu entspannen.

Die richtige Ausrichtung:

- Für die Liegende Drehung komme in Rückenlage.
- Beuge deine Beine und ziehe die Knie zur Brust heran.
- Strecke nun das linke Bein lang am Boden aus und halte das rechte Knie an der Brust.
- Lege dann deine linke Hand auf die Außenseite des rechten Knies und führe das rechte Knie beim Ausatmen rüber zur linken Seite.
- Strecke auf Schulterhöhe den rechten Arm mit der Handfläche nach oben aus.
- Halte deine linke Hand dabei unterstützend sanft auf deinem rechten Oberschenkel.
- Falls du keine Nackenbeschwerden hast, drehe deinen Kopf entgegengesetzt nach rechts, sonst halte ihn zentriert.
- Halte beide Schulterblätter entspannt am Boden und weg von den Ohren.
- Lasse durch die Schwerkraft das Knie noch näher zum Boden sinken.
- Schließe deine Augen und entspanne deine Gesichtszüge.
- Atme weiter tief in den unteren Bauch, lasse mit jeder Ausatmung immer mehr mentale und physische Anspannung los und entspanne deine Schultern in den Boden.
- Halte die Drehung für 10–20 Atemzüge.
- Komme mit der Einatmung wieder in die Mitte und ziehe beide Knie noch mal zur Brust heran.
- Strecke dann beide Beine Richtung Boden aus und entspanne dich in der Totenstellung.

Häufige Fehler:	Schulter vom Boden abgehoben, die Knie sind nicht auf Nabelhöhe, sondern tiefer oder höher, Nacken verkrampft
Mein Tipp:	Eignet sich hervorragend als Haltung vor der Schlussentspannung. Es gibt bei der Liegenden Drehung die verschiedensten Beinvariationen: doppelte Beine, ausgestrecktes Bein oder Adlerbeine. Jede Variation spricht andere Bereiche deiner Wirbelsäule an. Probiere sie einfach aus.

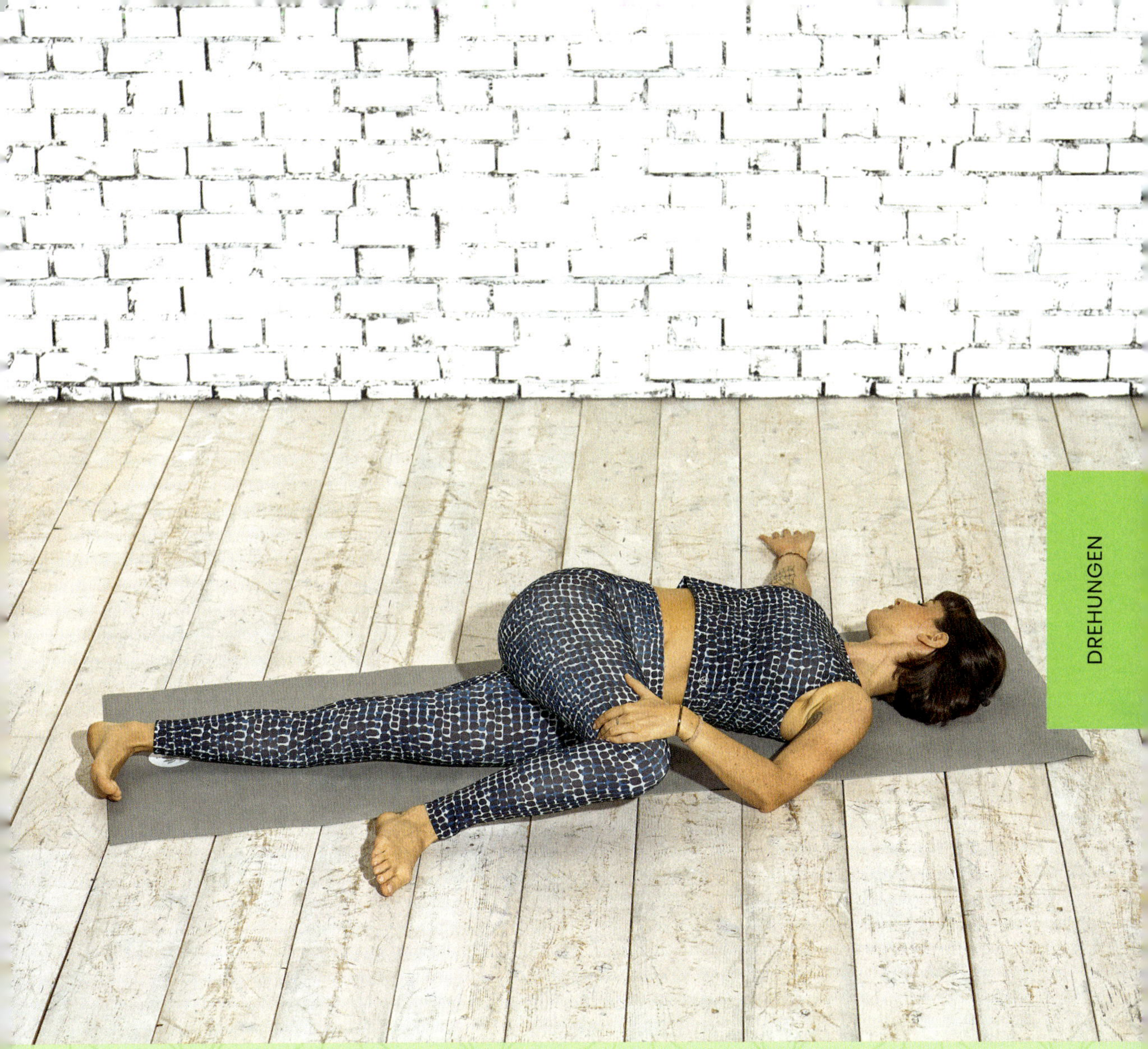

AFFIRMATION

»Ich verdaue und integriere die Erlebnisse meines Tages.«

VARIATIONEN

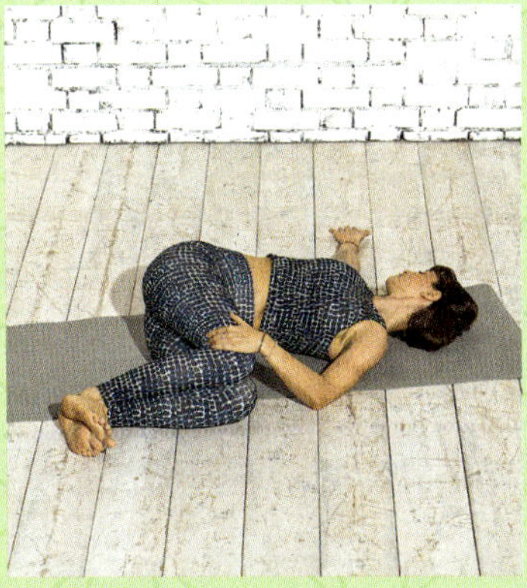

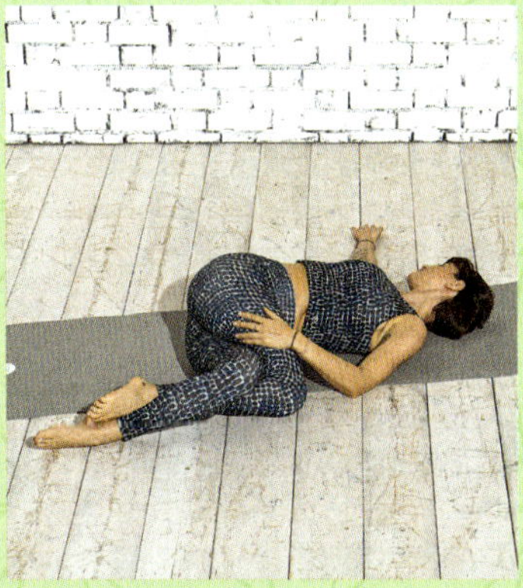

Einbeinige liegende Drehung

Sanskrit-Name:	Parivrtta Supta Hasta Padangusthasana
Chakra:	Wurzel-Chakra, Solarplexus-Chakra
Dosha:	Tridoshic, balanciert alle drei Doshas: Vata, Pitta & Kapha
Körper:	massiert die Bauchorgane und Nieren, hilft, Giftstoffe zu entfernen, dehnt den Rücken und die Gesäßmuskulatur, entspannt die Wirbelsäule, löst Schmerzen im unteren Rücken
Geist & Emotion:	beruhigt den Geist, bringt den Fokus nach innen, wirkt ausgleichend und befreiend
Kontraindikationen:	Rückenschmerzen, Bandscheibenvorfall, Knieverletzung, Schwangerschaft
Variationen:	Schiebe einen Block oder ein Kissen unter dein oberes Knie, damit deine Schultern entspannt am Boden bleiben. Es ist einfacher, die Fußaußenkante zu greifen, wenn du einen Gurt zur Hilfe nimmst und diesen über den Fuß schlingst.

Die richtige Ausrichtung:

- Für die liegende Drehung komme in Rückenlage.
- Beuge deine Beine und ziehe die Knie zur Brust heran.
- Strecke nun das linke Bein lang am Boden aus und halte das rechte Knie zur Brust.
- Greife mit der linken Hand die rechte Fußaußenkante, setze deine rechte Hand in die rechte Hüfte.
- Bringe den rechten Daumen in den Hüftbeuger und schiebe die rechte Hüfte nach unten.
- Mit der Ausatmung beginnst du jetzt dein rechtes Bein langsam zur linken Seite auszustrecken.
- Halte das linke ausgestreckte Bein am Boden ganz aktiv und in einer Linie mit deinem Oberköper, das obere Bein sollte parallel zum Boden sein.
- Halte deine Schulterblätter am Boden und weg von den Ohren.
- Falls du keine Nackenbeschwerden hast, drehe deinen Kopf nach rechts, sonst halte ihn zentriert.
- Schließe deine Augen und entspanne deine Gesichtszüge.
- Atme weiter, tief in den unteren Bauch, und spüre die Dehnung in der Beinrückseite und der äußeren Gesäßmuskulatur.
- Entspanne mit jeder Ausatmung deine Schultern mehr in den Boden.
- Halte die Drehung für 10–20 Atemzüge.
- Komme mit der Einatmung in die Mitte zurück, ziehe die Knie zur Brust heran und wechsle die Seite.

Häufige Fehler:	Schultern heben sich vom Boden, Hüften nicht zentriert, unteres Bein nicht gerade und aktiv
Mein Tipp:	Eignet sich hervorragend als Haltung vor der Schlussentspannung. Als zusätzliche Dehnung des Oberschenkels kannst du das untere Knie einklappen und deinen Fuß greifen und mit diesem Fuß in deine Hand »kicken«, während du den anderen Fuß festhältst.

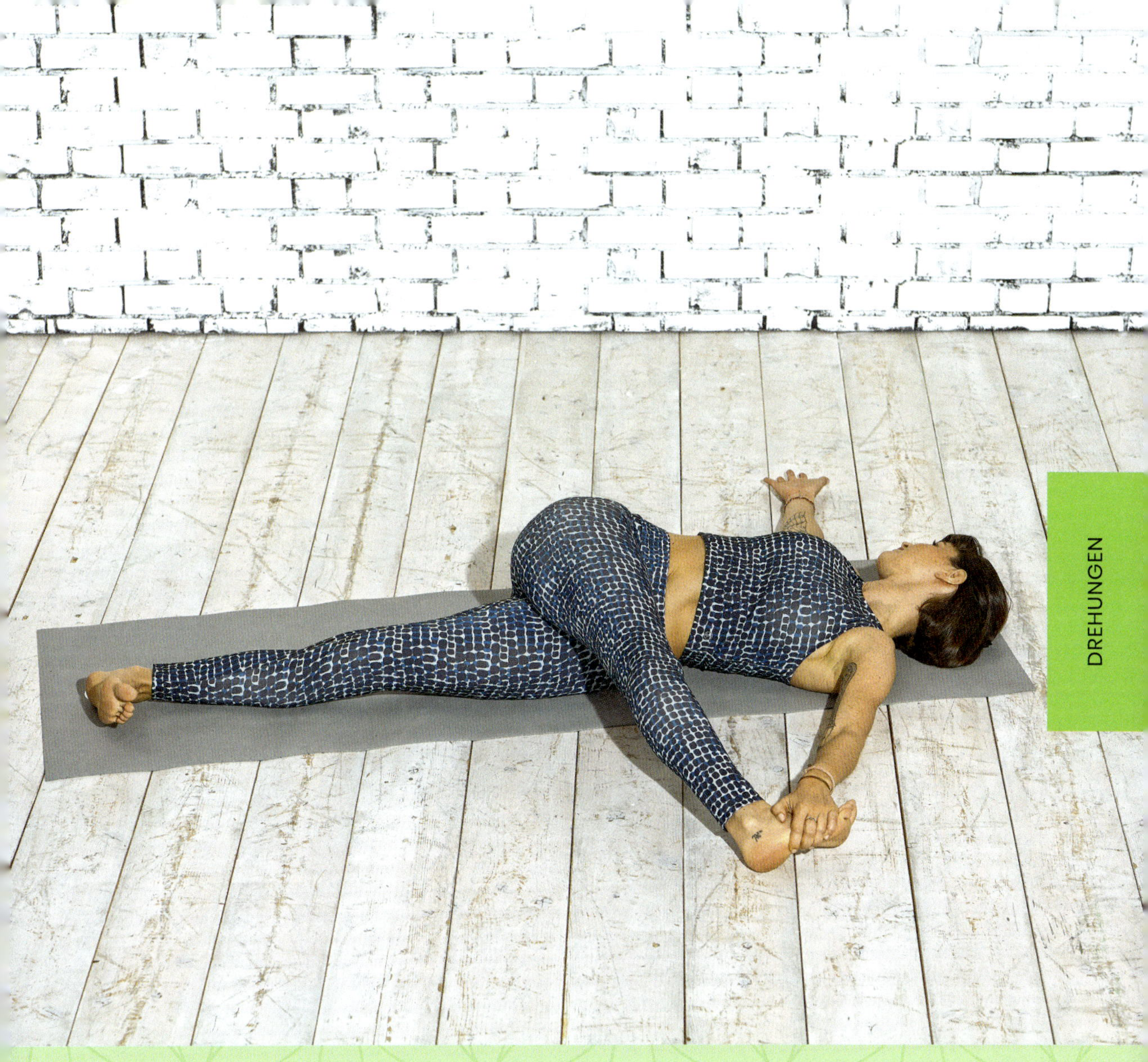

AFFIRMATION

»Mit jeder Ausatmung drehe ich mich tiefer vom Nabelzentrum und löse Verspannungen.«

VARIATIONEN

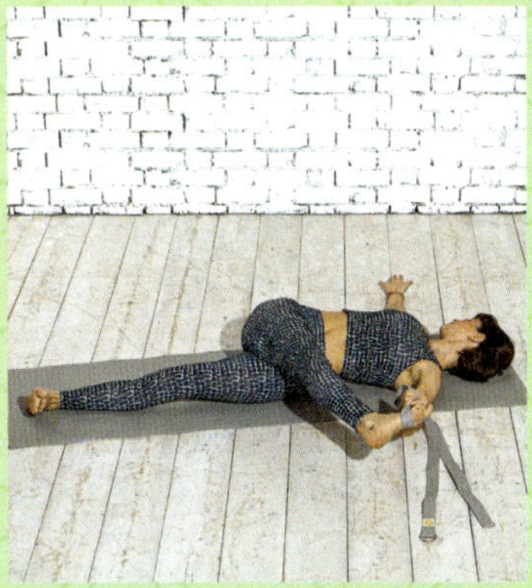

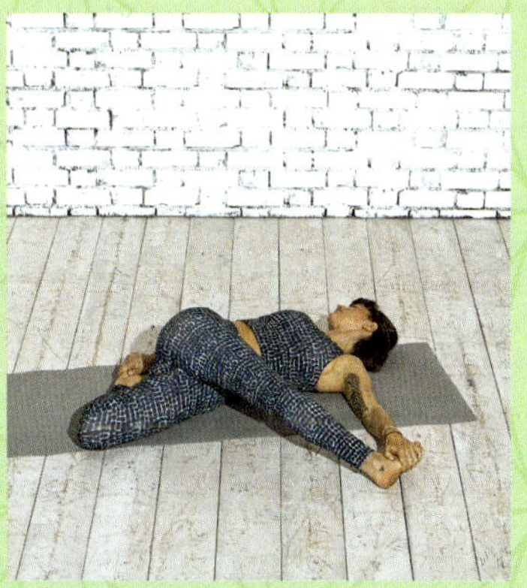

Nadelöhr

Sanskrit-Name:	Parsva Balasana
Chakra:	Solarplexus-Chakra, Herz-Chakra, Kehl-Chakra
Dosha:	Tridoshic, balanciert alle drei Doshas: Vata, Pitta & Kapha
Körper:	streckt die Wirbelsäule, löst Verspannungen im Schultergürtelbereich, löst Nackenverspannungen, massiert die Bauchorgane und die Nieren
Geist & Emotion:	löst Stress, Anspannungen und befreit von Ängsten
Kontraindikationen:	Rückenschmerzen, Bandscheibenvorfall, Knieverletzung, Schwangerschaft
Variationen:	Um die Haltung noch zu vertiefen, kannst du den oberen Arm zusätzlich über den Kopf führen oder hinten um den Rücken wickeln oder deine Hand in den gegenüberliegenden Oberschenkel einhaken. Für eine zusätzliche Dehnung der Oberschenkelinnenseite kannst du den einen Fuß seitlich auf Hüfthöhe rausstellen und die Fußaußenkante dabei aktiv in den Boden pressen.

Die richtige Ausrichtung:

- Für das Nadelöhr beginne auf allen Vieren in einer neutralen Position, die Handflächen sind unter den Schultern und die Knie hüftbreit aufgestellt. Die Fußrücken liegen auf dem Boden.
- Setze deine linke Handfläche jetzt mehr unter dein Gesicht.
- Strecke mit der Einatmung den rechten Arm nach oben und fädle mit der Ausatmung den rechten Arm unter dem Körper durch und rüber nach links.
- Entspanne deine rechte Schulter und den Oberkörper in Richtung Boden.
- Halte beide Knie und deinen linken Arm als Unterstützung auf dem Boden.
- Schiebe den rechten Arm weiter auf die Matte, sodass deine rechte Schulter und die rechte Seite deines Kopfes auf der Matte ruhen.
- Nutze deine linke Handfläche, um dich weiter in diese Haltung reinzudrehen.
- Schließe die Augen und entspanne dich in die Pose hinein.
- Bleibe so für ca. 1 Minute.
- Um die Haltung zu lösen, schiebe deine Hand am Boden aktiv in die Erde und öffne mit der Einatmung den rechten Arm wieder weit nach oben.
- Setze für einen neutralen Vierfüßler die rechte Hand zum Boden zurück und wiederhole das Ganze dann auf der anderen Seite.

Häufige Fehler:	Handgelenk der aufgestellten Hand ist nicht direkt unter dem Ellenbogen
Mein Tipp:	Diese Übung ist einer meiner Favoriten, um Anspannung aus dem Schulterblatt und Nackenbereich zu lösen. Stelle dir bei jeder Ausatmung vor, wie du Anspannung aus deinem Schulterbereich in die Erde abgibst.

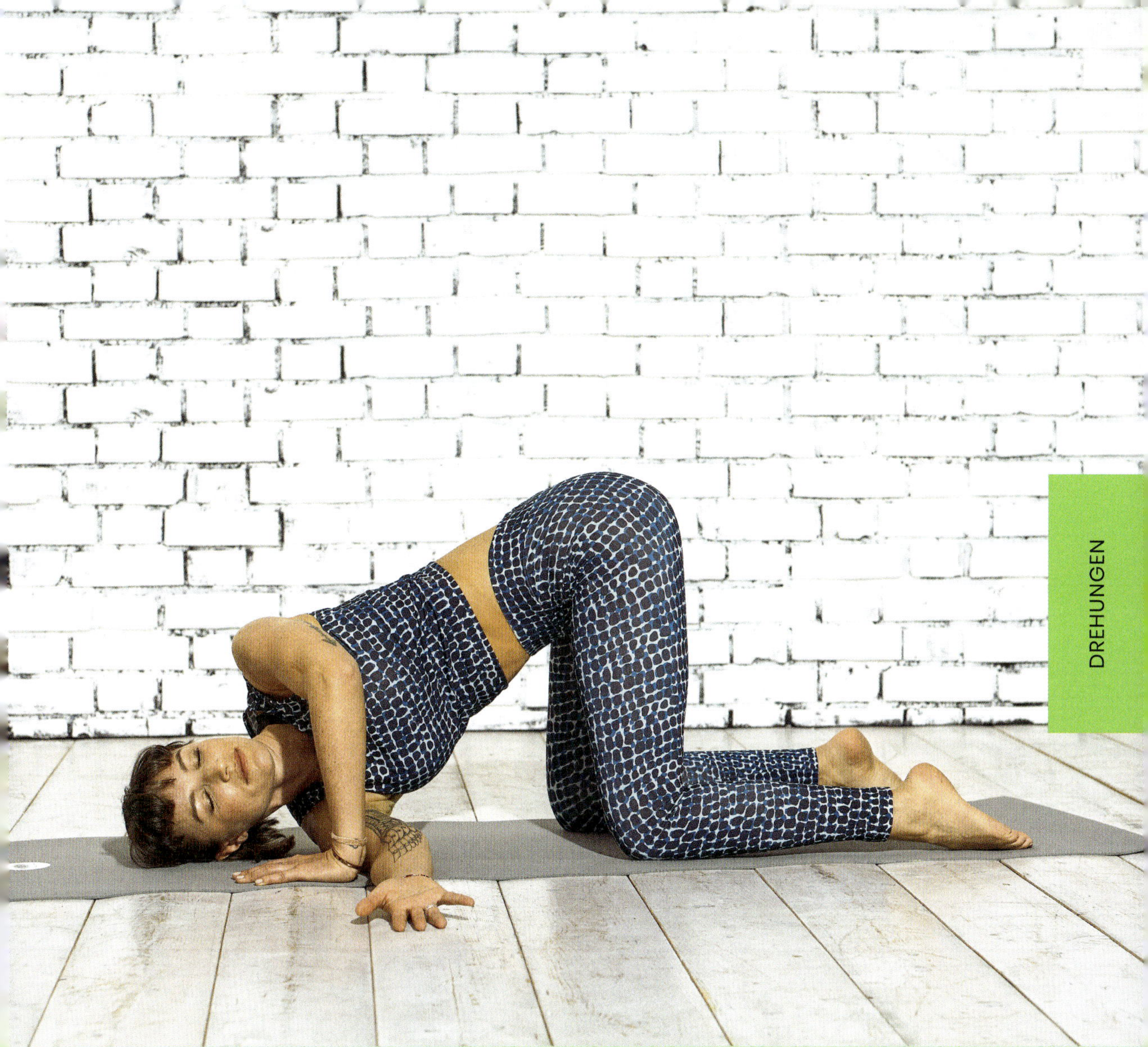

AFFIRMATION

»Mit jeder Ausatmung lasse ich Verspannungen von meiner Herzrück-seite gehen.«

VARIATION

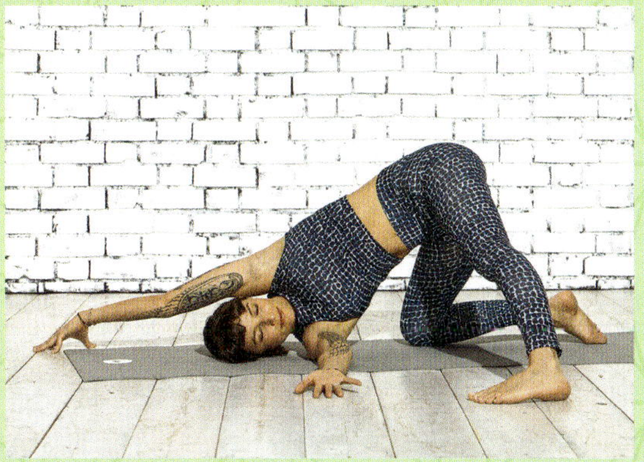

Gedrehter Schneidersitz

Sanskrit-Name:	Parivrtta Sukhasana
Chakra:	Solarplexus-Chakra, Herz-Chakra, Kehl-Chakra
Dosha:	Tridoshic, balanciert alle drei Doshas: Vata, Pitta & Kapha
Körper:	erhöht die Flexibilität im Rücken, in den Schultern und der Wirbelsäule, massiert die Bauchorgane, hilft, Agni (das Verdauungsfeuer) anzuregen
Geist & Emotion:	löst Stress, Anspannungen und befreit von Ängsten
Kontraindikationen:	Rückenschmerzen, Bandscheibenvorfall, Arthritis, Schwangerschaft
Variationen:	Wenn du tiefer gehen möchtest, kannst du hier auch in einen halben gedrehten Lotus gehen und deinen Fuß dabei greifen oder den hinteren Arm um dich herumwickeln und die Hand in der Innenseite des Oberschenkels einhaken.

Die richtige Ausrichtung:

- Beginne im einfachen Schneidersitz.
- Falls es dir schwerfällt, aufrecht zu sitzen, setze dich an die Kante einer gefalteten Decke, um das Becken zu erhöhen und dich leichter aufzurichten.
- Verankere zunächst deine Sitzbeinhöcker gleichmäßig in den Boden.
- Richte deine Wirbelsäule lang auf, sodass du ganz aufrecht sitzt und die Handflächen auf den Knien ruhen. Das Körpergewicht sollte gleichmäßig auf beide Sitzknochen verteilt sein.
- Führe mit der Einatmung beide Arme nach oben und komme mit der Ausatmung in die sitzende Drehung.
- Setze die rechten Fingerspitzen hinter dir auf, lege die linke Hand an dein äußeres vorderes Knie.
- Atme tief ein, ziehe dich in der Wirbelsäule lang und gehe mit der Ausatmung tiefer in die Drehung hinein.
- Die linke Hand sollte auf dem rechten Knie ruhen. Nutze die linke Hand, um dich mehr einzudrehen.
- Achte darauf, dass deine Wirbelsäule gerade bleibt und du nicht nach hinten oder vorn einknickst.
- Halte deinen Hinterkopf ganz lang und drehe den Kopf nur nach hinten, wenn es sich für deinen Nacken angenehm anfühlt, sonst halte dein Kinn über dem Brustbein.
- Schließe die Augen und richte den Fokus nach innen.
- Bleibe für ca. 5–10 Atemzüge in der Haltung, löse die Drehung dann zurück zur Mitte und wechsle die Seite.

Häufige Fehler:	Oberkörper nicht aufrecht, beide Sitzbeinknochen sind nicht fest auf dem Boden
Mein Tipp:	Stelle dir vor, deine Wirbelsäule ist wie ein nasses Handtuch, das du auswringen möchtest. Stelle dir vor, dass der Nabel energetisch nach links ziehen will, während du im Oberkörper nach rechts drehst.

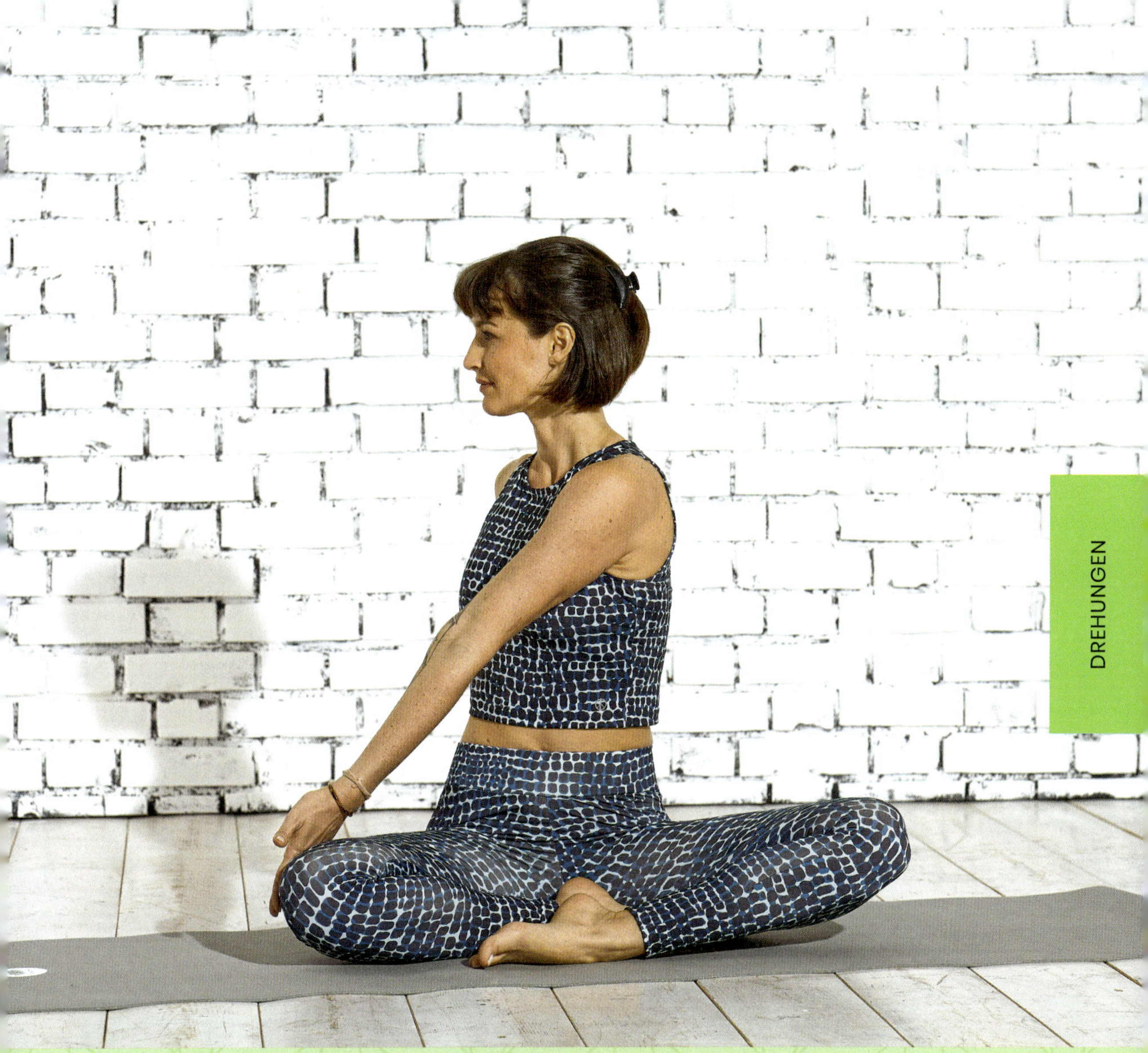

AFFIRMATION

»Ich atme tief in den Bauch und löse allen Stress und alle Anspannung.«

VARIATIONEN

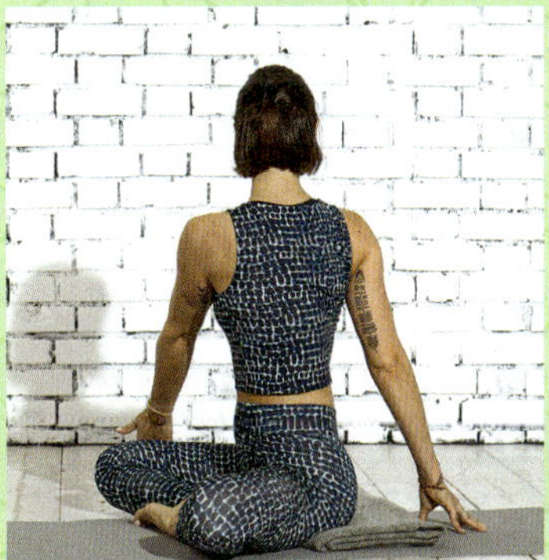

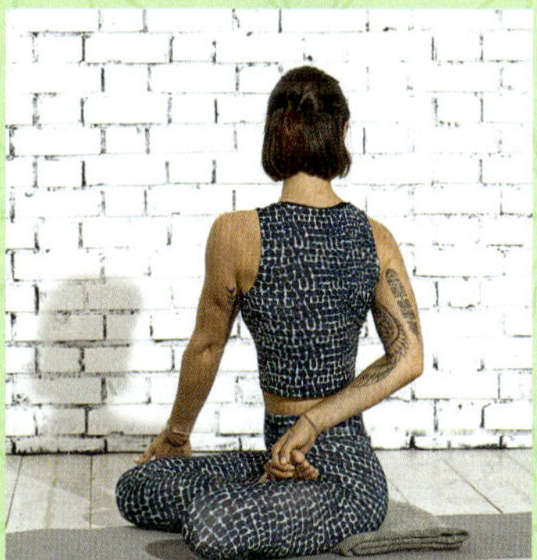

Dem Weisen Marichi

Sanskrit-Name:	Marichyasana C
Chakra:	Solarplexus-Chakra, Herz-Chakra, Kehl-Chakra
Dosha:	Tridoshic, balanciert alle drei Doshas: Vata, Pitta & Kapha
Körper:	erhöht die Flexibilität in der Wirbelsäule, öffnet die Schultern, massiert die Bauchorgane, hilft, Agni (das Verdauungsfeuer) anzuregen, aktiviert die Beinmuskulatur
Geist & Emotion:	balanciert den Geist, wirkt verinnerlichend, klärt und reinigt den Geist, löst Stress und Anspannungen
Kontraindikationen:	Rückenschmerzen, Bandscheibenvorfall, Arthritis, Schwangerschaft
Variationen:	Als Armvariation kannst du deinen vorderen Ellenbogen auch von außen an den Oberschenkel bringen, sodass die Fingerspitzen zur Decke zeigen und du mit Daumen und Zeigefinger das Gyan Mudra bilden kannst. Wenn du tiefer gehen möchtest, kannst du dein oberes Bein über das ausgestreckte Bein stellen und zusätzlich mit einer Bindung arbeiten.

Die richtige Ausrichtung:

- Beginne im Sitzen in der Stock-Pose.
- Falls du die Tendenz hast, im Oberkörper nach hinten zu fallen, setze dich auf die Kante einer gefalteten Decke, um das Becken zu erhöhen und dich leichter aufrichten zu können.
- Beuge das rechte Bein und stelle den Fuß an der Innenseite des linken Oberschenkels ab, halte dabei zwischen Oberschenkel und Fuß etwas Abstand.
- Aktiviere deinen vorderen Fuß und ziehe die Zehenspitzen aktiv zu dir heran (flexen).
- Mit der Einatmung verlängere die Wirbelsäule und hebe den rechten Arm nach oben.
- Mit der Ausatmung drehe dich nach rechts und bringe die rechten Fingerspitzen hinter dir auf den Boden.
- Umarme dein vorderes angewinkeltes Knie mit dem linken Arm oder bringe den Ellenbogen von außen an den Oberschenkel.
- Atme ein und verlängere die Wirbelsäule noch mehr, atme aus und komme in die Drehung, der Kopf dreht zuletzt.
- Bleibe hier für 10–20 tiefe Atemzüge und drehe dich mit jeder Ausatmung etwas tiefer in die Haltung hinein.
- Mit der Ausatmung richte den Blick wieder nach vorn und löse die Haltung.
- Drehe dich in die Mitte zurück und strecke beide Beine aus.
- Wiederhole dann die Übung auf der anderen Seite.

Häufige Fehler:	ausgestrecktes Bein und Fuß nicht aktiv, Wirbelsäule nicht aufrecht
Mein Tipp:	Stelle dir vor, deine Wirbelsäule ist wie ein nasses Handtuch, das du auswringst. Stelle dir vor, dass der Nabel, während du im Oberkörper zur einen Seite drehst, energetisch zur anderen Seite will. Atme gegen die Enge, die entsteht, weiter tief in den Bauch und massiere so deine Bauchorgane.

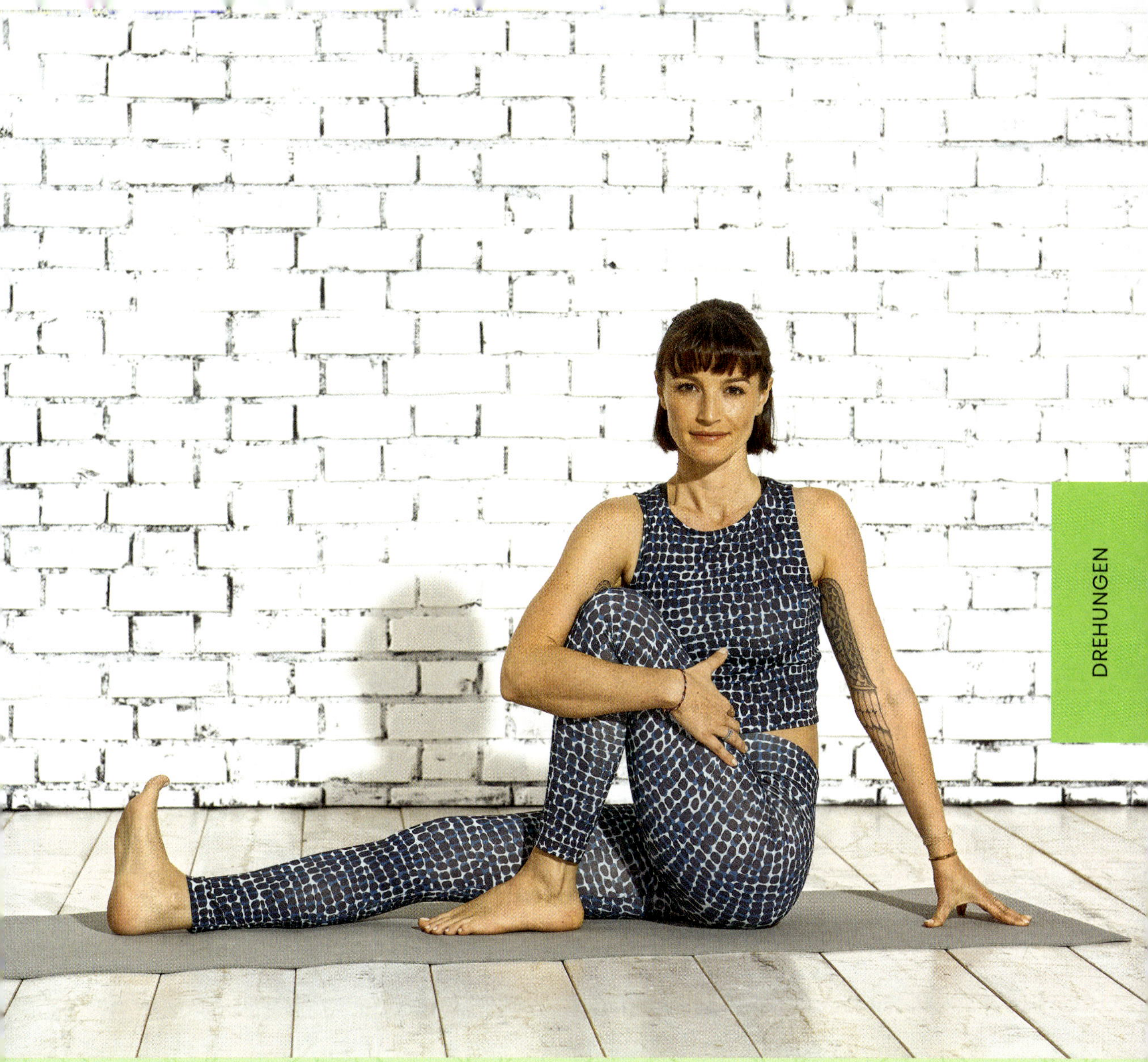

AFFIRMATION

»Ich genieße die innere Reinigung meiner Bauchorgane. Mein Geist wird klar und weit.«

VARIATION

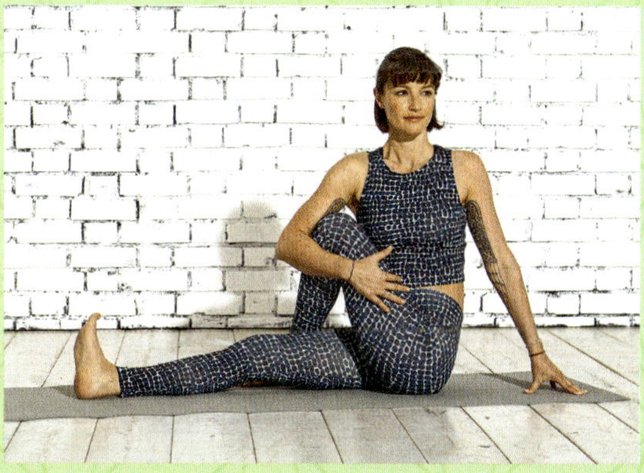

Drehsitz

Sanskrit-Name:	Ardha Matsyendrasana
Chakra:	Solarplexus-Chakra, Kehl-Chakra
Dosha:	Tridoshic, balanciert alle drei Doshas: Vata, Pitta & Kapha
Körper:	erhöht die Flexibilität in der Wirbelsäule, öffnet die Schultern, massiert die Bauchorgane, hilft, Agni (das Verdauungsfeuer) anzuregen
Geist & Emotion:	löst Stress, wirkt verinnerlichend, klärt und reinigt den Geist, fördert das geistig-emotionale »Verdauen« und Integrieren von neuen Informationen
Kontraindikationen:	Rückenschmerzen, Bandscheibenvorfall, Arthritis, Schwangerschaft
Variationen:	Als Armvariation kannst du deinen oberen Ellenbogen auch außen vom Oberschenkel aufsetzen und Daumen und Zeigefinger für das Gyan Mudra zusammenbringen.

Die richtige Ausrichtung:

- Komme zunächst mit ausgestreckten Beinen in die Stock-Pose.
- Greife rechts und links unter dein Gesäß, um das Sitzfleisch zu den Seiten »rauszuziehen« und ganz gleichmäßig auf beiden Sitzbeinhöckern zu sitzen.
- Beuge nun dein linkes Bein so, dass die Ferse des linken Fußes neben der rechten Hüfte liegt und dein linkes Knie am Boden ist.
- Greife dann in die Kniekehle deines rechten Beins und stelle das rechte Bein über das linke.
- Verschränke beide Hände vor deinem Schienbein und ziehe dich in der Wirbelsäule ganz lang.
- Presse besonders die Fußinnenkante vom rechten Fuß aktiv in den Boden.
- Umarme dein rechtes Bein mit deinem linken Arm oder bringe den Ellenbogen an die Außenseite vom Bein, um den Ellenbogen wie einen »Hebel« zu nutzen und dich tiefer einzudrehen.
- Mit der Einatmung führe den rechten Arm nach oben und setze ihn mit der Ausatmung hinter dir im Halbkreis ab.
- Ziehe dich beim Einatmen lang, drehe dich beim Ausatmen vom Nabelzentrum aus nach rechts.
- Atme weiter tief in den unteren Bauch und gegen die Enge, die im Bauchraum entsteht. Massiere durch deine Atmung die Bauchorgane.
- Entspanne deine Gesichtszüge, besonders den Punkt zwischen den Augenbrauen, schließe deine Augen und richte den Fokus nach innen.
- Halte die Pose für ca. 1 Minute.
- Richte den Blick wieder nach vorn und löse langsam die Drehung.
- Wiederhole die Schritte dann auf der anderen Seite.

Häufige Fehler:	zuerst den Kopf gedreht, nicht vom Bauchnabel beginnend in die Drehung gegangen, nicht aufrecht in der Wirbelsäule, sondern rund im Rücken
Mein Tipp:	Auch wenn eine Drehung eine statische Pose ist, geht die »innere subtile Bewegung« der Asana mit der Atmung stets weiter.

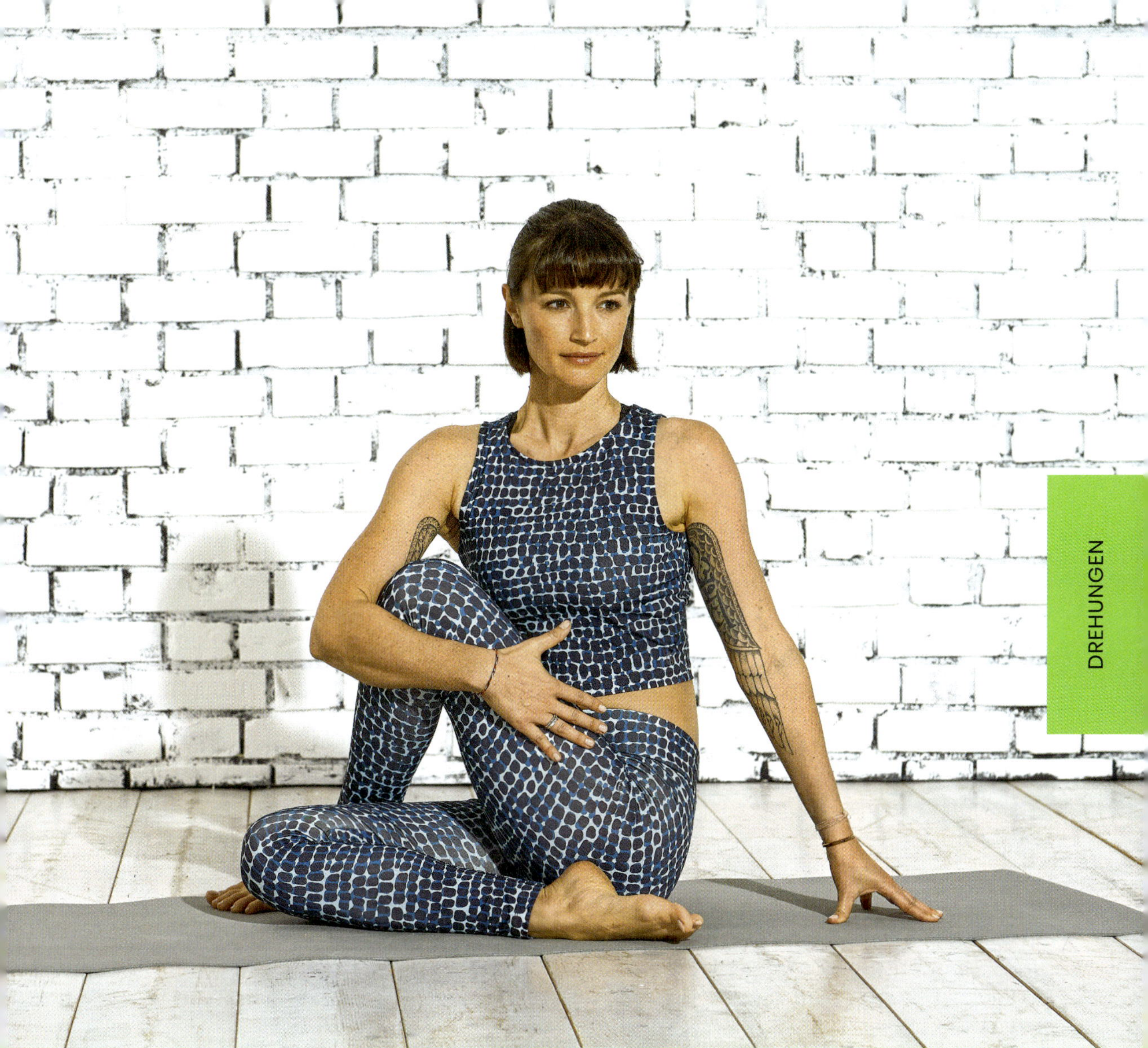

AFFIRMATION

»Ich schenke mir die Zeit und den Raum, um Transformation und Veränderungen zu integrieren.«

VARIATIONEN

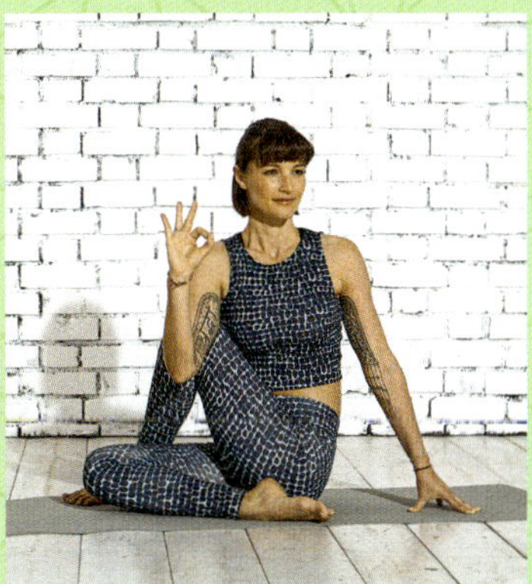

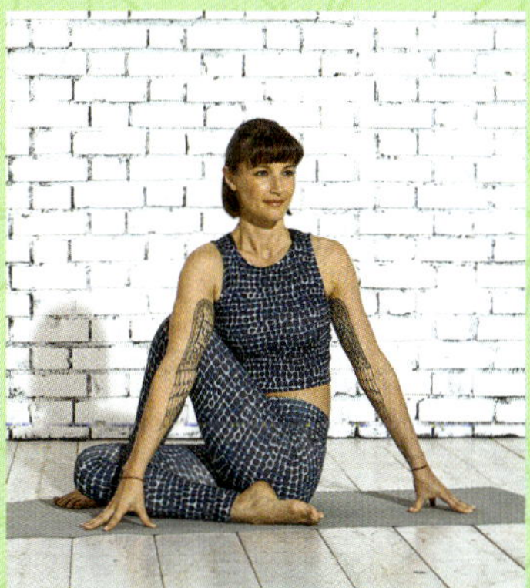

Dem Weisen Bharadvaja

Sanskrit-Name:	Bharadvajasana I
Chakra:	Kehl-Chakra, Stirn-Chakra
Dosha:	Tridoshic, balanciert alle drei Doshas: Vata, Pitta & Kapha
Körper:	erhöht die Flexibilität der Wirbelsäule, öffnet die Schultern, dehnt die äußere Hüfte und den Brustkorb, massiert Bauchorgane, dehnt den Nacken
Geist & Emotion:	löst Stress, wirkt verinnerlichend, klärt und reinigt den Geist, fördert das geistig-emotionale »Verdauen« und Integrieren von neuen Informationen
Kontraindikationen:	Rückenschmerzen, Bandscheibenvorfall, Arthritis, Schwangerschaft
Variationen:	Als Armvariation kannst du deinen hinteren Arm auch ganz um den Körper wickeln, deine Hüfte festhalten oder die Innenseite deines Oberschenkels greifen. Wer noch weiter gehen möchte, kann hier auch im halben Lotussitz und mit einer Bindung praktizieren.

Die richtige Ausrichtung:

- Beginne am Boden in der Stock-Pose, sitze mit ausgestreckten Beinen und verlängere deine Wirbelsäule.
- Beuge beide Knie an und schwenke die Fersen zur Außenseite der rechten Hüfte, sodass du auf deiner linken Pobacke sitzt.
- Bringe den linken Fußspann über die rechte Fußsohle.
- Atme ein und führe beide Arme nach oben. Verlängere so die Wirbelsäule vom Steißbein bis zur Kopfspitze.
- Drehe mit der Ausatmung den Oberkörper nach links und setze deine linken Fingerspitzen hinter dir auf dem Boden auf.
- Hake deine rechte Hand unter das linke Knie, sodass die Handinnenfläche zum Boden zeigt.
- Drehe deinen Kopf über die hintere Schulter, schließe die Augen und richte deinen Fokus nach innen, und zwar auf den Punkt zwischen den Augenbrauen, deinem Stirn-Chakra.
- Atme weiter tief und vollständig.
- Als zusätzliche und angenehme Nackendehnung drehe nun den Kopf nach vorn und lege ihn etwas schräg, sodass du eine Dehnung im linken Nacken spürst.
- Bleibe für 10–20 Atemzüge in der Drehung und komme dann geführt wieder zur Mitte zurück.
- Wechsle die Seite über den Fersensitz und wiederhole das Gleiche auf der anderen Seite.

Häufige Fehler:	Achte darauf, die vordere Hand wirklich mit der Handinnenfläche nach unten gerichtet aufzusetzen.
Mein Tipp:	Stelle dir vor, du drehst dich ganz in dich selbst hinein, und mit der Drehung wird dein Geist immer klarer und du reinigst alles von mentalem und emotionalem Ballast.

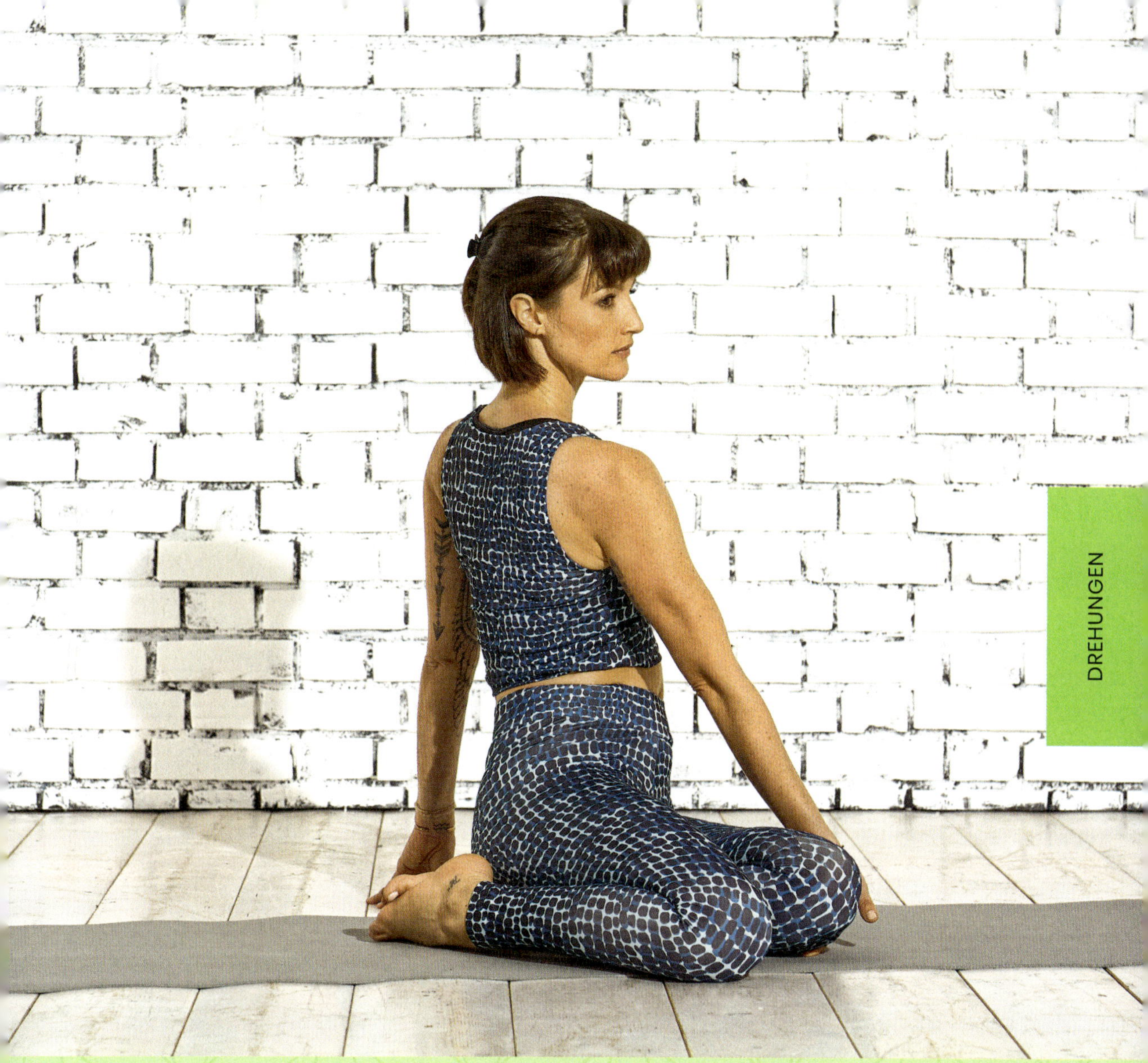

AFFIRMATION

»Innerer Ausgleich und Harmonie lassen meinen Geist zur Ruhe kommen.«

VARIATIONEN

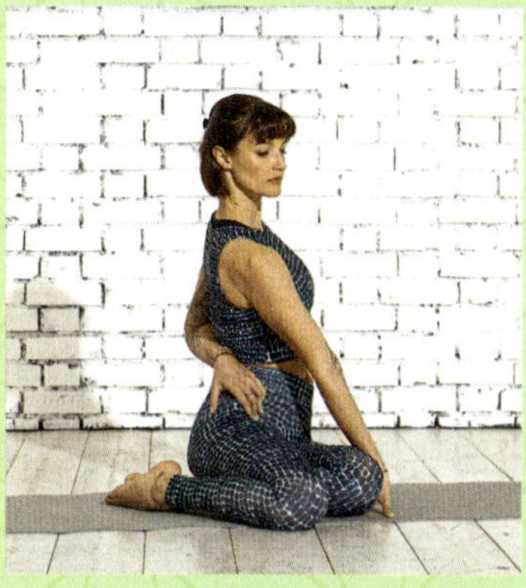

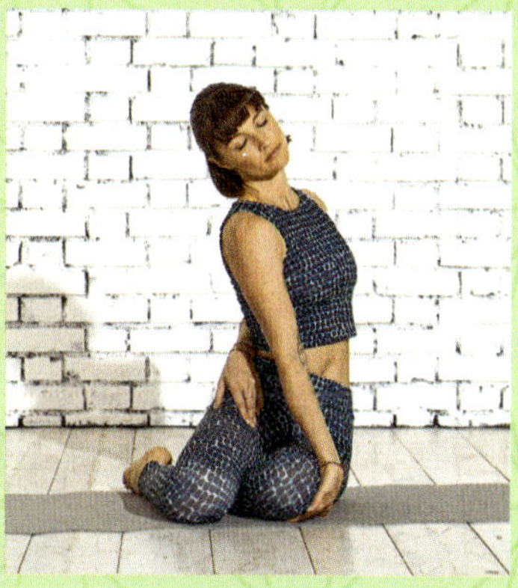

Gedrehter Squat

Sanskrit-Name:	Parivrtta Malasana
Chakra:	Wurzel-Chakra, Sakral-Chakra, Solarplexus-Chakra
Dosha:	Tridoshic, balanciert alle drei Doshas: Vata, Pitta & Kapha
Körper:	erhöht die Flexibilität in der Wirbelsäule, öffnet Schultern, Brustkorb und Hüften, massiert die Bauchorgane
Geist & Emotion:	löst Stress, Anspannungen und befreit von Ängsten
Kontraindikationen:	Rückenschmerzen, Bandscheibenvorfall, Arthritis
Variationen:	Als Armvariation kannst du hier auch mit einer Bindung um dein Knie arbeiten und das Handgelenk des Arms hinter dir greifen und mit jeder Ausatmung deine obere Schulter weiter zurückrollen, um so den Brustkorb mehr zu öffnen. Falls es dir schwerfällt, die Fersen auf den Boden zu bringen, setze deine Fersen auf die Kante einer gefalteten Decke.

Die richtige Ausrichtung:

- Stehe zunächst in der Berghaltung, mit den Füßen hüftbreit auseinander.
- Wandere dann mit deinen Füßen so, dass sie mattenbreit stehen, die Zehen nach außen zeigend und die Fersen nach innen.
- Beuge dann deine Knie und setze dich mit dem Gesäß Richtung Boden in den Squat.
- Das Gewicht ist gleichmäßig auf beide Füße verteilt.
- Bringe vor dem Herzen die Hände in Gebetshaltung zusammen, drücke mit den Ellenbogen sanft gegen die Innenseite der Oberschenkel und hebe dabei die Brust.
- Setze dann für die Drehung deine linke Handfläche links außen vom Fuß auf, sodass du mit deinem linken Ellenbogen gegen den inneren Oberschenkel drückst.
- Mit der nächsten Einatmung hebe deinen rechten Arm nach oben Richtung Decke und drehe deinen Oberkörper auf.
- Schiebe weiterhin kraftvoll mit deinem linken Ellenbogen gegen den inneren Oberschenkel.
- Richte den Blick nach oben zur Hand, wenn sich dein Nacken entspannt anfühlt.
- Atme in den unteren Bauch zwischen die Oberschenkel und drehe dich mit jeder Ausatmung etwas mehr ein.
- Bleibe mindestens 10 Atemzüge auf einer Seite, wechsle dann über die Mitte zur anderen Seite.

Häufige Fehler:	Knie fallen nach innen, Oberschenkel klappt nach innen
Mein Tipp:	Dieser Twist ist sehr angenehm, da er bis in die äußeren Hüften dehnt. Er ist eine der wenigen Drehungen, die auch für Schwangere geeignet sind, da er keinen Druck auf den Bauch ausübt, die Hüften öffnet und die Schultern dehnt.

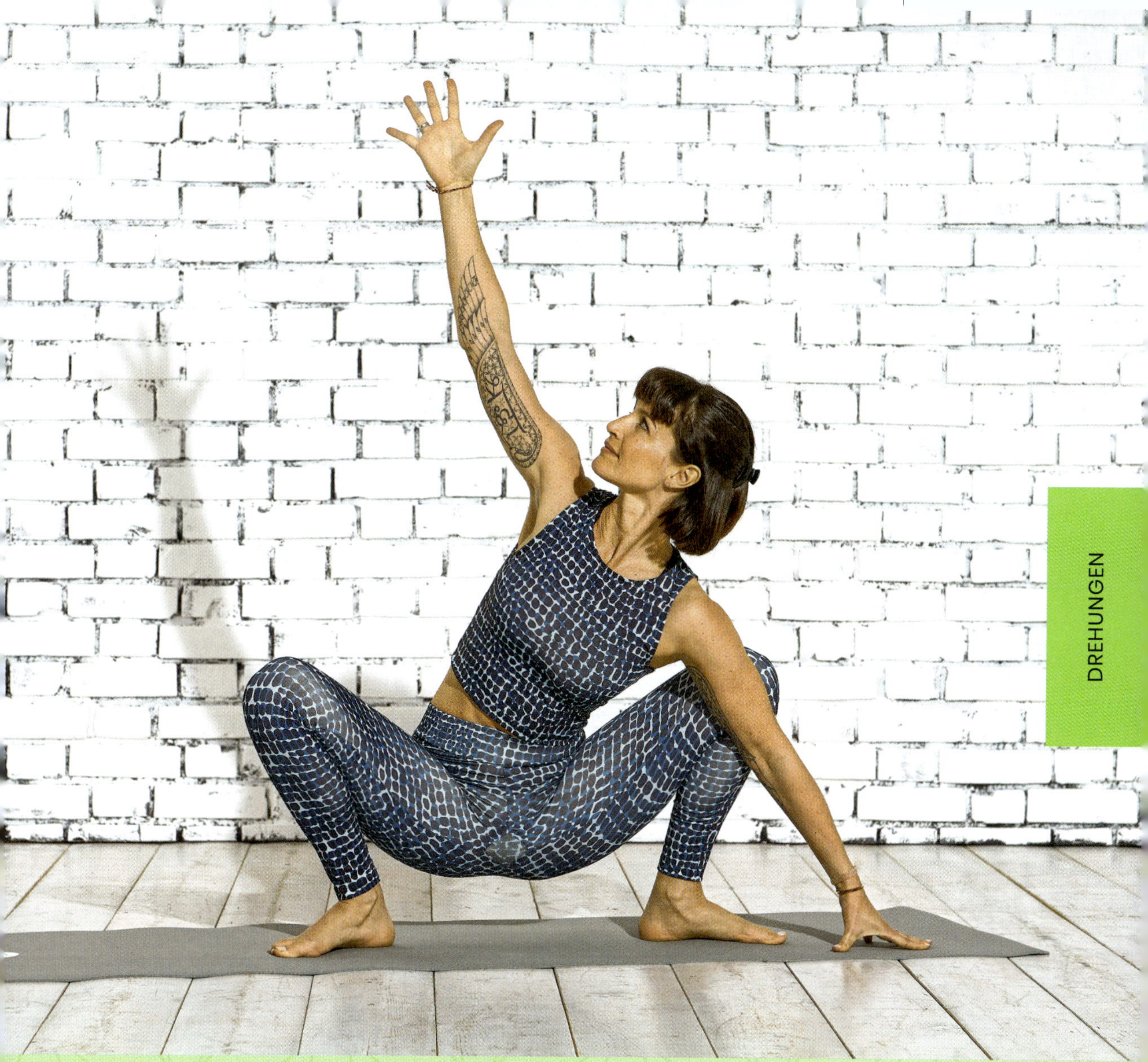

AFFIRMATION

»Ich bin die Verbindung zwischen Himmel und Erde.«

VARIATION

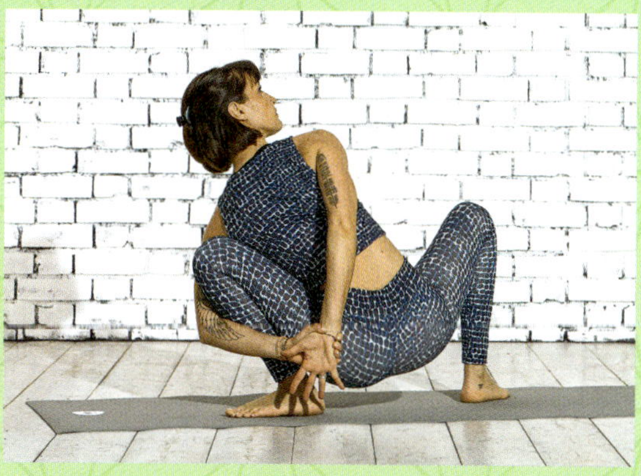

Seitliche Krähe

Sanskrit-Name:	Parsva Bakasana
Chakra:	Sakral-Chakra, Solarplexus-Chakra
Dosha:	balanciert Vata & Kapha, kann Pitta erhöhen (+)
Körper:	stärkt die Rumpfmuskulatur, besonders Arme, Hände und Bauch, fördert das Gleichgewicht, dehnt die Handgelenke
Geist & Emotion:	stärkt Selbstvertrauen, Kraft und Spielfreude
Kontraindikationen:	Handgelenksverletzungen, Schulterschmerzen, Karpaltunnelsyndrom, Arthritis, Schwangerschaft
Variationen:	Es kann hilfreich sein, die Seitliche Krähe von zwei Blöcken aus zu starten. Wenn du Sorge hast, auf den Kopf zu fallen, hilft es, in Armbalancen eine Decke unter dem Gesicht als Polsterung zu platzieren.

Die richtige Ausrichtung:

- Es ist wichtig, dass du deine Handgelenke sowie dein Zentrum hinreichend aufgewärmt und vorbereitet hast.
- Für die Seitliche Krähe ist der Einstieg über die gedrehte Stuhl-Position am einfachsten. Starte dazu in der Berghaltung, mit den Füßen eng zusammen, sodass sich die Fußinnenkanten berühren.
- Mit der Einatmung setzt du dich in den Stuhl und aktivierst die inneren Oberschenkel.
- Bringe die Hände vor dem Herzen zusammen und drehe dich mit der Ausatmung zunächst nach rechts in den gedrehten Stuhl.
- Setze deine Handflächen schulterbreit und in einer Linie mit deinen Füßen rechts von dir auf den Boden.
- Beuge die Oberarme in einem 90-Grad-Winkel.
- Dein rechter Oberschenkel berührt jetzt deinen linken Oberarm.
- Presse die Handflächen gut in den Boden, aktiviere dein Zentrum, blicke nach vorn, und jetzt traue dich und verlagere dein Gewicht nach vorn auf deinen linken Oberarm.
- Hebe die Füße weg vom Boden, damit du nur noch auf deinen Händen balancierst.
- Presse die Oberschenkel aktiv zusammen und hebe das Gesäß.
- Wenn du kannst, lenke zusätzlich deinen Blick auf deine Fußspitzen.
- Um die Haltung zu lösen, lehne dich zurück und senke die Füße wieder zum Boden ab.
- Setze dich für einen Moment aufs Gesäß und kreise zur Lockerung deine Handgelenke.
- Schwinge dich dann für die andere Seite wieder nach oben in die Stuhl-Position.
- Häufig ist eine Seite einfacher als die andere. Probiere darum die Seitliche Krähe ruhig 2–3 Mal pro Seite aus.

Häufige Fehler:	Blick nicht nach vorn gerichtet, Kopf knickt ab
Mein Tipp:	Um die Hände zu entlasten, ist es angenehm, zwischen den Wiederholungen in die Stehende Vorbeuge zu kommen, wo die Handflächen unter den Fußsohlen sind, um diese hier zu massieren.

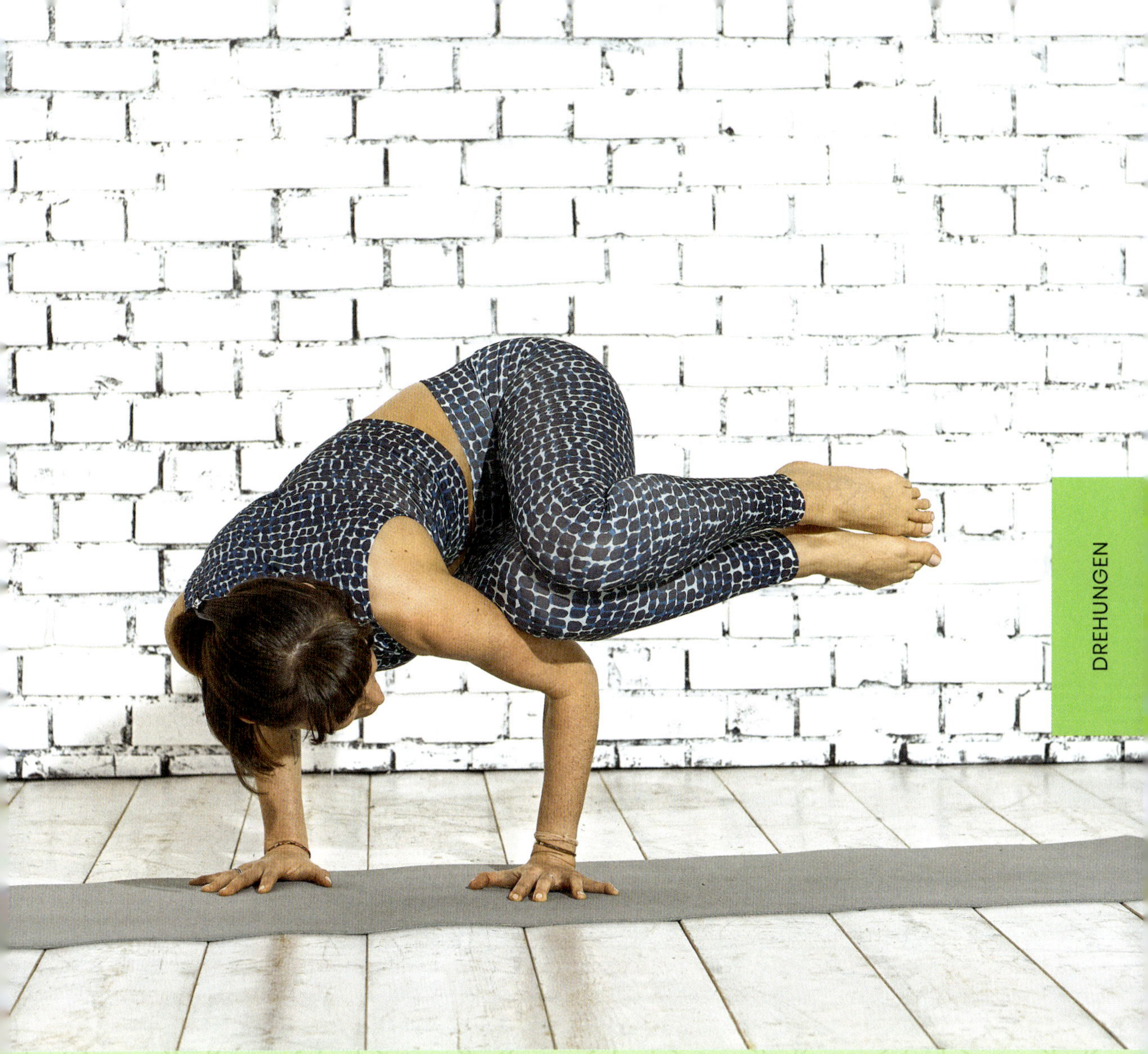

AFFIRMATION

»Ich fliege voller Leichtigkeit auf meinen Händen.«

VARIATION

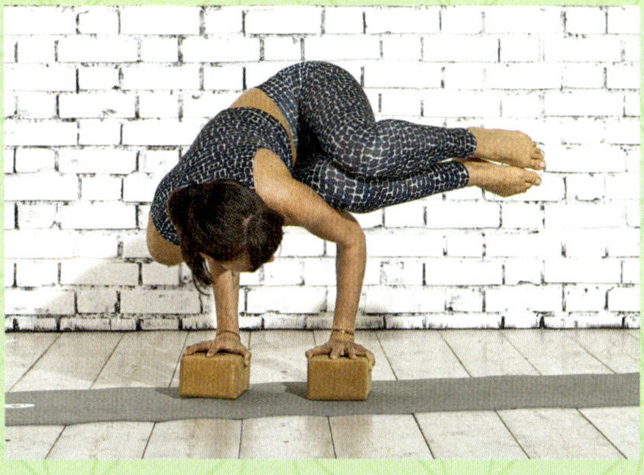

Dem Weisen Ashtavakra

Sanskrit-Name:	Ashtavakrasana
Chakra:	Sakral-Chakra, Solarplexus-Chakra
Dosha:	balanciert Vata & Kapha, kann Pitta erhöhen (+)
Körper:	stärkt Arme, Schultern, die obere Rückenmuskulatur sowie die Bauchmuskulatur, aktiviert die innere Beinmuskulatur, erhöht das Gleichgewicht, dehnt die Handgelenke
Geist & Emotion:	stärkt Selbstvertrauen, Kraft und Spielfreude
Kontraindikationen:	Handgelenksverletzungen, Schulterschmerzen, Karpaltunnelsyndrom, Arthritis, Schwangerschaft
Variationen:	Um die Kraft für die Haltung aufzubauen, hilft es, zuvor andere Armbalancen zu praktizieren, wie z. B. die Seitliche Krähe oder die Ein-Arm-über-Bein-Stellung.

Die richtige Ausrichtung:

- Setze dich auf den Boden und verlagere dein Gewicht auf deine linke Gesäßhälfte.
- Beuge dein rechtes Bein, um es auf deine rechte Schulter nach oben zu bringen, so als würdest du dir den Gurt eines Rucksacks um die Schulter legen.
- Versuche, das obere Bein so hoch wie möglich an deinem Oberarm zu platzieren.
- Wenn es dein Bein nicht auf die Schulter schafft, halte es mit beiden Händen an der höchsten Stelle fest.
- Nutze dein oberes Bein wie eine Klammer und fixiere deinen Arm in der Kniebeuge.
- Platziere beide Hände auf der Matte zu beiden Seiten deiner Hüften.
- Halte dein rechtes Bein fixiert auf der Schulter und kreuze den linken Fuß so über den rechten, dass die Knöchel ineinanderhaken.
- Richte den Blick nach vorn und gehe wie in den Liegestütz, bis die Arme um 90 Grad gebeugt und die Schultern in einer Linie mit den Ellenbogen sind.
- Drücke dabei aktiv in beide Handflächen und hebe die Hüften vom Boden ab.
- Presse mit den Oberschenkeln den Oberarm zusammen und ziehe die Schultern weg von den Ohren.
- Bleibe in der Haltung für 3 volle, tiefe Atemzüge.
- Beuge dann die Knie, um die Haltung zu lösen.
- Kreise ein paarmal deine Handgelenke, um sie zu entlasten.
- Wiederhole das Ganze dann auf der linken Seite.

Häufige Fehler:	Beine sind zu weit von der oberen Schulter weg, die Oberschenkel sind nicht aktiv genug zusammengepresst
Mein Tipp:	Neben der Kraft in den Armen kommt es vor allem auf eine gute Technik an. Viele Armbalancen sehen zwar schwierig aus, doch sie sollen auch Spaß machen. Scheue dich nicht davor, auch mal zu fallen, das gehört dazu.

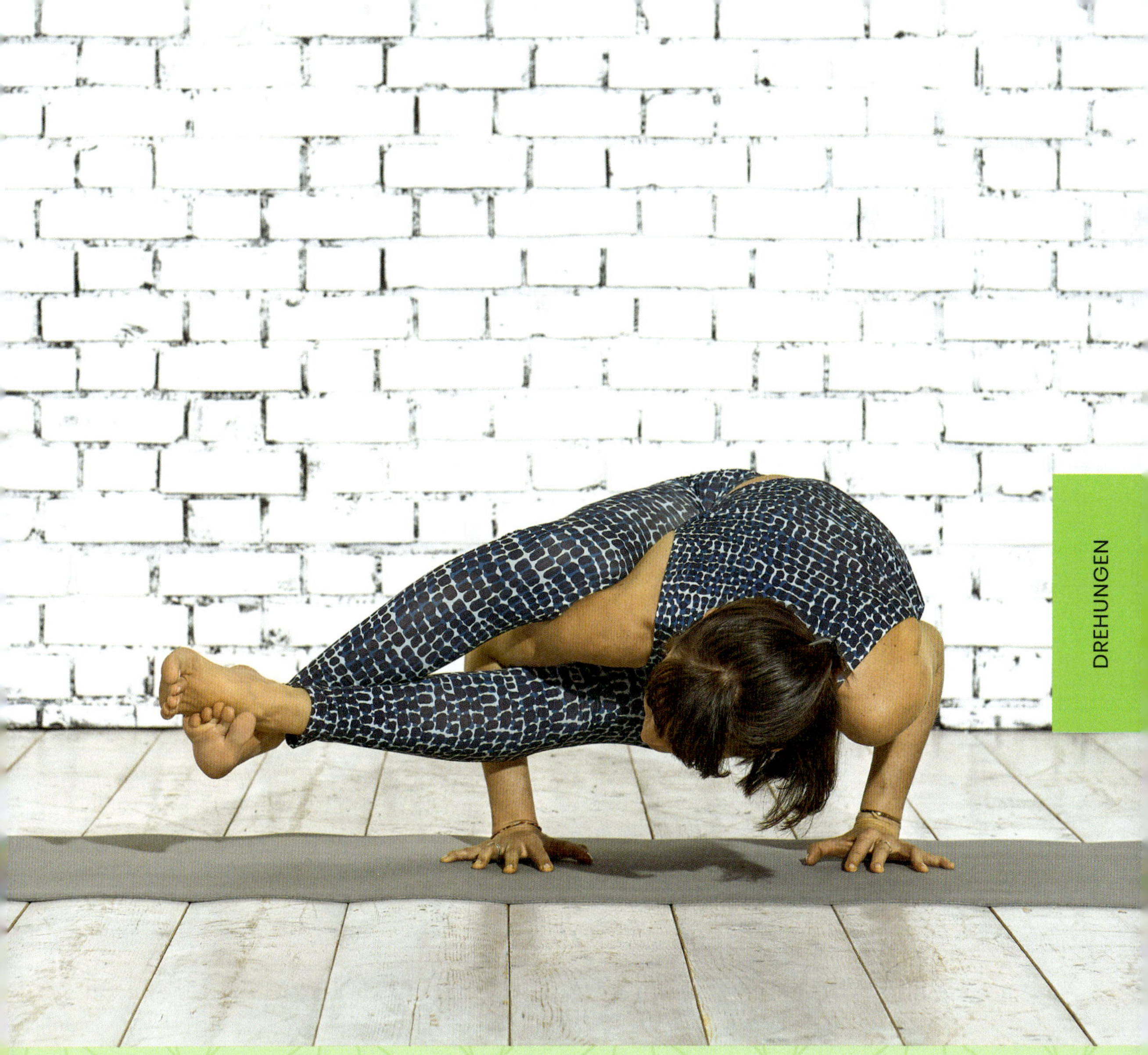

AFFIRMATION

»Ich liebe es, Neues zu lernen.«

VARIATION

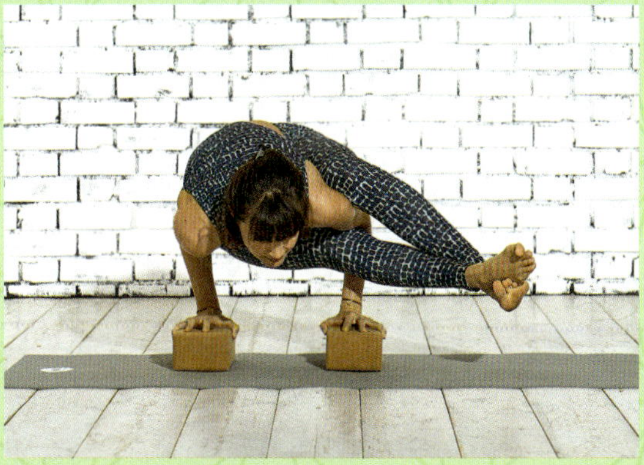

Dem Weisen Koundinya I

Sanskrit-Name:	Eka Pada Koundinyasana I
Chakra:	Sakral-Chakra, Solarplexus-Chakra
Dosha:	balanciert Vata & Kapha, kann Pitta erhöhen (+)
Körper:	stärkt Arme, Schultern, die obere Rückenmuskulatur sowie die Bauchmuskulatur, aktiviert die innere Beinmuskulatur, erhöht das Gleichgewicht, dehnt die Handgelenke
Geist & Emotion:	stärkt Selbstvertrauen, Kraft und Spielfreude
Kontraindikationen:	Handgelenksverletzungen, Schulterschmerzen, Karpaltunnelsyndrom, Arthritis, Schwangerschaft
Variationen:	Um die Kraft für die Haltung aufzubauen, hilft es, zuvor andere Armbalancen zu praktizieren. Die Seitliche Krähe ist eine ideale Vorübung für diese Haltung.

Die richtige Ausrichtung:

- Beginne in einer stehenden Haltung, beuge die Knie in eine tiefe Hocke und presse die Knie zusammen.
- Drehe die Knie zur linken Seite und presse die Oberschenkel zusammen.
- Setze deine Handflächen mit schulterbreitem Abstand voneinander auf den Boden.
- Die Mittelfinger sollten parallel zu den Mattenaußenkanten nach vorn zeigen.
- Hebe die Hüften an und platziere deinen rechten Oberschenkel möglichst hoch auf dem Oberarm.
- Beuge deine Ellenbogen um 90 Grad wie in der Liegestütz-Position.
- Richte den Blick weit nach vorn, aktiviere deine Bauchmuskulatur und verlagere dein Gewicht in deine Handflächen.
- Beuge dich im Oberkörper nach vorn, während sich dein Gesäß gleichzeitig nach hinten in die Luft hebt.
- Strecke jetzt das linke Bein hinter dir aus und den rechten Unterschenkel gerade zur linken Seite, sodass deine Beine wie eine Schere auseinandergehen.
- Halte die Position für 3 Atemzüge und löse die Haltung kontrolliert, indem du die Beine wieder beugst.
- Komme für einen Moment ins Sitzen und kreise deine Handgelenke, bevor du die Haltung auf der anderen Seite übst.
- Wiederhole die Pose 2 Mal pro Seite.

Häufige Fehler:	Gewicht zu weit hinten, Blick nicht nach vorn gerichtet
Mein Tipp:	Der perfekte Einstieg in diese Übung ist über die Seitliche Krähe. Sie ist der Seitlichen Krähe sehr ähnlich, »nur« gehen die Beine wie eine Schere auseinander.

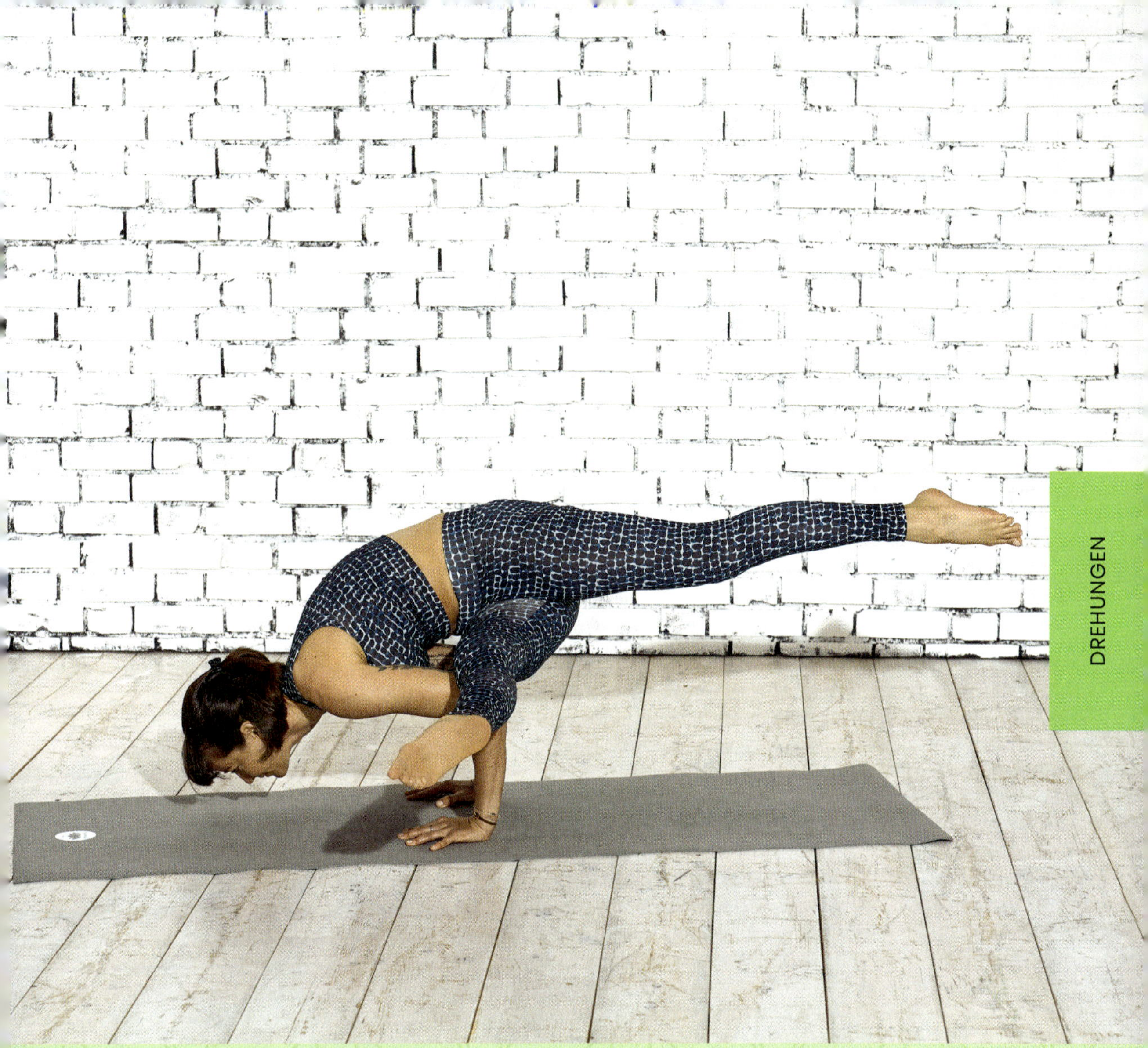

AFFIRMATION

»Mit Spielfreude geht alles leichter.«

VARIATION

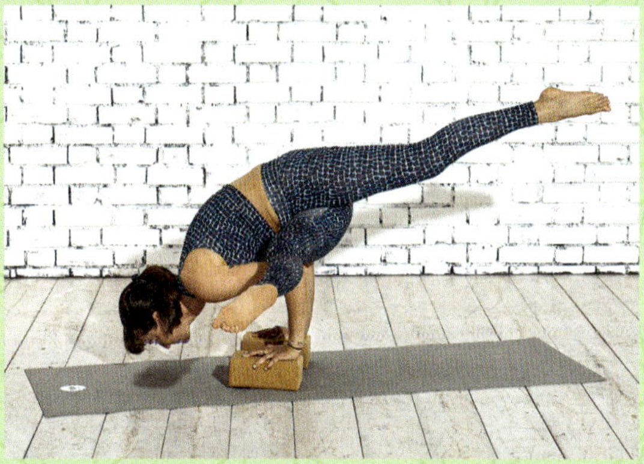

Dem Weisen Koundinya II

Sanskrit-Name:	Eka Pada Koundinyasana II
Chakra:	Sakral-Chakra, Solarplexus-Chakra
Dosha:	Tridoshic, balanciert alle drei Doshas: Vata, Pitta & Kapha
Körper:	stärkt Arme, Schultern, die obere Rücken- und die Bauchmuskulatur, aktiviert die innere Beinmuskulatur, erhöht das Gleichgewicht, dehnt die Handgelenke
Geist & Emotion:	stärkt Selbstvertrauen, Kraft und Spielfreude
Kontraindikationen:	Handgelenksverletzungen, Schulterschmerzen, Karpaltunnelsyndrom, Arthritis, Schwangerschaft
Variationen:	Um die Kraft für die Haltung aufzubauen, hilft es, zuvor andere Armbalancen zu praktizieren. Die Seitliche Krähe ist eine ideale Vorübung für diese Haltung.

Die richtige Ausrichtung:

- Beginne im Herabschauenden Hund.
- Hebe mit der Einatmung das linke Bein nach hinten oben, tritt mit der Ausatmung nach vorn durch wie in einen tiefen Ausfallschritt.
- Bleibe auf den Fingerspitzen und verlagere über deinen vorderen Fuß und den hinteren Fußballen das Gewicht ein paarmal nach hinten und vorn.
- Wandere mit deiner linken Hand zu deinem linken Fuß, und zwar so, dass du deine linke Schulter noch weiter unter dein linkes Bein bringst. Dein Oberarm sollte unter deiner Kniekehle sein.
- Halte das Knie auf dem Arm und beuge die Ellenbogen um 90 Grad über den Handgelenken, wie im Liegestütz.
- Richte den Blick nach vorn, aktiviere die Unterarme und halte zunächst den hinteren Fußballen auf dem Boden.
- Nimm ein paar tiefe Atemzüge und grabe die Fingerspitzen aktiv in den Boden.
- Öffne deinen Brustkorb nach vorn.
- Beginne jetzt das linke Bein gerade auszustrecken und strecke zusätzlich das rechte Bein nach oben.
- Je mehr du den Schwerpunkt des Gewichtes nach vorn verlagerst, desto höher bekommst du dein linkes Bein.
- Halte die Schultern parallel zur vorderen Mattenkante und den Blick nach vorn gerichtet.
- Wenn du möchtest, kannst du den Blick zusätzlich zum vorderen Fuß seitlich bewegen.
- Halte die Position für ein paar Atemzüge und schwinge das linke Bein zurück nach hinten in den Dreibeinigen Hund. Senke dann dein Bein.
- Aus dem Herabschauenden Hund wiederhole die Haltung auf der anderen Seite.

Häufige Fehler:	Gewicht zu weit hinten, Blick nicht weit nach vorn gerichtet
Mein Tipp:	Praktiziere tiefe Ausfallschritte für einen guten Einstieg in diese Übung.

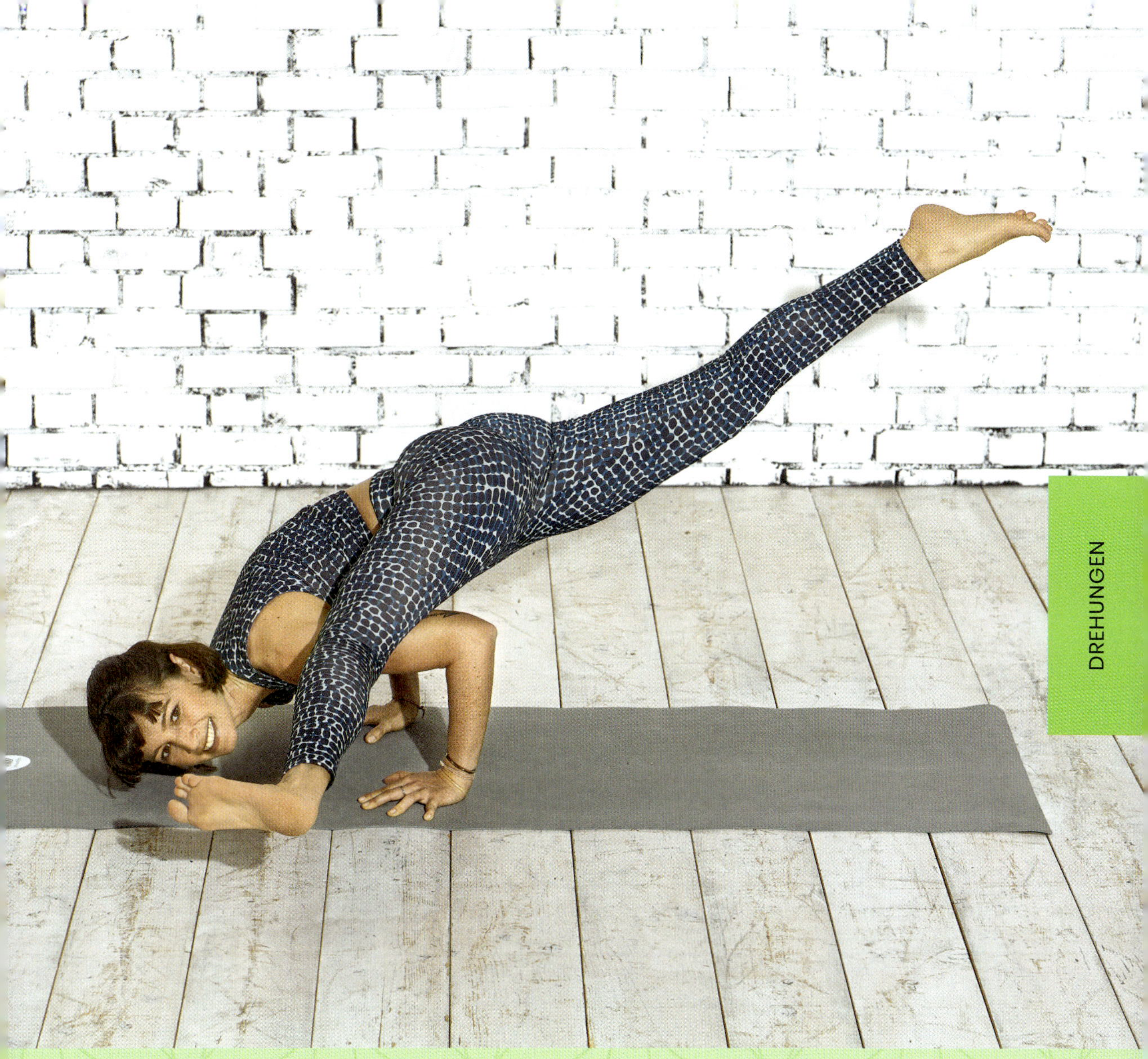

AFFIRMATION

»Ich bin voller Vertrauen in meine eigenen Kräfte und Möglichkeiten.«

VARIATION

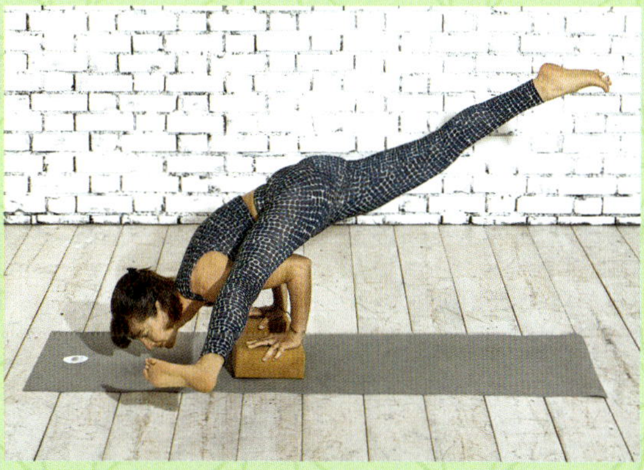

Gedrehte Vorbeuge

Sanskrit-Name:	Parivrtta Uttanasana
Chakra:	Wurzel-Chakra, Solarplexus-Chakra
Dosha:	Tridoshic, balanciert alle drei Doshas: Vata, Pitta & Kapha
Körper:	dehnt äußere Beinrückseite (Hamstrings) und äußere Hüfte, mobilisiert die Wirbelsäule, massiert die Bauchorgane, öffnet und dehnt Brustkorb und Brustmuskulatur
Geist & Emotion:	wirkt ausgleichend, klärend für den Geist
Kontraindikationen:	Knieprobleme, Kopfschmerzen, Schwangerschaft
Variationen:	Als Unterstützung kannst du die untere Hand auf einen Block aufsetzen. Wenn du weiter in die Bindung gehen möchtest, wickle den Oberarm um deinen Rücken und verhake die Finger in der Innenseite deines Oberschenkels.

Die richtige Ausrichtung:

- Komme zunächst in die Berghaltung.
- Stelle die Füße hüftbreit auseinander, sodass deine Zehen nach vorn zeigen. Führe mit der Einatmung die Arme über den Kopf und klappe mit der Ausatmung und mit leicht gebeugten Knien und langem Rücken von den Hüften nach vorn in die Vorbeuge.
- Nimm ein paar Atemzüge in der vollständigen Stehenden Vorbeuge.
- Setze dann deine rechte Hand unter dein Gesicht und beuge gleichzeitig dein rechtes Knie stark an.
- Halte das linke Bein gestreckt.
- Setze zunächst deine linke Handfläche auf dein Kreuzbein und rolle deine obere Schulter zurück.
- Strecke dann mit der Ausatmung deinen linken Arm gerade nach oben Richtung Decke.
- Rolle die linke Schulter mehr auf in Richtung Decke, und wenn dein Nacken in Ordnung ist, folgt der Blick der Hand.
- Ziehe die Schultern weg von den Ohren und mache einen langen Hals.
- Spüre die intensive Dehnung in der äußeren Beinrückseite und Hüfte.
- Bleibe für 5 Atemzüge. Ziehe mit jeder Einatmung die Wirbelsäule in die Länge und rolle mit der Ausatmung deine obere Schulter weiter zurück.
- Mit der Ausatmung setze die obere Hand auf den Boden und kehre zurück in die Stehende Vorbeuge.

Häufige Fehler:	Knie nicht gebeugt, Gewicht zu sehr auf den Fersen
Mein Tipp:	Dies ist eine meiner Lieblingshaltungen, da sie Bereiche in den Beinen und Hüften dehnt, an die wir in anderen Posen nur schwer rankommen. Spiele ein wenig mit der Intensität, indem du ein Bein mehr oder weniger beugst.

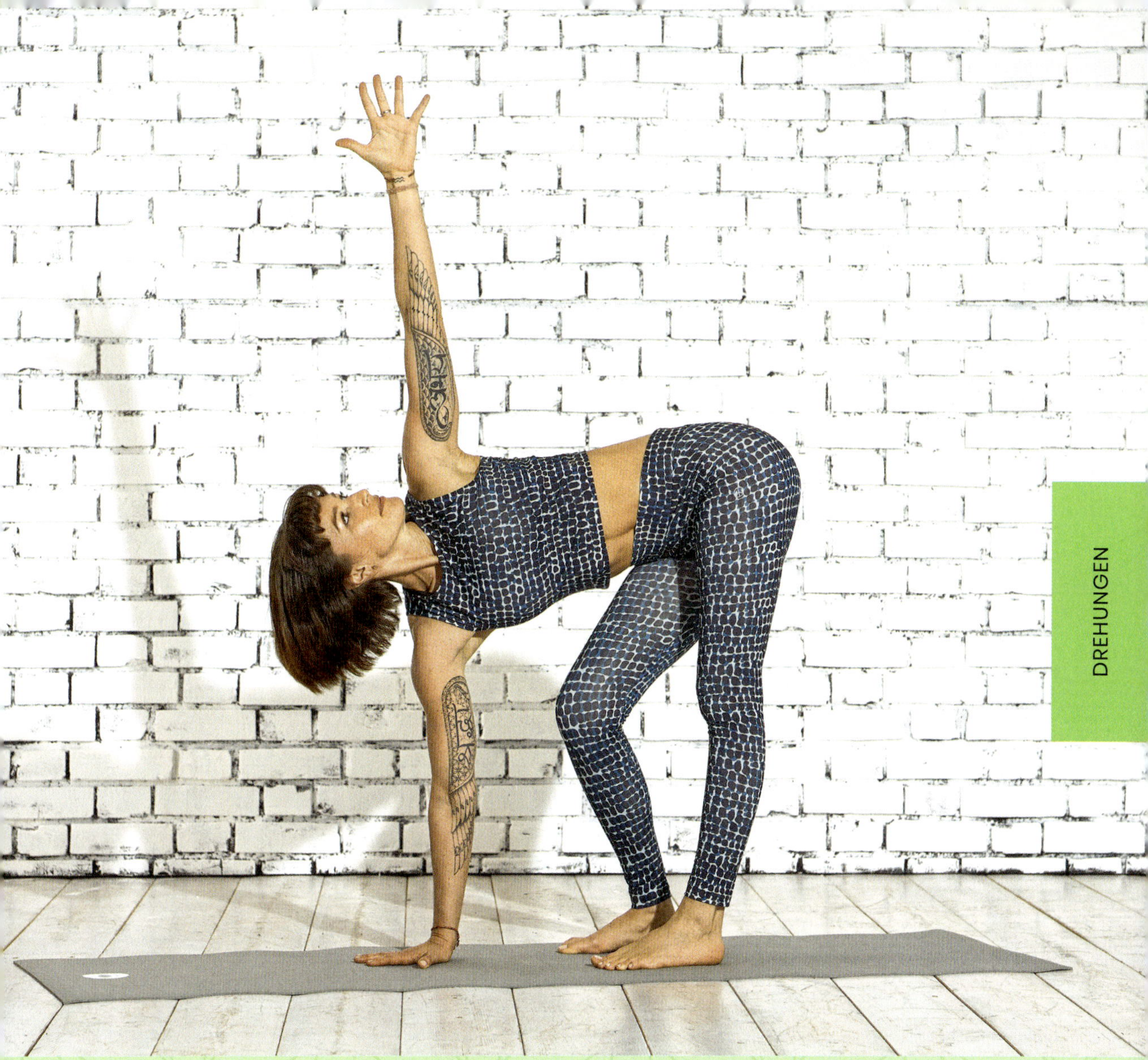

AFFIRMATION

»Ich fühle mich ausgeglichen mit einem klaren, ruhigen Geist.«

VARIATION

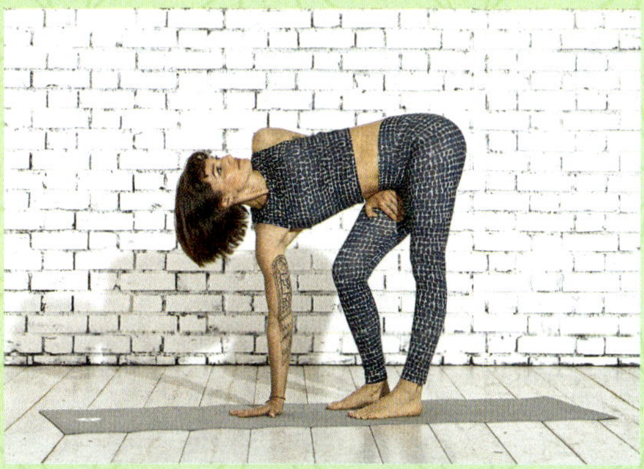

Gedrehter Stuhl

Sanskrit-Name:	Parivrtta Utkatasana
Chakra:	Wurzel-Chakra, Solarplexus-Chakra
Dosha:	Tridoshic, balanciert alle drei Doshas: Vata, Pitta & Kapha
Körper:	dehnt die äußere Beinrückseite (Hamstrings) und die äußere Hüfte, löst Verspannungen rund um die Wirbelsäule, massiert die Bauchorgane, öffnet Brustkorb und Brustmuskulatur
Geist & Emotion:	wirkt ausgleichend, klärend für den Geist
Kontraindikationen:	Bandscheibenvorfall, Knieprobleme, Kopfschmerzen, Schwangerschaft
Variationen:	Um die Haltung zu vertiefen, strecke beide Arme aus, den oberen Richtung Decke und den unteren Richtung Boden, halte die unteren Fingerspitzen nur leicht auf der Matte oder arbeite mit einem Block unter den Fingerspitzen.

Die richtige Ausrichtung:

- Beginne in der Berghaltung.
- Stehe mit den Füßen eng zusammen, sodass sich die großen Zehen berühren.
- Presse die Oberschenkel kraftvoll aneinander.
- Hebe mit der Einatmung die Arme senkrecht über den Kopf und setze dich tief in den Stuhl.
- Setze dich so tief, als wolltest du dich auf einen Kinderstuhl setzen, sodass deine Knie in etwa einen 90-Grad-Winkel zum Boden bilden.
- Achte darauf, dass du deine Fußspitzen noch sehen kannst, und halte das Gewicht hier eher auf den Fersen, um deine Knie zu entlasten.
- Führe die Hände in der Gebetshaltung vor der Brust zusammen.
- Drehe mit der Ausatmung deinen Oberkörper nach links.
- Bringe den rechten Ellenbogen an die Außenseite deines linken Oberschenkels und ziehe die Schultern weg von den Ohren.
- Nutze den Ellenbogen wie einen Hebel, der von außen gegen den Oberschenkel drückt.
- Nutze die Hebelwirkung, um dich mit jeder Ausatmung mehr aufzudrehen.
- Rolle dein linkes oberes Schulterblatt zurück und drehe dich noch mehr Richtung Decke auf.
- Bleibe für ca. 5–10 Atemzüge auf einer Seite und atme in den unteren Bauch gegen die Enge, die durch die Drehung entsteht.
- Setze dich dann zurück in den Stuhl, bringe die Hände erneut vor dem Herzen zusammen und wechsle zur anderen Seite.
- Entspanne dich anschließend nach unten in die Stehende Vorbeuge und strecke für einen Moment die Beine durch. Wiederhole die Übung dann auf der anderen Seite.

Häufige Fehler:	Knie bleiben nicht auf einer Linie
Mein Tipp:	Diese Haltung kann besonders Verklebungen rund um die Wirbelsäule lösen. Nutze deine Handflächen und die inneren Oberschenkel hier besonders aktiv, um den Twist-Effekt zu intensivieren.

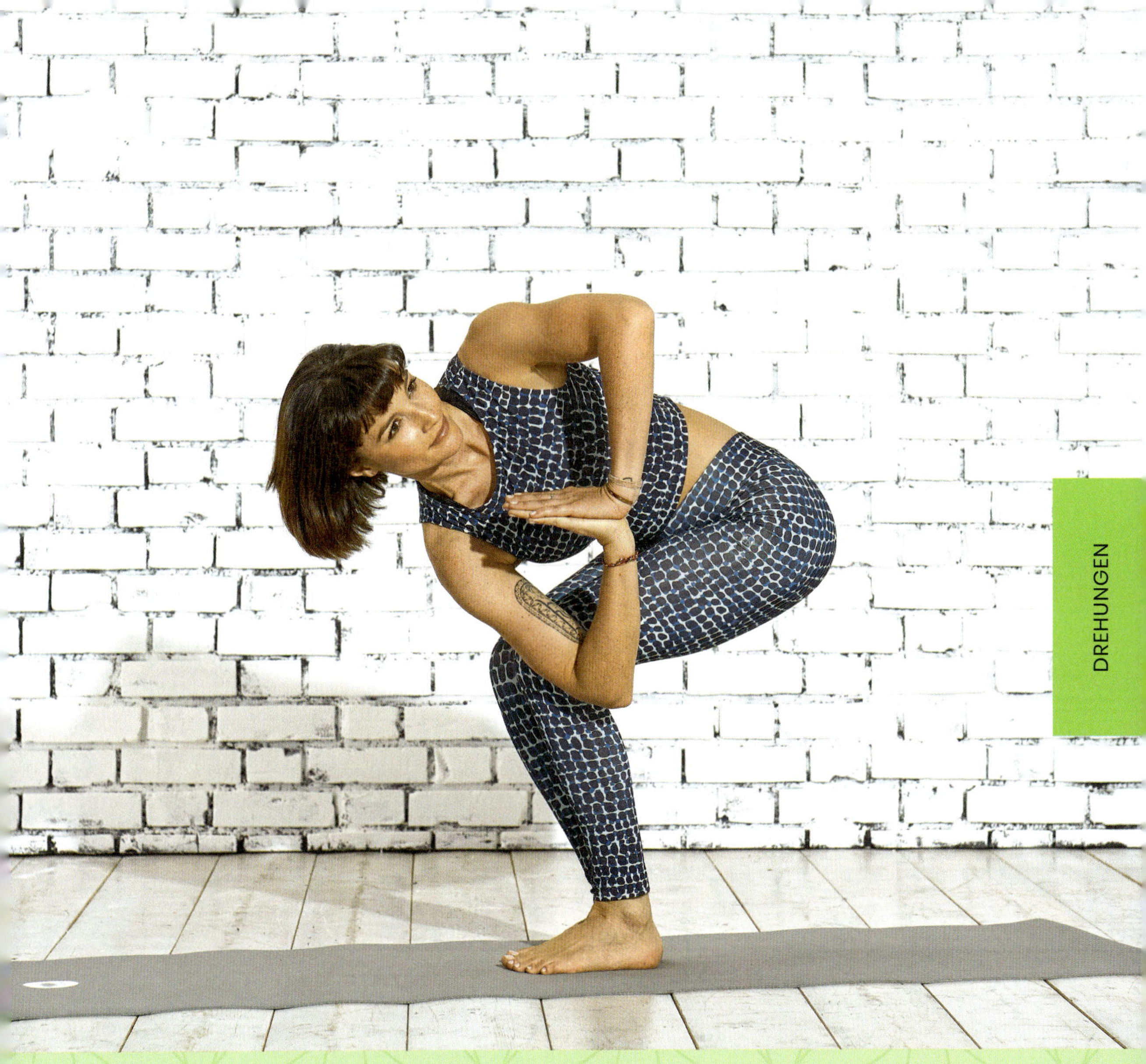

DREHUNGEN

AFFIRMATION

»Ich genieße die tiefe innere Massage meiner Bauchorgane.«

VARIATION

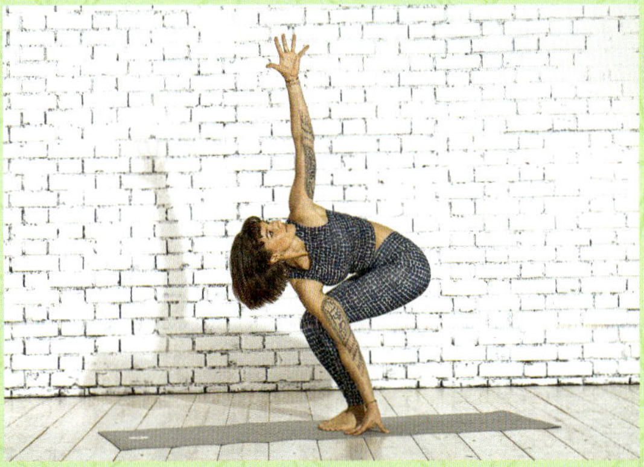

Gedrehter Hund

Sanskrit-Name:	Parivrtta Adho Mukha Svasana
Chakra:	Wurzel-Chakra, Solarplexus-Chakra, Kehl-Chakra
Dosha:	Tridoshic, balanciert alle drei Doshas: Vata, Pitta & Kapha
Körper:	dehnt die äußere Beinrückseite (Hamstrings) und äußere Hüfte, löst Verspannungen im Schulterblattbereich, mobilisiert die Wirbelsäule, massiert die Bauchorgane
Geist & Emotion:	löst Stress und Nervosität, wirkt ausgleichend und stabilisierend für den Geist
Kontraindikationen:	Bandscheibenvorfall, Knieprobleme, Kopfschmerzen, Bluthochdruck, Handgelenksverletzung, Schwangerschaft
Variationen:	Unterstützend kannst du deine vordere Hand auf einen Block aufsetzen.

Die richtige Ausrichtung:

- Komme zunächst in den neutralen Herabschauenden Hund und finde eine stabile Ausrichtung.
- Tritt ein paarmal auf der Stelle, um die Beinrückseiten zu öffnen. Aktiviere die Finger und Handflächen und schiebe dein Gesäß weit nach oben Richtung Decke.
- Bleibe für ein paar Atemzüge im Hund.
- Laufe nun eine Fußlänge nach vorn in Richtung deiner Hände, sodass deine Fersen stabil am Boden sind.
- Schaue auf deine Hände, setze die linke Handfläche mehr in die Mitte der Matte und presse aktiv in deine Handflächen und Fingerspitzen.
- Führe nun deinen rechten Arm unter dem Oberkörper durch und greife mit deiner rechten Hand die linke Fußaußenkante.
- Nutze den Griff am Fuß, um dich weiter in die Drehung hineinzuziehen.
- Rotiere mit jeder Ausatmung den Oberkörper noch weiter auf, und wenn du kannst, schaue unter deiner linken Achselhöhle hindurch in Richtung Decke.
- Bleibe hier für 5 Atemzüge und wechsle dann die Seite, indem du die rechte Hand mehr zur Mitte setzt und dich dann nach rechts aufdrehst.

Häufige Fehler:	die Hand am Boden ist nicht in der Mitte platziert
Mein Tipp:	Diese Haltung hilft besonders bei Verspannungen rund um die Brustwirbelsäule und im Schulterblattbereich. Nutze den Zug deiner Hand am Knöchel hier besonders aktiv, um die Drehung zu intensivieren.

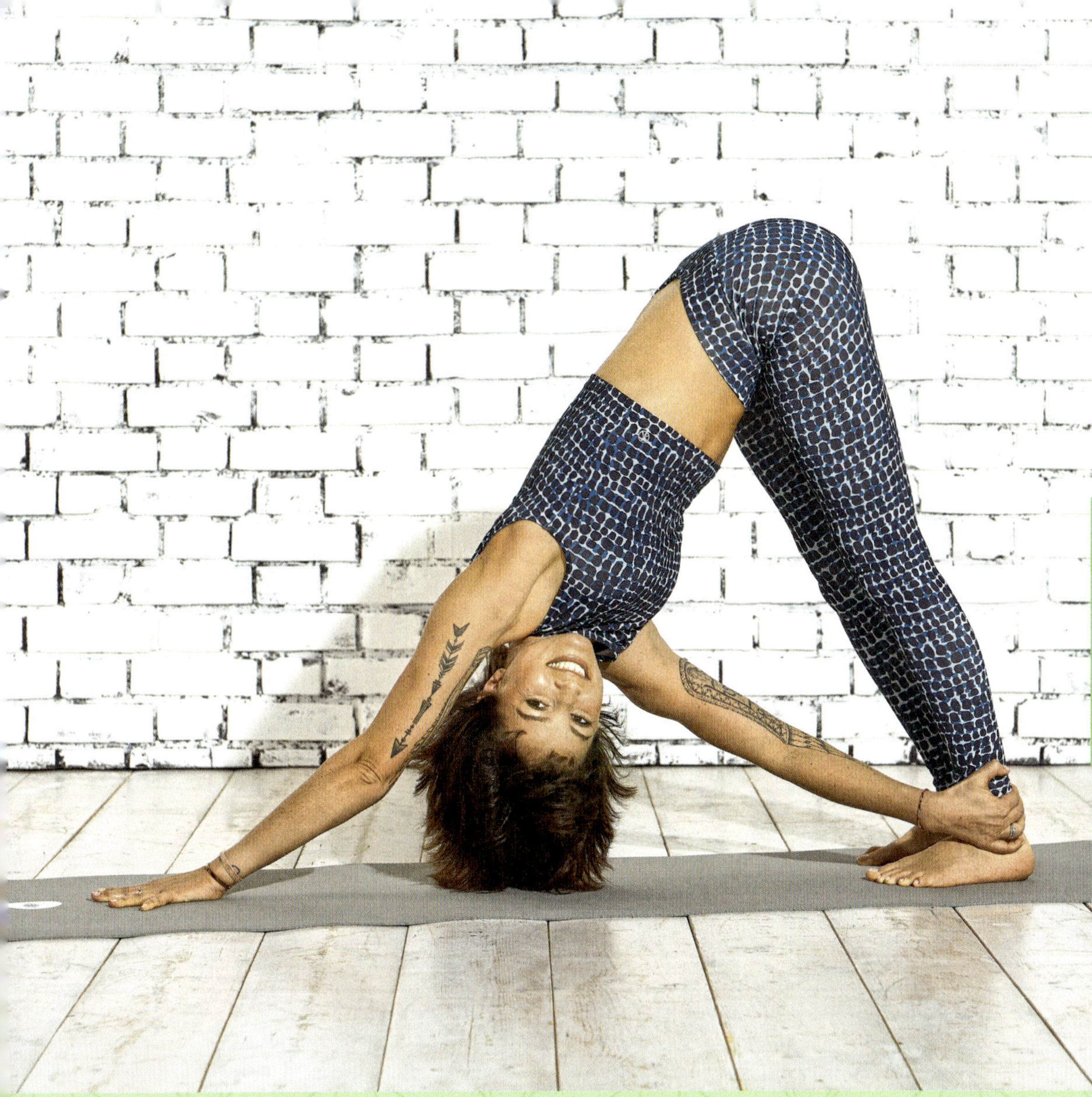

AFFIRMATION

»Mit jeder Ausatmung lasse ich Stress los und verankere mich in mir selbst.«

Gedrehte weite Vorbeuge

Sanskrit-Name:	Parivrtta Prasarita Padottanasana
Chakra:	Sakral-Chakra, Solarplexus-Chakra, Kehl-Chakra
Dosha:	Tridoshic, balanciert alle drei Doshas: Vata, Pitta & Kapha
Körper:	dehnt die inneren Oberschenkel und die Beinrückseiten (Hamstrings), löst Verspannungen im Schulter- und Nackenbereich, mobilisiert die Wirbelsäule, massiert die Bauchorgane
Geist & Emotion:	löst Stress und Nervosität, beruhigt den Geist
Kontraindikationen:	Schwangerschaft, Kopfschmerzen, Halswirbelprobleme, Bluthochdruck
Variationen:	Falls sich deine Beinrückseiten eng anfühlen, arbeite zusätzlich mit einem Block unter deinem Gesicht am Boden. Für eine tiefere Drehung kannst du deine jeweils untere Hand ganz zum gegenüberliegenden Fußgelenk bringen.

Die richtige Ausrichtung:

- Stehe in der Berghaltung am Anfang deiner Matte und stütze die Hände in die Hüften.
- Tritt jetzt mit deinem linken Fuß einen großen Schritt zurück in einen weiten stehenden Grätschstand.
- Öffne die Arme seitlich und überprüfe den richtigen Abstand der Beine, deine Handgelenke sollten hier in einer Linie mit den Fußgelenken sein.
- Drehe deine Fußzehen leicht einwärts und presse die Fußaußenkanten aktiv in den Boden, sodass sich dein Fußgewölbe anhebt.
- Wenn sich deine Beinrückseiten eng anfühlen, kannst du deine Knie etwas beugen.
- Ziehe dich mit der Einatmung in der Wirbelsäule ganz lang.
- Mit der Ausatmung klappe mit langem Rücken von den Hüften nach vorn und bringe deine linke Handfläche direkt unter deinem Gesicht auf den Boden oder auf einen Block.
- Rotiere deine rechte Schulter nach außen und führe deinen rechten Arm nach oben Richtung Decke.
- Ziehe die Schultern weg von den Ohren, sodass dein Nacken ganz lang wird.
- Achte darauf, dass deine linke und deine rechte Hand senkrecht in einer Linie verlaufen, die Fingerspitzen der rechten zeigen zur Decke.
- Halte die Hüften so parallel wie möglich und drehe dich durch den Rumpf auf.
- Wenn es für deinen Nacken okay ist, richte den Blick nach oben zu den Fingerspitzen.
- Bleibe für 5–10 Atemzüge in dieser Haltung.
- Um die Haltung zu lösen, richte den Blick zum Boden und ziehe dich mit den Armen über die Seiten und mit einem langen Rücken nach oben hoch.
- Atme tief ein und wechsle dann mit der Ausatmung die Seite.

Häufige Fehler:	in den unteren Arm einsacken, die Hüften verschieben sich
Mein Tipp:	Diese Haltung hilft besonders bei Verspannungen rund um die Brustwirbelsäule und im Schulterblattbereich. Nutze den Zug deiner Hand am Knöchel hier besonders aktiv, um die Drehung zu intensivieren.

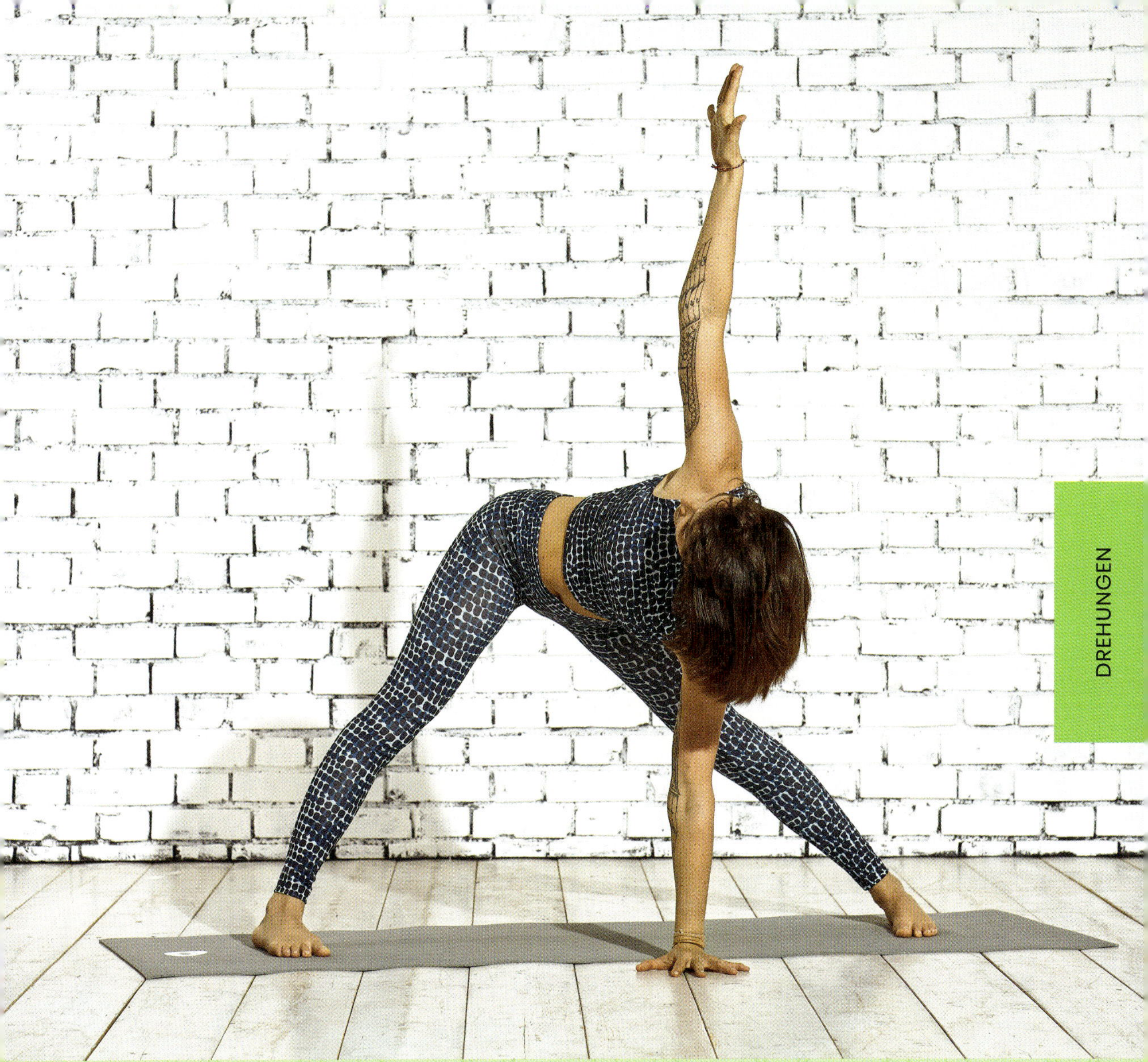

AFFIRMATION

»Come on, let's twist again.«

VARIATIONEN

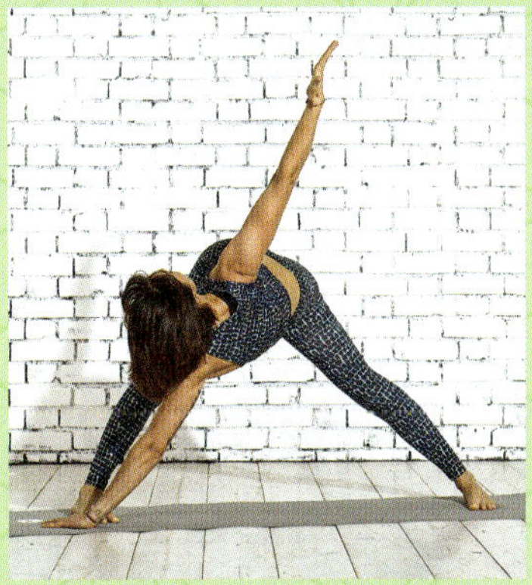

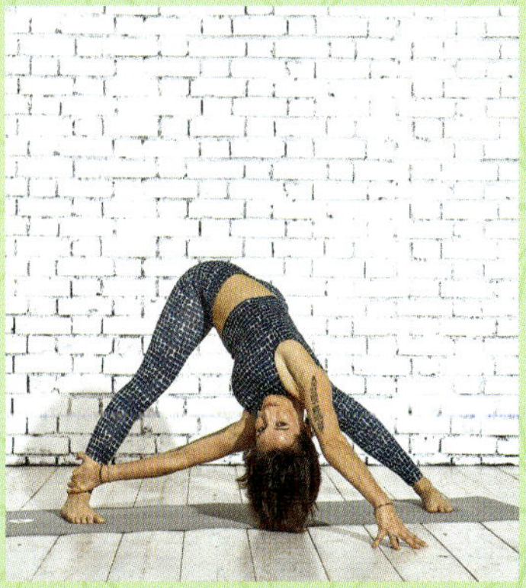

Hoher gedrehter Ausfallschritt

Sanskrit-Name:	Parivrtta Anjaneyasana
Chakra:	Solarplexus-Chakra
Dosha:	Tridoshic, balanciert alle drei Doshas: Vata, Pitta & Kapha
Körper:	stärkt und dehnt die Oberschenkel- und die Gesäßmuskulatur, massiert die Bauchorgane, dehnt den Psoas und die Hüften
Geist & Emotion:	löst Stress und Ängste, beruhigt und klärt den Geist
Kontraindikationen:	Bandscheibenvorfall, Knieschmerzen, Bluthochdruck, Schwangerschaft
Variationen:	Als leichtere Variante bringe das hintere Knie zum Boden. Falls du empfindliche Knie hast, lege eine Decke unter. Wer tiefer gehen möchte, kann die jeweilige Hand zur äußeren Seite des vorderen Fußes auf den Boden oder Block setzen und die obere Hand nach oben strecken.

Die richtige Ausrichtung:

- Komme zunächst in den Herabschauenden Hund, schwinge dein linkes Bein geführt nach hinten und tritt bei der Ausatmung mit deinem linken Fuß nach vorn durch.
- Stehe mit beiden Füßen stabil wie auf zwei nebeneinander verlaufenden Schienen einer Bahn.
- Komme hoch auf die Fingerspitzen, hebe die hintere Ferse vom Boden ab.
- Achte darauf, dass dein linkes Knie in einem 90-Grad-Winkel direkt über deinem Knöchel steht.
- Verankere beide Füße fest im Boden und richte deine Hüften parallel nach vorn aus.
- Beuge dein rechtes Knie in den hohen Ausfallschritt. Führe beim Einatmen die Arme nach oben.
- Lasse dein rechtes Knie gebeugt und ziehe dein Schambein leicht nach vorn hoch, sodass sich dein unterer Rücken in die Länge zieht und du nicht im Hohlkreuz stehst.
- Führe mit der Ausatmung die Handflächen vor dem Herzen zusammen.
- Atme ein und ziehe deine Wirbelsäule noch mal ganz lang.
- Mit der Ausatmung drehe den Oberkörper rüber nach links und setze deinen rechten Ellenbogen über dein linkes Knie.
- Presse die Handflächen aktiv ineinander und ziehe die Schultern weg von den Ohren.
- Nutze den Ellenbogen wie einen Hebel, um dich tiefer in die Haltung zu drehen.
- Drehe mit jeder Ausatmung deinen Brustkorb mehr in Richtung Decke auf.
- Bleibe für 30–60 Sekunden in dieser Haltung.
- Um die Haltung zu lösen, führe die Hände wieder neutral vor dem Herzen zusammen, setze die Hände auf dem Boden ab und tritt zurück in den Herabschauenden Hund.
- Wechsle dann die Seite.

Häufige Fehler:	der Schritt ist zu klein und das Knie ragt über die Zehen, die Drehung beginnt nicht im Nabelzentrum
Mein Tipp:	Nimm dir Zeit, die Basis gut auszurichten, die Füße zu erden und den unteren Rücken zu verlängern. Gehe langsam und geführt in diese Haltung.

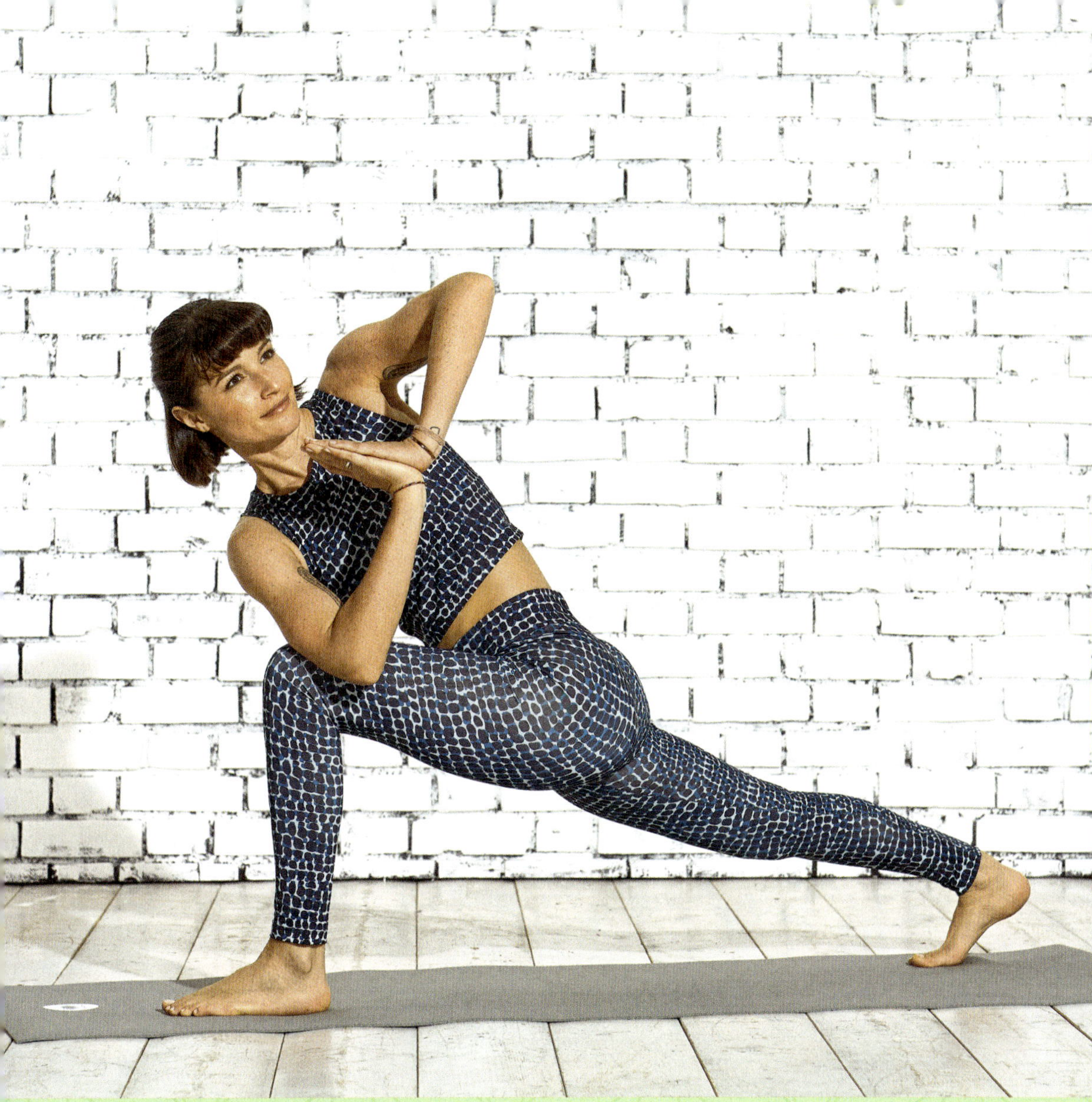

AFFIRMATION

»Ich heiße Veränderungen in meinem Leben willkommen.«

VARIATIONEN

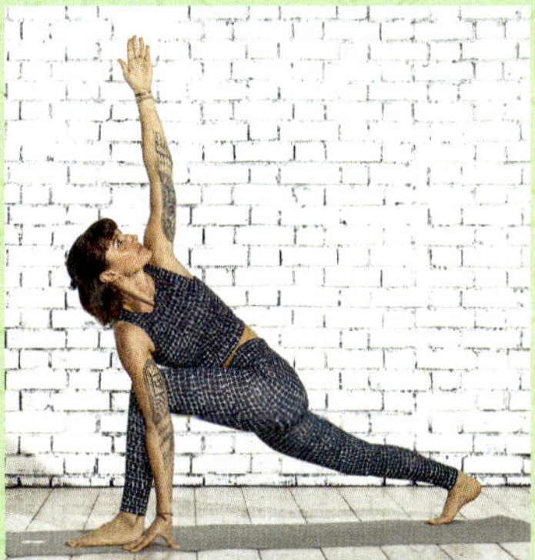

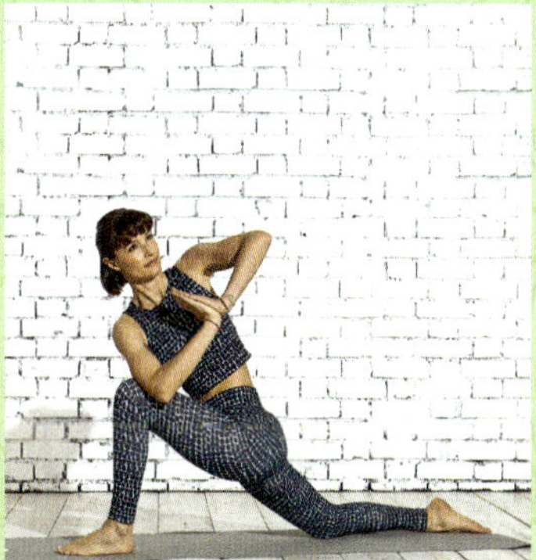

Gedrehte Pyramide

Sanskrit-Name:	Parivrtta Parsvottanasana
Chakra:	Sakral-Chakra, Solarplexus-Chakra
Dosha:	Tridoshic, balanciert alle drei Doshas: Vata, Pitta & Kapha
Körper:	öffnet Brust und Schultern, streckt die Wirbelsäule und vergrößert die Bewegungsfreiheit, stärkt die Oberschenkelmuskulatur, löst Verdauungsprobleme, lindert die Symptome von Asthma
Geist & Emotion:	beruhigt, klärt und balanciert den Geist und die Emotionen
Kontraindikationen:	Bandscheibenvorfall, Schwangerschaft, Bluthochdruck, Kopfschmerzen, Durchfall
Variationen:	Als leichtere Variante setze die untere Hand zunächst innen am Fuß auf den Boden oder auf einen Block.

Die richtige Ausrichtung:

- Stehe zunächst in der Berghaltung.
- Stelle die Füße hüftbreit auf, deine Zehen zeigen nach vorn. Setze beide Hände an die Hüften und gehe bei der nächsten Ausatmung mit deinem rechten Fuß einen guten Meter zurück.
- Stelle beide Füße so, dass die Hüftknochen parallel wie zwei Eisenbahnschienen ausgerichtet sind.
- Drehe den hinteren Fuß um 45 Grad ein, sodass die Zehen leicht nach vorn zeigen.
- Presse die hintere Fußaußenkante aktiv in den Boden.
- Ziehe noch mal deine linke vordere Hüfte zurück und schiebe die rechte nach vorn.
- Bringe deinen linken Handrücken auf dein Kreuzbein und strecke mit der Einatmung den rechten Arm in die Luft.
- Setze mit einer langen Ausatmung deine rechte Hand außen vom linken Fuß oder auf einem Block ab.
- Rolle mit der Einatmung noch mal die linke obere Schulter zurück und ziehe deine linke Hüfte zurück ins Hüftgelenk.
- Strecke mit der Ausatmung den linken Arm in Richtung Decke aus.
- Wenn sich dein Nacken entspannt anfühlt, richte den Blick nach oben in Richtung Daumen.
- Energetisiere die Arme und strecke dich aktiv aus der Mitte des Körpers heraus. Das meiste Gewicht sollte sich auf der hinteren Ferse und der Handfläche der Vorderhand befinden.
- Halte die Pose 30–60 Sekunden, schicke deine Atmung in den Nabel und atme durch die Enge hindurch.
- Um wieder hochzukommen, setze deine linke Hand wieder zum Kreuzbein und nutze mit der Einatmung den rechten Arm, um dich nach oben hin aufzurichten.
- Setze die Hände an die Hüften und komme wieder in die Berghaltung zurück.
- Wechsle dann die Seite.

Häufige Fehler:	die Hüftknochen sind nicht parallel ausgerichtet, die Kniegelenke sind überstreckt, die Drehung kommt nicht vom Nabelzentrum
Mein Tipp:	Diese Haltung ist intensiv, wärme vorher deine Beine gut auf und dehne die Körperrückseite, z. B. mit der Stehenden oder Sitzenden Vorbeuge.

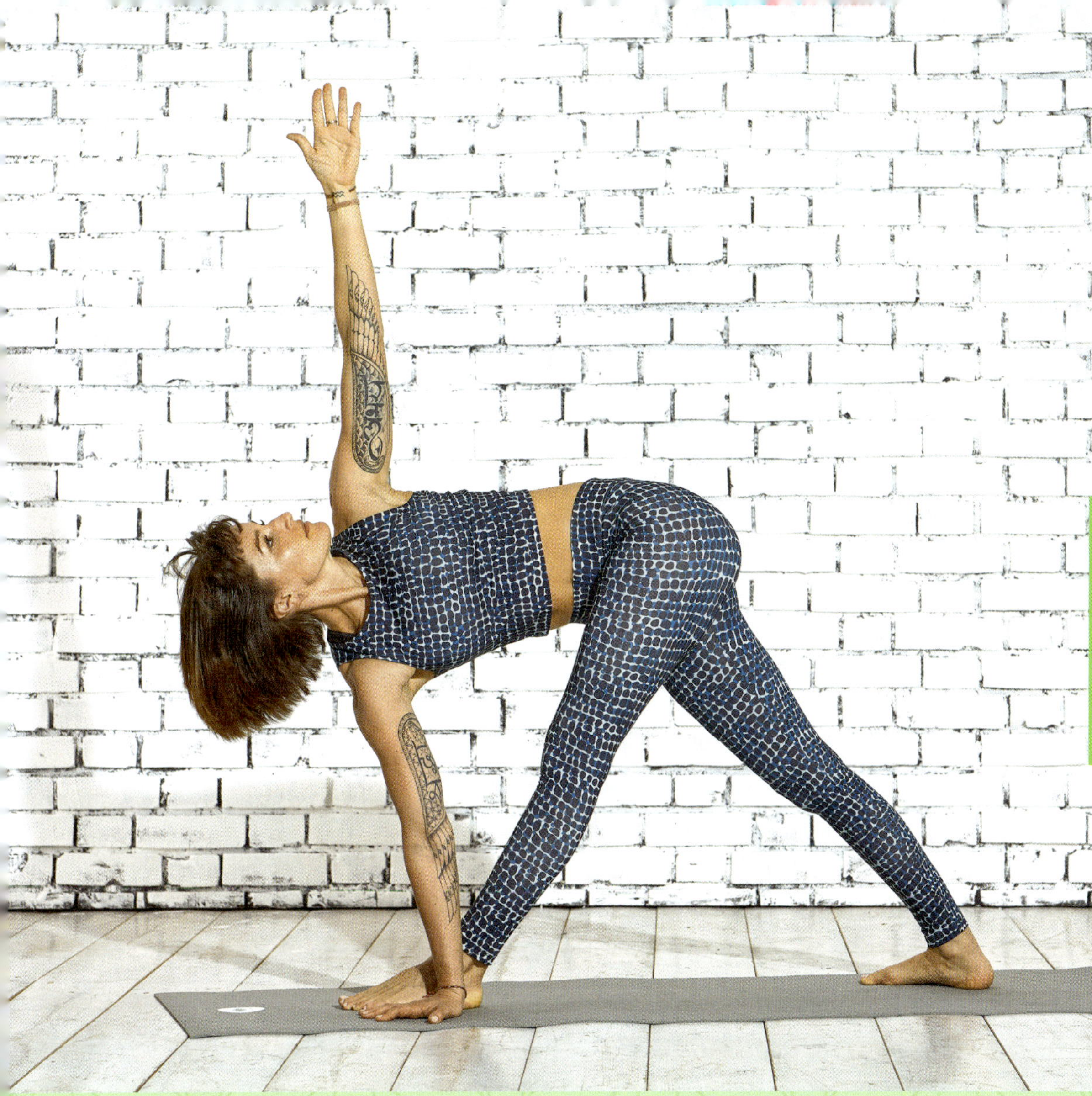

AFFIRMATION

»Ich atme tief in die transformative Kraft meiner Körpermitte.«

VARIATIONEN

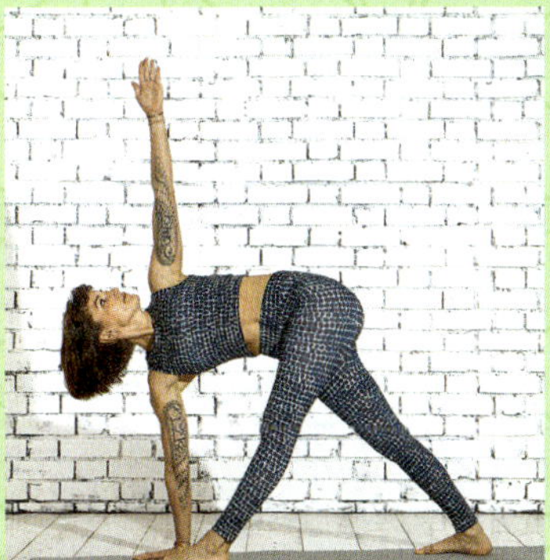

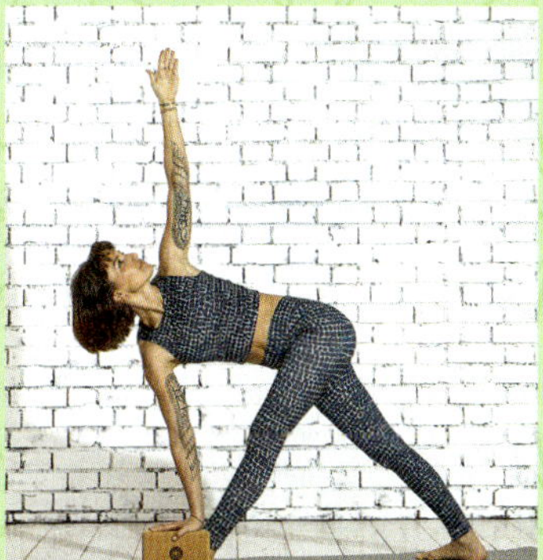

Gedrehter Halbmond

Sanskrit-Name:	Parivrtta Ardha Chandrasana
Chakra:	Sakral-Chakra, Solarplexus-Chakra
Dosha:	Tridoshic, balanciert alle drei Doshas: Vata, Pitta & Kapha
Körper:	stärkt die Oberschenkel- (Quadrizeps) und Gesäßmuskulatur (Gluteus maximus), dehnt die Beinrückseiten (Hamstrings) und äußere Hüfte (IT-Band), erhöht das Gleichgewicht
Geist & Emotion:	verbessert den Fokus und die mentale Klarheit
Kontraindikationen:	Verletzungen an Fuß oder Knöchel, Bandscheibenvorfall, Kopfschmerzen, Durchfall, niedriger Blutdruck, Schwangerschaft
Variationen:	Wenn sich deine Beinrückseiten (Hamstrings) eng anfühlen, nutze einen Block unter deiner vorderen Hand.

Die richtige Ausrichtung:

- Stehe zunächst in der Berghaltung, die Hände in den Hüften. Komme dann in den Krieger III, da der Einstieg in den Gedrehten Halbmond von hier aus am besten gelingt.
- Ziehe dich mit der Einatmung in der Wirbelsäule ganz lang und erde deinen linken Fuß gut in den Boden.
- Presse besonders mit der Fußinnenkante aktiv in die Matte.
- Senke mit der nächsten Ausatmung den Oberkörper nach vorn ab und tritt gleichzeitig mit dem rechten Fuß aktiv in die Luft hinter dir.
- Aktiviere besonders das obere Bein und flexe den Fuß so, dass die Zehen Richtung Boden zeigen.
- Setze nun deine rechten Fingerspitzen auf deinen vorbereiteten Block oder auf den Boden.
- Rolle mit der Einatmung und mit deiner linken Hand noch an der Hüfte die linke Schulter nach oben auf.
- Strecke mit der Ausatmung deinen linken Arm senkrecht Richtung Decke aus.
- Wenn du deine Balance gefunden hast und dein Nacken sich okay anfühlt, richte den Blick langsam nach oben in Richtung obere Hand.
- Finde die Länge entlang der Wirbelsäule und spüre, wie sich die Energie von der Sohle des rechten Fußes durch den Scheitelpunkt deines Kopfes bewegt.
- Ziehe dein rechtes Bein noch ein wenig höher.
- Halte die Pose für 5–10 Atemzüge.
- Führe dann beide Hände an die Hüften und richte dich über die Position Krieger III wieder auf.
- Pausiere in der Berghaltung und wechsle dann zur anderen Seite.

Häufige Fehler:	die Beine sind nicht gleichzeitig aktiv, die Kniegelenke sind überstreckt
Mein Tipp:	Der Gedrehte Halbmond ist eine herausfordernde Pose und braucht gute Vorbereitung. Nutze andere Drehungen und Vorbeugen, wie z. B. die Stehende Vorbeuge, die Gedrehte stehende Vorbeuge und die Gedrehte Pyramide, um deine Beinrückseiten vorzubereiten.

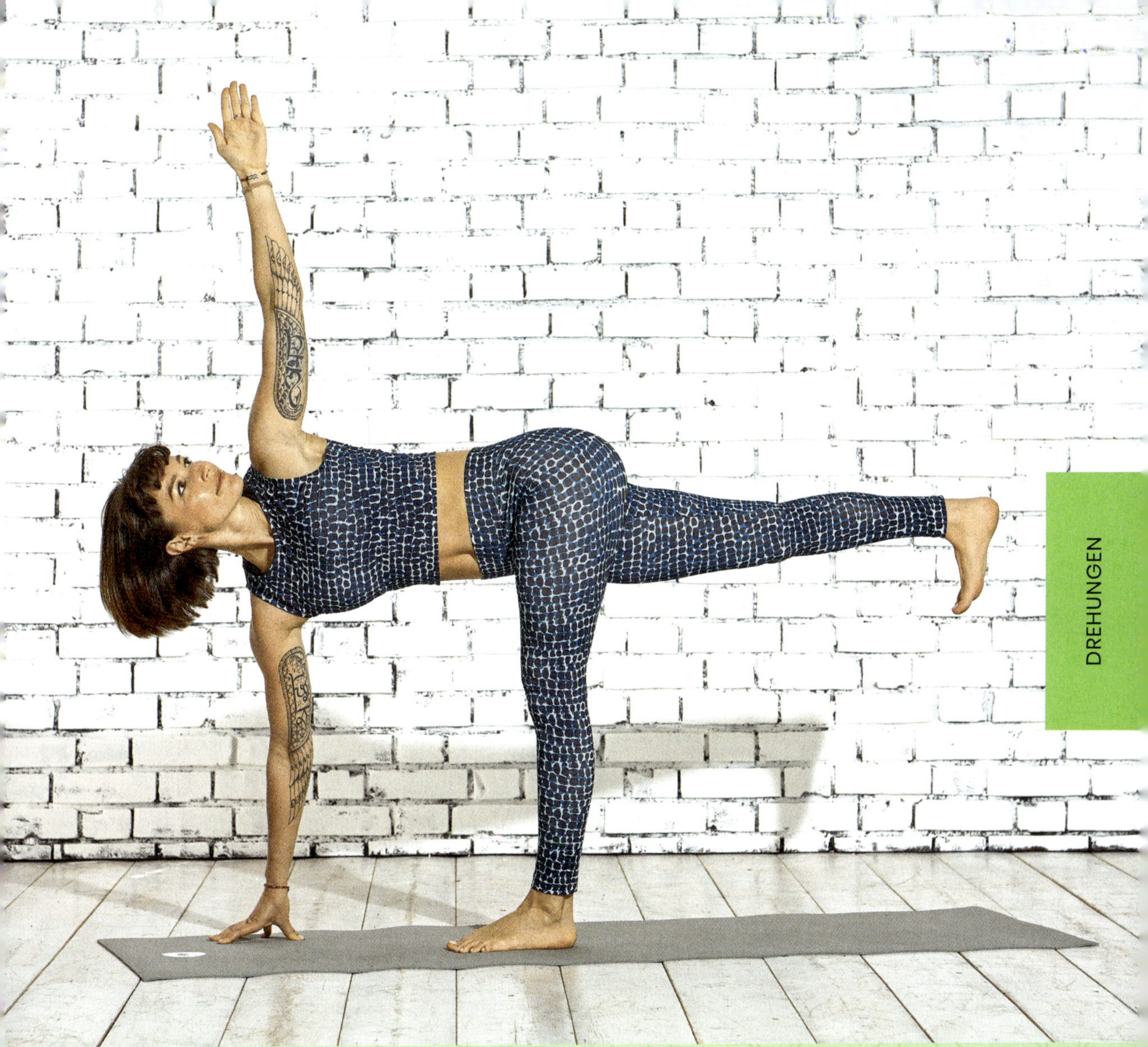

AFFIRMATION

»Ich finde meine Balance, ich bin klar, ruhig und fokussiert.«

VARIATION

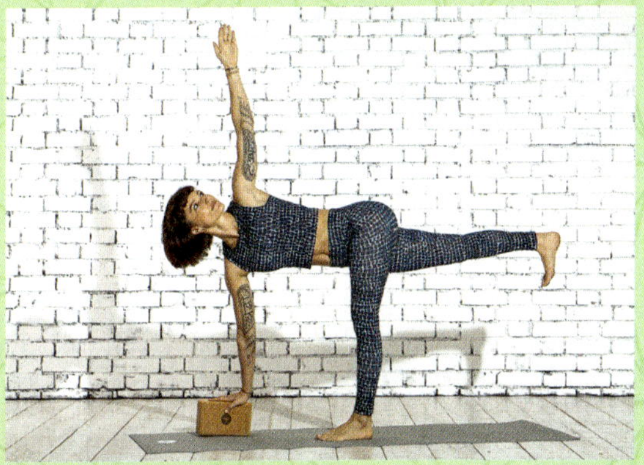

Gedrehte Hand-Fuß-Haltung

Sanskrit-Name:	Parivrtta Hasta Padangusthasana
Chakra:	Wurzel-Chakra, Solarplexus-Chakra
Dosha:	Tridoshic, balanciert alle drei Doshas: Vata, Pitta & Kapha
Körper:	stärkt die Oberschenkel- und Gesäßmuskulatur, dehnt die Beinrückseiten (Hamstrings) und äußere Hüfte (IT-Band), hält die Wirbelsäule flexibel, erhöht das Gleichgewicht, mobilisiert den Schultergürtel
Geist & Emotion:	verbessert das mentale und emotionale Gleichgewicht
Kontraindikationen:	Bandscheibenvorfall, Hamstring- und Knieverletzungen, Schwangerschaft
Variationen:	Falls sich deine Beinrückseite zu fest anfühlt, arbeite hier mit einem Gurt um den Fußballen, um die korrekte Ausrichtung zu garantieren.

Die richtige Ausrichtung:

- Starte in der Berghaltung am Anfang deiner Matte und setze beide Hände an die Hüften.
- Erde dich gut durch beide Fußsohlen und aktiviere deine Beinmuskulatur.
- Verlagere dein Gewicht zuerst auf dein rechtes Bein und presse für eine gute Stabilität besonders mit dem großen Zeh in die Matte.
- Ziehe bei der Einatmung dein linkes Knie mit beiden Händen zur Brust und strecke dabei deine Wirbelsäule ganz lang.
- Greife mit deiner rechten Hand an die linke Fußaußenkante, setze deine linke Hand in die linke Hüfte.
- Beginne mit der Ausatmung, dein linkes Bein langsam zu strecken.
- Falls du dein oberes Bein nicht ganz strecken kannst, macht das nichts, arbeite dann zunächst an der Streckung deines Standbeins.
- Das obere Bein sollte parallel und die Wirbelsäule senkrecht zum Boden sein.
- Wenn du deine Balance gefunden hast, rolle die linke Schulter noch mehr zurück und strecke den linken Arm nach hinten.
- Wenn du im Gleichgewicht bleiben kannst, bewege deinen Blick langsam zu deiner linken Hand.
- Vertiefe die Drehung, indem du den Oberschenkelknochen zurück in deine linke Hüftpfanne ziehst.
- Mache diese Bewegung langsam, um das Gleichgewicht nicht zu verlieren.
- Bleibe in dieser Haltung für 5–10 Atemzüge.
- Um sie zu lösen, führe die obere Hand kontrolliert zum Becken zurück, beuge das obere Bein und setze den Fuß wieder in die neutrale Berghaltung ab.
- Bleibe für ein paar Atemzüge in der Berghaltung, bevor du auf die andere Seite wechselst.

Häufige Fehler:	Oberkörper nicht senkrecht über den Hüften, nach vorn eingeknickt
Mein Tipp:	Die gedrehte Hand-Fuß-Asana ist eine herausfordernde Pose und braucht gute Vorbereitung. Nutze andere Drehungen und Vorbeugen, wie z. B. die Stehende Vorbeuge, Krieger III und den Gedrehten Halbmond, um deine Beinrückseiten vorzubereiten.

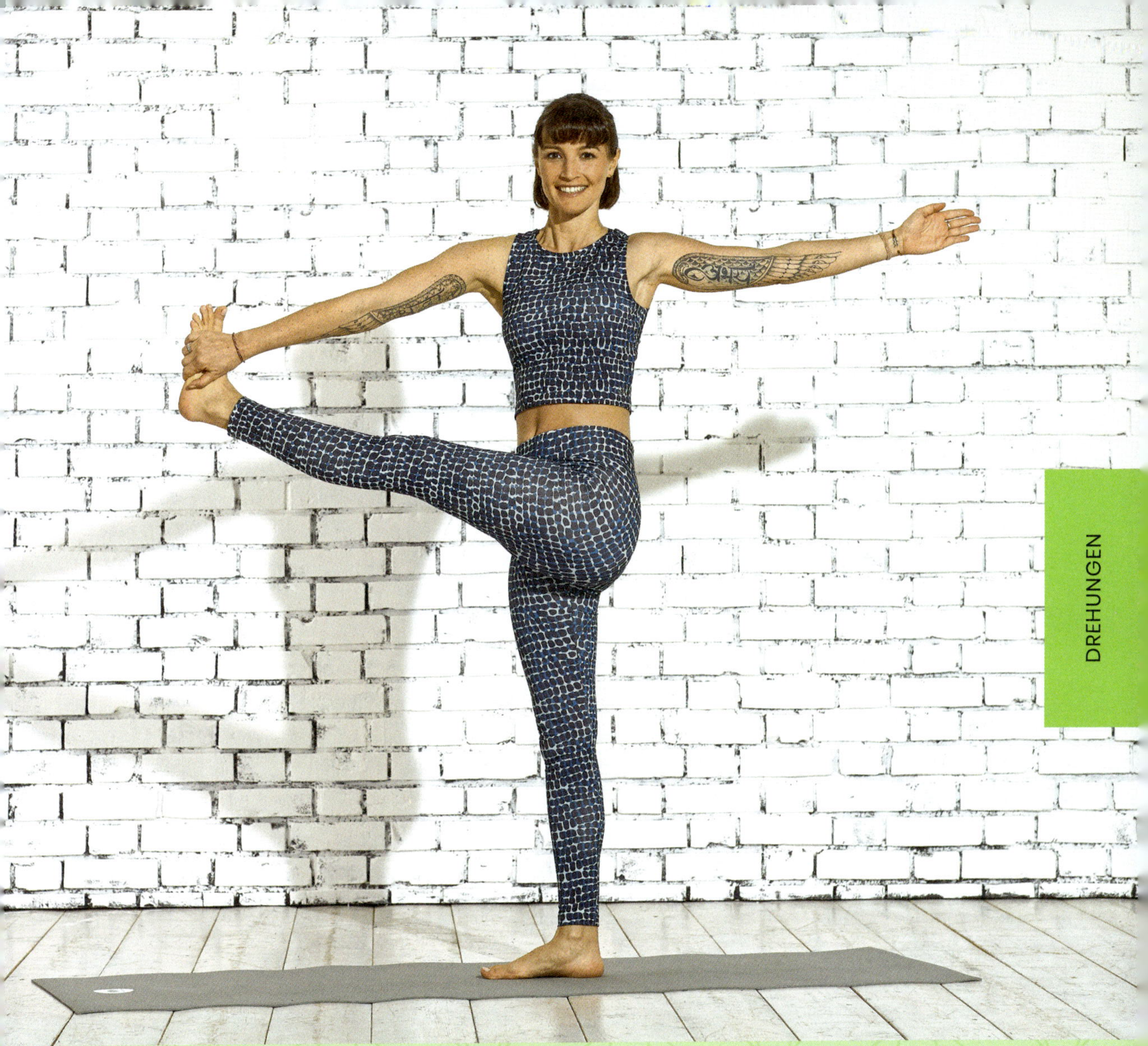

AFFIRMATION

»Ich vertraue mir selbst und zeige mich mutig der Welt.«

VARIATION

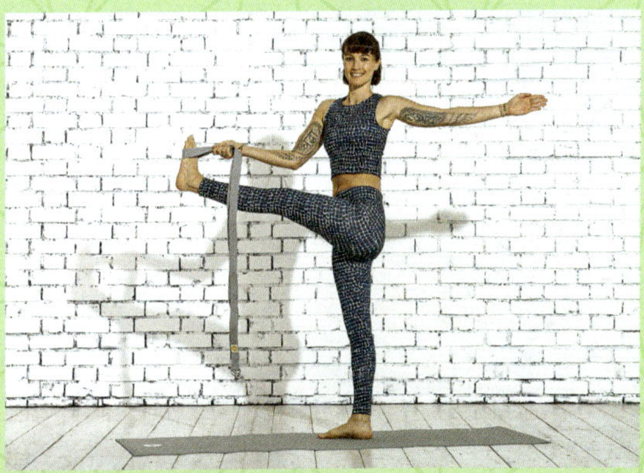

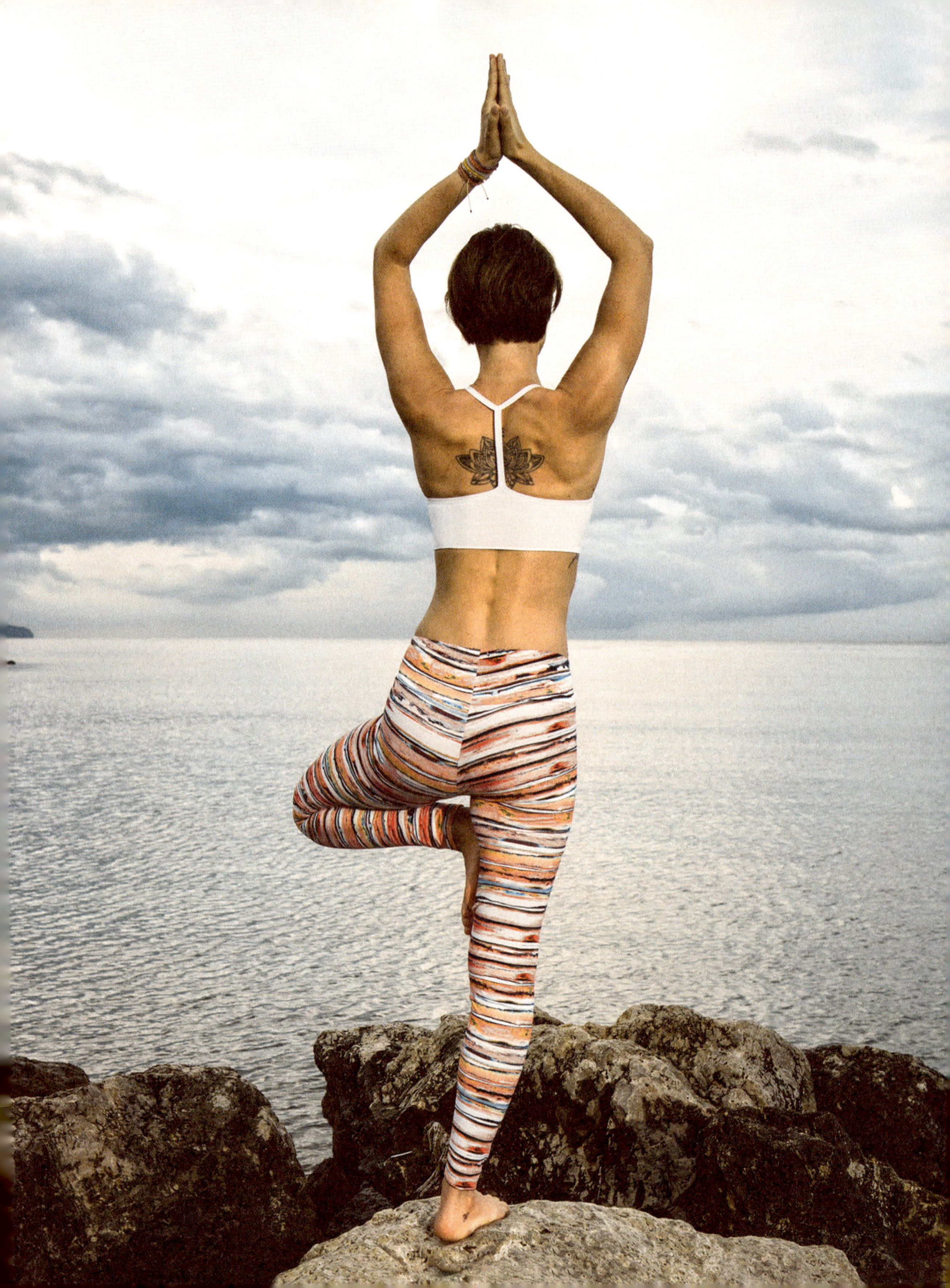

Körper:

- schafft Raum zwischen den einzelnen Wirbelkörpern
- integriert und verlängert alle vier Abschnitte der Wirbelsäule
- kreiert Stabilität vom Zentrum aus
- streckt die Vorderseite, den Rücken und die Körperseiten
- unterstützt die aufrechte Körperhaltung
- verbessert die Qualität der Atmung

Geist & Emotion:

- unterstützt einen größeren mentalen Zugang zur Wirbelsäule
- introspektiver Effekt wegen weniger Körperbewegung und Dehnung
- innere Aufrichtung
- geistig erhebend und zentrierend
- erzeugt angenehme innere Wärme
- fördert Präsenz in der eigenen Gegenwart und der Einfachheit des Seins
- Zugang zu subtileren Energien kann erreicht werden
- überwiegend innerlich, subtil
- subtiles verinnerlichtes Bewusstsein im Strom der Wirbelsäule (Shushumna Nadi)

Doshas:

hat fast einen neutralen Effekt auf Vata und Pitta (–/+), verringert Kapha (–)

Prana Vayus:

Pran, Vyana

Streckungen erscheinen zunächst einfach. Die Arbeit mit ihnen ist nicht unbedingt sichtbar, sondern findet subtil, vor allem im Inneren statt. Ihr primäres Ziel besteht darin, mehr Länge in der Wirbelsäule zu schaffen. Deshalb ist es hilfreich, eine Verbindung vom Steißbein bis zur Kopfkrone zu visualisieren und zu erspüren. Suche immer wieder die Länge in deiner Wirbelsäule und ziehe die Wirbelkörper gedanklich auseinander.

Durch die Räume zwischen den Wirbelkörpern verlaufen Blutgefäße und Nervengeflechte, deren Durchblutung für unsere Gesundheit wichtig ist. Streckungen wie Herabschauender Hund, Berg oder Krieger II geben uns die Möglichkeit, uns intensiv auf unsere Atmung zu fokussieren und präsenter im Hier und Jetzt zu sein.

In Posen, wie z. B. der Berghaltung oder dem Baum haben wir die Möglichkeit, uns körperlich wie geistig zu erheben und unseren Geist in unserer Wirbelsäule zu verankern. Ich sage meinen Schülern häufig: »Lehne dich in dich selbst zurück, ohne die Länge der Wirbelsäule zu verlieren. Stehe aufrecht und klar in deiner eigenen Präsenz.« Streckungen haben einen fast neutralen Effekt auf unsere Energie (Prana Vayus) und Doshas und können deshalb morgens wie abends praktiziert werden. Der Liegestütz sollte aber nicht in Kombination mit dem Heraufschauenden Hund vor dem Schlafengehen praktiziert werden, da zu viel Prana nach oben fließt und der Geist aktiviert wird. Abends wollen wir vor allem mit Vorbeugen und Drehungen den Geist beruhigen.

Totenstellung

Sanskrit-Name:	Savasana
Chakra:	Wurzel-Chakra, Solarplexus-Chakra, Kehl-Chakra
Dosha:	neutraler Effekt auf Vata & Pitta (–/+), verringert Kapha (–)
Körper:	entspannt den ganzen Körper, stimuliert das parasympathische Nervensystem, kann Schlaflosigkeit vorbeugen, entspannt die Muskeln, der Blutdruck wird gesenkt, verringert die Herzfrequenz, verlangsamt die Atemgeschwindigkeit
Geist & Emotion:	beruhigt und entspannt den Geist, hilft bei Erschöpfung und Stress, regeneriert und erfrischt Körper und Geist
Kontraindikationen:	Schmerzen im unteren Rücken, Schwangerschaft
Variationen:	Bei Schmerzen im unteren Rücken hilft ein Bolster unter den Kniegelenken, bei Nackenverspannungen eine Decke unter dem Kopf, bei Schwangerschaft Savasana lieber nicht in Rückenlage, sondern auf der Seite liegend mit einem dicken Kissen zwischen den Oberschenkeln praktizieren.

Die richtige Ausrichtung:

- Komme in Rückenlage, in eine weit ausgebreitete Haltung.
- Die Handflächen sind Richtung Himmel geöffnet, die Arme leicht vom Körper weggestreckt, Füße und Beine mehr als hüftbreit geöffnet, die Zehen fallen nach außen.
- Achte darauf, im gesamten Körper frei und offen dazuliegen und deine Arme und Beine etwas entfernt vom Körper zu platzieren, sodass Raum entsteht.
- Halte den Hinterkopf ganz lang in einer Linie mit deiner Wirbelsäule.
- Schließe die Augen, nimm ein paar tiefe, sanfte Atemzüge. Lasse mit jeder Ausatmung mehr los.
- Lasse deinen Körper von der Erde tragen, gib alle Anspannung mental und körperlich in die Erde ab.
- Werde immer müheloser, bis du einfach nur präsent in reinem Bewusstsein daliegst.
- Nach ca. 7–10 Minuten komme langsam wieder in deinen physischen Körper zurück und bewege Finger und Zehen, strecke die Arme über den Kopf und nimm ein paar tiefe Atemzüge.
- Rolle dich dann auf eine Körperseite und verweile für einen Moment mit geschlossenen Augen. Sei noch ganz bei dir.
- Komme zum Sitzen. Schließe die Praxis wenn möglich mit 5–10 Minuten Pranayama und Meditation.
- Bedanke dich mit einem Namaste und den Händen vor dem Herzen bei dir selbst für deine Praxis.
- Lasse dir Zeit, den Übergang in den Alltag zu finden.

Häufige Fehler:	zu wenig Zeit (mindestens 7–10 Minuten)
Mein Tipp:	Die meisten Yoga-Traditionen betrachten die Totenstellung als den vielleicht wichtigsten Teil der Praxis. Deshalb sollte sie niemals ausgelassen werden. In diesem Zustand von mühelosem Bewusstsein und Weite kann echte Heilung auf tiefer liegenden Ebenen geschehen. Wenn du die Totenstellung vor dem Schlafen übst, kannst du einen tiefen, hochwertigen Schlaf fördern.

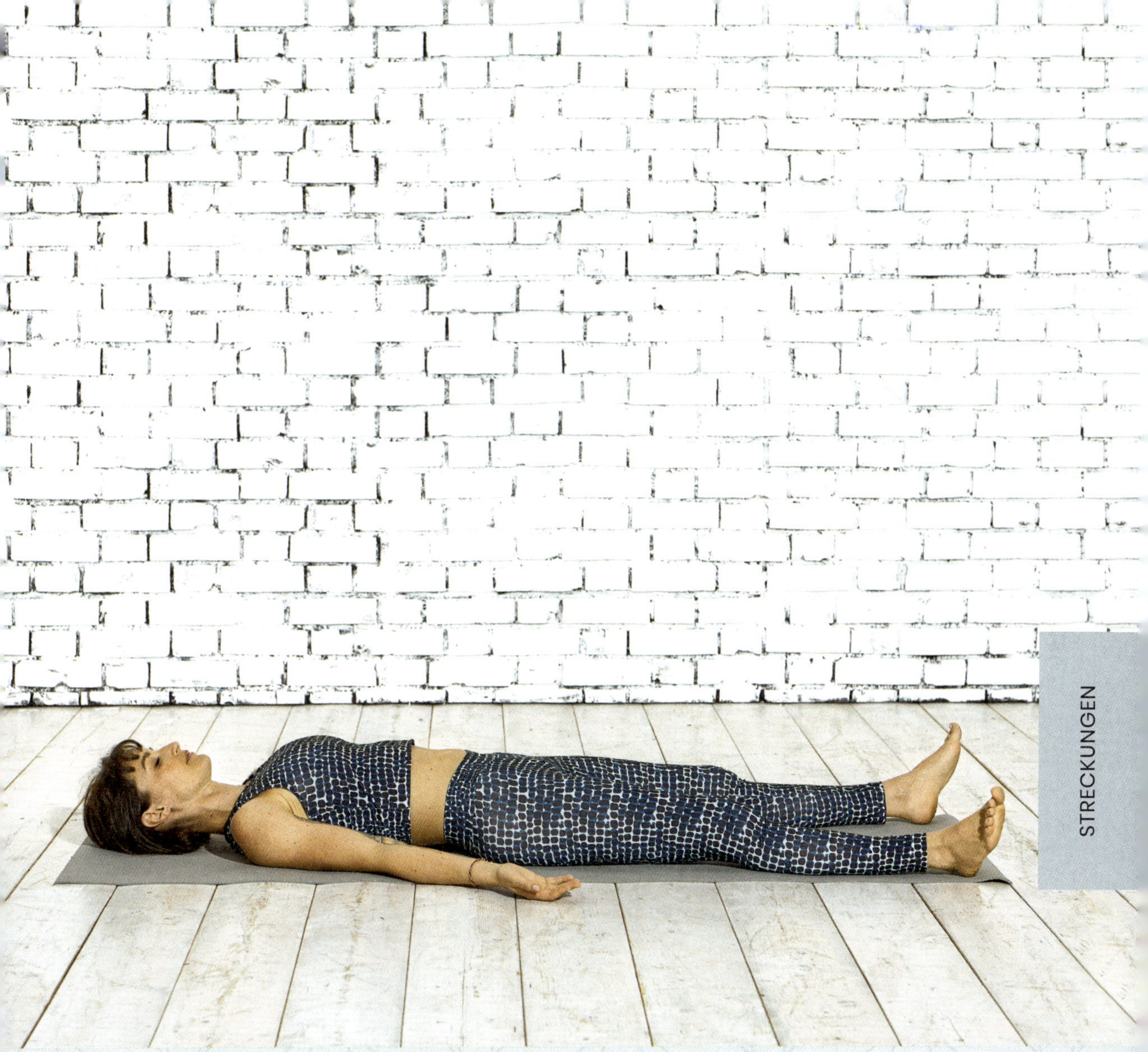

STRECKUNGEN

AFFIRMATION

»Ich bin im Universum zu Hause.«

VARIATIONEN

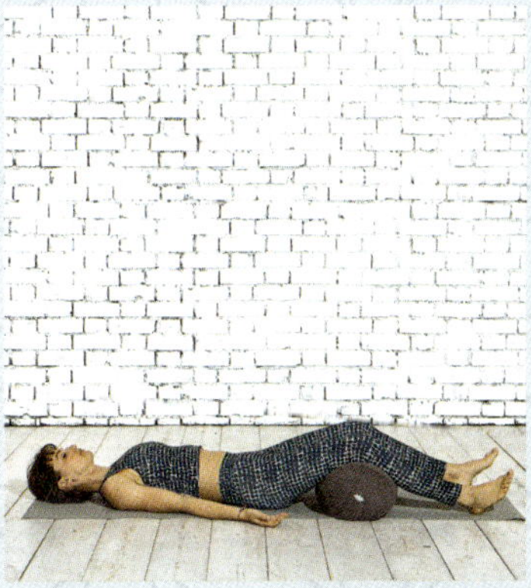

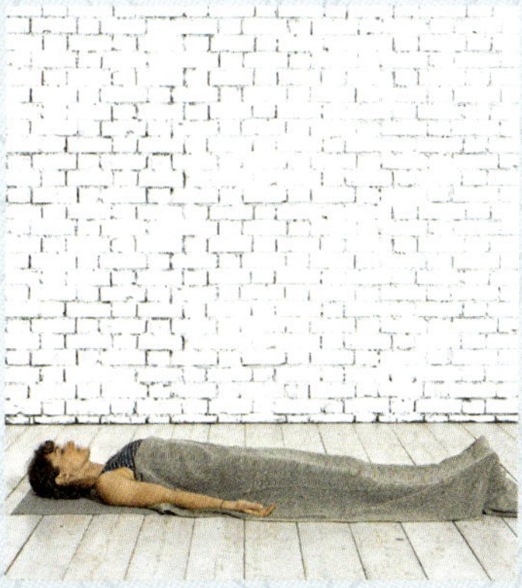

Nach oben gestreckte Fuß-Pose

Sanskrit-Name:	Urdhva Prasarita Padasana
Chakra:	Solarplexus-Chakra, Herz-Chakra, Kehl-Chakra
Dosha:	neutraler Effekt auf Vata & Pitta (–/+), verringert Kapha (–)
Körper:	stärkt die Rücken- und Bauchmuskulatur, schafft Raum zwischen den Wirbelkörpern, streckt Arme und Beine
Geist & Emotion:	zentrierend, verinnerlichendes Bewusstsein, erzeugt subtile Wärme in der Wirbelsäule
Kontraindikationen:	Ischiasschmerzen, Verletzungen des unteren Rückens
Variationen:	Falls du zum Hohlkreuz tendierst oder die Beine nicht ganz strecken kannst, lege eine gefaltete Decke unter dein Gesäß und halte die Füße dennoch 90 Grad über den Hüften. Diese Pose wirkt beruhigend, wenn man sie im Wechsel mit der Knie-zur-Brust-Haltung ausführt.

Die richtige Ausrichtung:

- Komme in Rückenlage und laufe mit den Füßen zum Gesäß heran.
- Strecke dann die Beine senkrecht in Richtung Decke und bringe die Arme ausgestreckt über den Kopf. Beine und Oberkörper bilden einen 90-Grad-Winkel.
- Ziehe die Zehen zu dir heran (flexen), sodass sich die Beinmuskulatur aktiviert.
- Achte darauf, dass die Füße in einer senkrechten Linie direkt über dem Becken sind.
- Presse die unteren Rippen kraftvoll in den Boden und mache die Lendenwirbelsäule lang.
- Achte darauf, nicht ins Hohlkreuz zu fallen.
- Ziehe das Kinn leicht in Richtung Brust, sodass der Hinterkopf ganz lang ist und du den Nacken nicht überstreckst.
- Presse kraftvoll durch die Oberarme in die Matte.
- Atme dabei ruhig und entspannt weiter.
- Bleibe für 10–20 Atemzüge in dieser Haltung.
- Ziehe dann die Knie zur Brust heran und komme in die Knie-zur-Brust-Haltung.

Häufige Fehler:	Hals überstreckt bzw. Kinn zu weit oben, Beine nicht im 90-Grad-Winkel, ins Hohlkreuz fallen
Mein Tipp:	Schließe die Augen und bleibe etwas länger in dieser Haltung, um den energetischen, zentrierenden Effekt zu spüren. Diese Asana hat einen beruhigenden Effekt auf Körper und Geist.

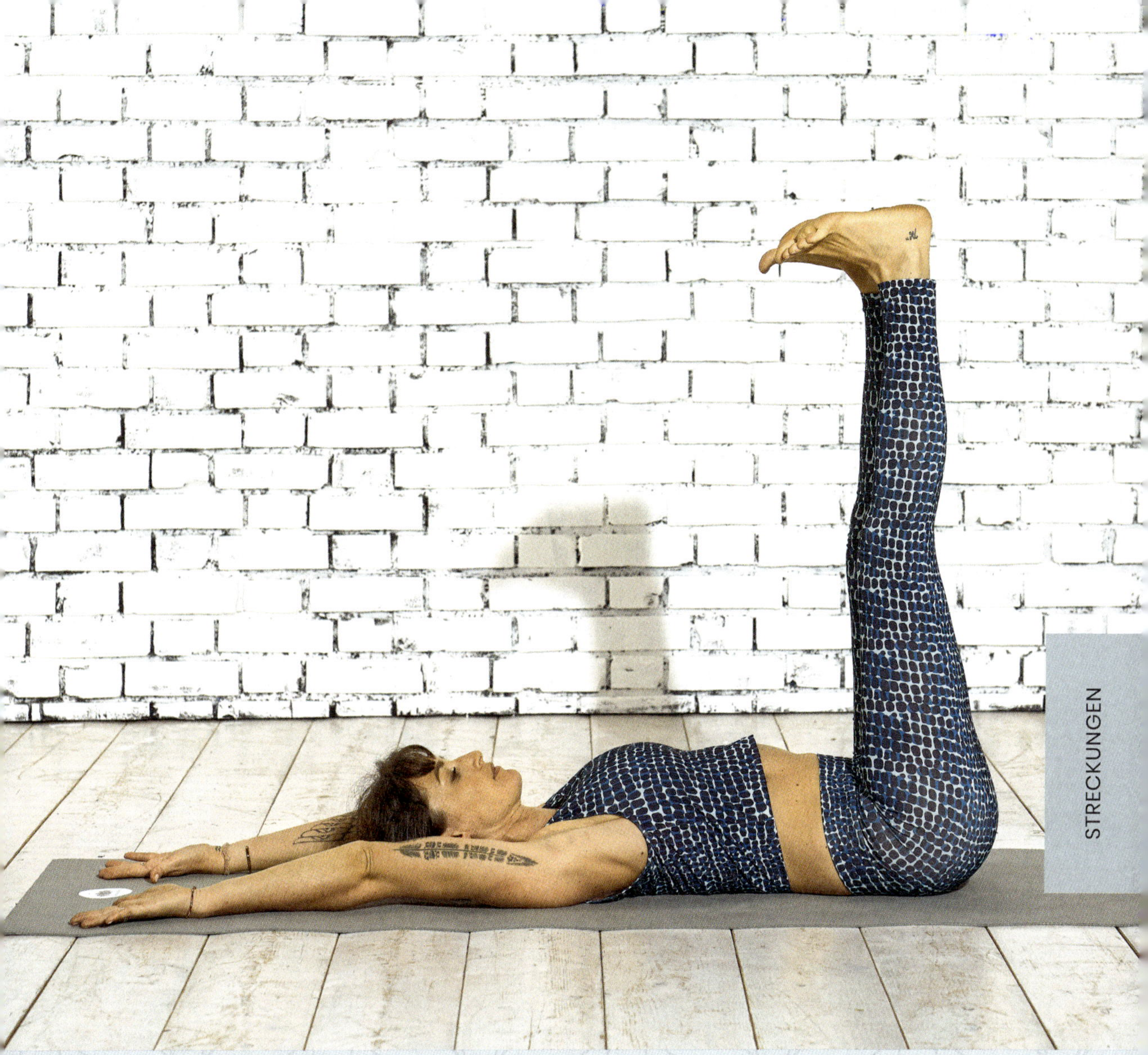

AFFIRMATION

»Ich bin ich.«

VARIATION

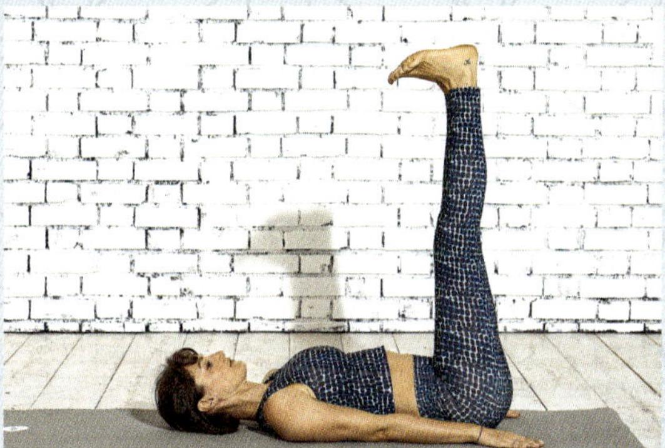

Stock-Pose

Sanskrit-Name:	Dandasana
Chakra:	Wurzel-Chakra, Solarplexus-Chakra, Kehl-Chakra
Dosha:	neutraler Effekt auf Vata & Pitta (–/+), verringert Kapha (–)
Körper:	stärkt und streckt die Rückenmuskulatur, stärkt die Oberschenkelmuskeln (Quadrizeps), kreiert Länge in der Wirbelsäule, dehnt die Beinrückseite
Geist & Emotion:	zentrierend, fördert Präsenz und Achtsamkeit
Kontraindikationen:	Schmerzen im unteren Rücken, Handgelenksschmerzen
Variationen:	Menschen mit Rückenbeschwerden oder steifer Beinrückseite sollten auf einer gefalteten Decke oder einem Block sitzen, dies unterstützt die Aufrichtung der Wirbelsäule.

Die richtige Ausrichtung:

- Setze dich mit lang ausgestreckten Beinen auf den Boden oder auf die Kante einer gefalteten Decke.
- Greife unter dein Gesäß, um das Sitzfleisch zu den Seiten rauszuziehen, damit beide Sitzbeinhöcker stabil auf dem Boden aufsitzen.
- Flexe deine Füße kraftvoll, als wolltest du gegen eine Wand treten, und aktiviere somit die Oberschenkelmuskulatur.
- Drücke die Innenseiten der Oberschenkel nach unten und ziehe die Oberschenkelknochen leicht zurück in die Hüftpfannen, um das Becken senkrecht zu stellen und den Unterleib zu unterstützen.
- Halte eine lange, neutrale Wirbelsäule.
- Visualisiere den Rumpf als festen, stabilen Stock.
- Setze die Handflächen flach neben dich auf den Boden und drücke die Fingerkuppen neben den Hüften aktiv in den Boden, als würdest du dich vom Boden wegdrücken wollen.
- Wenn du kannst, strecke beide Arme.
- Verlängere die Wirbelsäule, ohne den Bauch zu verhärten oder den Atem anzuhalten.
- Diese Haltung mag zunächst langweilig erscheinen, doch hat sie einen hohen zentrierenden Effekt auf das Bewusstsein und die Länge deiner Wirbelsäule.
- Bleibe für 10–20 Atemzüge in dieser Haltung.
- Es ist angenehm, anschließend die Sitzende Vorbeuge zu praktizieren.

Häufige Fehler:	Körper nicht aufrecht, runder Rücken, inaktive Beine und Füße
Mein Tipp:	Diese Haltung sieht sehr simpel aus. Doch nur für eine Minute so still und präsent in der eigenen Gegenwart zu sitzen ist körperlich wie geistig herausfordernd.

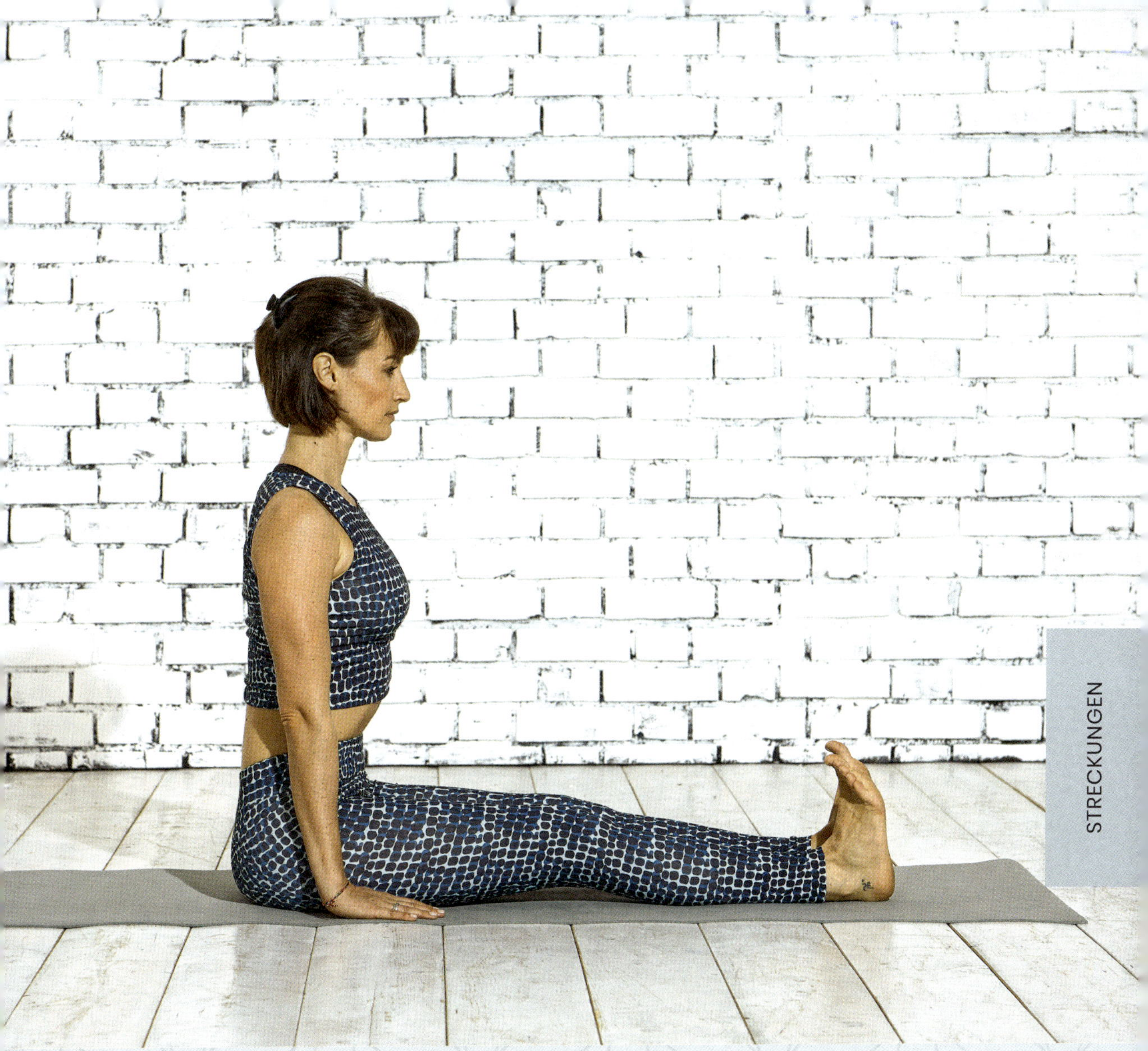

AFFIRMATION

»Ich bin präsent und aufrecht im Hier und Jetzt.«

VARIATIONEN

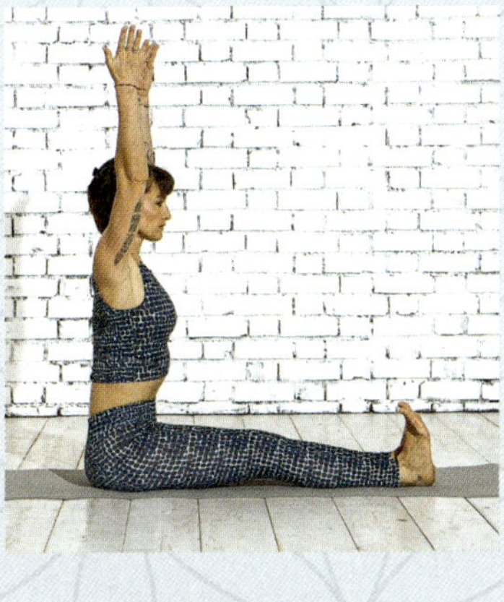

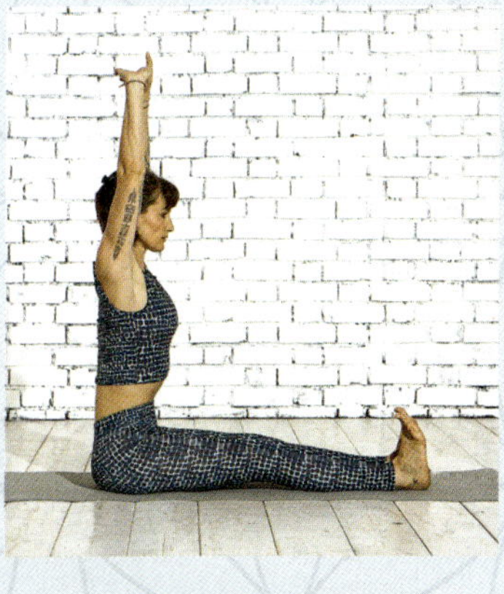

Schneidersitz

Sanskrit-Name:	Sukhasana
Chakra:	Wurzel-Chakra, Stirn-Chakra
Dosha:	neutraler Effekt auf Vata & Pitta (–/+), verringert Kapha (–)
Körper:	stärkt und streckt die Rückenmuskulatur, kreiert Länge in der Wirbelsäule, öffnet die Hüften
Geist & Emotion:	erdende, zentrierende Wirkung, fördert innere Aufrichtung und Präsenz
Kontraindikationen:	Knieschmerzen, Fuß- oder Knöchelschmerzen
Variationen:	Die ganz klassische Variante ist, mit den Schienbeinen parallel und den Füßen direkt unter den Knien gestapelt zu sitzen. Eine andere und einfachere Variante, die ich persönlich vorziehe, ist, die Fußknöchel in eine Linie voreinander zu bringen.

Die richtige Ausrichtung:

- Falte eine oder zwei Decken (oder nutze ein Meditationskissen) und setze dich an den Rand, sodass dein Becken höher ist als deine Knie. Das Becken sollte eine leichte Kippstellung haben, damit du die Wirbelsäule leichter aufrichten kannst.
- Beuge die Knie und kreuze das rechte Schienbein vor dem linken, sodass der Fuß jeweils mit dem Knie abschließt.
- Greife unter dein Gesäß, um das Sitzfleisch zu den Seiten rauszuziehen, damit beide Sitzbeinhöcker stabil auf dem Boden aufsitzen, und erde sie gut in den Boden.
- Finde von der Basis deines Beckens aus die natürliche Aufrichtung der Wirbelsäule.
- Stelle dir deine Wirbelsäule wie eine geschmeidige Schlange vor, die sich Richtung Himmel aufrichtet, oder wie eine Kletterpflanze, die von der Erde Richtung Himmel wächst.
- Lasse jegliche Anspannung aus deinem Körper weichen, lasse vor allem den unteren Bauch weich werden und Schultern, Nacken und Gesichtszüge entspannen.
- Lasse den Hinterkopf ganz lang, als ob dich jemand an einem Faden am Hinterkopf wie eine Marionette nach oben Richtung Himmel zieht.
- Schließe die Augen, um dich ganz auf deine Atmung zu konzentrieren und den Geist zur Ruhe kommen zu lassen.
- Sei dir vollständig bewusst, wie du atmest, und beobachte dein Ein- und Ausatmen.
- Bleibe mindestens für 1 Minute in der Haltung. Für eine Meditation mindestens 5 Minuten, wenn du magst auch länger.
- Die einfachste Art der Meditation ist der Fokus auf dem Atem – beobachte ganz einfach, wie der Atem ein- und wieder ausströmt.

Häufige Fehler:	Becken nicht gekippt, runder Rücken, das Schambein zeigt nicht nach unten Richtung Boden
Mein Tipp:	Ein guter und stabiler Sitz ist die Basis eines stabilen Geistes und damit auch die Basis unserer Meditation. Die leichte Kippstellung deines Beckens hier ist essenziell, um aufrecht sitzen zu können.

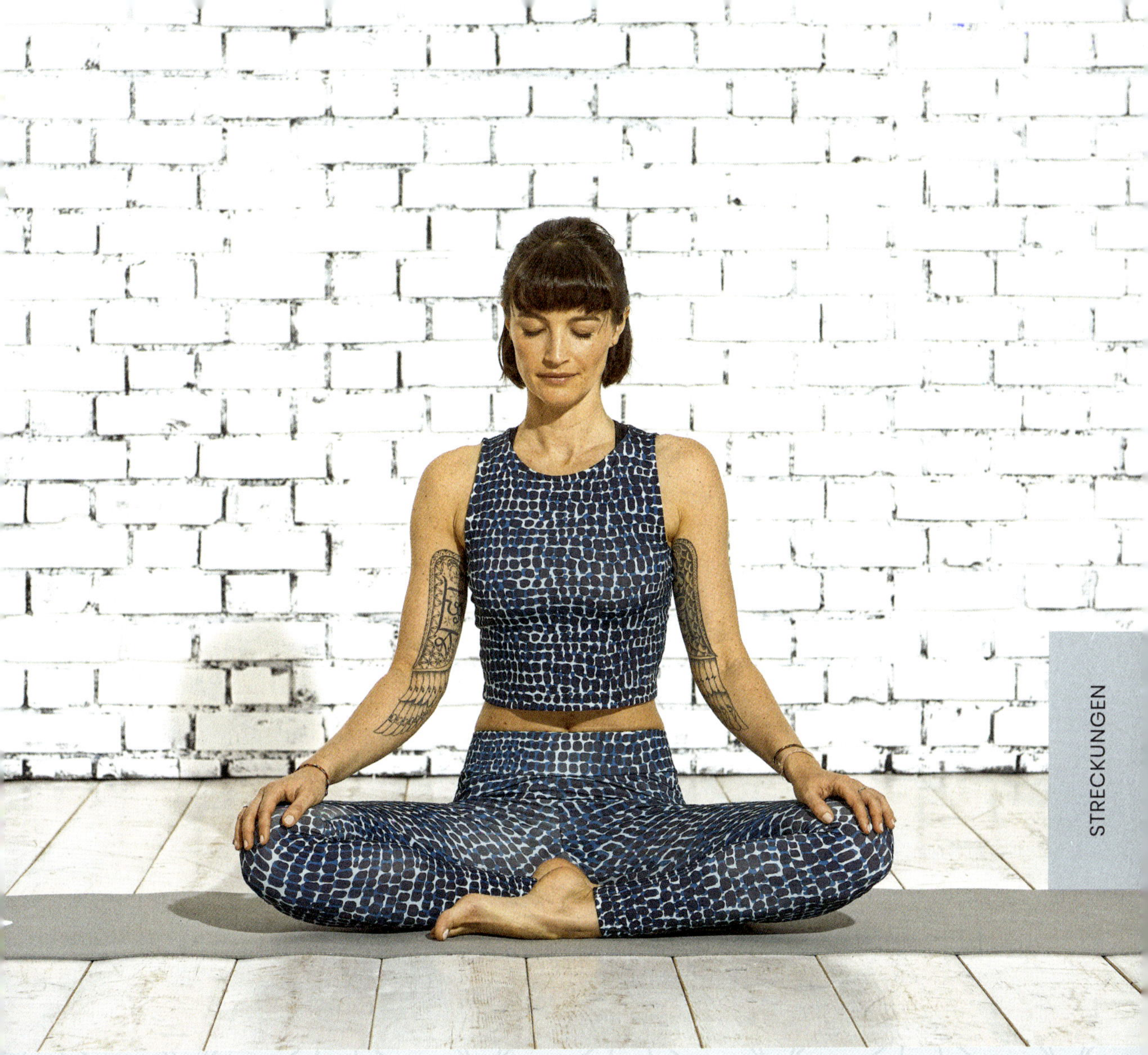

AFFIRMATION

»Sthira Sukham Asanam – ich sitze mit Stabilität und Leichtigkeit.«

VARIATION

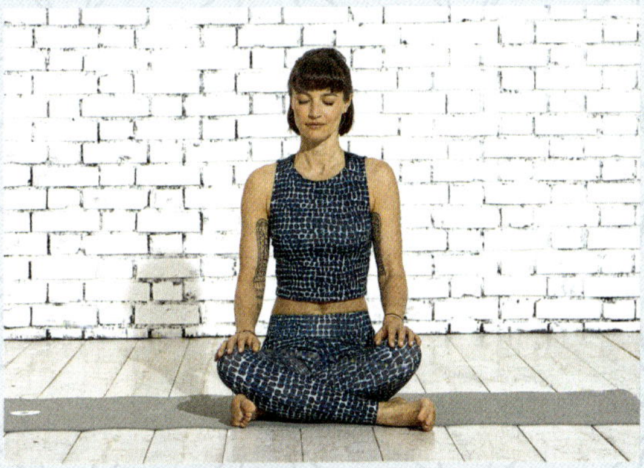

Lotussitz

Sanskrit-Name:	Padmasana
Chakra:	Wurzel-Chakra, Sakral-Chakra, Stirn-Chakra
Dosha:	neutraler Effekt auf Vata & Pitta (–/+), verringert Kapha (–)
Körper:	stärkt und streckt die Rückenmuskulatur, kreiert Länge in der Wirbelsäule, öffnet die Hüften
Geist & Emotion:	erdend, zentrierend, fördert innere Aufrichtung und Präsenz
Kontraindikationen:	Knieverletzung, Knöchel- oder Wadenverletzungen, wenn Rücken- oder Wirbelsäulenbeschwerden auftreten, Probleme mit dem Ischiasnerv
Variationen:	Starte mit dem halben Lotus. Beginne mit dem oberen Fuß, der leichter in deine Hüftbeuge zu bringen ist. Für die Meditation in voller Lotus-Pose sollten Vorbeugen (mit Hüftöffner-Fokus) vorausgegangen sein.

Die richtige Ausrichtung:

- Setze dich zunächst in einen einfachen Schneidersitz, gerne an die Kante einer gefalteten Decke und leicht im Becken erhöht, um dein Schambein abzusenken, sodass das Becken leicht gekippt ist.
- Greife noch einmal unter das Gesäß, um dein Sitzfleisch zu den Seiten rauszuziehen, damit beide Sitzbeinhöcker stabil auf dem Boden aufsitzen.
- Greife dann mit beiden Händen deine rechte Wade und setze deinen rechten Fuß in die Falte deiner linken Hüfte (Hüftbeuge), versuche, dein rechtes Knie zum Boden zu bewegen.
- Greife dann deine linke Wade und bringe den Fuß Richtung rechte Hüftbeuge.
- Flexe beide Füße, um nicht abzurutschen.
- Für manche ist es einfacher, zuerst das linke Bein zu binden und dann das rechte obendrauf zu stapeln. Probiere beide Varianten aus und entscheide dich für diejenige, die dir zunächst leichter fällt.
- Versuche aktiv, beide Knie Richtung Boden zu bewegen.
- Lasse deine Wirbelsäule vibrierend aus der Mitte deines Beckens aufsteigen.
- Stelle dir deine Wirbelsäule wie eine geschmeidige Schlange vor, die sich Richtung Himmel aufrichtet, oder, wenn du Schlangen nicht magst, wie eine Kletterpflanze, die in Richtung Himmel wächst.
- Lasse jegliche Anspannung aus deinem Körper weichen, entspanne vor allem deinen unteren Bauch, deine Schultern, deinen Nacken und deine Gesichtszüge.
- Halte den Hinterkopf ganz lang, das Kinn leicht zur Brust gesenkt, als ob dich jemand an einem imaginären Faden nach oben zieht.
- Atme ruhig und tief und bleibe für mindestens 1 Minute in der Haltung.
- Der Lotussitz ist eine Meditationshaltung. Du solltest ihn daher nur praktizieren, wenn du ihn auch für eine Zeit von 3–10 Minuten halten kannst.

Häufige Fehler:	sich in den Lotussitz hineinzwingen, nicht ausreichend aufgewärmt sein
Mein Tipp:	Wir werden die Erleuchtung nicht schneller erlangen, nur weil wir im Lotus sitzen können, also keine Eile damit. Für viele Menschen ist es schlichtweg anatomisch schwer möglich oder sehr schmerzhaft. Wichtig ist, dass wir aufrecht und gleichzeitig entspannt in der Meditation sitzen können.

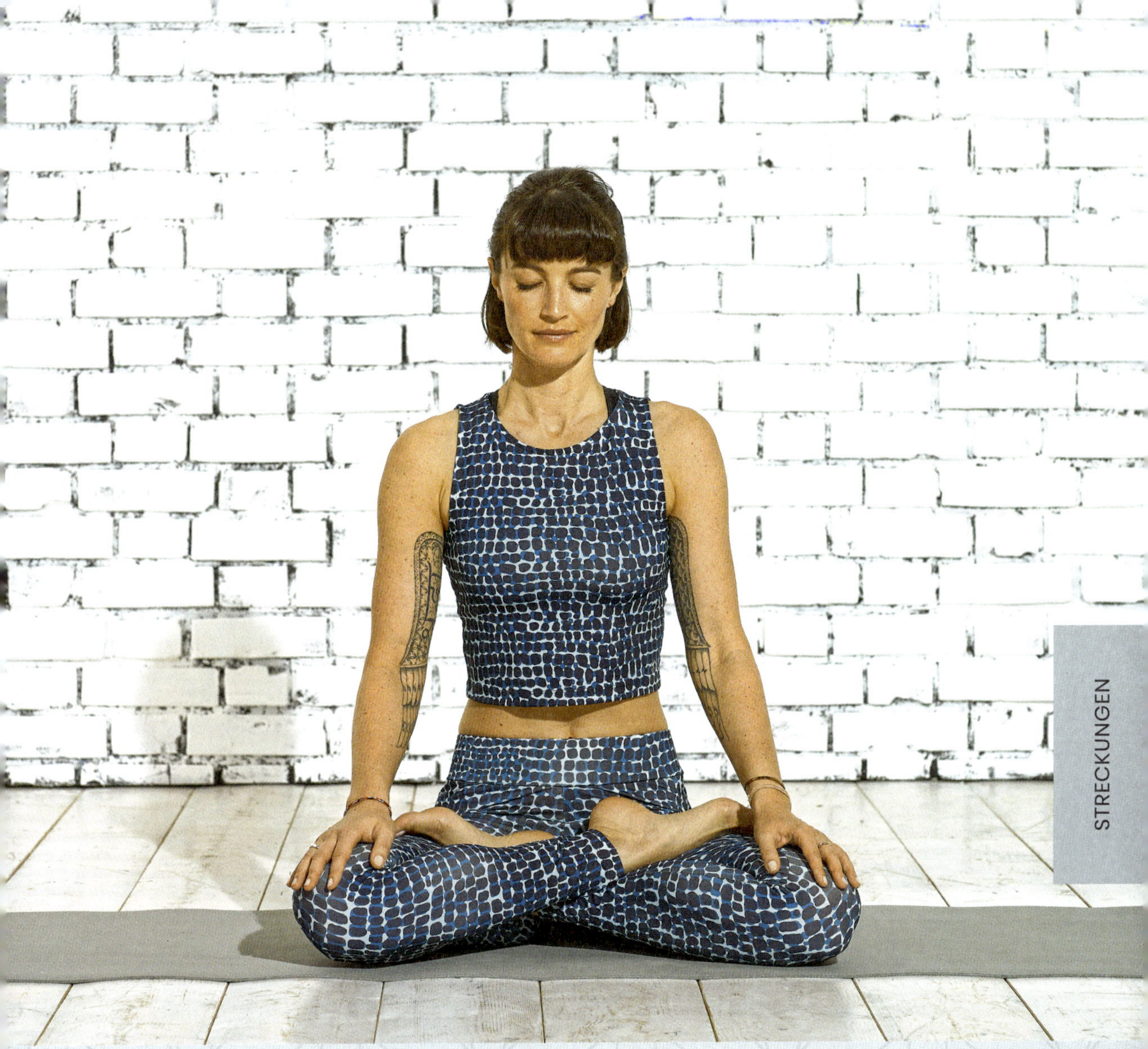

AFFIRMATION

»Wie eine Lotusblume wachse ich zum Licht.«

VARIATION

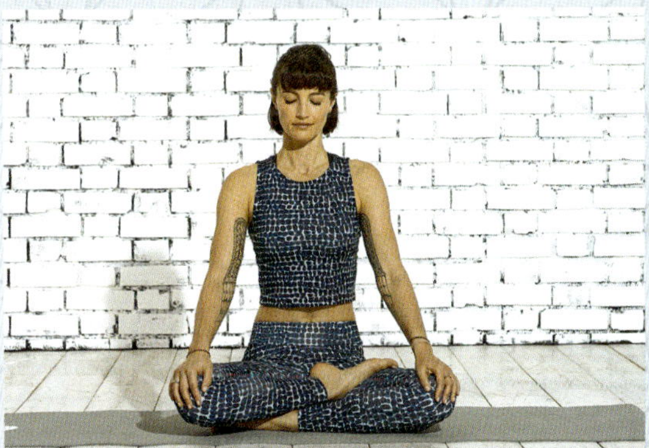

Fersensitz

Sanskrit-Name:	Vajrasana
Chakra:	Wurzel-Chakra, Sakral-Chakra, Stirn-Chakra
Dosha:	neutraler Effekt auf Vata & Pitta (–/+), verringert Kapha (–)
Körper:	stärkt und streckt die Rückenmuskulatur, kreiert Länge in der Wirbelsäule, öffnet die Hüften
Geist & Emotion:	zentrierende Wirkung, fördert innere Aufrichtung und Präsenz
Kontraindikationen:	Knieprobleme, Knöchel- oder Wadenverletzungen, schwangere Frauen sollten die Knie etwas auseinanderhalten, damit kein Druck auf den Bauch ausgeübt wird
Variationen:	Falls der Sitz schmerzhaft für deine Knie ist oder sich »unmöglich« anfühlt, nutze entsprechende Hilfsmittel und schiebe einen oder auch mehrere Blöcke unter dein Gesäß. Lege alternativ eine gefaltete Decke zwischen Gesäß und Füße. Vor allem bei Männern ist diese Pose oft schwierig für die Knie, ebenso bei verkürzter Oberschenkelmuskulatur.

Die richtige Ausrichtung:

- Knie dich auf den Boden oder setze dich alternativ auf einen Block.
- Bringe die Schienbeine parallel zusammen, sodass sich die inneren Oberschenkel berühren, und strecke die Unterschenkel nach hinten weg.
- Senke deinen Körper vorsichtig ab, sodass dein Gesäß auf deinen Fersen und die Oberschenkel auf den Wadenmuskeln ruhen.
- Falls das schmerzhaft für deine Knie ist oder sich »unmöglich« anfühlt, schiebe einen oder auch mehrere Blöcke als Hilfsmittel unter dein Gesäß. Für ältere Menschen, bei denen die Knie nicht mehr so geschmeidig sind und sich die Hüften eng anfühlen, kann diese Haltung eine große Herausforderung sein.
- Finde die Balance zwischen Stabilität, Aufrichtung und müheloser Leichtigkeit.
- Lasse den Hinterkopf ganz lang, als ob dich jemand an einem imaginären Faden wie eine Marionette Richtung Himmel zieht.
- Ziehe dein Steißbein Richtung Boden und das Schambein hoch, sodass du nicht im Hohlkreuz sitzt und dein unterer Rücken lang wird.
- Lege die Hände entspannt auf die Knie – mit den Handflächen nach oben für mehr Leichtigkeit oder mit den Handflächen nach unten, um dich zu erden.
- Schließe die Augen, um dich ganz auf deine Atmung zu konzentrieren und den Geist zur Ruhe kommen zu lassen.
- Bleibe mindestens 1 Minute in dieser Haltung, für eine Meditation mindestens 5 Minuten.

Häufige Fehler:	nicht aufrecht sitzen, Hohlkreuz, Hals nicht gestreckt
Mein Tipp:	Der Fersensitz eignet sich besonders für Pranayama (Atemübungen) wie z. B. die tiefe Ujjayi-Atmung, Kapalabhati oder Nadi Shodhana.

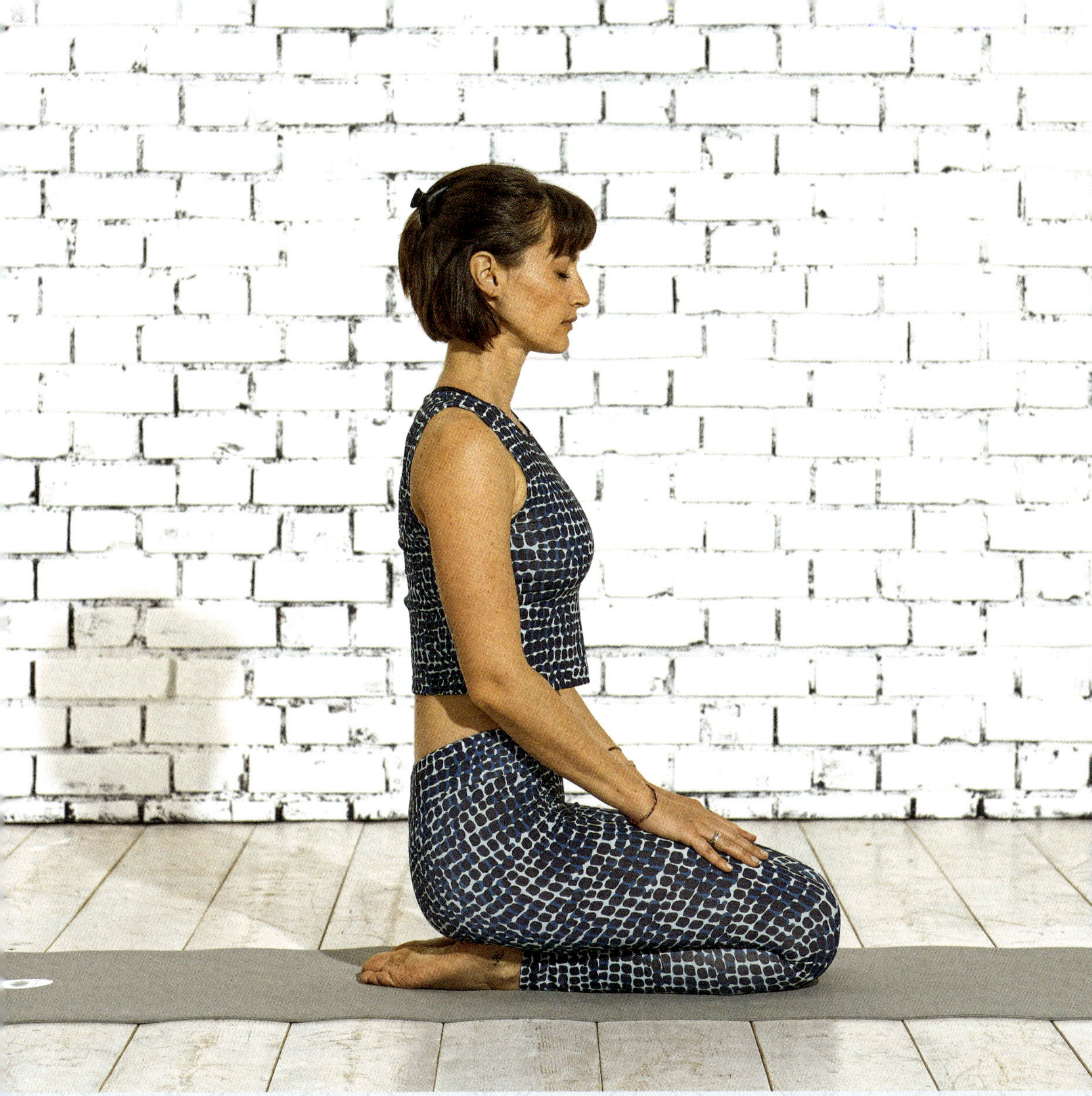

AFFIRMATION

»Ich darf ganz bei mir sein.«

Heldensitz

Sanskrit-Name:	Virasana
Chakra:	Wurzel-Chakra, Sakral-Chakra, Stirn-Chakra
Dosha:	neutraler Effekt auf Vata & Pitta (–/+), verringert Kapha (–)
Körper:	streckt Hüften, Oberschenkel, Knie, Knöchel und Füße, verbessert die Durchblutung und lindert müde Beine, stärkt die Fußgewölbe und entlastet flache Füße, hilft bei der Linderung der Symptome der Wechseljahre, reduziert die Schwellung der Beine während der Schwangerschaft (bis zum 2. Trimester)
Geist & Emotion:	erdende, zentrierende Wirkung, fördert innere Aufrichtung und Präsenz
Kontraindikationen:	Knieprobleme, Fuß-, Knöchel- und Wadenverletzungen
Variationen:	Starte mit dem halben Heldensitz, bei dem du ein Knie umklappst und das andere ausstreckst, um Hüften und Beine an die intensive Dehnung zu gewöhnen. Du kannst mit einem Block unter dem Gesäß arbeiten.

Die richtige Ausrichtung:

- Knie dich auf den Boden.
- Setze deine Hände rechts und links an die inneren Waden, rolle das »Wadenfleisch« zu den Seiten raus und setze dich mit dem Gesäß dazwischen. Bringe wenn möglich die Knie zusammen.
- Schiebe die Füße etwas breiter als die Hüften auseinander, die Fußrücken liegen flach auf dem Boden.
- Richte deine großen Zehen leicht zueinander aus und drücke die Oberseite jedes Fußrückens gleichmäßig in den Boden.
- Wenn dein Gesäß nicht bequem auf dem Boden ruht, lege einen Block zwischen die Füße. Stelle sicher, dass beide Sitzknochen gleichmäßig unterstützt werden.
- Lasse einen Daumenbreit Abstand zwischen Fersen und Hüften. Drehe die Schenkel nach innen und drücke die Köpfe der Oberschenkelknochen mit den Handinnenflächen in den Boden.
- Lege die Handflächen auf deine Oberschenkel und ziehe den Hinterkopf ganz lang, das Kinn leicht Richtung Brust gesenkt.
- Hebe das Brustbein an wie ein stolzer Krieger.
- Breite die Schlüsselbeinknochen auf und entspanne die Schulterblätter den Rücken runter. Ziehe das Steißbein in den Boden, um den hinteren Rumpf zu verankern.
- Schließe die Augen und konzentriere dich auf deine Atmung.
- Bleibe in dieser Position zunächst für 30–60 Sekunden, verlängere schrittweise auf bis zu 5 Minuten.
- Um herauszukommen, drückst du die Hände gegen den Boden und hebst das Gesäß etwas höher als die Fersen an. Kreuze die Knöchel unter deinem Gesäß und strecke dann deine Beine aus.

Häufige Fehler:	die Knie rutschen zu weit auseinander, nicht ausreichend aufgewärmt
Mein Tipp:	Für viele Menschen ist der Heldensitz anatomisch schwierig oder schmerzhaft. Meditieren können wir auch im Schneidersitz, Fersensitz oder auf einem Stuhl sitzend. Wenn wir meditieren, geht es vor allem um Stabilität und Aufrichtung des Körpers.

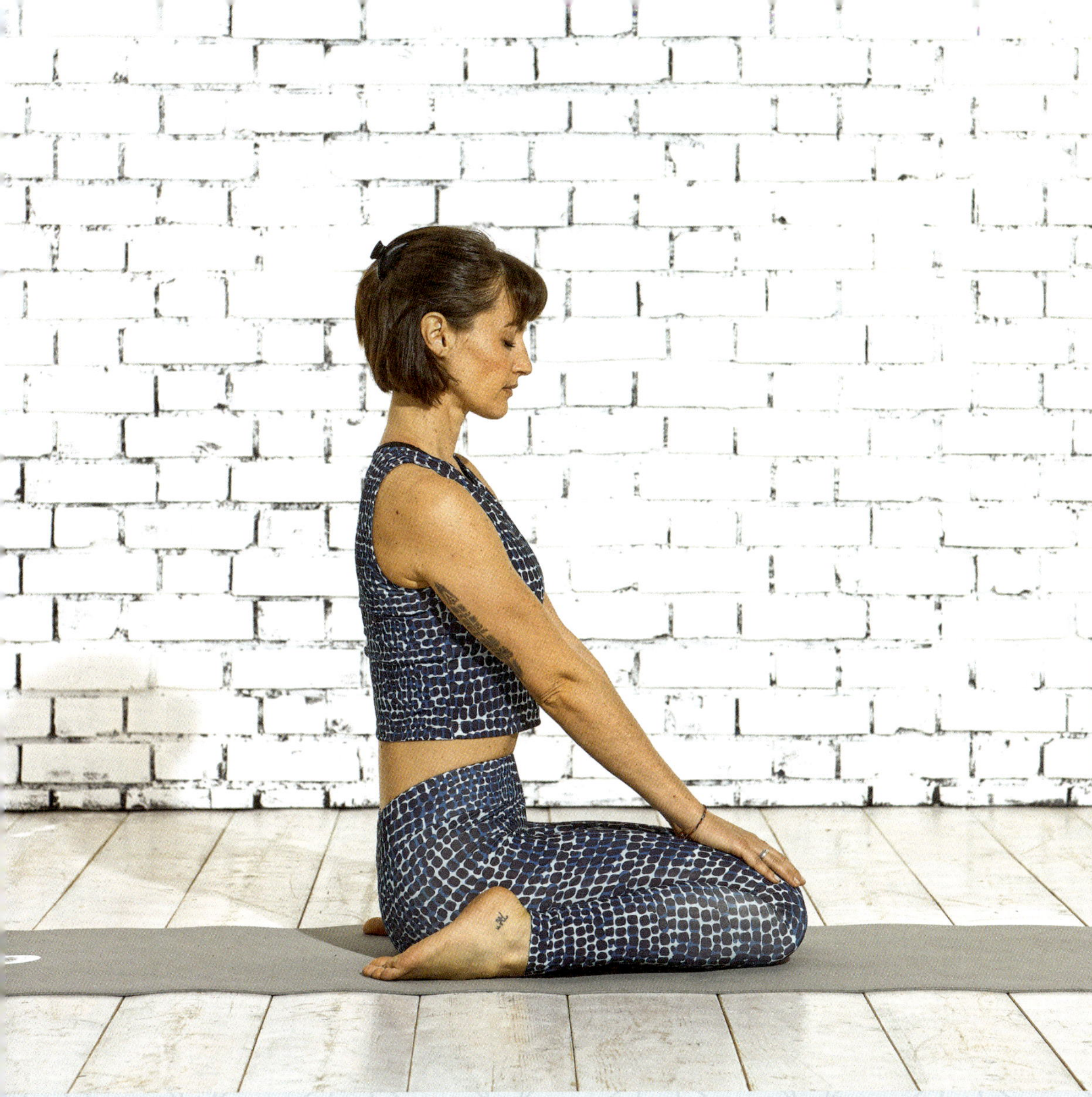

AFFIRMATION

»Ich bin der Held meines Lebens, ich bin der Schöpfer meiner Realität.«

Herabschauender Hund

Sanskrit-Name:	Adho Mukha Svanasana
Chakra:	Wurzel-Chakra, Solarplexus-Chakra, Herz-Chakra
Dosha:	neutraler Effekt auf Vata & Pitta (–/+), verringert Kapha (–)
Körper:	stärkt Arme und Rückenmuskulatur, öffnet die Schultern, streckt und verlängert die Wirbelsäule
Geist & Emotion:	stabilisierend, zentrierend, fördert Präsenz und Erdung
Kontraindikationen:	Handgelenksverletzungen, Karpaltunnelsyndrom, Bluthochdruck, Augenprobleme, Schulterverletzungen, Kopfschmerzen, Durchfall
Variationen:	Die Beine dürfen angebeugt werden. Unterstützend kann man mit Blöcken unter den Händen arbeiten. Nutze auch gerne den Vierfüßlerstand, um weniger Druck auf die Handflächen auszuüben.

Die richtige Ausrichtung:

- Komme zuerst in einen neutralen Vierfüßlerstand, die Ausgangsposition für die Schiefe Ebene.
- Spreize dafür die Finger. Presse Mittel- und Zeigefinger und die Daumenwurzel aktiv in die Matte.
- Positioniere deine Handgelenke so, dass sie direkt unter deinen Schultern in einer Linie verlaufen.
- Die Knie sind hüftbreit auseinander und direkt unter den Hüftknochen platziert.
- Die Wirbelsäule ist neutral ausgerichtet, deine Kopfkrone nach vorn gestreckt und dein Steißbein gleichzeitig nach hinten.
- Dein Bauchnabel zieht sanft nach oben, sodass sich der Bauch aktiviert. Dein Blick ist Richtung Boden gerichtet, der Hinterkopf ganz lang.
- Aktiviere die Finger und Handflächen, hebe mit der Ausatmung die Hüften an, schiebe dein Gesäß und deine Sitzbeinknochen nach oben Richtung Decke und strecke die Ellenbogen.
- Rotiere deine Oberarme auswärts und ziehe die inneren Oberarme zueinander, sodass eine Spannung dazwischen entsteht. Stelle dir vor, du möchtest einen Ball zwischen den Oberarmen einklemmen.
- Dein Körper formt jetzt ein umgekehrtes »V«.
- Presse die Hände kraftvoll in den Boden und ziehe die Schulterblätter weg von den Ohren.
- Entspanne deinen Kopf und halte ihn in der Verlängerung mit deiner Wirbelsäule.
- Der Blick ist Richtung Zehen gerichtet.
- Entspanne deine Gesichtszüge und atme tief und voll.
- Bleibe für mindestens 1 Minute oder länger in der Haltung.

Häufige Fehler:	die Hände werden nicht vorn gehalten, Füße stehen nicht hüftbreit und parallel, Zehen sind nicht in einer Linie mit den Fersen
Mein Tipp:	Die Intention ist die Länge der Wirbelsäule, d. h., das Ziel ist hier nicht, wie viele denken, die Fersen zum Boden zu drücken. Entwickle auch eine gute und starke Verbindung zu deinen Handflächen und Fingern, da sie einen Großteil des Körpergewichts tragen.

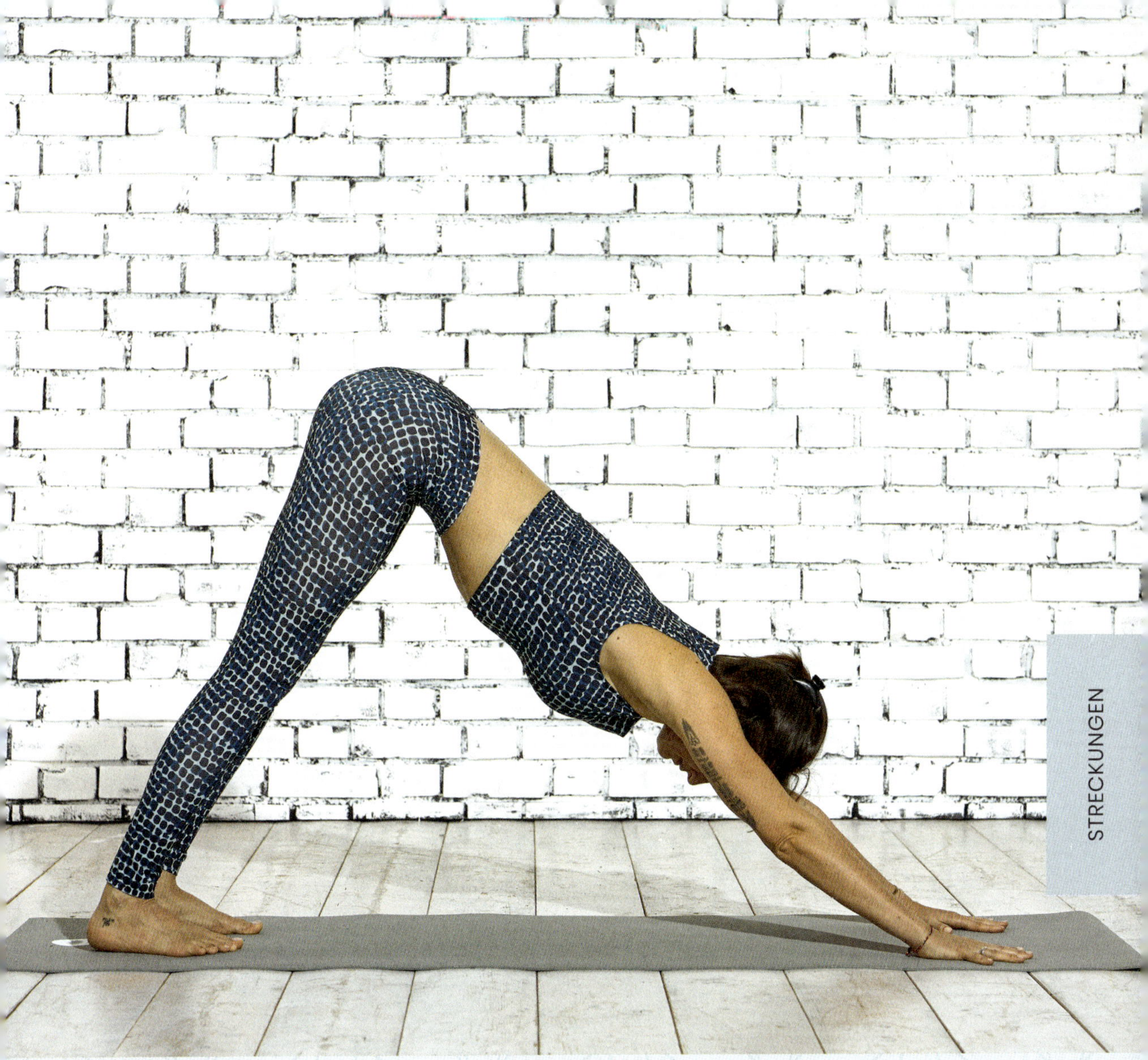

AFFIRMATION

»Ich genieße es, Länge und Raum in meiner Wirbelsäule zu kreieren.«

VARIATIONEN

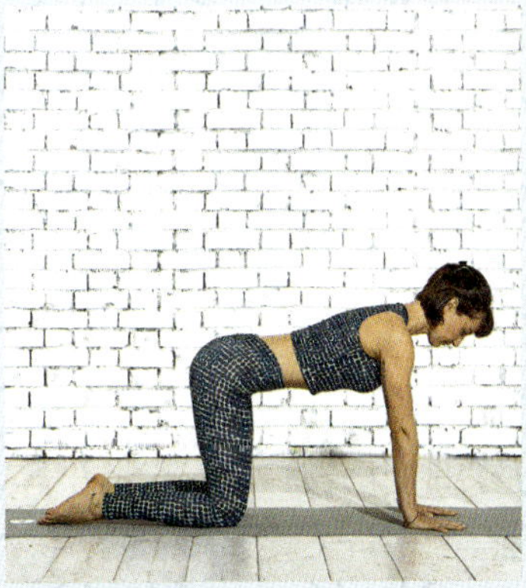

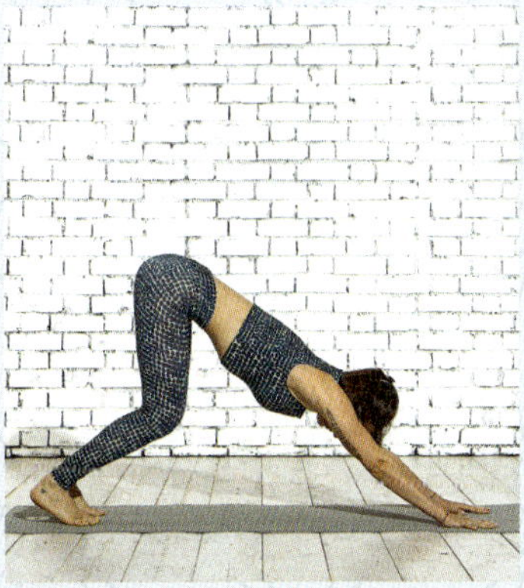

Dreibeiniger Hund

Sanskrit-Name:	Eka Pada Adho Mukha Svanasana
Chakra:	Wurzel-Chakra, Solarplexus-Chakra, Herz-Chakra
Dosha:	neutraler Effekt auf Vata & Pitta (–/+), verringert Kapha (–)
Körper:	stärkt Arme und Rückenmuskulatur, öffnet die Schultern, streckt und verlängert die Wirbelsäule, öffnet die Hüfte, dehnt die Beinrückseite
Geist & Emotion:	stabilisierend, zentrierend, fördert Präsenz und Erdung
Kontraindikationen:	Handgelenksverletzungen, Karpaltunnelsyndrom, Bluthochdruck, Augenprobleme, Schulterverletzungen, Durchfall
Variationen:	Wenn es schmerzhaft ist, auf den Handgelenken zu stehen, und um mehr Höhe zu gewinnen, kann es unterstützend sein, mit Blöcken unter den Händen zu arbeiten.

Die richtige Ausrichtung:

- Komme zunächst in die Haltung des Herabschauenden Hundes.
- Führe mit der Einatmung dein rechtes Bein nach hinten oben. Achte darauf, deine Hüfte nicht zu öffnen.
- Flexe deinen rechten Fuß und tritt aktiv durch die obere Ferse nach hinten weg wie gegen eine imaginäre Wand.
- Halte deine Hüften »geschlossen zum Boden«, sodass beide Hüftknochen und deine Fußspitzen zum Boden zeigen. Halte auch beide Schultern parallel zum Boden.
- Schiebe die Handflächen in die Matte, um dich noch mehr aus den Schultern rauszustrecken und dich noch mehr zu verlängern.
- Für eine Variante des Dreibeinigen Hundes öffne deine Hüfte ganz weit, strecke deinen oberen Fuß, beuge das obere Knie, lasse die Ferse in Richtung Gesäß fallen und rotiere deine Hüfte auf.
- Kreise den oberen Fuß ein paarmal.
- Während du die Hüfte weit öffnest, versuche, deine rechte Schulter parallel zum Boden zu bringen.
- Dann »schließe« deine Hüfte wieder, flexe wieder den Fuß und tritt mit dem oberen Bein aktiv zurück.
- Übe das Öffnen und Schließen der Hüfte ein paarmal.
- Komme wieder in den neutralen Hund zurück und übe das Gleiche auf der anderen Seite.

Häufige Fehler:	zu wenig Spannung vom Oberschenkel bis in die Fußspitze
Mein Tipp:	Es kann eine Weile dauern, ein Gefühl dafür zu entwickeln, wann deine Hüfte »offen« und wann sie »geschlossen« ist. Spiele mit beiden Varianten. Wenn du unsicher bist, hilft es auch, deine Ausrichtung im Spiegel zu überprüfen.

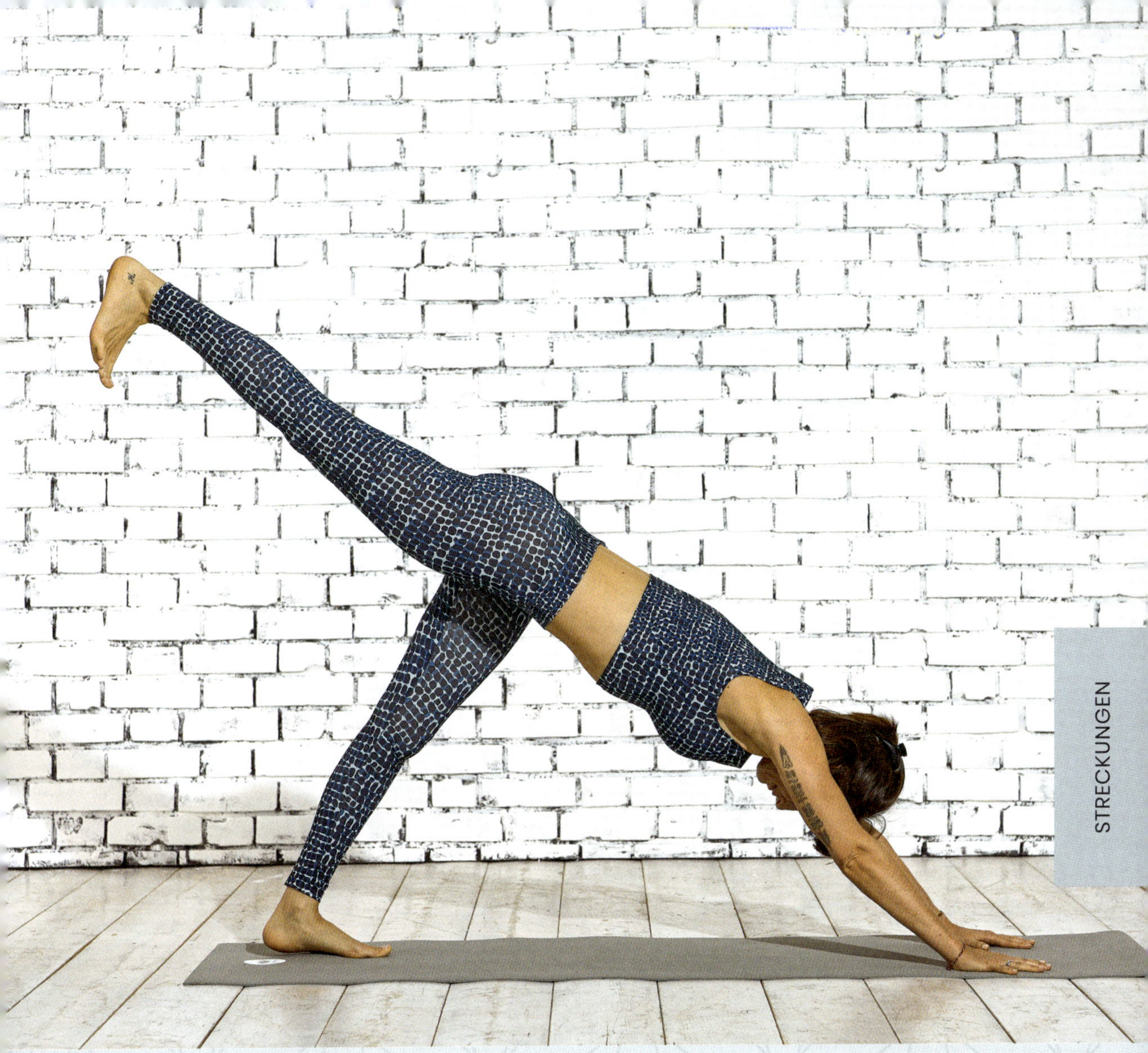

AFFIRMATION

»Ich öffne mich der Schönheit des Lebens.«

VARIATIONEN

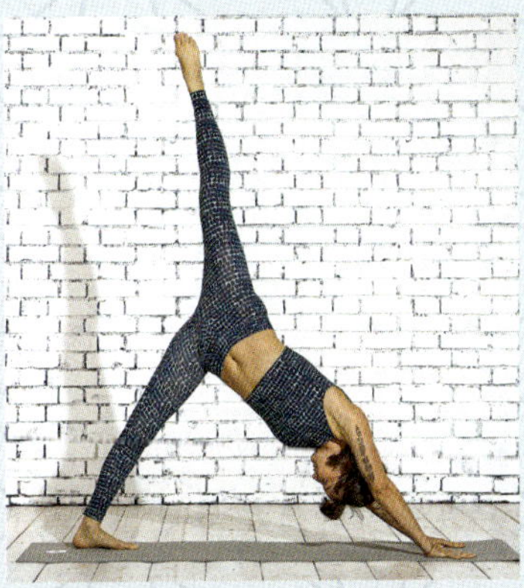

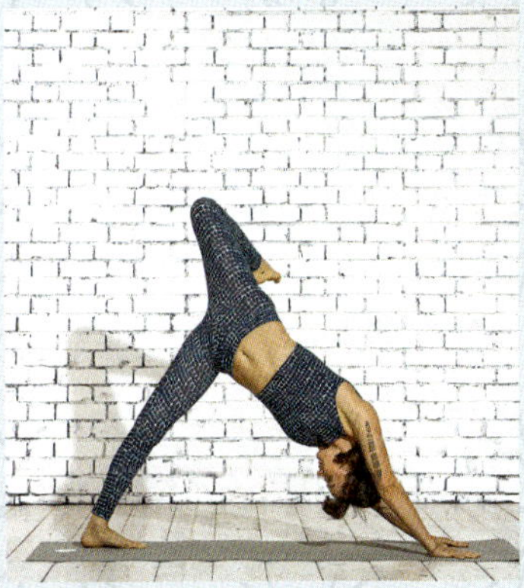

Schiefe Ebene

Sanskrit-Name:	Utthita Chaturanga Dandasana
Chakra:	Wurzel-Chakra, Solarplexus-Chakra
Dosha:	erhöht Vata & Pitta (+), verringert Kapha (–)
Körper:	stärkt und definiert die Muskulatur im ganzen Körper (Arme, Schultern, Rumpf, Rücken, Bauch, Gesäß, Beine), streckt die Wirbelsäule, hilft, die Haltung zu verbessern
Geist & Emotion:	stabilisierend, zentrierend, fördert Präsenz, innere Stärke und Willenskraft
Kontraindikationen:	Handgelenksverletzungen, Karpaltunnelsyndrom, Schwangerschaft (1. Trimester), Schulterverletzungen, Durchfall
Variationen:	Dies ist eine sehr starke Haltung, besonders für Yoga-Anfänger. Als Variation empfehle ich dir, im Vierfüßler zu starten und abwechselnd ein Bein und den gegenüberliegenden Arm vom Boden wegzuheben, um dein Zentrum zu stärken und Kraft im Rücken und in den Armen aufzubauen.

Die richtige Ausrichtung:

- Starte im Herabschauenden Hund.
- Atme ein und verlagere das Gewicht nach vorn in die Hände, bis die Arme senkrecht zum Boden und die Schultern direkt über den Handgelenken stehen. Dein Blick ist Richtung Boden gerichtet, der Hinterkopf ganz lang.
- Lasse die Hände da, wo sie sind, damit sie nicht nach hinten laufen.
- Aktiviere den ganzen Körper – hier ist Ganzkörperspannung angesagt.
- Ziehe die Schulterblätter auseinander und den Rücken weg von den Ohren.
- Ziehe den Bauchnabel leicht nach innen hoch und aktiviere dein Zentrum.
- Presse mit den Fersen nach hinten weg, die Zehen und Handflächen sind ganz aktiv in der Erde verwurzelt.
- Ziehe mit der Kopfkrone nach vorn, während du mit dem Steißbein energetisch nach hinten ziehst. Werde ganz kraftvoll und präsent.
- Vergiss nicht, weiter tief und voll zu atmen.
- Achte darauf, Hals und Wirbelsäule zu neutralisieren, indem du auf den Boden vor den Händen schaust.
- Halte die Position für mindestens 10 Atemzüge und setze dann die Knie vorsichtig zum Boden ab.
- Wiederhole das Ganze 4 Mal.

Häufige Fehler:	Hände laufen nach hinten, Handflächen nicht direkt unter den Schultern, Finger zu eng zusammen, Gesäß zu weit nach oben gestreckt oder hängt zu weit durch (Berg oder Banane)
Mein Tipp:	Stelle dir einen Energiestrahl vor, der durch deinen Körper verläuft wie ein Laser, vom Steißbein bis zur Kopfkrone – Boom!

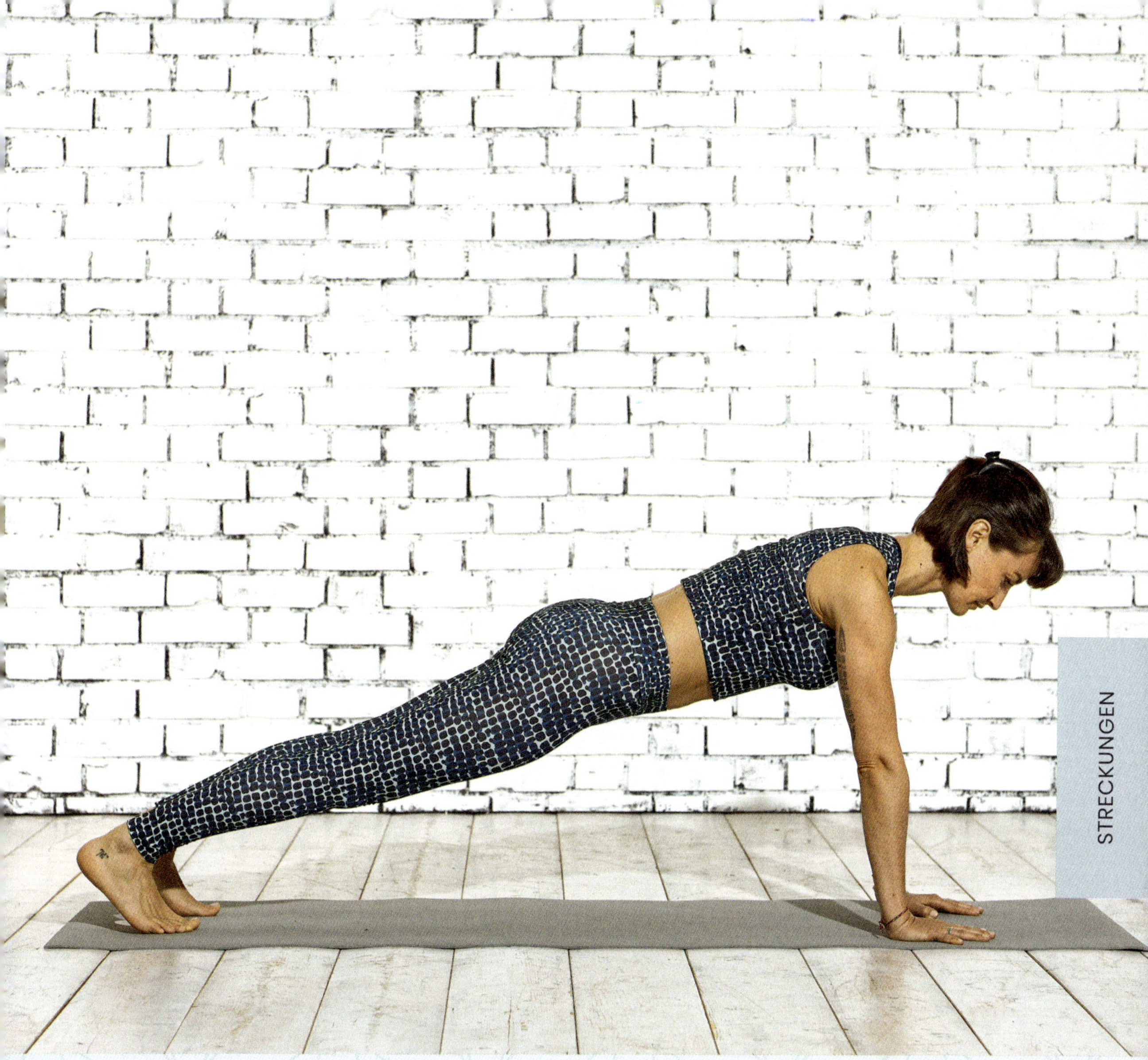

AFFIRMATION

»Ich bin kraftvoll und präsent in meinem ganzen Körper.«

VARIATION

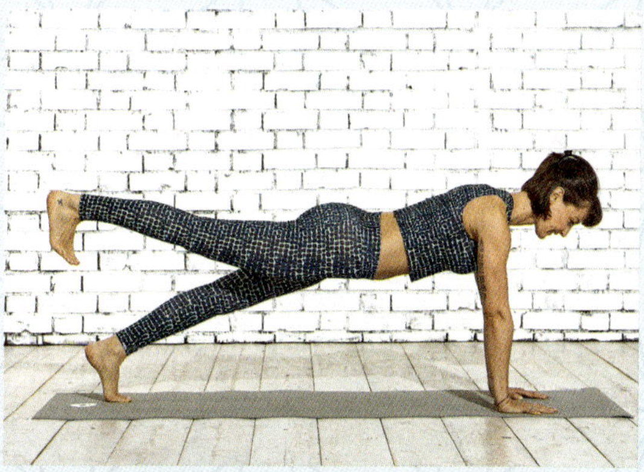

Tiefe Liegestütz-Position

Sanskrit-Name:	Chaturanga Dandasana
Chakra:	Solarplexus-Chakra
Dosha:	erhöht Vata & Pitta (+), verringert Kapha (–)
Körper:	stärkt und definiert die Muskulatur im ganzen Körper, streckt die Wirbelsäule, hilft, die Haltung zu verbessern
Geist & Emotion:	zentrierend, fördert Präsenz, innere Stärke und Willenskraft
Kontraindikationen:	Handgelenksverletzungen, Karpaltunnelsyndrom, Schwangerschaft, Schulterverletzungen, Bluthochdruck, Menstruation, Durchfall
Variationen:	Dies ist die volle Liegestützhaltung, die schon einen gewissen Muskeltonus und starke Arme voraussetzt. Als Modifikation empfiehlt es sich, die Knie zum Boden zu bringen und den Oberkörper kontrolliert aus der Kraft der Arme zum Boden abzusenken. Lasse dich nicht auf den Boden fallen. Auch Babyliegestütze auf den Knien helfen, Armkraft für die tiefe Liegestütz-Position aufzubauen.

Die richtige Ausrichtung:

- Komme zunächst in den Herabschauenden Hund und von dort in die Brett-Position.
- Verlagere das Gewicht nach vorn, bevor du die Arme beugst.
- Drücke die Ellenbogen eng an die Rippen, das aktiviert den Trizeps für mehr Kontrolle.
- Mache den ganzen Körper superfest, besonders dein Zentrum, und ziehe den Bauchnabel nach oben hoch. Die Stabilität im unteren Bauch unterstützt die Wirbelsäule.
- Ziehe die Schultern weg von den Ohren.
- Senke dann den Körper kontrolliert wie ein Brett Richtung Boden ab, bis deine Arme einen 90-Grad-Winkel bilden. Die gesamte Arbeit passiert nur in den Armen und Schultern, der Rest des Körpers bleibt unverändert.
- Hebe das Brustbein und stelle dir vor, »durch die Schlüsselbeine nach vorn zu lächeln«.
- Lege den gesamten Körper kontrolliert und langsam wie ein Brett am Boden ab.
- Als Übung kannst du dich auch vom Boden wieder zurück in den tiefen Liegestütz bringen, von dort zurück in die hohe Planke und von dort wiederum zurück in den Herabschauenden Hund.

Häufige Fehler:	Körper ist nicht unter Anspannung, Kopf, Gesäß und Fersen sind nicht auf einer Höhe, Gesäß zu weit in der Luft oder Becken hängt durch, Handflächen sind nicht in einer Linie mit den Schultergelenken
Mein Tipp:	Um deinen Körper zu kräftigen und um ein besseres Gefühl für den Liegestütz zu bekommen, wechsle zwischen der hohen Planke und der tiefen Planke hin und her, strecke und beuge die Arme. Wenn du unsicher bist, ob du gerade bist, checke deine Haltung im Spiegel.

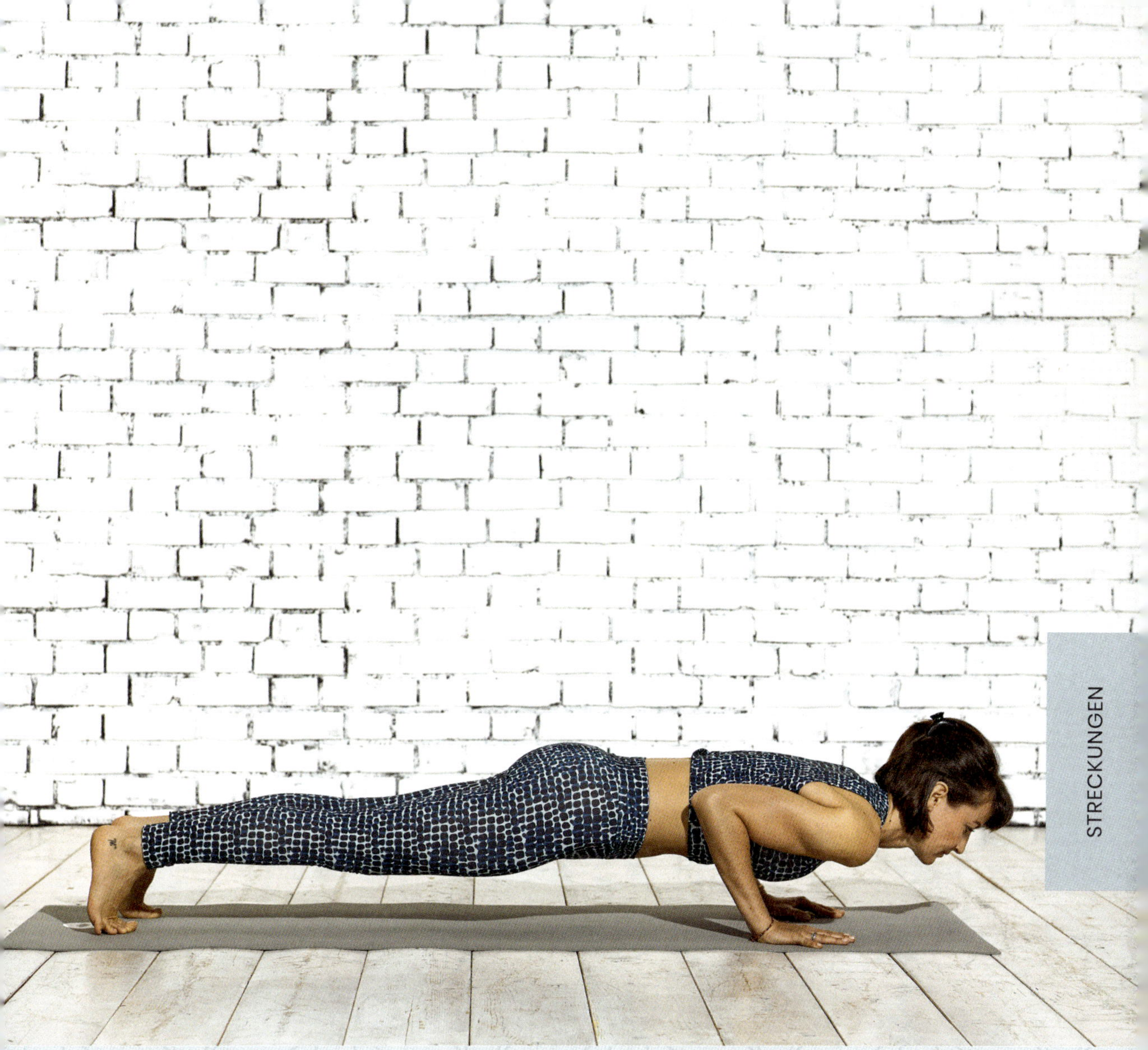

AFFIRMATION

»Ich bin kraftvoll, und ich liebe es.«

VARIATIONEN

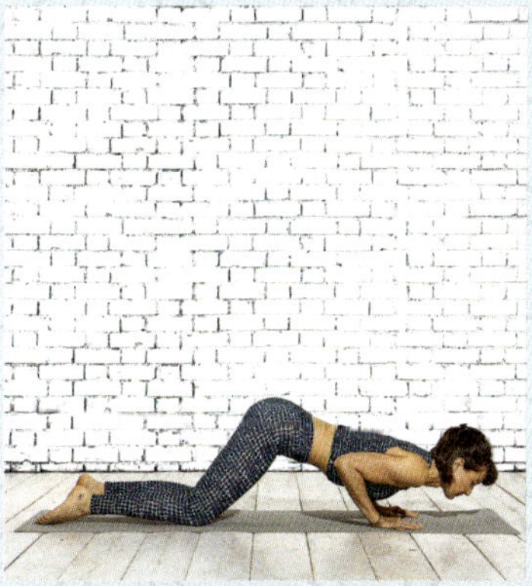

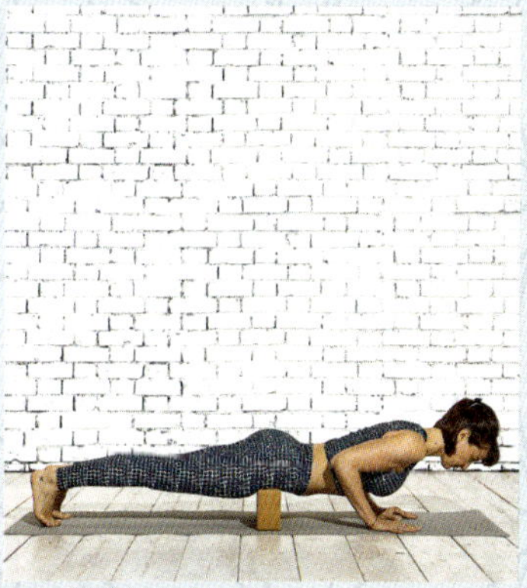

Berghaltung

Sanskrit-Name:	Tadasana
Chakra:	Wurzel-Chakra, Herz-Chakra
Dosha:	neutraler Effekt auf Vata & Pitta (–/+), verringert Kapha (–)
Körper:	aktiviert jeden Muskel, verbessert die Haltung, reduziert Rückenschmerzen, lindert Ischiasschmerzen, verringert Auswirkungen von Plattfüßen
Geist & Emotion:	innerlich ausgleichend und zentrierend, fördert innere Aufrichtung und Präsenz, kann Stress und Ängste reduzieren
Kontraindikationen:	niedriger Blutdruck, Schwindel, Kopfschmerzen
Variationen:	Klassisch wird die Berghaltung mit den Füßen geschlossen unterrichtet, sodass sich die großen Zehen beruhigen. Ich persönlich bevorzuge den hüftbreiten Stand, da er mehr Stabilität und eine bessere Haltung ermöglicht.

Die richtige Ausrichtung:

- Stehe mit den Füßen hüftbreit und setze deine Hände zunächst an deine Hüften.
- Verlagere dein Gewicht gleichmäßig über die Fußballen und Fersen, pendle ein paarmal hin und her, um deinen Zentrumspunkt zu finden.
- Hebe die Zehen vom Boden und erde dann wieder einen nach dem anderen zur Matte.
- Erde die Füße fest in den Boden und ziehe die Fußgewölbe hoch auf alle vier Ecken beider Füße.
- Aktiviere die Oberschenkelmuskulatur. Ziehe die Oberschenkel zueinander, die Kniescheiben nach oben. Lasse die Knie leicht gebeugt, sodass deine Kniegelenke nicht überstrecken.
- Ziehe dein Steißbein nach unten, als ob du ein schweres Pendel am Steißbein hättest.
- Das Schambein zieht dadurch leicht nach oben, sodass sich die Lendenwirbelsäule (der untere Rücken) verlängert und du nicht im Hohlkreuz stehst.
- Halte dein Becken in einer neutralen Position und ziehe deinen Bauch leicht ein.
- Lasse deine Arme jetzt zu den Seiten sinken und rotiere die Handflächen nach vorn.
- Ziehe die Schulterblätter nach unten, sodass sich Brustbein und Schlüsselbeine stolz erheben.
- Schließe die Augen. Ziehe den Hinterkopf nach oben, sodass sich dein Kinn leicht zur Brust neigt.
- Lenke dein Bewusstsein nach innen und werde dir des gegenwärtigen Moments bewusst.
- Spüre deine Fußsohlen gut geerdet, als ob du damit Wurzeln in die Erde schlagen könntest.
- Halte die Atmung ruhig und gleichmäßig. Spüre, wie du bei jeder Einatmung durch die Kopfkrone in die Länge wächst und dich mit jeder Ausatmung durch die Fußsohlen mehr in die Erde verankerst.
- Halte die Pose bis zu 1 Minute.

Häufige Fehler:	Hohlkreuz, unterspannt oder eingesackt stehen
Mein Tipp:	Ein Sprichwort im Yoga lautet: »Wenn du die Berghaltung meistern kannst, kannst du jede Asana meistern.« Es ist kein Stehen wie an der Bushaltestelle, es braucht das richtige Maß an innerer Anspannung und Leichtigkeit. Die Berghaltung ist meist die Startposition für unsere Sonnengrüße.

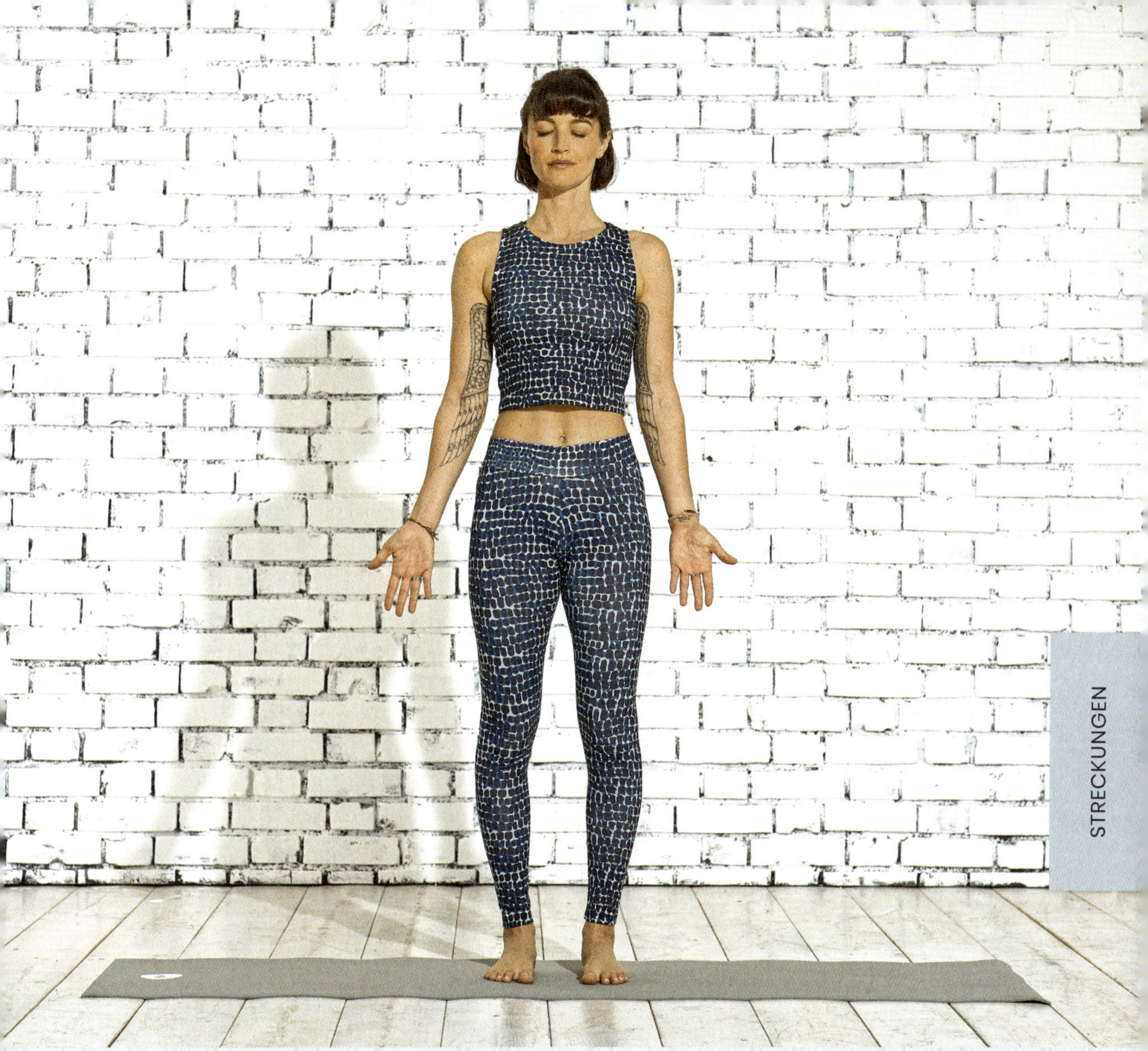

AFFIRMATION

»Ich bin ruhig, stabil und präsent wie ein Berg.«

VARIATIONEN

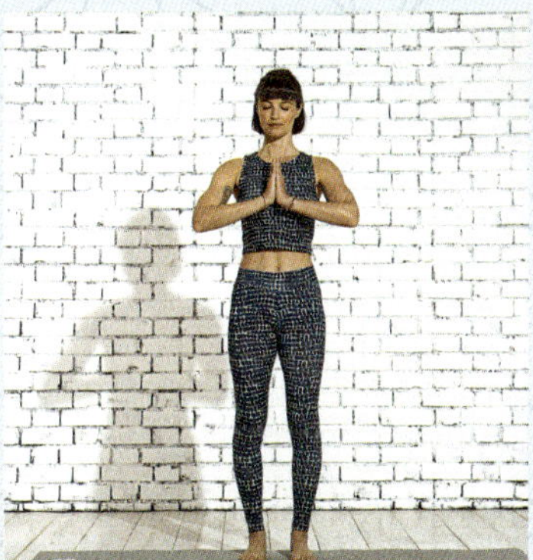

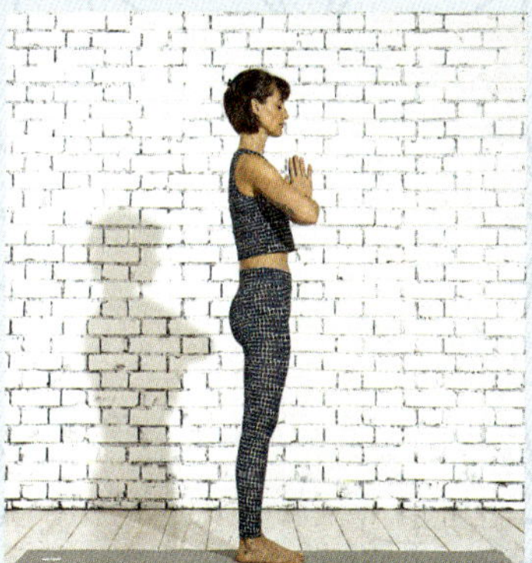

Baum

Sanskrit-Name:	Vrksasana
Chakra:	Wurzel-Chakra, Sakral-Chakra
Dosha:	neutraler Effekt auf Vata & Pitta (–/+), verringert Kapha (–)
Körper:	stärkt die Beinmuskulatur, dehnt die Hüften, fördert eine aufrechte Körperhaltung, fördert Balance und Koordination
Geist & Emotion:	innerlich ausgleichend, fördert innere Aufrichtung, Stabilität und Balance, kann Stress und Ängste reduzieren
Kontraindikationen:	Knieprobleme, Knöchel- oder Wadenverletzungen, Gleichgewichtsprobleme, Hüftverletzungen
Variationen:	Es ist einfacher, den Fuß zunächst an die Wade zu setzen, wenn die Hüften noch nicht so offen sind. Achte nur darauf, den Fuß nicht an das Knie zu setzen. Als Fortgeschrittenenvariante kannst du hier in einen halben Lotus gehen und zusätzlich den Fuß mit dem Arm hinter dem Körper binden.

Die richtige Ausrichtung:

- Komme am Anfang deiner Matte zuerst in die Berghaltung.
- Verteile dein Gewicht gleichmäßig auf alle vier Ecken jedes Fußes.
- Suche mit den Augen einen Fokuspunkt, der sich nicht bewegt, um dein Gleichgewicht zu halten.
- Setze dann beide Hände an die Hüften.
- Verlagere dein Gewicht in deinen linken Fuß, presse den großen Zeh und deine Fußinnenkante aktiv in den Boden, aktiviere die Oberschenkelmuskulatur und ziehe die Kniescheibe nach oben.
- Drehe deinen rechten Fuß nach außen, beuge dein rechtes Bein, greife mit deiner rechten Hand deine Fußfessel und setze deine Fußsohle entweder an der Innenseite der Wade oder an der Innenseite des Oberschenkels ab.
- Presse mit dem rechten Fuß in deine Wade/Oberschenkel und rotiere das rechte Knie nach außen.
- Führe dann deine Hände in Gebetshaltung vor dem Herzen zusammen und halte deinen Blick ganz fokussiert auf deinen Punkt.
- Wenn du magst, strecke die Arme in einem »V« nach oben Richtung Himmel.
- Ziehe dich aus der linken Hüfte raus und nach oben.
- Atme ruhig und gleichmäßig und entspanne deine Gesichtszüge.
- Bleibe für ca. 10–20 Atemzüge in der Pose.
- Um die Haltung zu lösen, senke die Arme und setze den Fuß geführt ab.
- Stehe für einen Moment in der Berghaltung, um dich zu neutralisieren.
- Übe dann den Baum auf der anderen Seite.

Häufige Fehler:	Fuß drückt gegen das Knie, Knie fällt nach innen, Oberkörper nicht gestreckt
Mein Tipp:	Halte deinen Blick auf einen Fokuspunkt (Drishti) fixiert, um hier die Balance zu halten. Erde deinen Fuß vom Standbein besonders über den großen Zeh und ziehe dich energetisch über die Kopfkrone nach oben in Richtung Himmel.

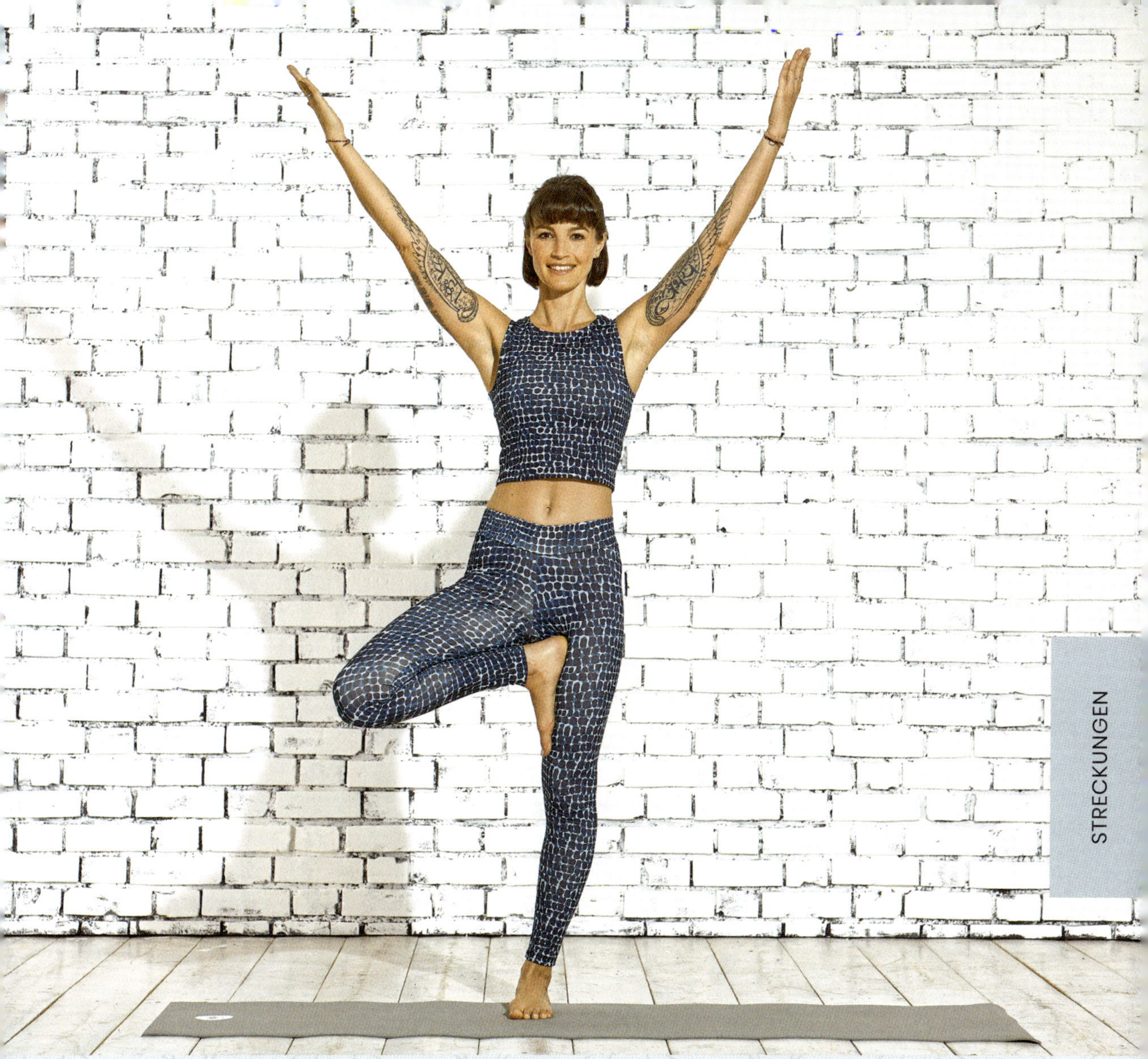

AFFIRMATION

»Ich bin verwurzelt in der Erde und strahle wie ein Baum zum Himmel.«

VARIATIONEN

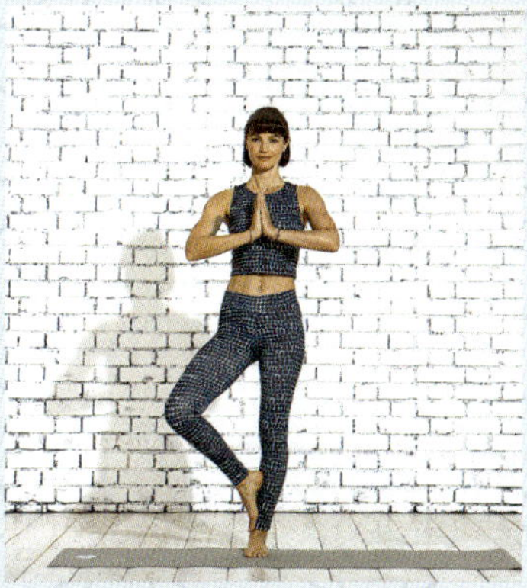

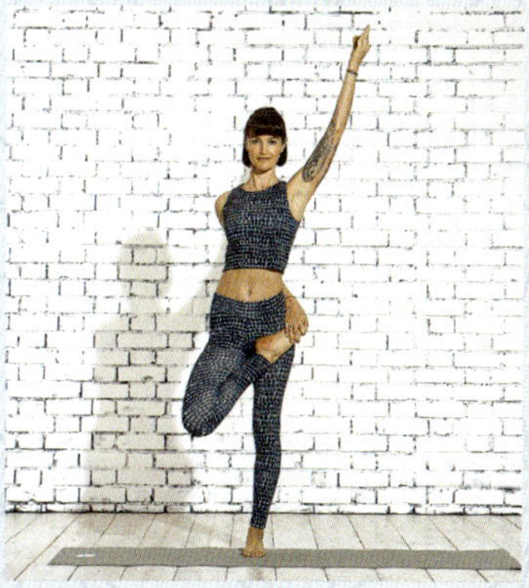

Krieger II

Sanskrit-Name:	Virabhadrasana II
Chakra:	Wurzel-Chakra, Stirn-Chakra
Dosha:	neutraler Effekt auf Vata & Pitta (–/+), verringert Kapha (–)
Körper:	stärkt den ganzen Körper, Dehnung für Beine, Leisten und Brust, öffnet Hüfte, Schultern und Brust, therapeutisch gegen Plattfüße, Ischias
Geist & Emotion:	fördert die Präsenz, Zentrierung und Konzentrationsfähigkeit, klärt den Geist und richtet ihn aus, fördert Selbstbewusstsein
Kontraindikationen:	Hüft-, Knie- oder Schulterverletzung, Durchfall, Bluthochdruck
Variationen:	Wenn sich deine Hüften eng anfühlen und dein vorderes Knie dazu neigt, nach innen zu fallen, rotiere deinen hinteren Fuß noch etwas mehr einwärts (bis zu 45 Grad), sodass auch dein hinterer Oberschenkel weiter einwärts rotiert ist. Das macht es leichter für dich, dein vorderes Knie auswärts zu rotieren.

Die richtige Ausrichtung:

- Stehe aufrecht, mit den Füßen in hüftbreitem Abstand, und setze deine Hände an die Hüften.
- Tritt jetzt mit deinem linken Fuß einen großen Schritt zurück und drehe beide Fußspitzen nach links, sodass du in einem weiten Grätschstand auf deiner Matte stehst.
- Drehe jetzt nur den rechten Fuß wieder zur vorderen Mattenkante.
- Der linke Fuß bleibt um 90 Grad gedreht, die Zehen zeigen minimal nach vorn. Der linke Oberschenkel ist leicht nach innen eingedreht.
- Presse die linke Fußaußenkante aktiv in den Boden, sodass sich das Fußgewölbe hebt.
- Hebe mit der Einatmung beide Arme auf Schulterhöhe an, damit sie parallel zum Boden sind.
- Beuge nun mit der Ausatmung das rechte Knie und rotiere den rechten Oberschenkel nach außen.
- Richte das rechte Knie direkt über dem Knöchel deines rechten Fußes aus.
- Senke deine Hüften so tief, dass sich dein rechter Oberschenkel möglichst parallel zum Boden befindet.
- Drücke den äußeren Rand deines linken Fußes nach unten und halte das linke Bein gerade.
- Halte deinen Oberkörper ganz aufrecht, den Kopf direkt über dem Steißbein.
- Drehe den Kopf und schaue über den rechten Mittelfinger.
- Ziehe die Schulterblätter weg von den Ohren und ziehe deinen Bauch in Richtung Wirbelsäule.
- Bleibe ruhig und klar in deiner Atmung.
- Halte die Übung für mindestens 5–10 Atemzüge oder länger.
- Um die Haltung zu lösen, streckst du mit der Einatmung das vordere Bein und senkst deine Arme seitlich vom Körper ab.
- Wiederhole das Ganze mit dem anderen Bein.

Häufige Fehler:	Oberkörper fällt nach vorn, Arme sind nicht kraftvoll ausgestreckt
Mein Tipp:	Das vordere Knie sollte so tief gebeugt sein, dass wir eine Espressotasse darauf abstellen könnten. Ja, ganz genau so weit wollen wir das vordere Bein beugen. Das macht stramme Oberschenkel, Ladies and Gentlemen.

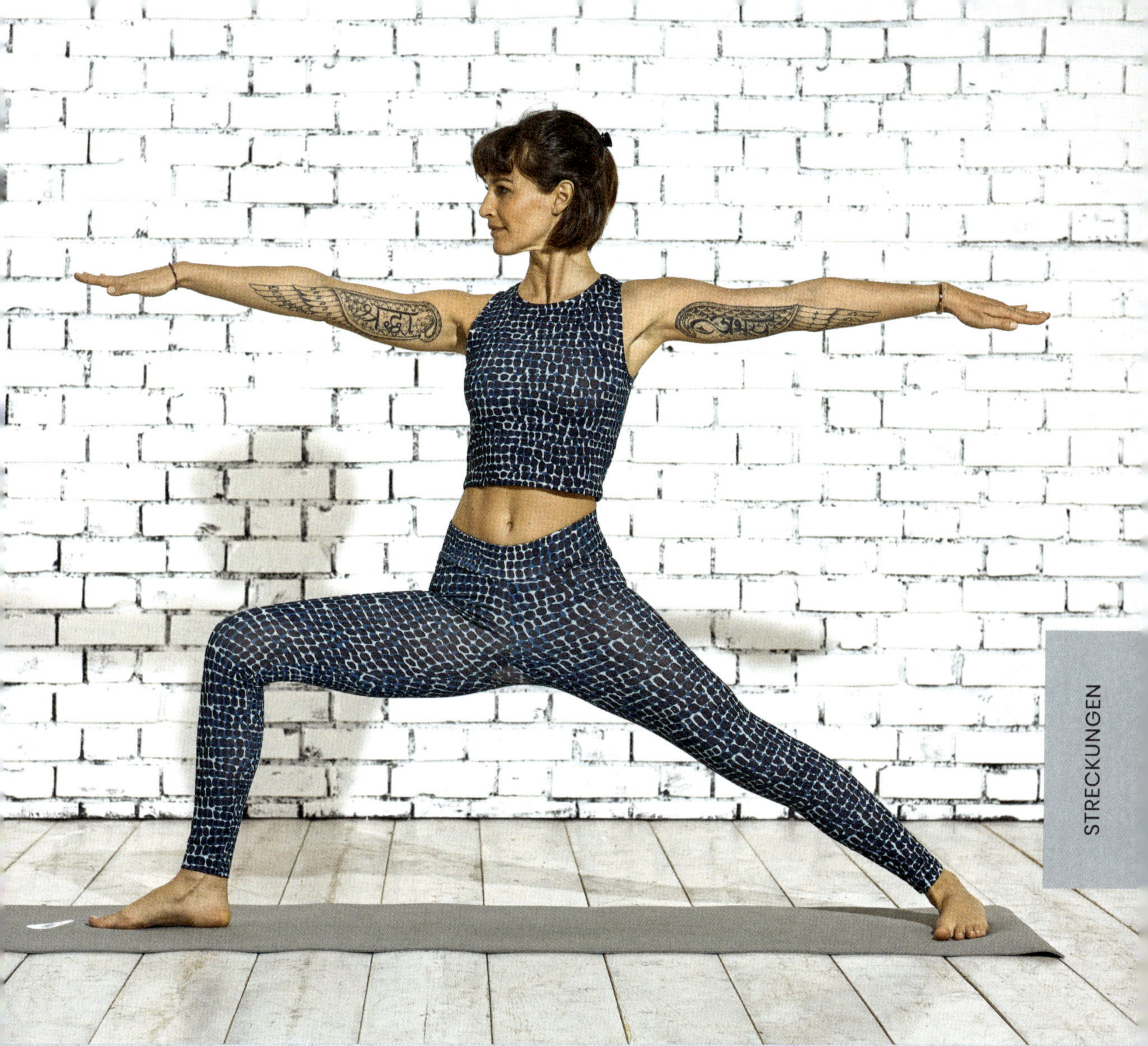

AFFIRMATION

»Ich begegne dem Leben mit Klarheit und Selbstbewusstsein.«

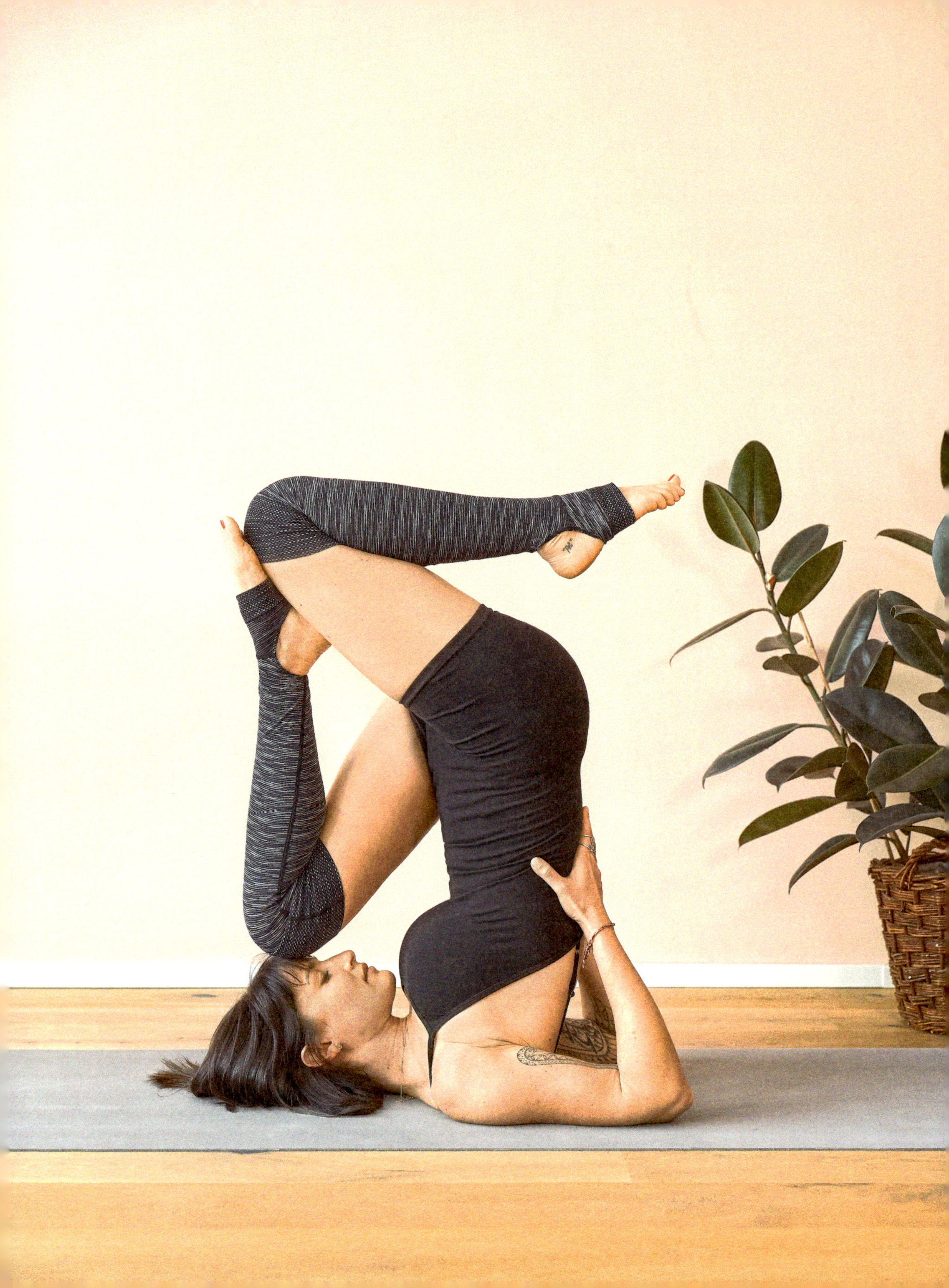

Körper:

- stimuliert Stoffwechsel, Schilddrüse und Prostata
- unterstützt die hormonelle Balance
- unterstützend für die Organe, um Flüssigkeiten in die Zellen zu befördern, deshalb wird Umkehrhaltungen ein verjüngender Effekt nachgesagt
- entlastet das Herz-Kreislauf-System, da das Blut aus den Beinen zurück zum Herzen fließt
- kann die Fruchtbarkeit der Frau fördern und Symptome der Wechseljahre lindern
- verbessert die Verdauung und hilft beim Ausscheidungsprozess
- kann helfen, Migräne zu mindern
- setzt Endorphine im Hypothalamus frei
- Befreiung von Schleim bei Nebenhöhlenentzündungen
- kräftigt Schultern und Nacken

Geist & Emotion:

- beruhigend und besänftigend
- zentriert und fokussiert den Geist
- fördert innere Balance und Ausgeglichenheit
- spirituell erhebend
- Zugang zu subtileren Energien wird möglich
- kultiviert »lichtvolles Gefühl« (Sattva)
- kann helfen, die Perspektive auf die Dinge zu wechseln

Doshas:

verstärkt Vata (+), mindert Pitta (–) und Kapha (–)

Prana Vayus:

Udana, Vyana, Apana

Umkehrhaltungen wirken kühlend und ausgleichend auf den Körper sowie beruhigend auf den Geist. Sie sind die beste mentale Vorbereitung für die Meditationspraxis, da sie den Geist zentrieren und Sattva, lichtvolle Energie, kreieren.

Umkehrhaltungen sollten in der Mitte der Yoga-Einheit praktiziert werden, sodass genügend Zeit für eine optimale Vorbereitung und Ausgleichshaltungen danach bleibt. Als Vorbereitung für den Kopf- und Schulterstand eignen sich die folgenden Asana-Kategorien: Seitbeugen, Rückbeugen, Drehungen und Vorbeugen.

Achtung: Die Umkehrhaltungen Kopf- und Schulterstand bergen definitiv ein hohes Verletzungsrisiko. Ich selbst kenne Leute, die sich im Schulterstand einen Bandscheibenvorfall in der Halswirbelsäule zugezogen haben, weil sie nicht ausreichend aufgewärmt waren und unkontrolliert in die Haltung gegangen sind. Diese Posen setzen eine stabile Yoga-Praxis voraus. Wenn du dir unsicher bist, wie du diese Haltungen auszuführen hast, praktiziere sie nur unter der Anleitung eines Yoga-Lehrers.

Schulterstand

Sanskrit-Name:	Salamba Sarvangasana
Chakra:	Kehl-Chakra, Stirn-Chakra (Drittes Auge)
Dosha:	verstärkt Vata (+), verringert Pitta (–) und Kapha (–)
Körper:	stimuliert Schilddrüse und Prostata, verbessert die Verdauung, dehnt den Nacken, hilft bei Schlaflosigkeit, unterstützt die hormonelle Balance, hat einen verjüngenden Effekt, entlastet das Herz-Kreislauf-System
Geist & Emotion:	innere Balance, beruhigend und besänftigend, kann helfen, die geistige Perspektive und Einstellung zu wechseln
Kontraindikationen:	Halswirbelsäulenverletzungen, Bluthochdruck, Herzprobleme, Augenprobleme, Kopfschmerzen, Schlaganfall, Asthma, Nackenverletzungen, Menstruation, Nasennebenhöhlenentzündung, Schwangerschaft
Variationen:	Als Variante kannst du das Siegel der Umkehr praktizieren. Fortgeschrittene können die Pose 5 Minuten oder länger halten. Wenn du dich sicher fühlst, kannst du unterschiedliche Beinvarianten testen.

Die richtige Ausrichtung:

- Bitte lies die Anleitung genau, bevor du die Haltung übst. Auf keinen Fall darfst du den Kopf drehen, während du in der Haltung bist, das kann gefährlich für deine Halswirbelsäule sein.
- Lege dich flach auf den Rücken, die Beine sind ausgestreckt und die Arme liegen an den Seiten mit den Handflächen nach unten.
- Beuge die Knie und stelle die Fußsohlen flach auf den Boden.
- Hebe mit der Einatmung Beine und Hüften mit der Kraft der Bauchmuskeln vom Boden ab.
- Bringe deine Knie Richtung Gesicht.
- Beuge die Ellenbogen und lege die Hände auf den unteren Rücken. Die Fingerspitzen zeigen zur Decke. Halte deine Ellenbogen schulterbreit auseinander, lasse sie nicht zu den Seiten ausweichen.
- Strecke dann langsam vollständig deine Beine und Füße in Richtung Decke aus.
- Versuche, deine Schultern, Hüften und Füße in eine Linie zu bringen.
- Halte Kopf und Hals in einer Linie mit deiner Wirbelsäule und drehe den Kopf nicht mehr. Halte einen Abstand zwischen Kinn und Brust und mache deinen Hals weich.
- Halte die Pose für 30 Sekunden bis zu 1 Minute und atme ruhig und tief weiter.
- Um die Pose zu lösen, senke die Füße langsam auf den Boden ab und komme in die Pflug-Pose, wobei deine Hände den Rücken unterstützen.
- Lasse dann die Hände zu den Seiten los und rolle langsam Wirbel für Wirbel herunter.
- Ruhe dich einen Moment in Rückenlage aus und spüre der Wirkung nach.

Häufige Fehler:	Drehen des Kopfes, nicht ausreichend aufgewärmt, unkontrolliertes Hochschwingen der Beine
Mein Tipp:	Nimm diese Pose stets langsam und kontrolliert ein und beachte die Instruktionen genau. Wenn du unsicher bist, wäre es besser, den Schulterstand unter der Anleitung eines Yoga-Lehrers durchzuführen.

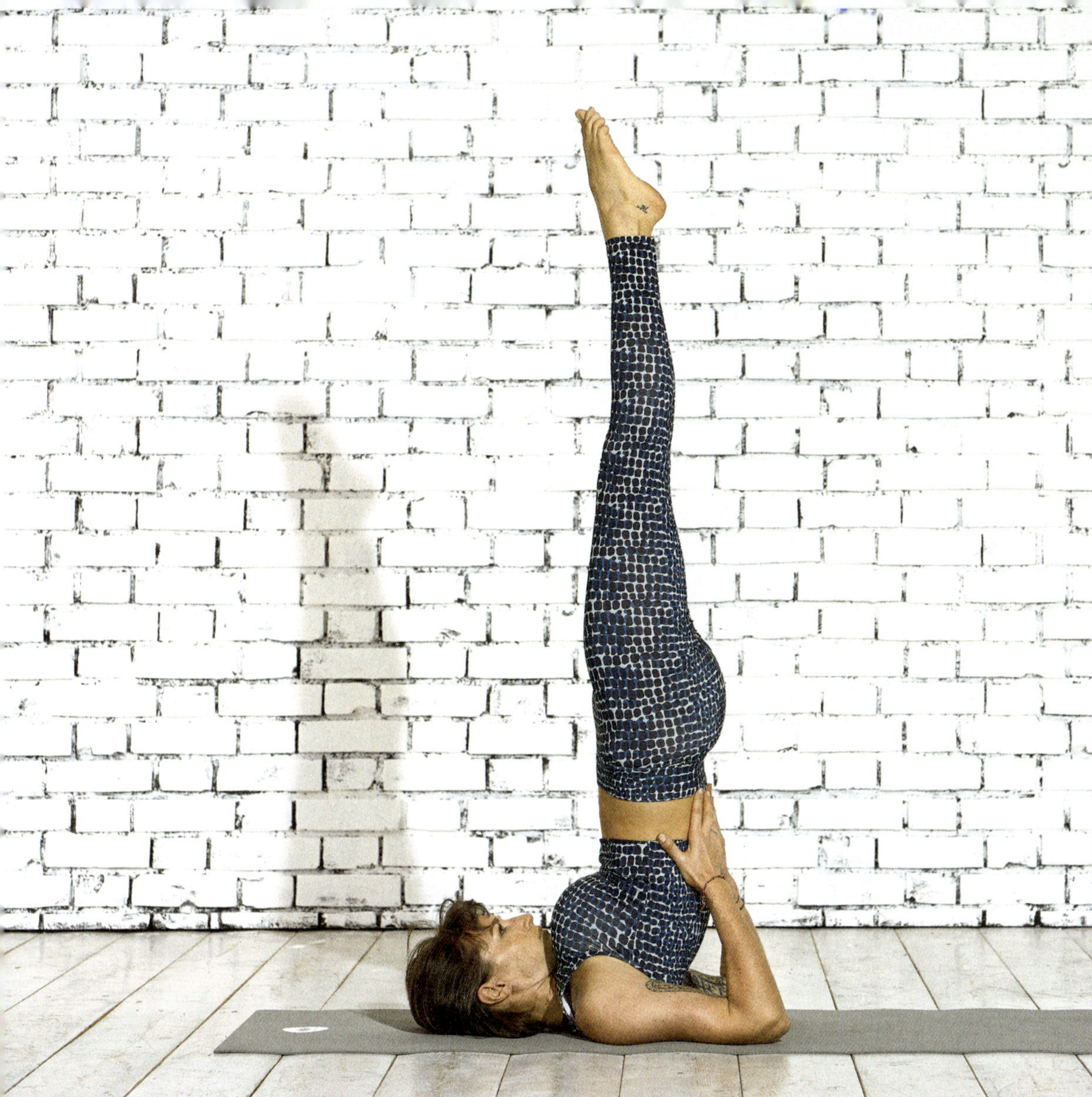

AFFIRMATION

»Ich fühle mich leicht, lichtvoll und frei.«

VARIATION

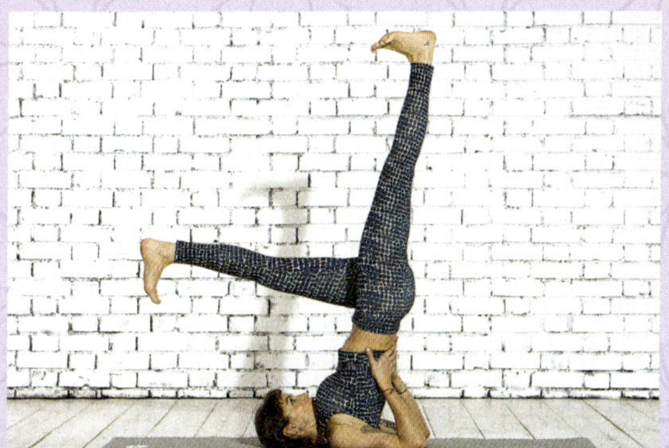

Siegel der Umkehr

Sanskrit-Name:	Viparita Karani
Chakra:	Kehl-Chakra, Stirn-Chakra (Drittes Auge)
Dosha:	verstärkt Vata (+), verringert Pitta (–) und Kapha (–)
Körper:	stimuliert Schilddrüse und Prostata, verbessert Verdauung und Ausscheidungsprozess, dehnt den Nacken, hilft bei Schlaflosigkeit, unterstützt die hormonelle Balance und kann bei Unfruchtbarkeit und den Symptomen der Wechseljahre helfen, entlastet das Herz-Kreislauf-System
Geist & Emotion:	innere Balance, beruhigend und besänftigend, kann helfen, die geistige Perspektive und Einstellung zu wechseln
Kontraindikationen:	Halswirbelsäulenverletzungen, Bluthochdruck, Herzprobleme, Augenprobleme, Schlaganfall, Asthma, Nackenverletzungen, Menstruation, Nasennebenhöhlenentzündung, Schwangerschaft
Variationen:	Die Variante an der Wand empfiehlt sich abends vor dem Schlafengehen oder im Sommer, wenn die Beine heiß und schwer sind.

Die richtige Ausrichtung:

- Lege dich flach auf den Rücken, die Beine sind ausgestreckt, die Arme an den Seiten, die Handflächen zeigen nach unten.
- Beuge nun die Knie und stelle die Fußsohlen flach auf den Boden.
- Wenn du mit einem Hilfsmittel arbeitest, hebe die Hüften kurz an und schiebe den Block oder das Bolster unter dein Kreuzbein, den harten Teil über deinem Gesäß.
- Hebe bei der Einatmung mithilfe der Bauchmuskeln deine Beine und Hüften vom Boden ab.
- Wichtig dabei ist, deinen Hinterkopf ganz lang am Boden zu lassen, den Kopf nicht mehr zu drehen.
- Runde den Oberkörper und bringe deine Knie Richtung Gesicht.
- Setze deine Handflächen an den unteren Rücken, bringe deinen Oberkörper senkrecht zum Boden.
- Lasse dein Becken in deine Handflächen sinken und von deinen Händen tragen. Nutze deine Handteller wie ein Tablett.
- Halte deine Ellenbogen schulterbreit auseinander und lasse sie nicht zu den Seiten ausweichen.
- Strecke deine Beine und Füße vollständig in Richtung Decke aus, sodass deine Fußzehen ungefähr über deinem Gesicht schweben.
- Schließe die Augen und bleibe hier für 30–60 Sekunden.

Häufige Fehler:	Drehen des Kopfes, wenn man schon in der Haltung ist, schnelle, unkontrollierte Bewegungen
Mein Tipp:	Diese Haltung ist wesentlich schonender und ungefährlicher für die Halswirbelsäule, wobei sie den gleichen energetischen und körperlichen Effekt erfüllt wie der volle Schulterstand. Lies bitte alle Instruktionen, bevor du die Haltung – langsam und kontrolliert – einnimmst.

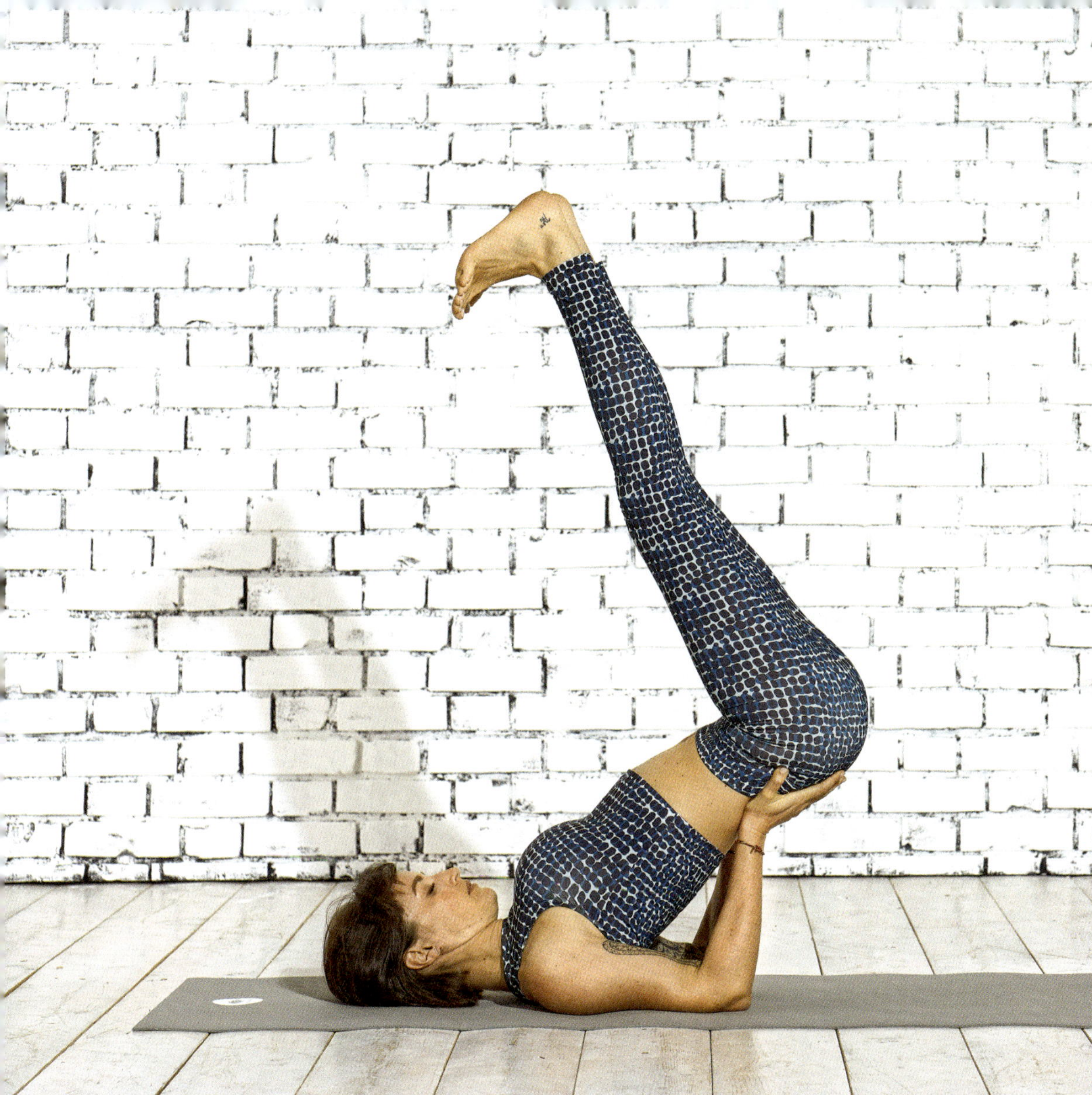

AFFIRMATION

»Ich bin in Frieden.«

VARIATION

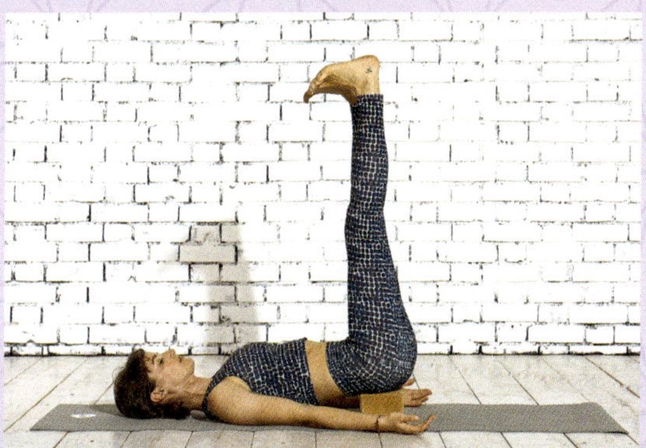

Kopfstand

Sanskrit-Name:	Sirsasana
Chakra:	Kehl-Chakra, Stirn-Chakra (Drittes Auge)
Dosha:	verstärkt Vata (+), verringert Pitta (–) und Kapha (–)
Körper:	stimuliert Schilddrüse und Prostata, verbessert die Verdauung, Befreiung von Schleim bei Nebenhöhlenentzündungen, stärkt das Zentrum und die Schulterkraft, unterstützt die hormonelle Balance und kann bei Unfruchtbarkeit und den Symptomen der Wechseljahre helfen
Geist & Emotion:	innere Balance, fokussiert den Geist, beruhigend und besänftigend, kann helfen, die geistige Perspektive und Einstellung zu wechseln
Kontraindikationen:	Halswirbelsäulen-/Nackenverletzungen, Bluthochdruck, Herzprobleme, Augenprobleme, Schlaganfall, Asthma, Menstruation, Schwangerschaft
Variationen:	Einsteiger sollten vor einer Wand üben, um die Angst vor dem Fallen zu überwinden und um zu lernen, kontrolliert in die Haltung zu gehen.

Die richtige Ausrichtung:

- Dies ist eine herausfordernde Pose. Bitte stelle sicher, dass du dich ausreichend warm gemacht hast.
- Setze dich auf die Knie in den Fersensitz und komme in den Vierfüßlerstand.
- Miss den richtigen Abstand deiner Ellenbogen am Boden, indem du jede Hand um den gegenüberliegenden Ellenbogen greifst.
- Falte die Hände und bringe deine Ellenbogen direkt unter deine Schultergelenke, sodass ein stabiles Dreieck unter dir entsteht, und presse Handkanten und -gelenke in den Boden.
- Setze deine Kopfkrone in diesen »Korb«, den du mit deinen Händen geformt hast, sodass dein Hinterkopf an den Daumenansätzen ruht.
- Hebe dann deine Hüften an und wandere mit deinen Füßen näher in Richtung Gesicht, bis sich deine Hüften so nahe wie möglich über den Schultern befinden. Denke: Schultern wollen über Hüften.
- Aktiviere dein Zentrum und hebe kontrolliert beide Beine in Slow Motion vom Boden weg.
- Ziehe die Beine wenn möglich gerade nach oben oder beuge die Knie, gehe dann in die Streckung.
- Im Kopfstand angekommen, suchst du dir einen Fokuspunkt (Drishti) mit den Augen, um die Balance zu halten, und atmest tief und ruhig weiter.
- Versuche, deine Füße über die Hüften zu bringen und schiebe dein Schambein nach vorn, um nicht ins Hohlkreuz zu fallen.
- Bleibe für mindestens 20 Atemzüge im Kopfstand. Fortgeschrittene Schüler können auch länger in der Haltung bleiben.

Häufige Fehler:	Körpergewicht ist nicht gleichmäßig auf die Kopfkrone verlagert, Ellenbogen sind nicht direkt unter den Schultergelenken ausgerichtet
Mein Tipp:	Eine gute Vorübung für den Kopfstand ist die Haltung des Delfins, sie stärkt die Arm- und Schulterkraft. Auch der Unterarmstütz ist geeignet, um die Zentrumskraft aufzubauen, die wir im Kopfstand brauchen.

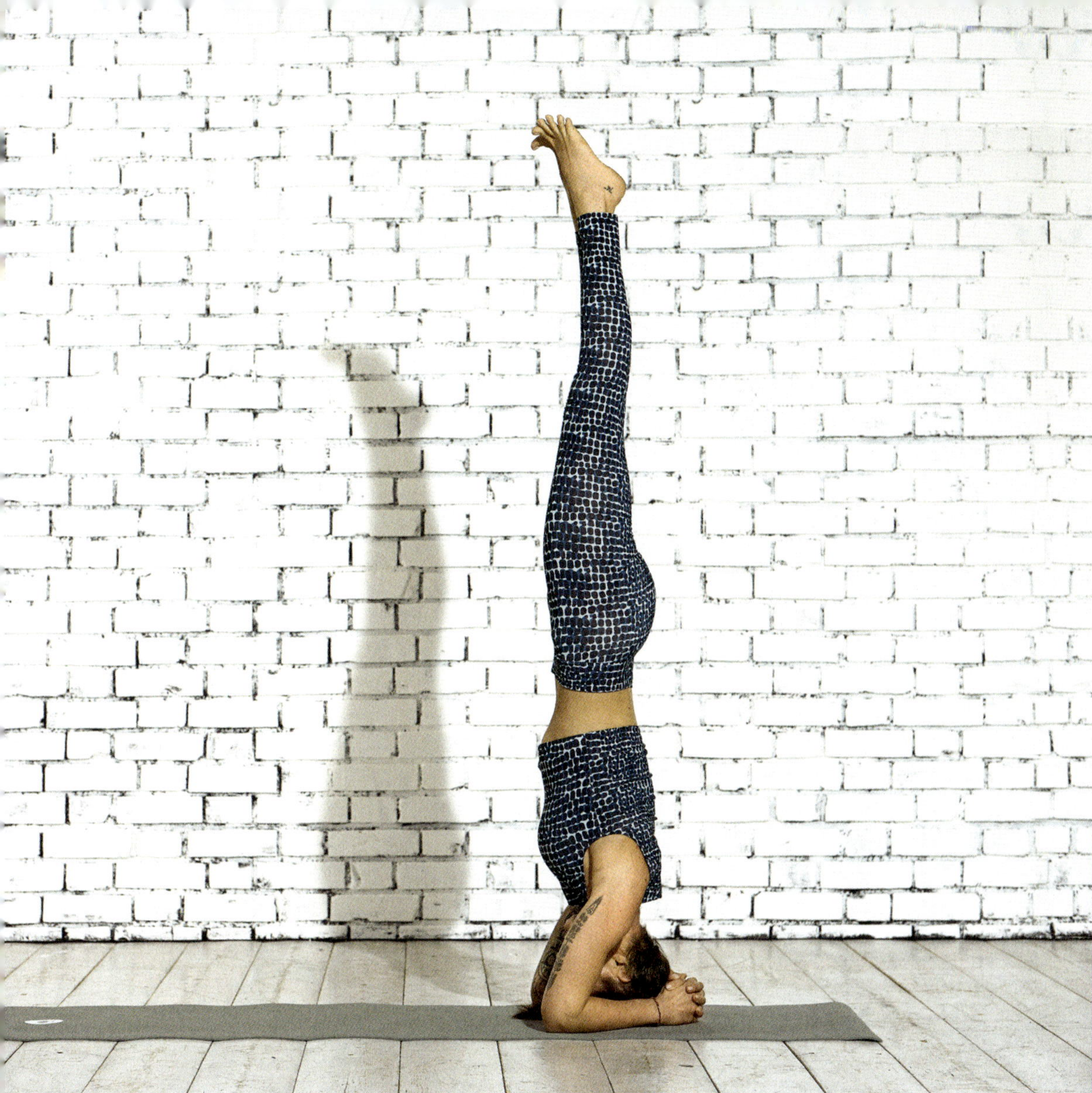

AFFIRMATION

»Ich bin Licht.«

VARIATIONEN

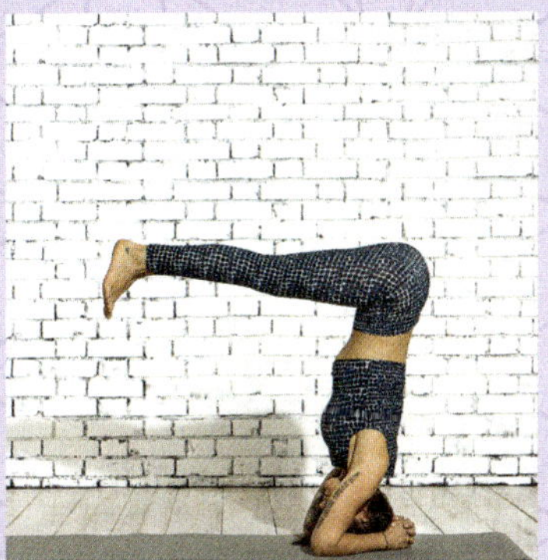

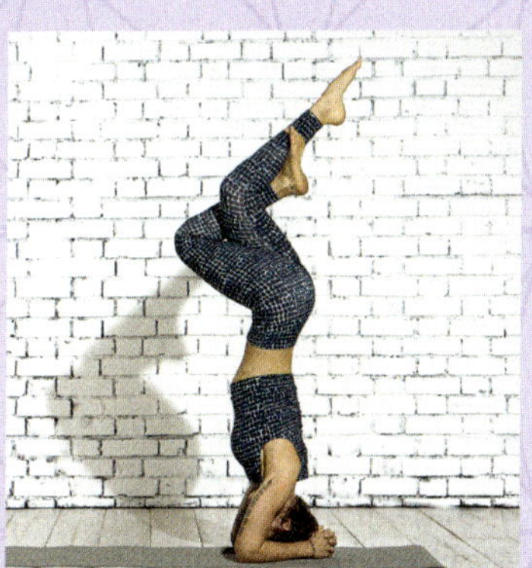

Die Kraft der Atmung

Der Atem ist immer da. In jedem Augenblick unseres Lebens atmen wir. Obwohl der Atem eine automatische, unterbewusste Funktion ist, können wir Einfluss darauf nehmen.

Warum bewusste Atmung notwendig ist

Die meisten Menschen atmen mit nur etwa zwanzig Prozent ihrer Lungenkapazität. Das ist verheerend, da unser gesamter Organismus, alle Funktionen des Körpers – einschließlich Herz und Gehirn – von Sauerstoff abhängig sind. Wenn wir nicht vollständig und tief einatmen, versorgen wir den Körper nicht ausreichend mit Sauerstoff. Wenn wir nicht vollständig ausatmen, entgiften wir den Körper nicht effektiv. Unsere Atmung wirkt sich maßgeblich auf unsere Gesundheit und Langlebigkeit aus. Deshalb sollten wir daran interessiert sein, besser, also tiefer und voller, zu atmen.

Geist und Atem

In Stresssituationen sagen wir einander: Atme erst mal tief durch. Die Atmung ist unweigerlich mit unserem Geist, unseren Emotionen und dem Nervensystem verbunden. Emotionale und mentale Umstände werden direkt im Atemmuster reflektiert. Sind wir z. B. aufgewühlt, atmen wir schnell und eher flach. Sind wir hingegen ruhig, so ist die Atmung es auch. Sobald wir den Atem bewusst lenken, reagiert der Geist darauf. Achtsam zu atmen ist die einfachste Form der Meditationspraxis.

Einatmung versus Ausatmung

Wenn wir einatmen, nehmen wir Sauerstoff auf und empfangen Energie. Die Einatmung wird damit gleichgesetzt, uns selbst zu stärken und zu vitalisieren.

Wenn wir ausatmen, geben wir Kohlenstoffdioxid in die Atmosphäre ab. Die Ausatmung ist ein automatischer Prozess des Loslassens. Im Alltag und in der Yoga-Praxis können wir bewusst die lange Ausatmung nutzen, um alles loszulassen, was wir nicht mehr brauchen (z. B. Anspannung, Stress und negative Gedanken). So wirkt eine verlängerte Einatmung energetisierend (Sonnenatmung), eine verlängerte Ausatmung hingegen beruhigend (Mondatmung).

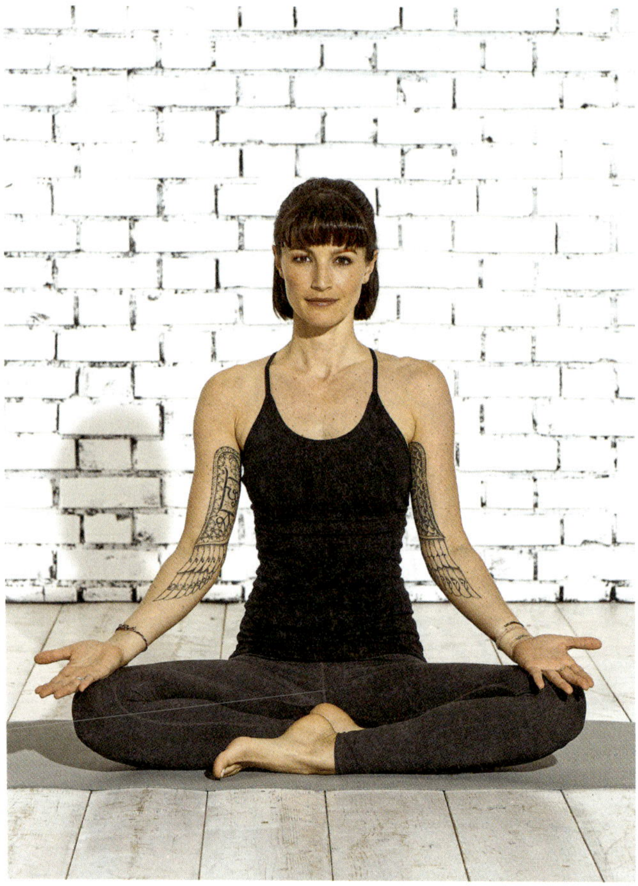

Pranayama

Pranayama kann mit »Atemkontrolle« oder »Atemausdehnung« übersetzt werden. Wenn wir beginnen, den Atem an- und einzuhalten, beginnen wir Pranayama zu praktizieren. Dadurch üben wir bewusste Kontrolle auf den Atem aus und erlangen Einfluss auf unser Energielevel und unseren Bewusstseinszustand.

Kumbhaka

Die Atmung umfasst vier Teile: Einatmen, Pause, Ausatmen, Pause. Die kleinen Pausen nach dem Ein- und Ausatmen werden meist nicht wahrgenommen, sie heißen Kumbhaka. Man kann Kumbhaka gezielt praktizieren, indem man kurz aufhört zu atmen, wenn die Einatmung abgeschlossen ist und die Lungen gefüllt sind. Oder indem man leer bleibt, wenn die Ausatmung abgeschlossen ist. Streng genommen wird eine Atempraxis ohne Kumbhaka nicht als Pranayama bezeichnet.

Benefits von Pranayama:

- eine tiefere Beziehung zur eigenen Atmung
- mehr Körperbewusstsein
- verlangsamt und gleicht den Atemrhythmus aus
- entwickelt die Lungenkapazität
- beruhigt das Nervensystem und den Geist
- verbessert die Durchblutung
- reduziert Stress und Gefühle von Depression, Angst und Wut
- führt zu einem Zustand der Meditation

Kontraindikationen für Pranayama

Pranayama solltest du nicht mit vollem Magen, bei psychischer Instabilität, Kopfschmerzen oder Schwangerschaft praktizieren. Wenn du unsicher bist, frage am besten deinen Yoga-Lehrer.

Wie sollte Pranayama ausgeführt werden?

Man sollte achtsam mit Pranayama umgehen und den Fokus auf die Präzision legen. Beginne mit ein paar Minuten und steigere dich langsam, ohne etwas erzwingen zu wollen. Du kannst mit den folgenden einfachen Techniken beginnen. Weitere Pranayama-Techniken und deren Wirkungsweisen erlernst du am besten persönlich mit einem erfahrenen Yoga-Lehrer.

- **Der dreiteilige yogische Atem**

  Die dreiteilige yogische Atmung schafft Balance zwischen Ein- und Ausatmung. Sie beginnt mit der Einatmung in den Bauch, fließt über den Brustkorb bis in die Schlüsselbeine und folgt beim Ausatmen dem gleichen Muster (Bauch zieht nach innen, Brustkorb senkt sich, Schlüsselbeine senken sich). Lasse den Atem tief und gleichmäßig fließen, ohne Pausen. Die dreiteilige yogische Atmung ist die Voraussetzung für alle anderen Pranayama-Techniken. Du kannst sie im Liegen oder im Sitzen praktizieren.

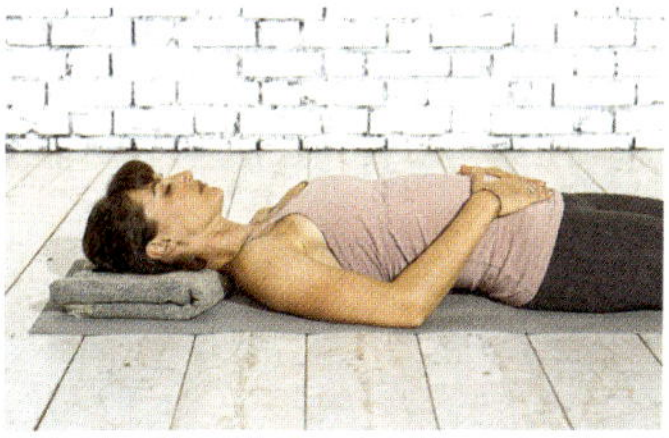
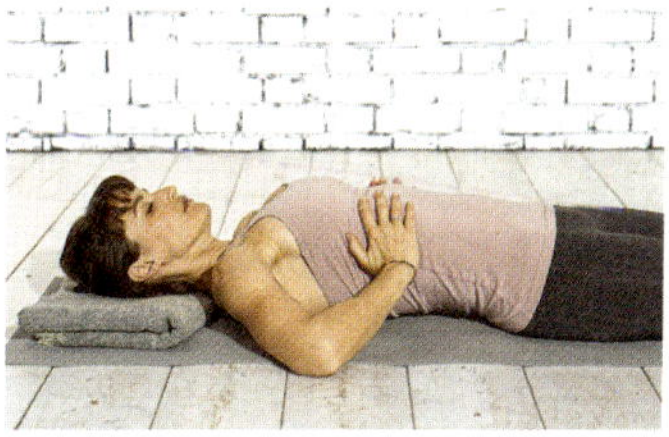
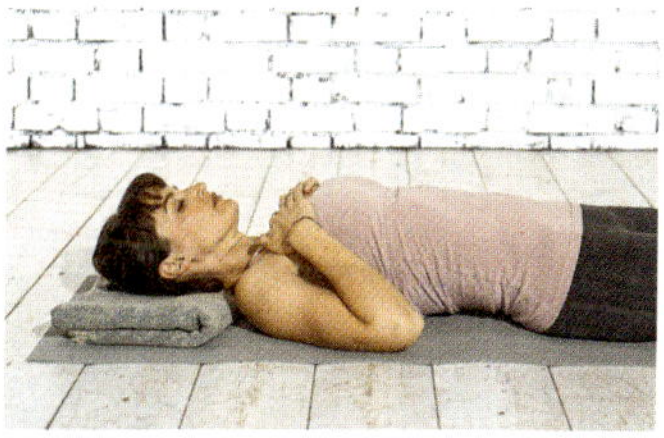

Ujjayi

Ujjayi bedeutet übersetzt »siegreicher Atem«, wird aber oft auch Meeresrauschen-Atmung genannt, da wir die Stimmritze in der Kehle verengen und ein feines Rauschen erklingt. Ujjayi wirkt stabilisierend auf Körper und Geist. Beginne zunächst damit, mit geöffnetem Mund zu üben und mit einem leisen »ahhhh« auszuatmen, als würdest du hauchen. Bringe dieses Rauschen dann auch in deine Einatmung. Nach einer Weile kannst du den Mund schließen und weiter über die Nase atmen. Das feine Rauschen, das entsteht, sollte nicht unangenehm oder drückend sein. Der Atem sollte tief und gleichmäßig fließen. Die Ujjayi-Atmung praktizieren wir in den meisten Yoga-Asana-Stunden.

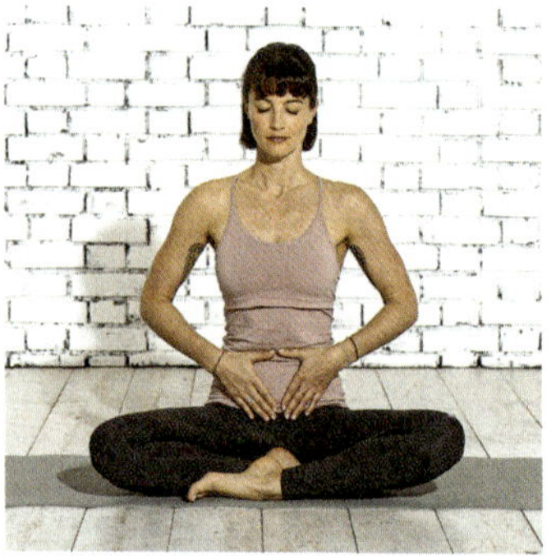
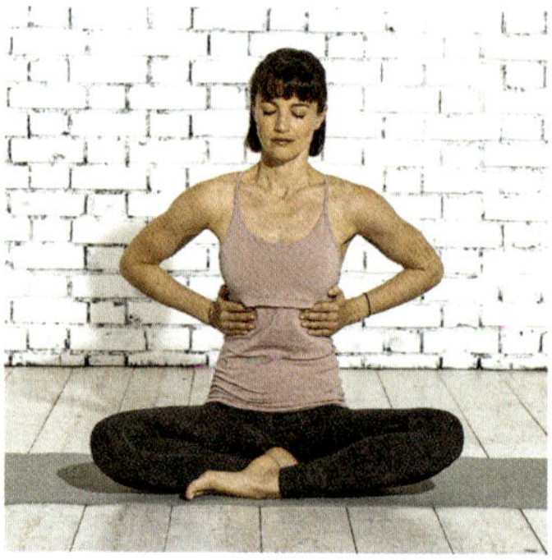
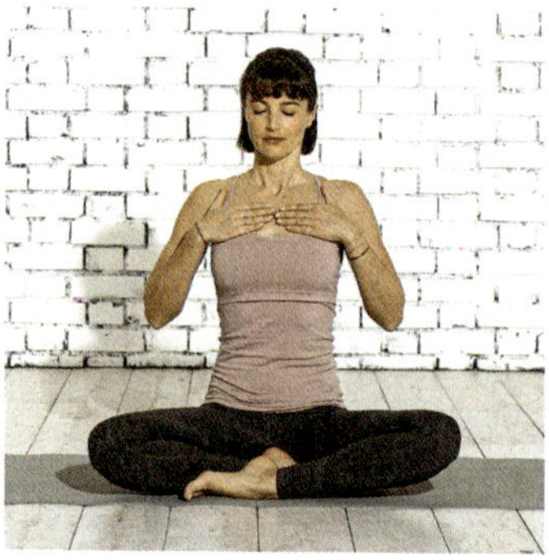

Nadi Shodhana

Nadi Shodhana ist die klassische Wechselatmung, die jederzeit praktiziert werden kann. Mit einem Hand-Mudra wird abwechselnd ein Nasenloch geschlossen. Zuerst wird durch das linke Nasenloch ein-, dann durch das rechte ausgeatmet. Die nächste Einatmung erfolgt dann durch das rechte Nasenloch, und es wird links ausgeatmet. Ein- und Ausatmung sind gleich lang. Schließe dabei die Augen und richte deinen Fokus auf den Punkt zwischen den Augenbrauen, das dritte Auge. Nimm wahr, wie dein Geist ruhig wird. Nadi Shodhana hat einen beruhigenden Effekt und reinigt und gleicht die Energiekanäle Ida, Pingala und Shushumna Nadi aus. Schließe die Praxis nach 5–10 Minuten mit der Ausatmung durch das rechte Nasenloch.

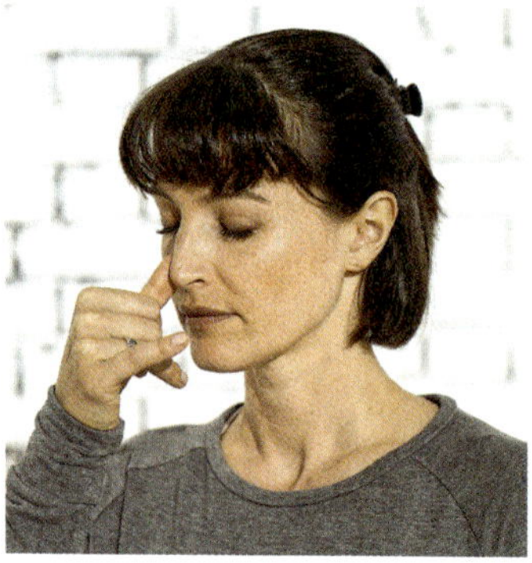
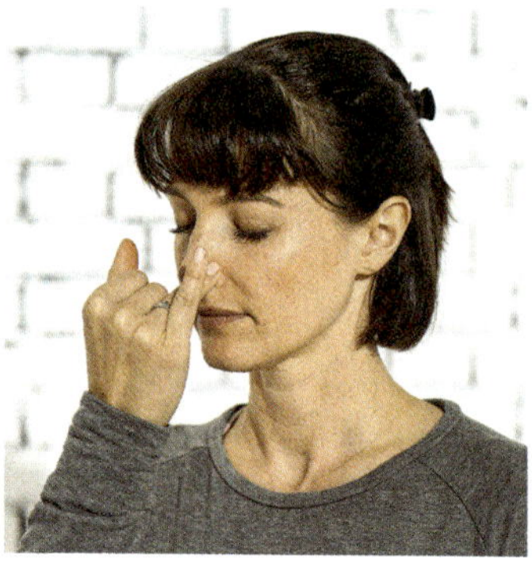

Sama Vritti

Sama Vritti bedeutet »gleicher Rhythmus« und ist ebenfalls eine Pranayama-Technik, die wir immer und zu jeder Tageszeit praktizieren können. Hier arbeiten wir mit Kumbhaka, der Atempause. Der Zählrhythmus ist für alle vier Teile der Atmung gleich (z. B. Einatmen für fünf Zählzeiten, Einatmung halten für fünf Zählzeiten, Ausatmen für fünf Zählzeiten und Ausatmung halten für fünf Zählzeiten). Je fortgeschrittener wir mit unserer Pranayama-Praxis sind, umso mehr können wir den Zählrhythmus erweitern. Diese Praxis wirkt stabilisierend und ausgleichend für den Geist und ist eine ideale Vorbereitung für die Meditation.

Meditation: Die Fähigkeit, mit uns selbst zu sein

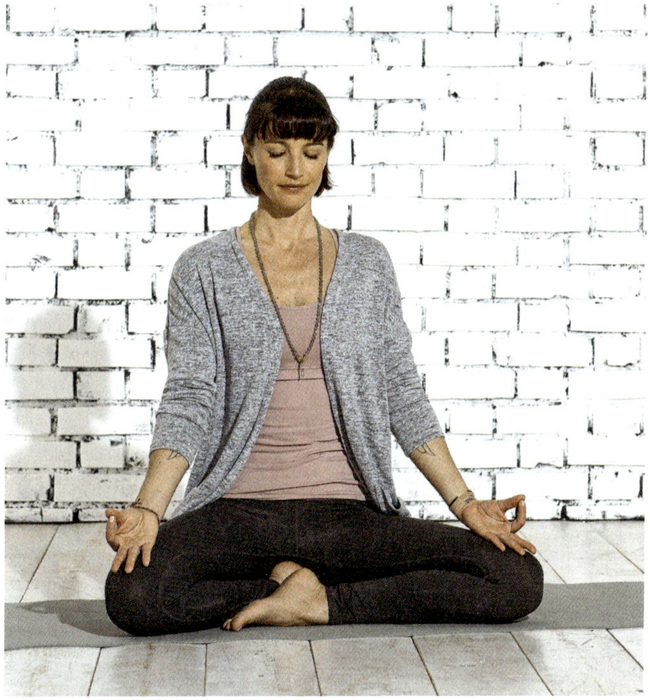

Meditation ist seit Tausenden Jahren eine der wirkungsvollsten Praktiken, um den Geist zu beruhigen, uns nach innen zu richten und uns mit unserer spirituellen Natur zu verbinden. Auf dem achtgliedrigen Pfad Patanjalis ist Meditation (Dhyana) die siebte Stufe und damit die Vorstufe zur Erleuchtung und Glückseligkeit (Samadhi). Eine vollständige Yoga-Praxis sollte neben Asana auch immer Savasana, Pranayama und Meditation beinhalten.

Still werden

Ein allgemeines Missverständnis über Meditation ist es, dass du dich zuerst ruhig fühlen musst, um meditieren zu können. Ähnlich wie die fälschliche Annahme, dass wir flexibel sein müssen, um Asana praktizieren zu können. Solche Ideen halten uns oft davon ab, etwas auszuprobieren.

Es ist normal, dass man zunächst auf inneren Widerstand trifft, sich hinzusetzen und still zu werden. Tatsächlich ist Meditation wahrscheinlich eine der herausforderndsten Praktiken, weil wir so sehr aufs aktive Handeln konditioniert sind. Für unseren unruhigen Geist ist es somit viel einfacher, durch ein dynamisches Vinyasa zu fließen, als still zu sitzen und präsent zu werden. Doch je öfter du dich »hinsetzt«, desto häufiger wird dich die Praxis mit tieferen Erfahrungen der inneren Ruhe beschenken.

Ziel der Meditation

In der Meditation wollen wir unseren flatterhaften Geist erden und zur Ruhe bringen. Ein stabiler und ruhiger Geist bildet das Fundament der Yoga-Praxis. Meditation hat von allen Gliedern des Yoga die größte Kraft, unsere Zukunft und unsere Realität zu formen. Denn wenn der Geist ruhig ist, können wir von einem Ort der Klarheit aus handeln. Ein Leben in einem meditativen Einheitszustand ist das ultimative Ziel des Yoga.

Jenseits aller Gedanken – im Raum zwischen den Gedanken – findet Meditation statt. Die Absicht der Meditation ist, gegenwärtig mit dem zu sein, was jetzt ist, das Präsentsein im Körper und im Geist. In der Meditation richten wir die Sinne nach innen, auf uns selbst. Dieser Konzentrationszustand ist beruhigend und glückselig.

Meditation ist der Prozess, durch den sich der Geist zuerst auf etwas konzentriert und dann ausgedehnt wird. Meditation ist der Zustand der Einheit mit allem, was ist – der Zustand des Yoga.

Der Meditationssitz

Finde für deine Meditation eine aufrechte, stabile und bequeme Sitzhaltung, in der du eine Zeit lang still sitzen kannst. Du kannst auf einem Stuhl, einem Meditationshocker, einem festen Kissen oder Yoga-Block auf dem Boden sitzen. Du kannst im Schneidersitz, halben Lotus, Lotus oder Fersensitz sitzen. Wenn du einen Stuhl verwendest, versuche, den Rücken ganz gerade zu halten, oder stütze den unteren Rücken an die Rückenlehne.

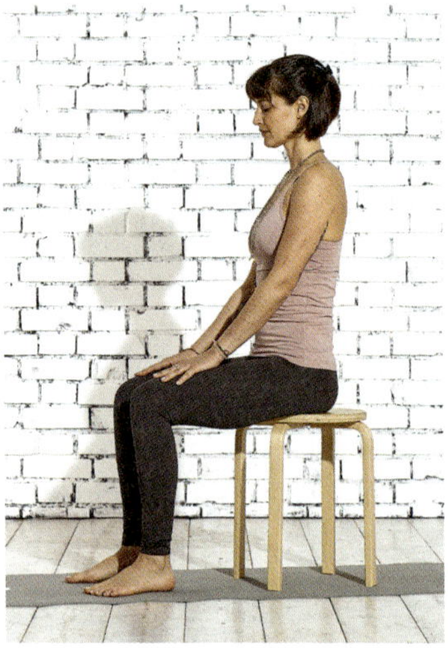
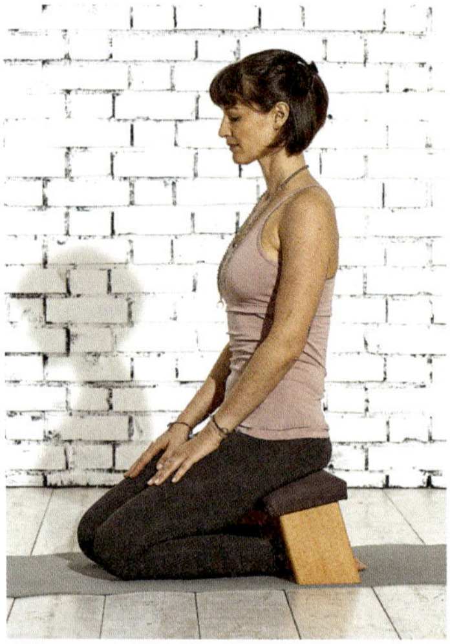
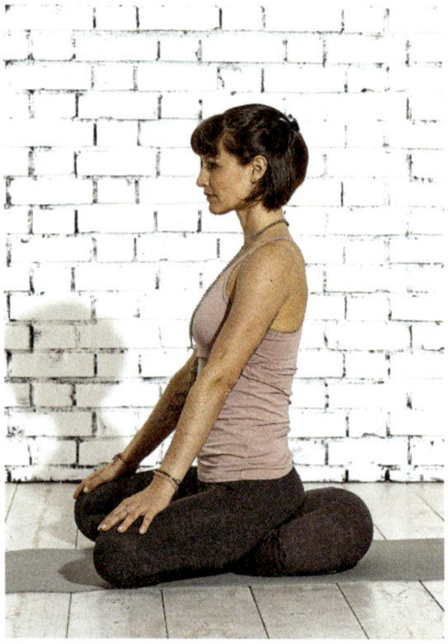

Fünf einfache Schritte zur Meditation

Wenn du dir täglich nur fünf Minuten Zeit nehmen kannst, um die Augen zu schließen und in Stille tiefer zu atmen, kann das einen entscheidenden Unterschied für den Rest deines Tages ausmachen. Wie bei der Asana-Praxis gilt auch hier: lieber regelmäßig und kurz üben, als selten und ausschweifend. Durch die Regelmäßigkeit schaffen wir uns neue Gewohnheiten. Im Folgenden erhältst du eine Schritt-für-Schritt-Anleitung, wie du zu meditieren beginnen kannst.

1. **Entscheide dich:** Lege alle störenden Dinge beiseite. Konzentriere dich nur auf dich, mit dem Ziel, deinen Geist zu beruhigen.
2. **Haltung:** Setze dich bequem und mit aufrechter Wirbelsäule auf den Boden oder einen Stuhl.
3. **Präsent werden:** Schließe deine Augen. Lausche ganz bewusst für einen Moment all dem, was du hören kannst. Ziehe dann die Sinne nach innen, spüre deinen Körper und nimm wahr, welche Gedanken und Gefühle gerade präsent sind, ohne sie zu bewerten oder daran festzuhalten.
4. **Konzentriere dich:** Richte deinen Fokus nun auf deine Atmung. Nimm wahr, wie mit jeder Einatmung kühle Luft durch beide Nasenlöcher einströmt und wärmere Luft mit der Ausatmung wieder ausströmt. Halte den Fokus auf die Atmung für mindestens fünf Minuten und steigere dich langsam. Siehe Gedanken kommen und gehen, kehre immer wieder zur Atmung zurück.
5. **Dankbarkeit:** Schließe die Meditation ab, indem du die Hände in Gebetshaltung vor dem Herzen zusammenführst und dir drei Dinge ins Bewusstsein rufst, für die du dankbar bist. Schicke Liebe von deinem Herzen an alle Lebewesen. Öffne dann langsam die Augen.

Yoga-Rituale

Folgende Rituale und Gesten sind in vielen Yoga-Klassen gängig. Ich erkläre dir kurz, welche Bedeutung sie haben und warum wir sie ausführen.

- **OM** ist der Urklang allen Seins und Lebens und ist laut der Yogis die Frequenz, auf der das gesamte Universum seit Anbeginn schwingt. Durch das Chanten (Singen) von Om wollen wir Einheit mit der Natur, dem Universum und unseren Mitmenschen erleben. Om zu chanten kann uns in einen yogischen Zustand versetzen.

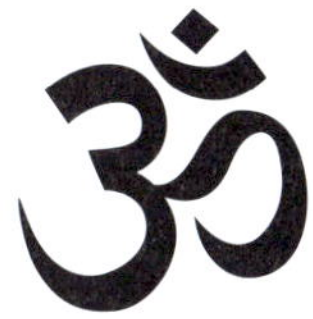

- **Anjali Mudra** ist eine Begrüßungsgeste, die in den meisten asiatischen Ländern gängig ist und auch als Gebetshaltung in vielen Kulturen eingenommen wird. Im Yoga führen wir die Hände vor dem Herzen zusammen und senken den Kopf als Zeichen dafür, dass sich der Verstand vor der Weisheit des Herzens verneigt.

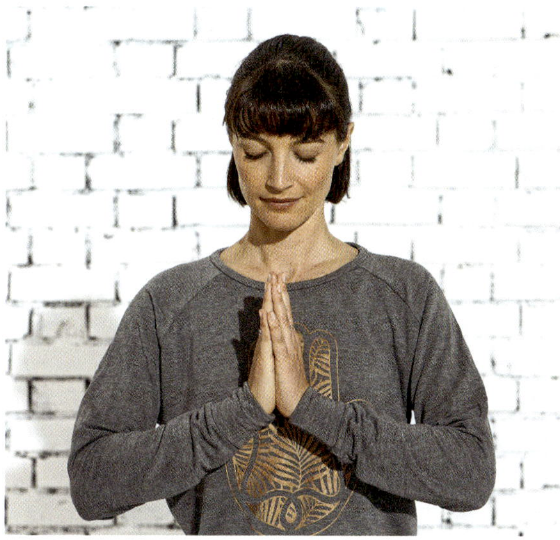

- **Namaste** bedeutet: Das Göttliche in mir verneigt sich vor dem Göttlichen in dir. Das sagen wir im Yoga meist am Anfang und Ende einer Klasse, als respektvolle Begrüßung, aber auch als Geste der Dankbarkeit an den Lehrer und alle Lehrer, die vor uns kamen und uns das Geschenk des Yoga gebracht haben.

Meditationsübung: Weit wie der Himmel

Setze dich in eine bequeme Sitzhaltung, richte deine Wirbelsäule lang auf und schließe deine Augen. Entspanne deine Schultern, deinen Bauch und deine Gesichtszüge. Atme ein paar Mal tief ein und aus. Beginne jetzt mit geschlossenen Augen einen strahlend blauen, wolkenlosen Sommerhimmel zu visualisieren. Siehe diesen Himmel vor dir und verbinde dich mit deinem inneren Beobachter – mit dem Teil in dir, der sich bewusst ist, dass du in Meditation sitzt. Erlaube deinen Gedanken zu kommen und zu gehen. Stelle dir jeden dieser Gedanken vor, als wäre er eine weiße Wolke, die von rechts nach links an deinem inneren Himmel vorbeizieht. Lasse die Wolken kommen und gehen. Bleibe ganz in dem Zustand des inneren Beobachters verankert. Wenn du bemerkst, dass du von einer dieser Gedankenwolken davon getragen wirst, komme zurück zu dem Bild des weiten, blauen Himmels. Halte deinen Fokus auf diesen Himmel gerichtet. Dein Geist ist frei, weit und klar. Gedanken kommen und Gedanken gehen, wie Wolken ziehen sie am Himmel vorbei. Du bleibst der Beobachter. Ruhig und präsent. Du bist der unendlich weite Himmel selbst. Verweile noch ein paar Minuten in dem Bewusstsein deiner Grenzenlosigkeit. Öffne dann langsam wieder die Augen und komme in den Raum zurück.

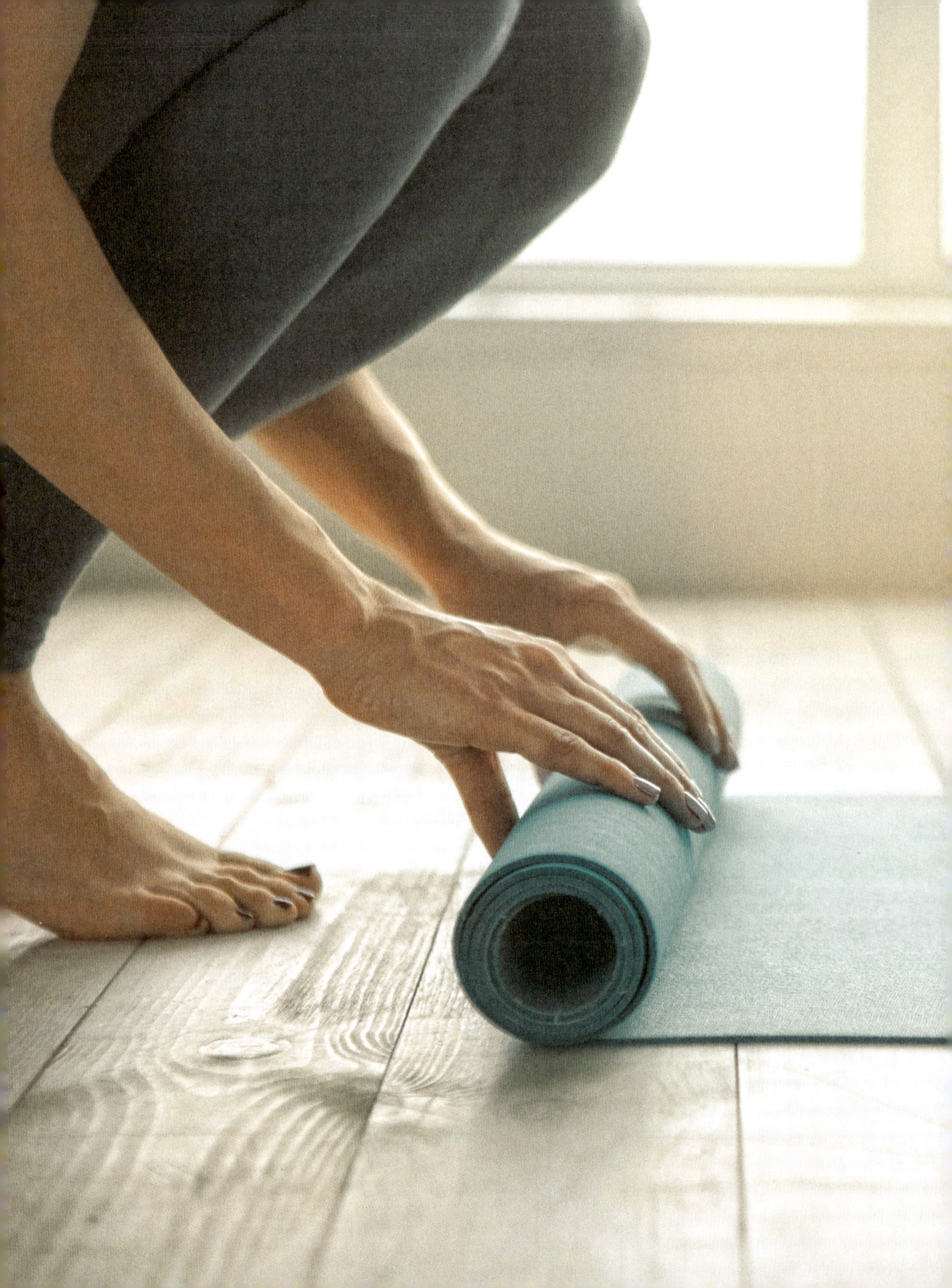

Yoga-Sequenzen für zu Hause

Diese drei Übungssequenzen habe ich sorgfältig für dich und deine Praxis für zu Hause kreiert. Jede Praxis enthält Asanas, die wir bereits in diesem Buch kennengelernt haben. Wenn du dir bei der korrekten Ausführung, Wirkungsweise sowie den Kontraindikationen einer Asana nicht ganz sicher bist, schlage bitte noch einmal vorn zu den Details nach.

Die drei Sequenzen sind aus den sechs verschiedenen Asana-Kategorien zusammengefügt, sie bauen sinngemäß aufeinander auf, sodass sie ihre spezifische körperliche und energetische Wirkung entfalten können. Die Sequenzen sind außerdem an die verschiedenen Tageszeiten sowie Bedürfnisse angepasst.

1. **Sonnen-Praxis:** Energie & Strahlkraft – nur für morgens geeignet
2. **Mond-Praxis:** Ruhe & Stabilität – besonders für abends geeignet
3. **Rücken-Praxis:** Kraft & Freiraum – für morgens & abends geeignet

Hinweise zu den Sequenzen

Jede Praxis ist circa dreißig Minuten lang. Du kannst jede Praxis in die Länge ziehen oder verkürzen, indem du die Wiederholungen einzelner Asanas variierst – je nachdem, wie viel Zeit du hast. Wichtig ist, dass du sowohl den Anfang, die Aufwärmphase als auch die Cool-down-Phase in der Sequenz beibehältst. Bitte gönne dir auch eine kurze Schlussentspannung von circa fünf bis acht Minuten am Ende jeder Praxis. Dieser Moment ist wichtig, um deine Praxis in sich abzuschließen. Um mit klarem, ruhigem Geist deine Praxis ausklingen zu lassen, empfehle ich dir zusätzliche eine kurze Pranayama- und Meditationspraxis von fünf bis zehn Minuten nach deiner Schlussentspannung. Wenn du es schaffst, jeden Tag eine eigene Praxis mit Yoga, Pranayama und Meditation von circa zwanzig bis dreißig Minuten für dich zu etablieren, wäre das wirklich großartig. Das gibt uns eine Säule der Stabilität in unserem sich ständig verändernden Leben. So erhältst du einen Zugang zu dem, was unveränderlich ist: deine Seele. Ich wünsche mir, dass diese drei ausgewählten Sequenzen dir eine Stütze und Inspiration für deine Praxis auf deinem individuellen Weg im Yoga sind. Ich glaube an dich.

Und jetzt: Yoga! Viel Freude beim Praktizieren.

Kleiner Hinweis: Ich habe immer wieder kurze Flow-Momente in die Sequenzen eingebaut. An diesen Stellen werden zwei bis drei Asanas fließend mit der Atmung praktiziert. Diese kurzen Asana-Verbindungen innerhalb der Sequenzen erkennst du an den folgenden Symbolen: › ‹› ‹. Am effektivsten sind diese Mini-Flows, wenn du sie 3–5 Mal wiederholst.

Sonnen-Praxis: Energie & Strahlkraft

In der Sonnen-Praxis liegt der Schwerpunkt vor allem darauf, Körper und Geist mit Energie (Prana) aufzuladen, damit du erfrischt und wach in den Tag starten kannst. Durch die Öffnung deines Oberkörpers in den Rück- und Seitbeugen wirkt diese Praxis aktivierend und energetisierend. Deswegen ist diese Sequenz besonders für morgens geeignet. Lege den Fokus auf die Vertiefung der Einatmung. Damit wird das sympathische Nervensystem angeregt, das wir für unseren täglichen Wach- und Aktionszustand brauchen. Übe es, die Einatmung in den dynamischen Rückbeugen zu vertiefen und zu verlängern (Sonnenatmung). In der Sonnen-Praxis werden vor allem das Solarplexus- und das Herz-Chakra aktiviert. Diese Praxis eignet sich, um das Kapha-Dosha (Erde) zu verringern sowie das Pitta- (Feuer) und Vata-Dosha (Luft) zu verstärken. Diese Praxis eignet sich auch besonders an kalten Tagen, denn es wird eine innere Hitze erzeugt. Du solltest diese Sequenz besser nicht abends praktizieren, da sie sehr anregend wirkt und zu Schlafproblemen führen kann.

Asanas, die dynamisch praktiziert und mehrfach wiederholt werden, sind folgendermaßen gekennzeichnet:

Anfang des Flows · Mitte des Flows · Ende des Flows

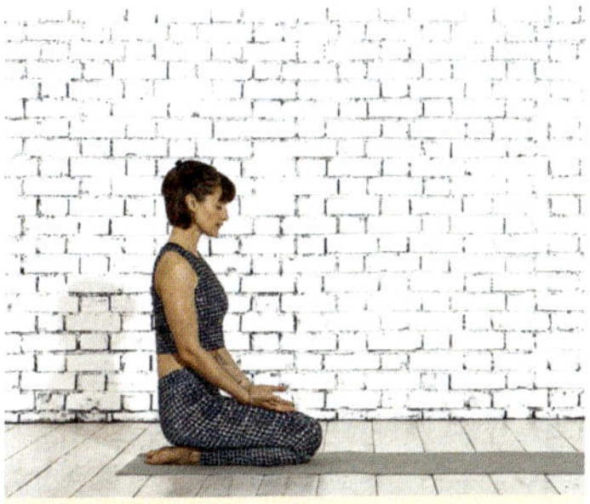

1 Fersensitz

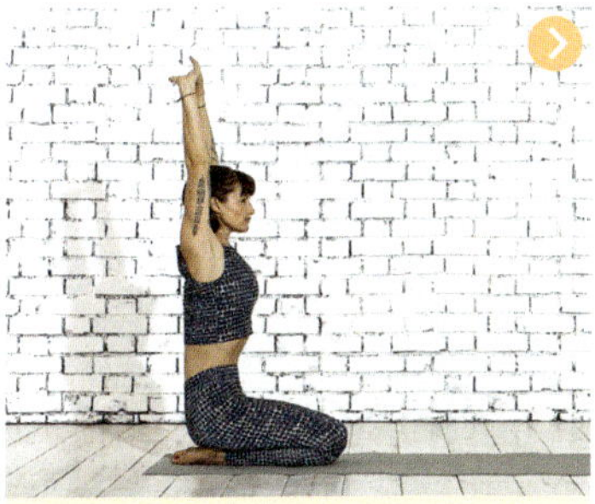

2 Aufwärmen, Arme hoch

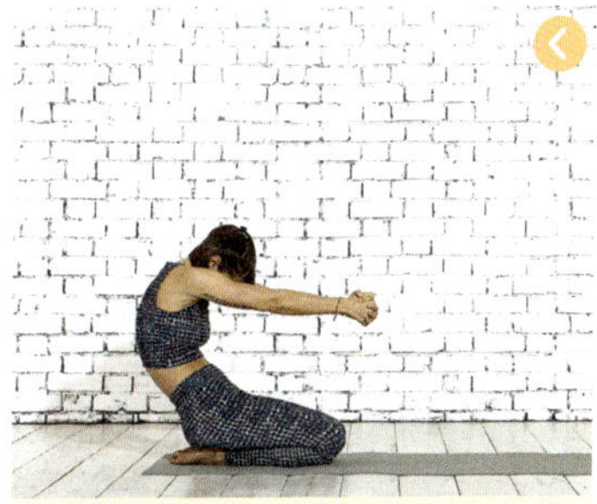

3 Aufwärmen, Arme runter

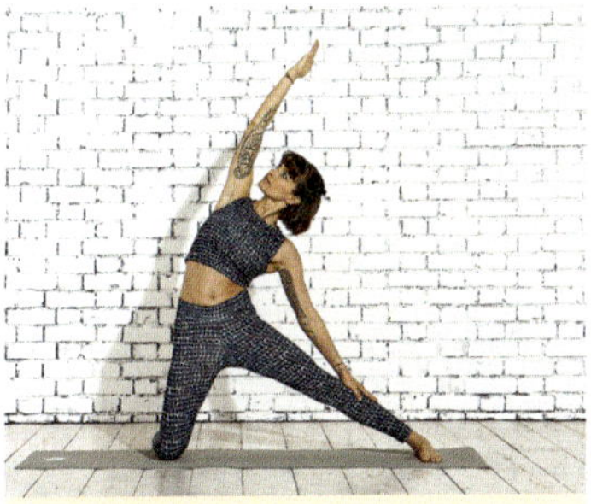

4 Seitbeuge auf Knien, links

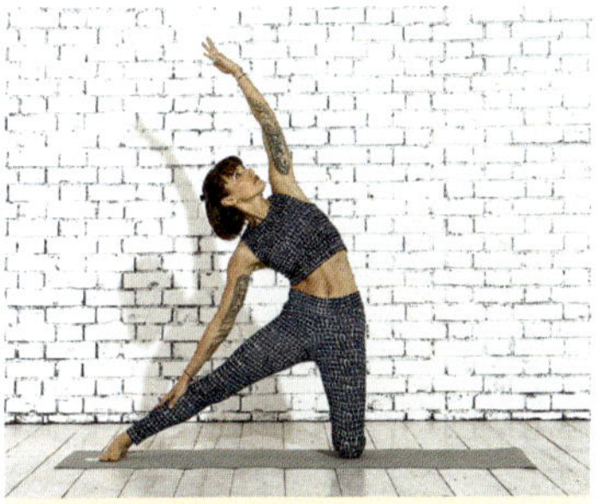

5 Seitbeuge auf Knien, rechts

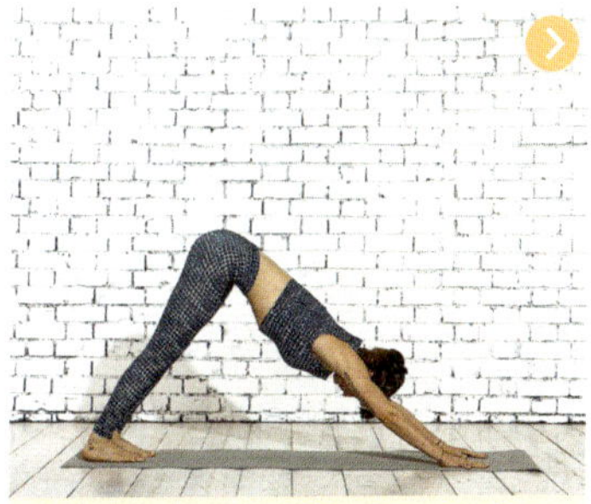

6 Herabschauender Hund

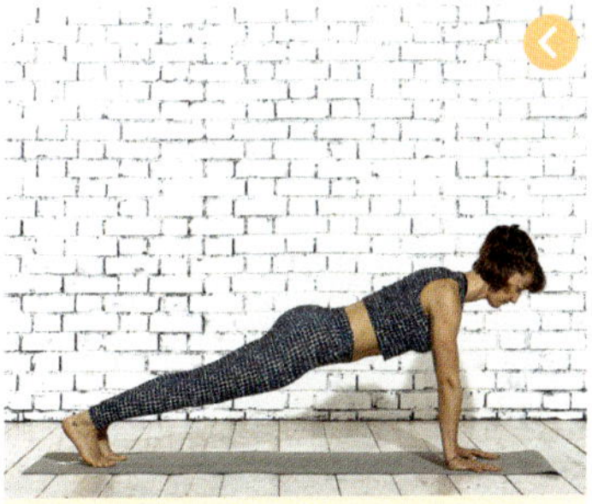

7 Liegestütz

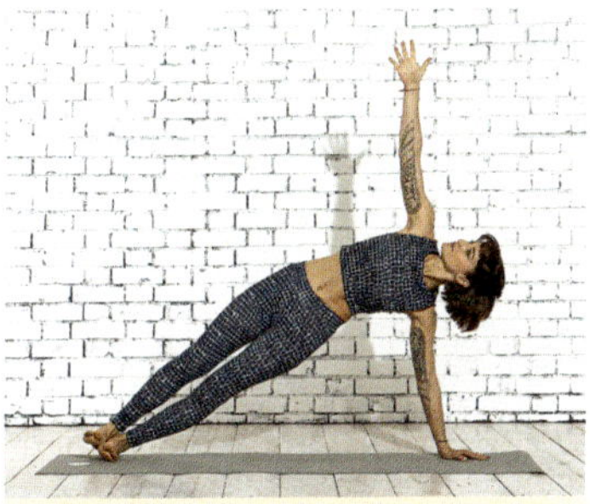

8 Seitstütz mit ausgestrecktem Arm, links

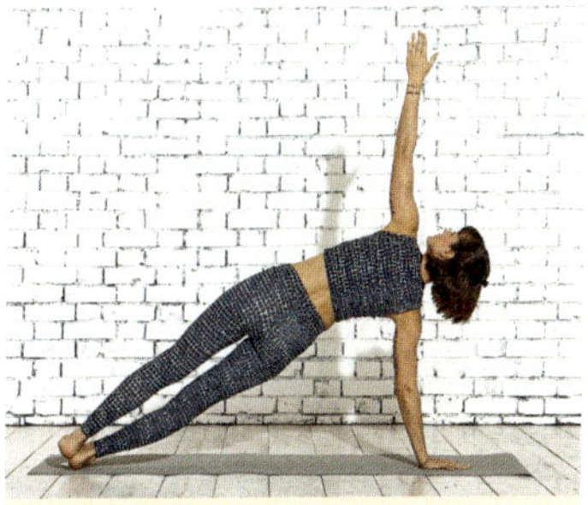

9 Seitstütz mit ausgestrecktem Arm, rechts

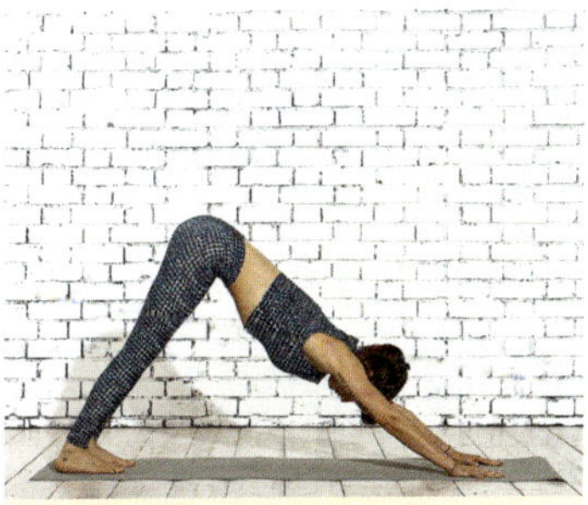

10 Herabschauender Hund

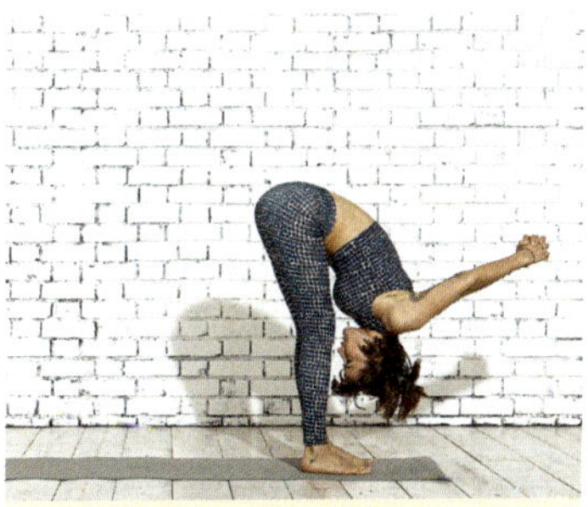

11 Stehende Vorbeuge mit Schulteröffner

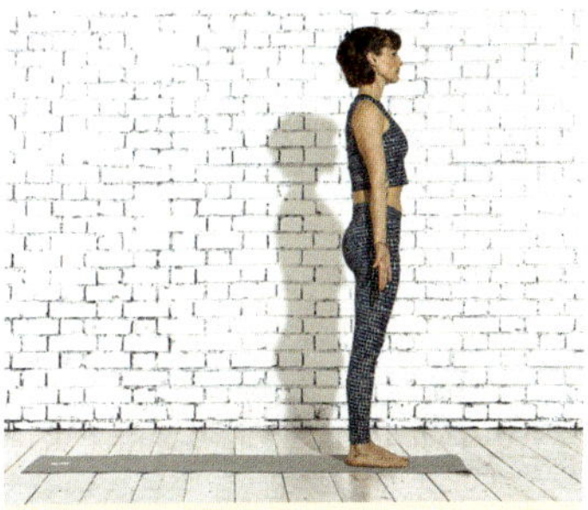

12 Berghaltung

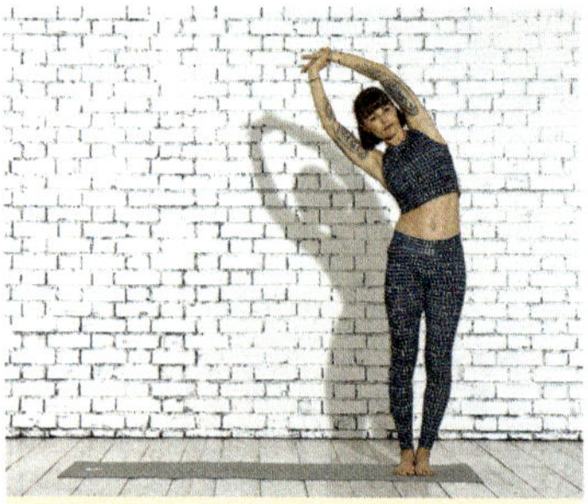

13 Seitbeuge im Stehen, rechts

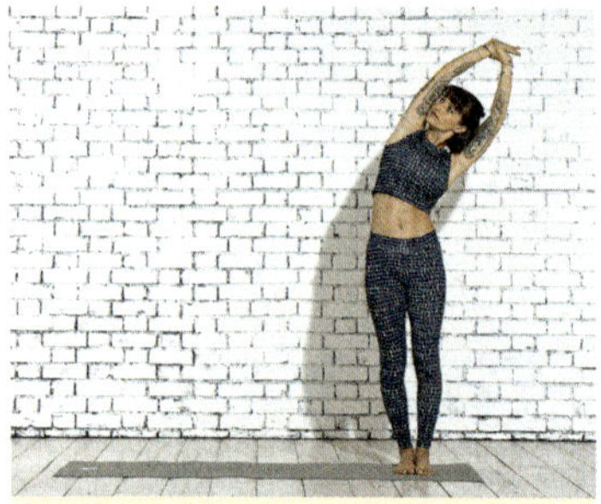

14 Seitbeuge im Stehen, links

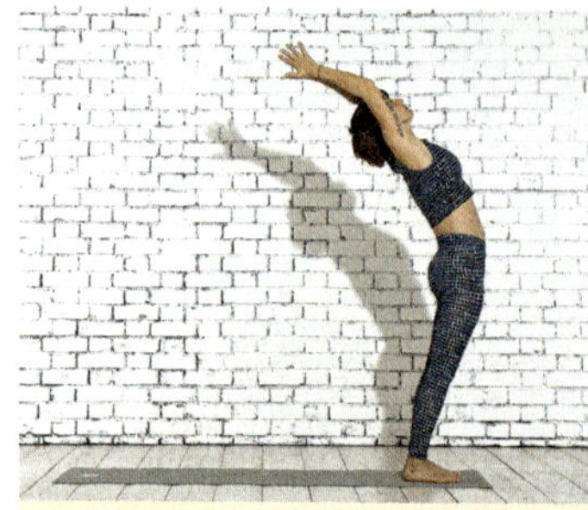

15 Rückbeuge im Stehen

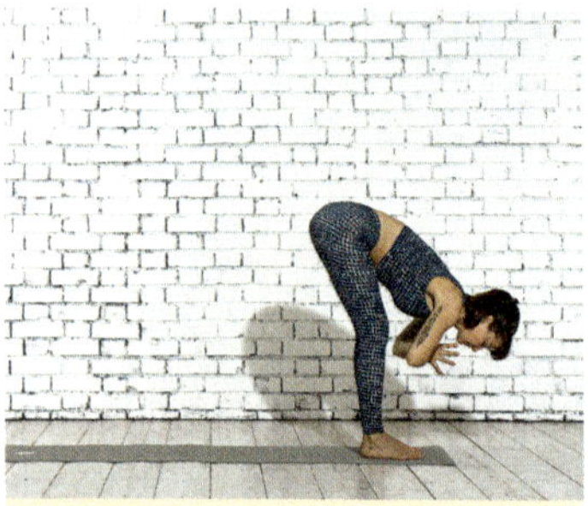

16 Vorbeuge im Stehen

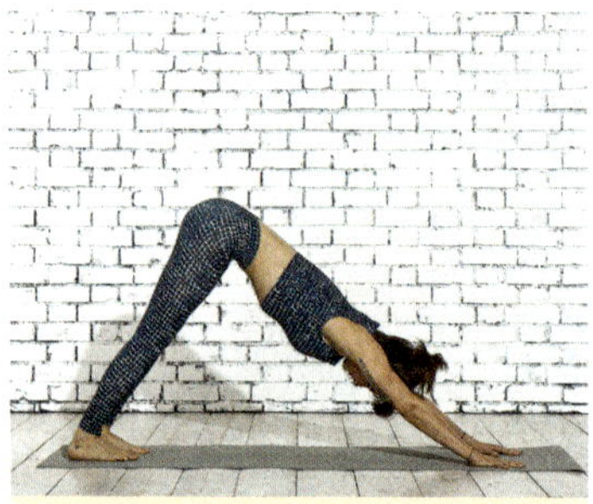

17 Herabschauender Hund

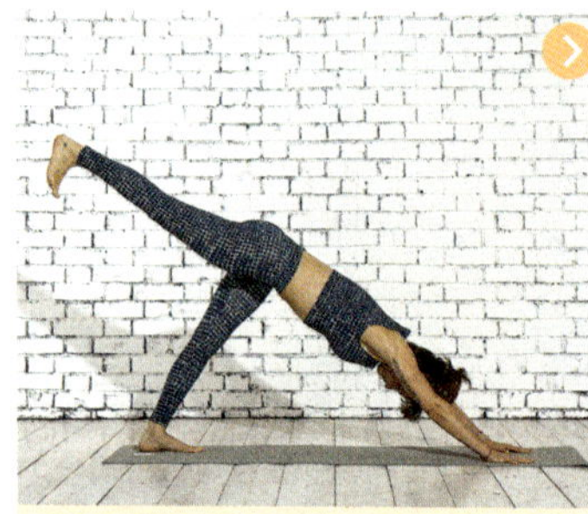

18 Dreibeiniger Hund, rechter Fuß oben

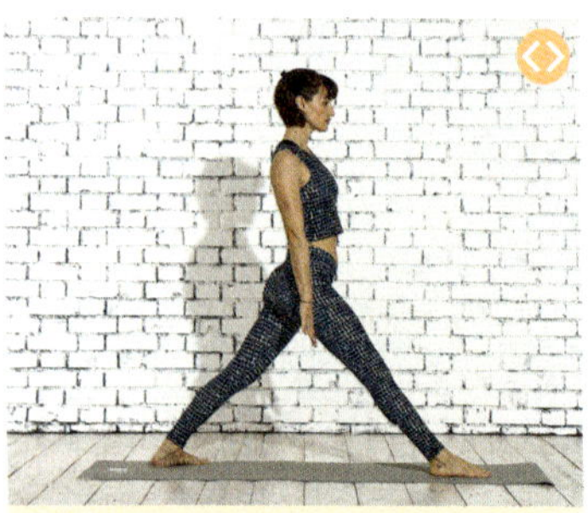

19 Krieger I, rechtes Bein vorn

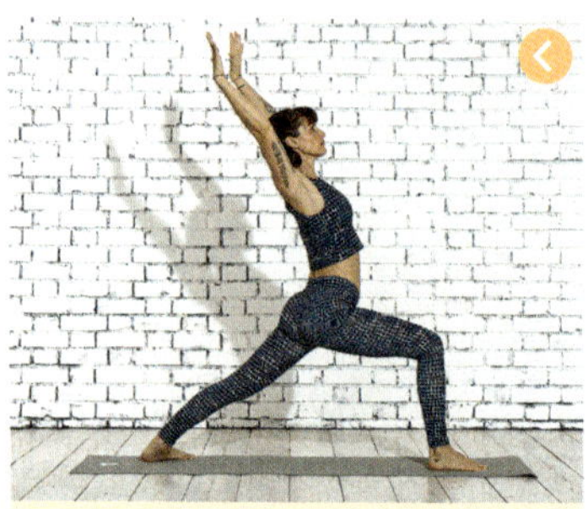

20 Rechtes Knie vorn

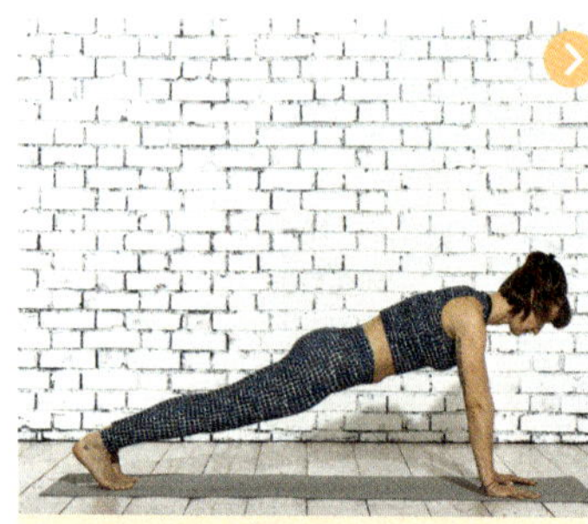

21 Schiefe Ebene

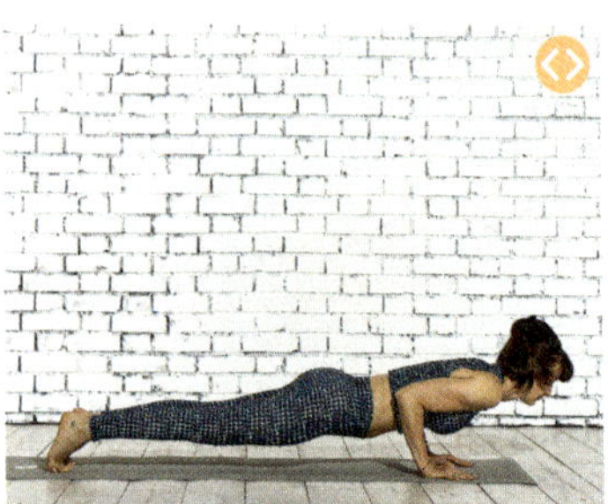

22 Tiefe Liegestütz-Position

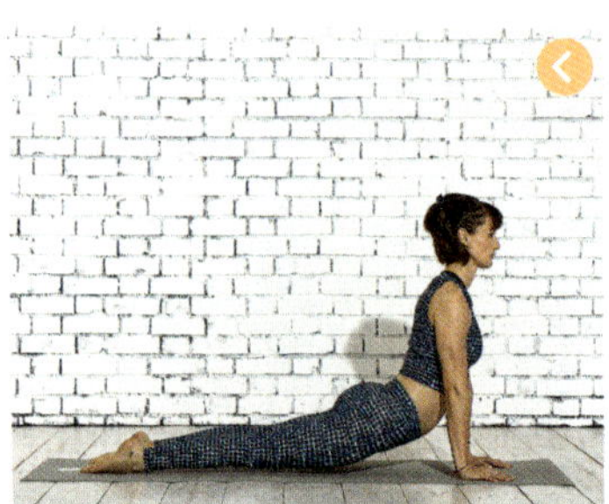

23 Heraufschauender Hund

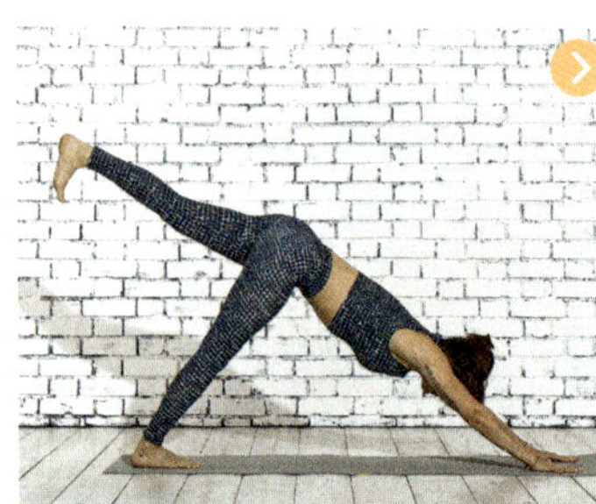

24 Dreibeiniger Hund, linker Fuß oben

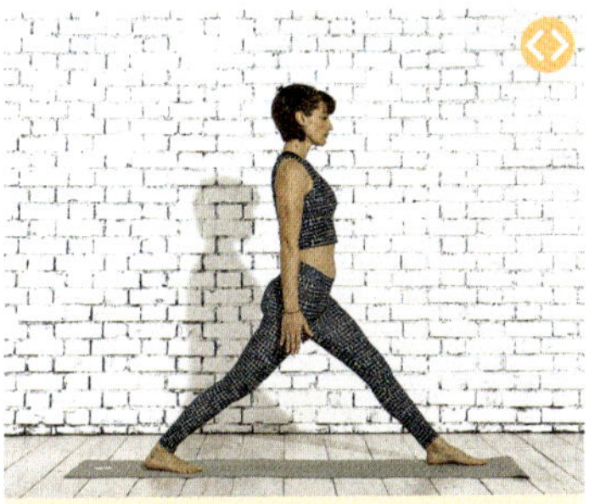

25 Krieger I, linkes Bein vorn

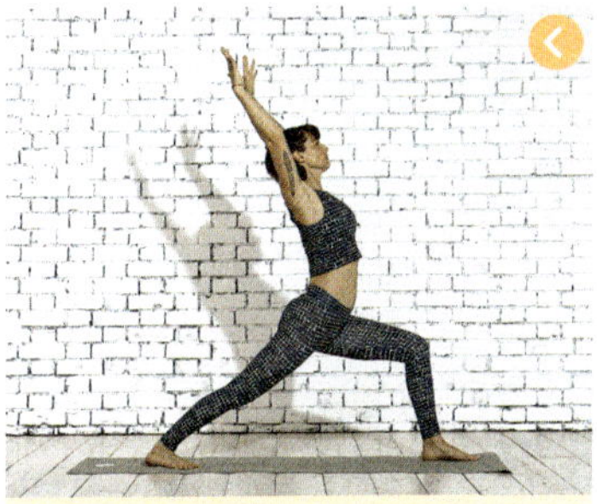

26 Linkes Knie vorn

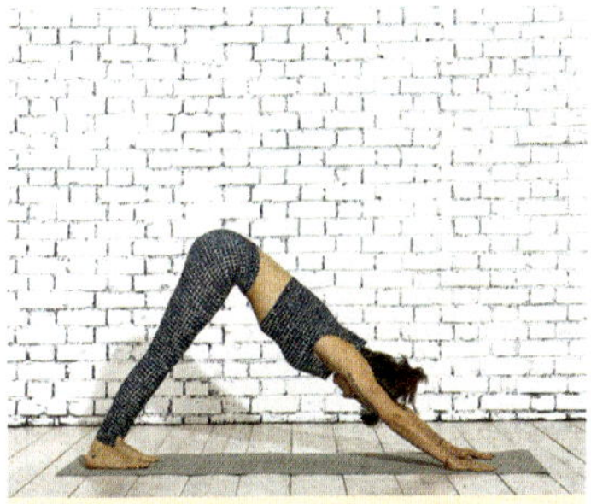

27 Herabschauender Hund

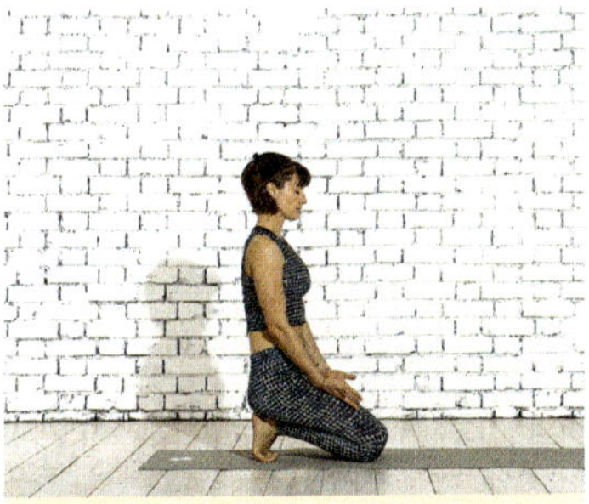

28 Fersensitz mit aufgestellten Zehen

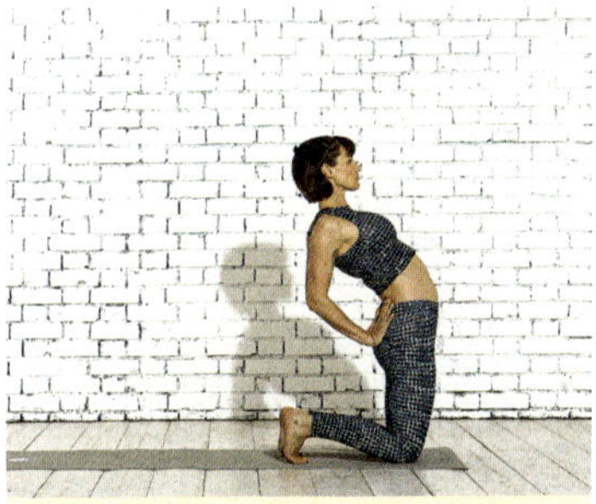

29 Vorbereitung für das Kamel

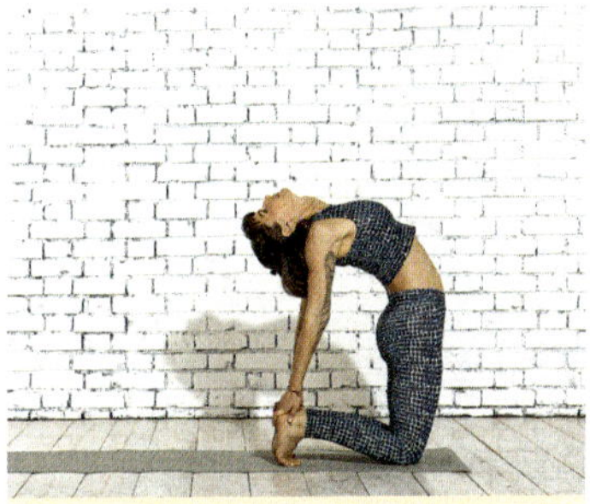

30 Kamel mit aufgestellten Zehen + Pause im Fersensitz (2x wdh.)

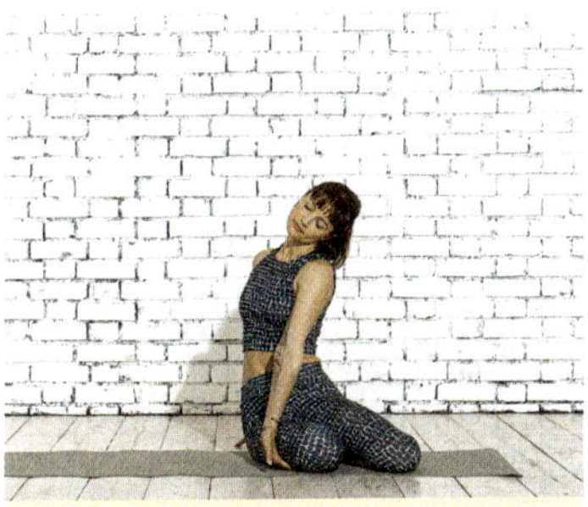

31 Sitzende Drehung nach rechts

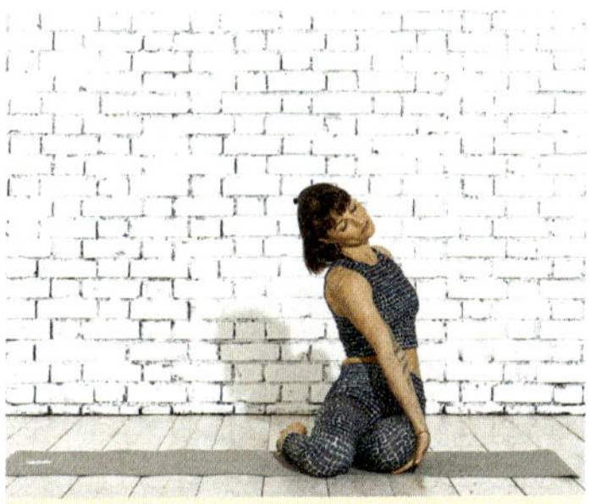

32 Sitzende Drehung nach links

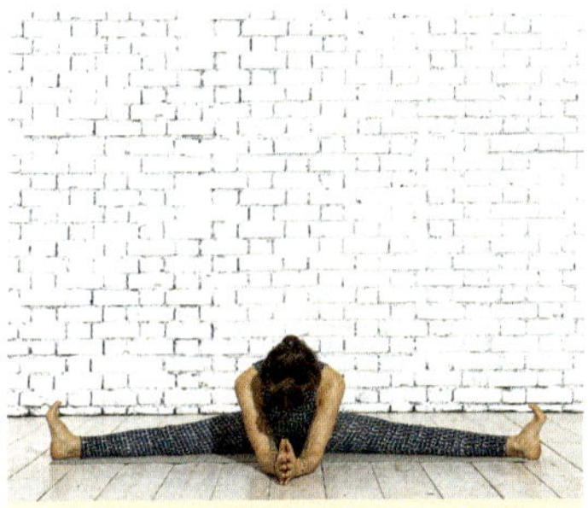

33 Weite Grätsche

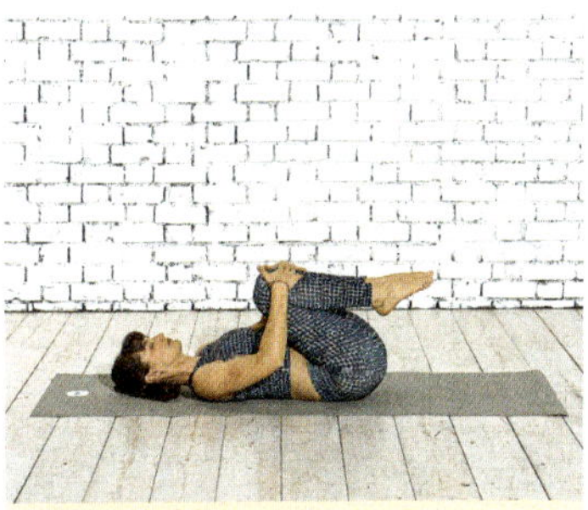

34 Knie zum Bauch ziehen

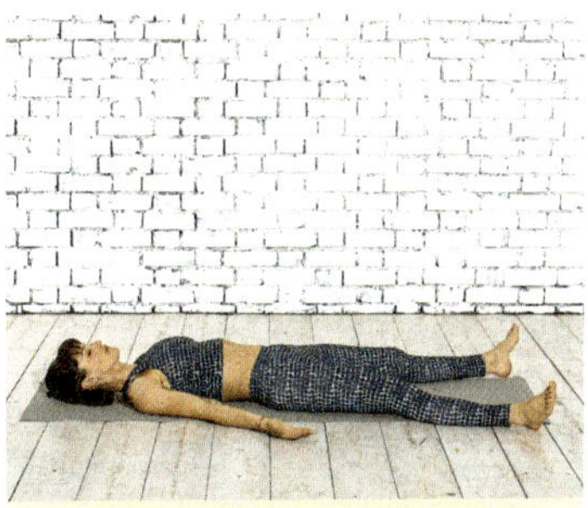

35 Schlussentspannung

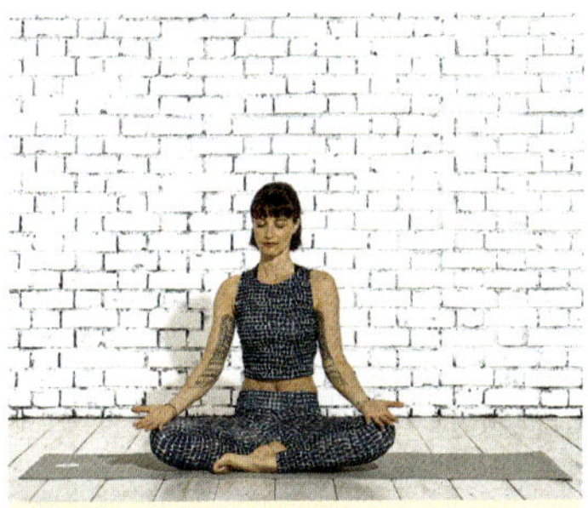

36 Meditationssitz

Mond-Praxis: Ruhe & Stabilität

In der Mond-Praxis liegt der Schwerpunkt vor allem darauf, Ruhe und Stabilität für Körper und Geist zu kreieren. Wir üben in dieser Sequenz hauptsächlich Vorbeugen und Drehungen, verbunden mit dem Fokus auf der langen Ausatmung, um unseren Geist zu beruhigen und das Bewusstsein nach innen zu lenken. Achte besonders darauf, in den dynamischen Vorbeugen deine Ausatmung zu verlangsamen und zu verlängern (Mondatmung). Diese Praxis ist ideal für den Abend, für das Ende eines langen Arbeitstages und direkt vor dem Schlafengehen geeignet. Sie spricht unser parasympathisches Nervensystem an, das für unseren Ruhe- und Verdauungszustand verantwortlich ist. Du kannst diese Praxis aber auch morgens praktizieren, um damit gelassen und geerdet in den Tag zu starten. Die Mond-Praxis spricht vor allem unser Wurzel- und unser Sakral-Chakra an. Sie verringert das Vata- (Luft) und Pitta-Dosha (Feuer) und erhöht das Kapha-Dosha (Erde).

Asanas, die dynamisch praktiziert und mehrfach wiederholt werden, sind folgendermaßen gekennzeichnet:

Anfang des Flows Mitte des Flows Ende des Flows

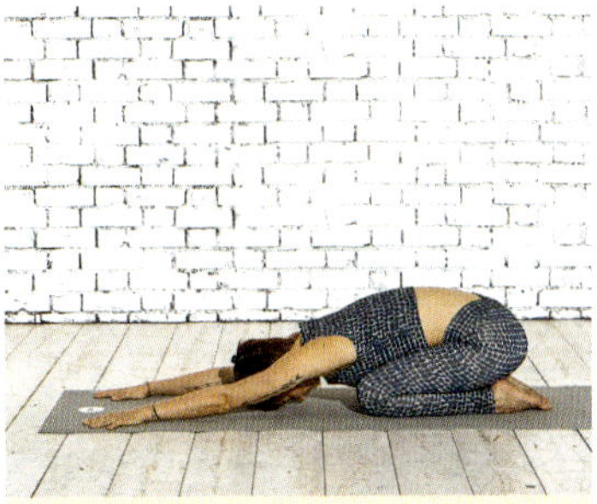

1 Haltung des Kindes

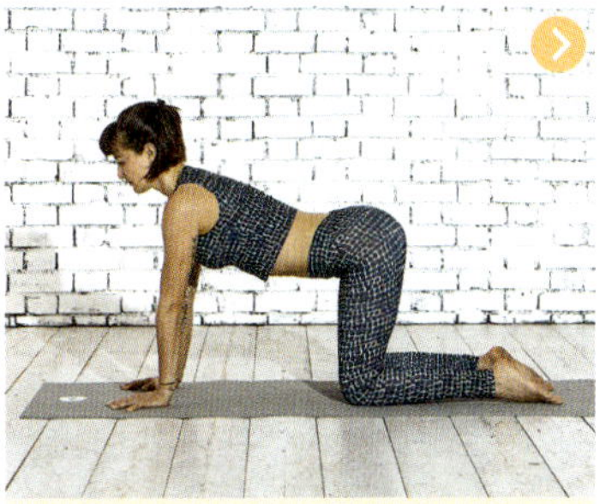

2 Dynamische Katze-Kuh

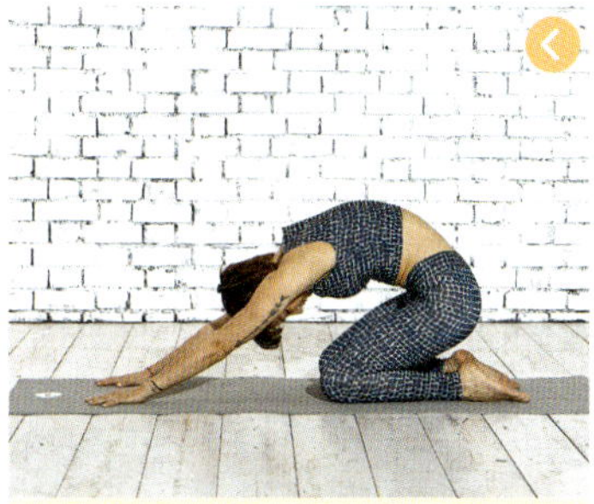

3 Zurück ins Kind setzen mit langer Ausatmung

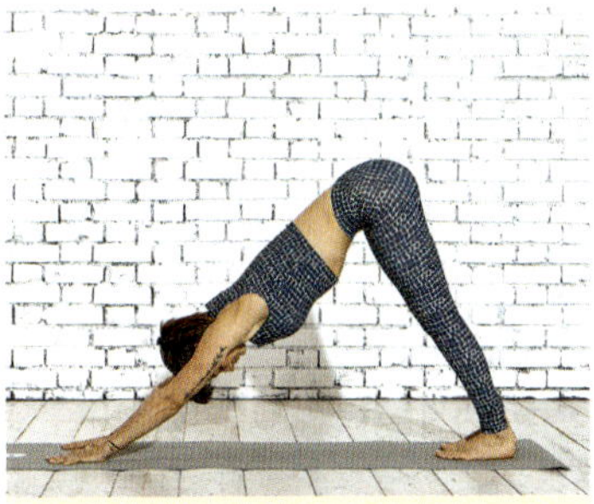

4 Herabschauender Hund

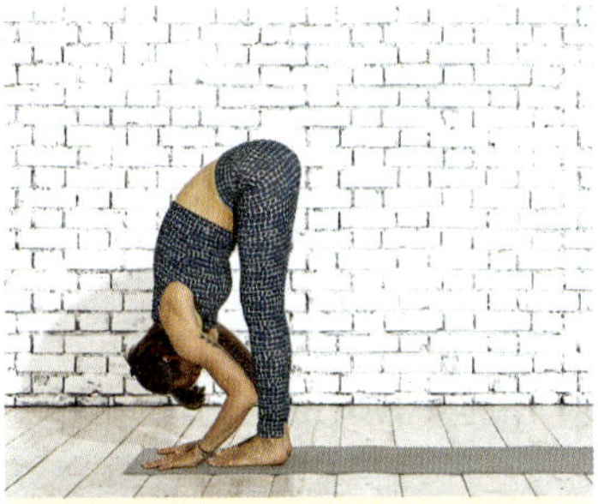

5 Ganze Stehende Vorbeuge

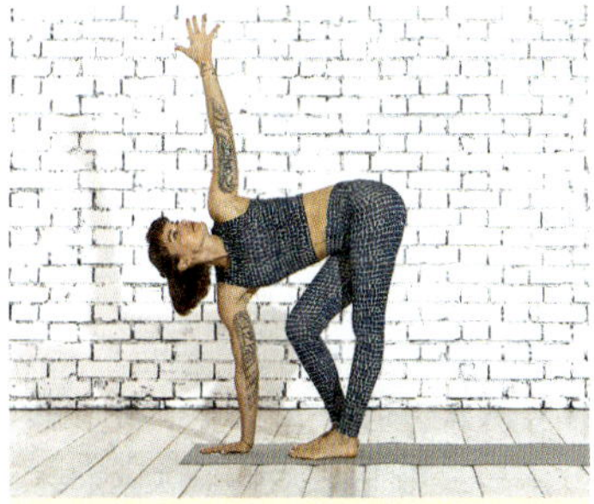

6 Stehende Vorbeuge mit Drehung nach links

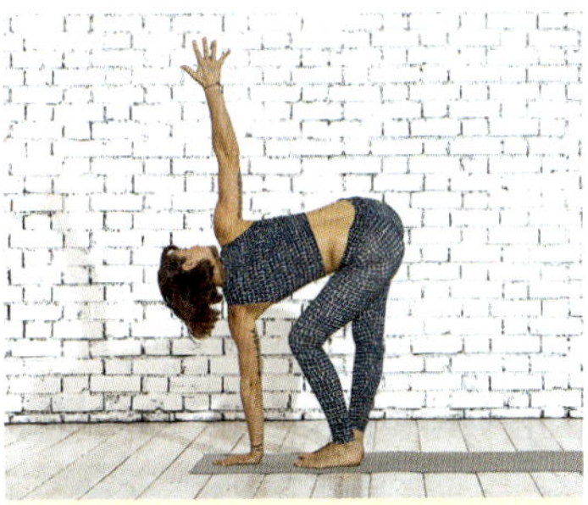

7 Stehende Vorbeuge mit Drehung nach rechts

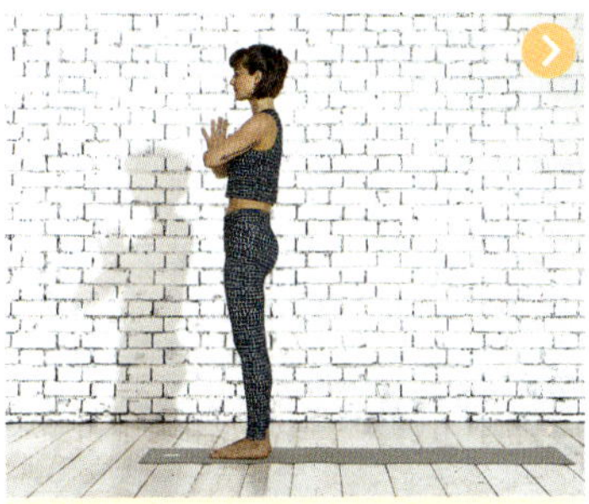

8 Halber Sonnengruß: Berghaltung/Hände vors Herz

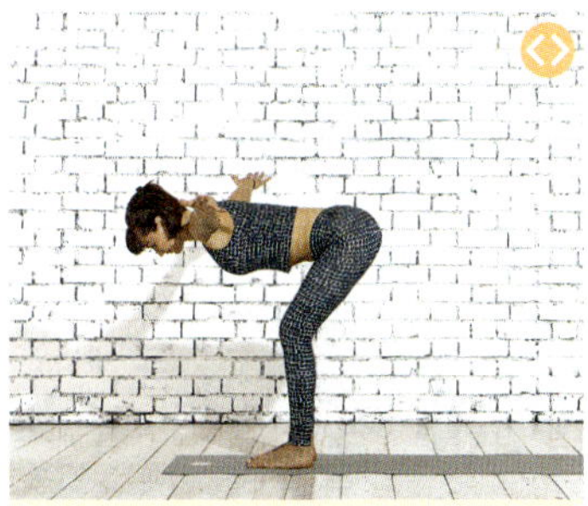

9 Halber Sonnengruß: Vorbeuge mit Armen zur Seite

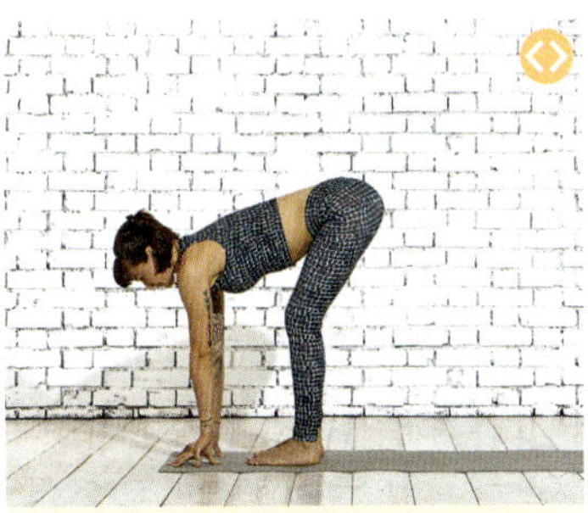

10 Halber Sonnengruß: halbe Vorbeuge

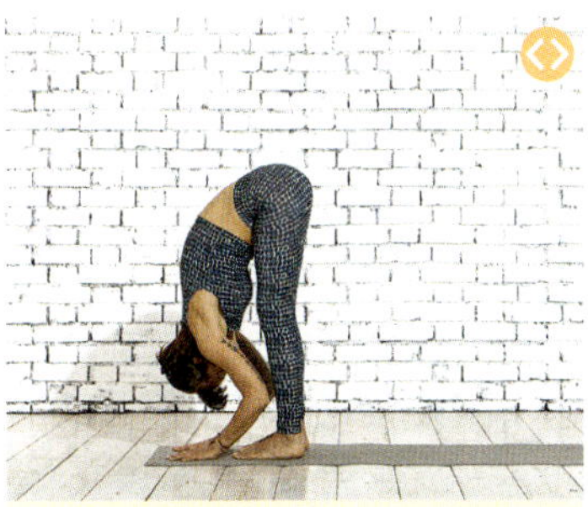

11 Halber Sonnengruß: ganze Vorbeuge

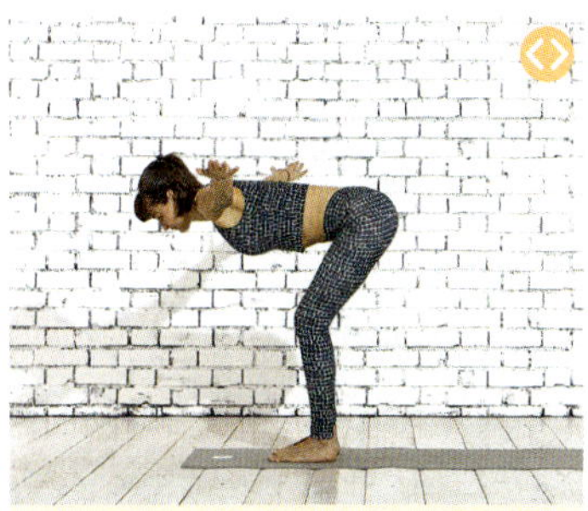

12 Halber Sonnengruß: Vorbeuge mit Armen zur Seite

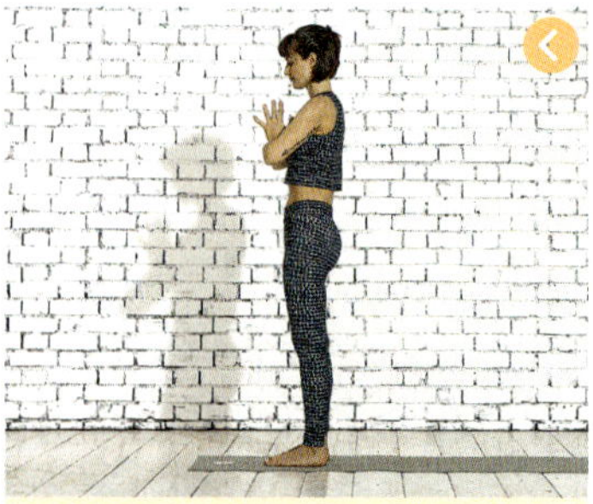

13 Halber Sonnengruß: Berghaltung/Hände vors Herz

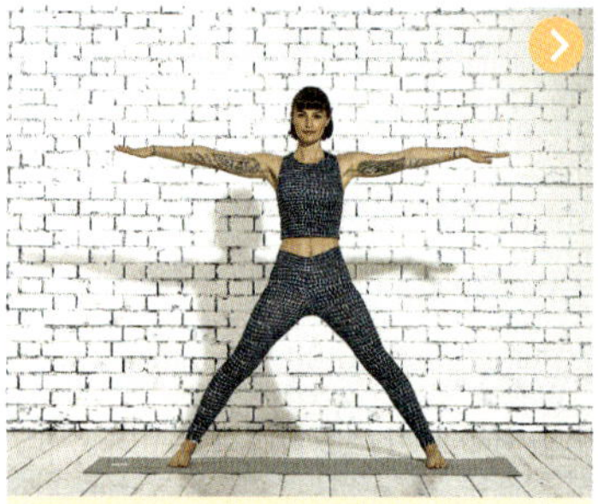

14 Stehende weite Grätsche mit langer Ausatmung

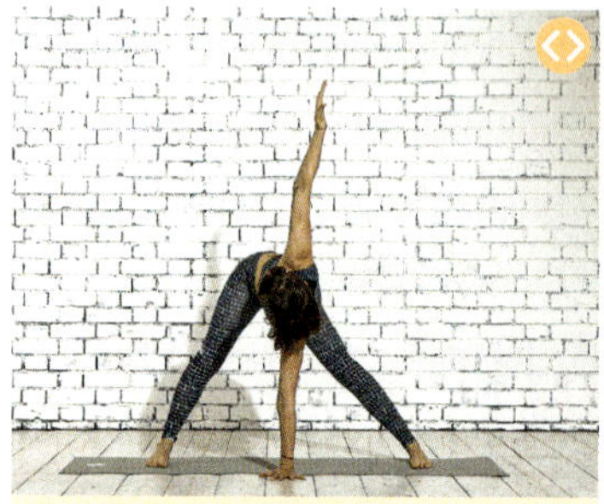

15 Dynamische Drehung in weiter Grätsche nach rechts

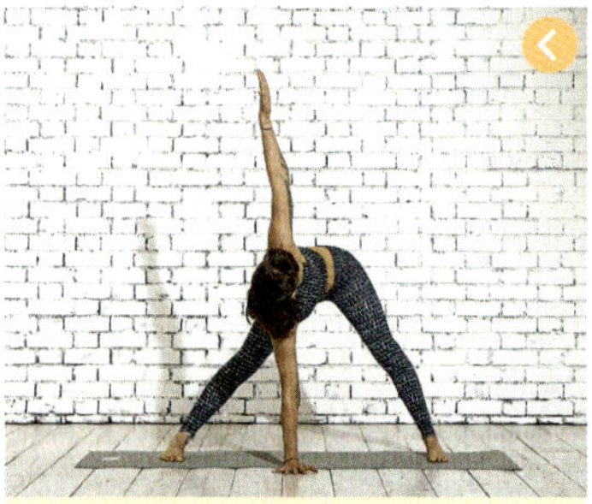

16 Dynamische Drehung in weiter Grätsche nach links

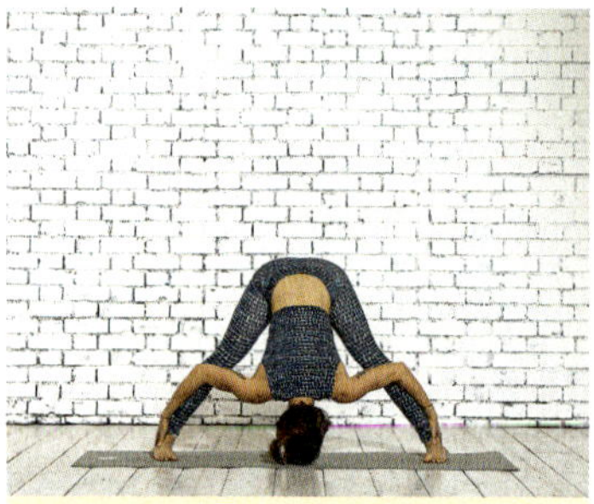

17 Vorbeuge in der Grätsche halten

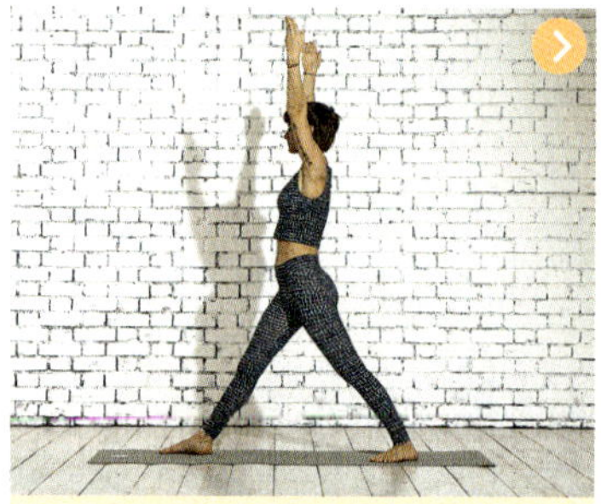

18 Dynamische Pyramide rechts vorn

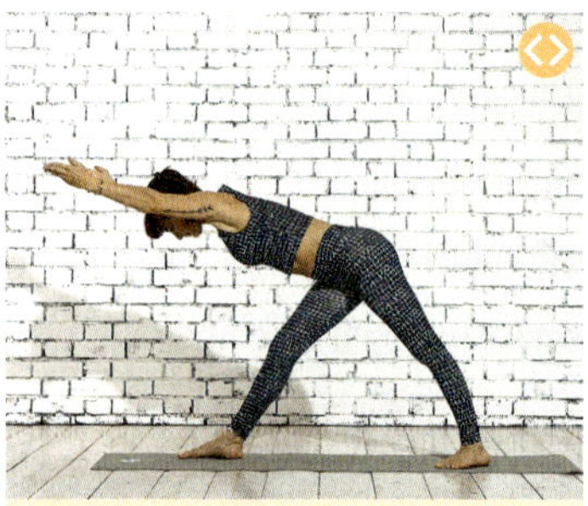

19 Dynamische Pyramide rechts vorn

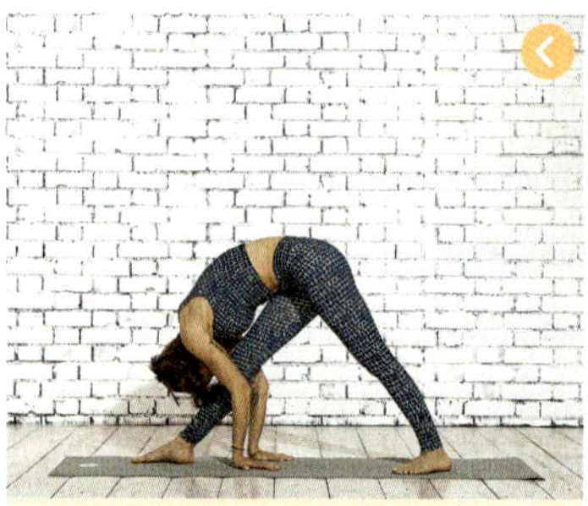

20 Dynamische Pyramide rechts vorn

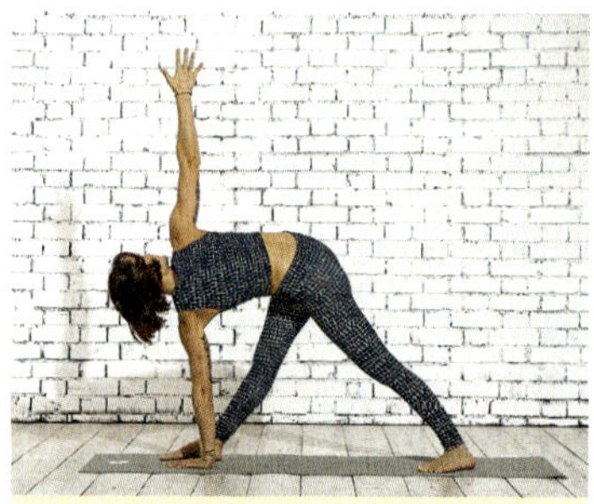

21 Gedrehte Pyramide rechts vorn

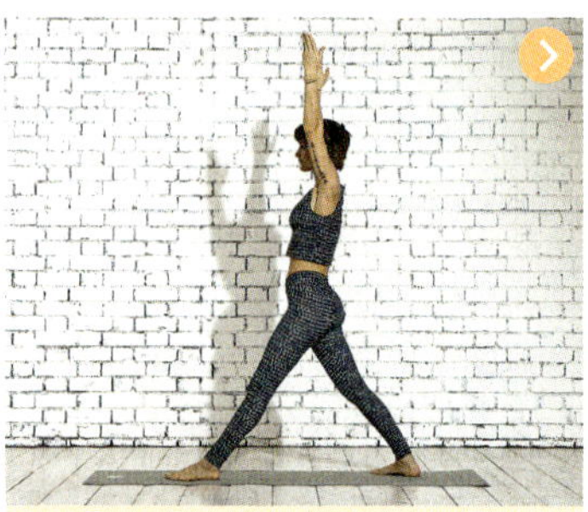

22 Dynamische Pyramide links vorn

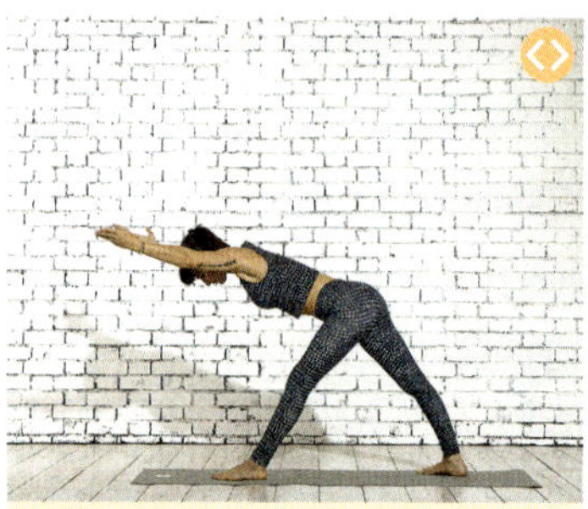

23 Dynamische Pyramide links vorn

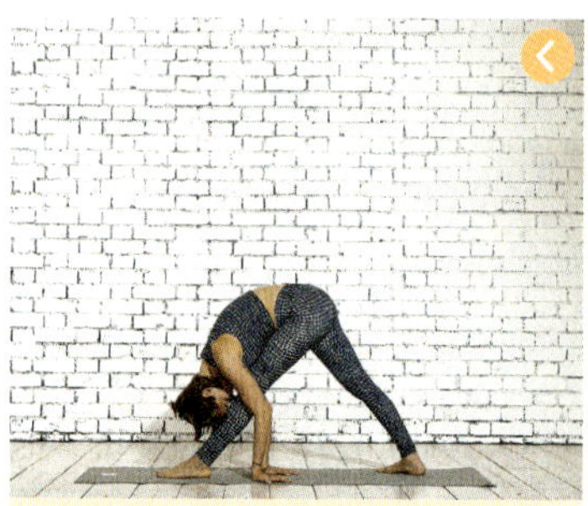

24 Dynamische Pyramide links vorn

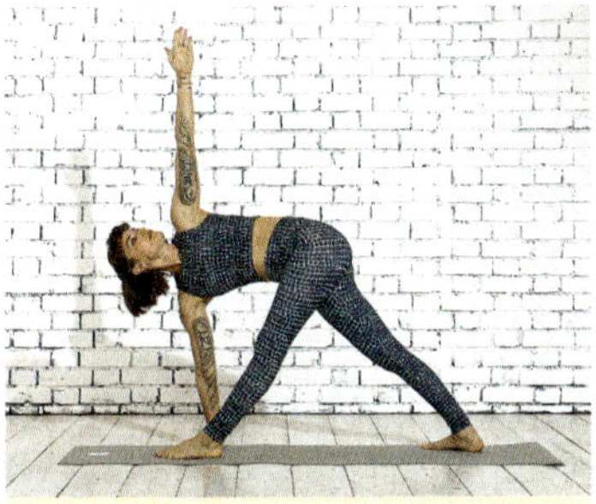

25 Gedrehte Pyramide links vorn

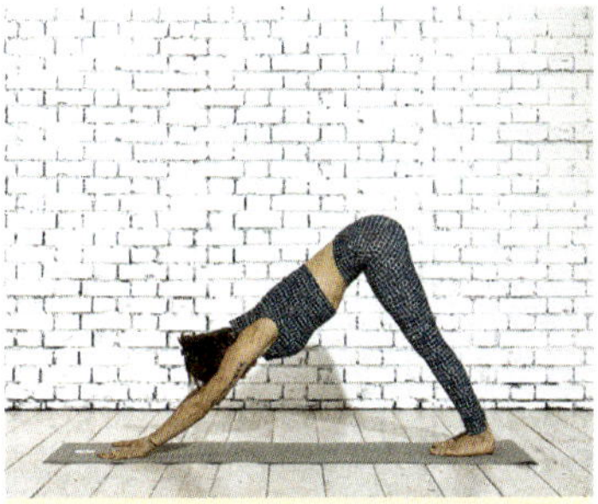

26 Herabschauender Hund

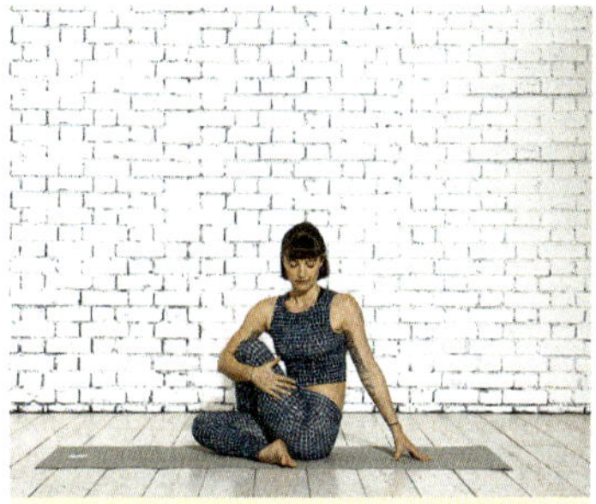

27 Drehsitz nach links

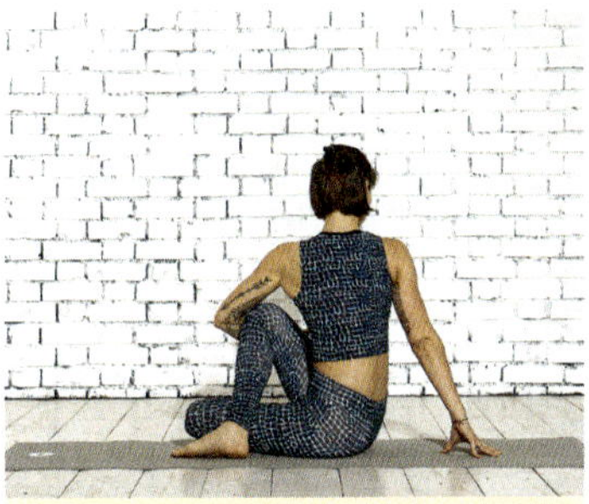

28 Drehsitz nach rechts

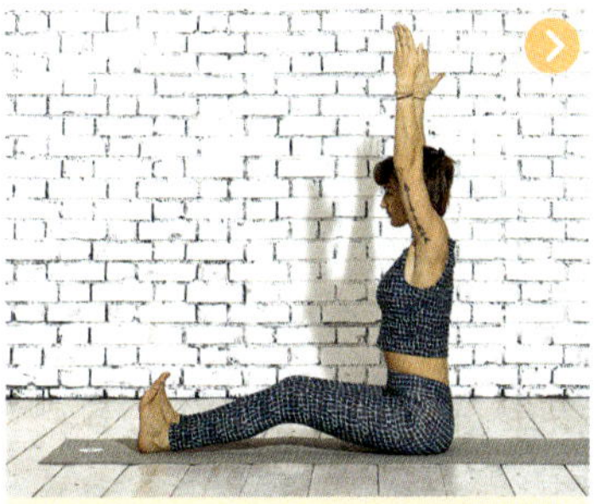

29 Dynamische Sitzende Vorbeuge

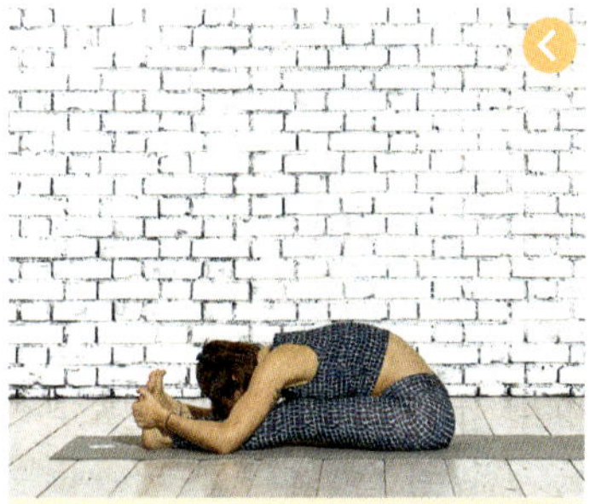

30 Dynamische Sitzende Vorbeuge

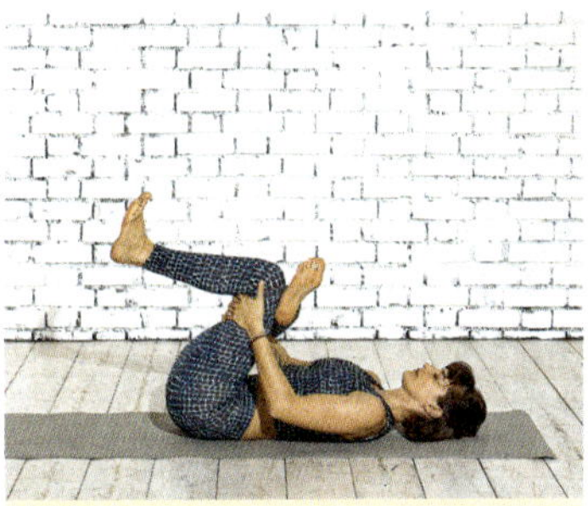

31 Liegende Figur 4 rechts

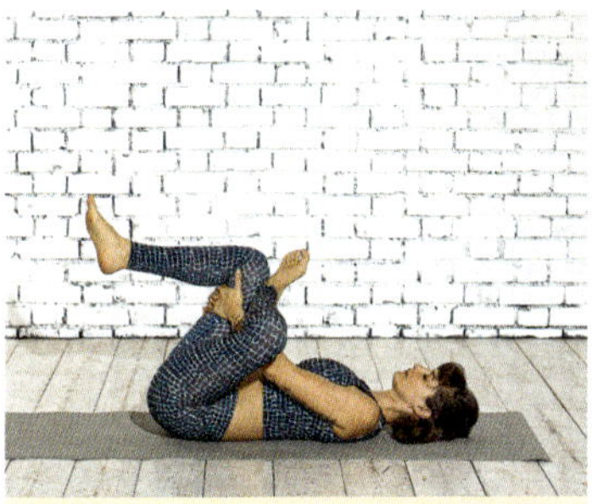

32 Liegende Figur 4 links

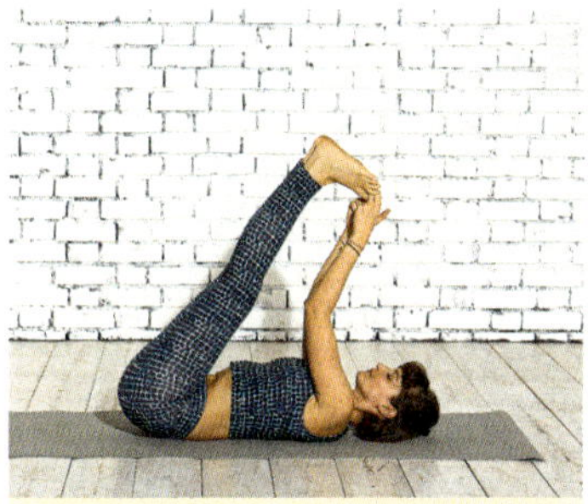

33 Beine strecken und Zehen greifen

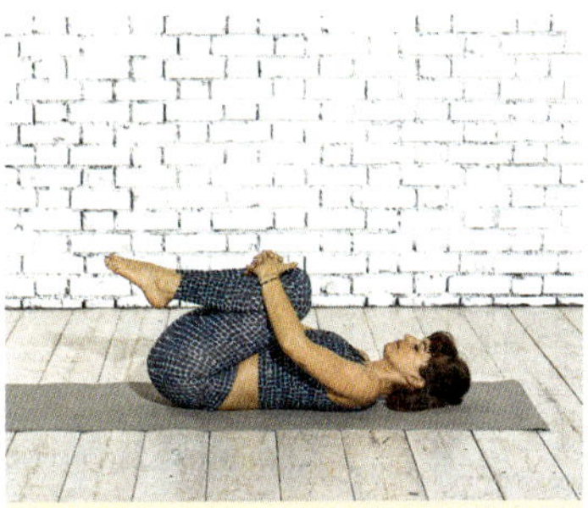

34 Dynamische Knie zur Brust mit langer Ausatmung

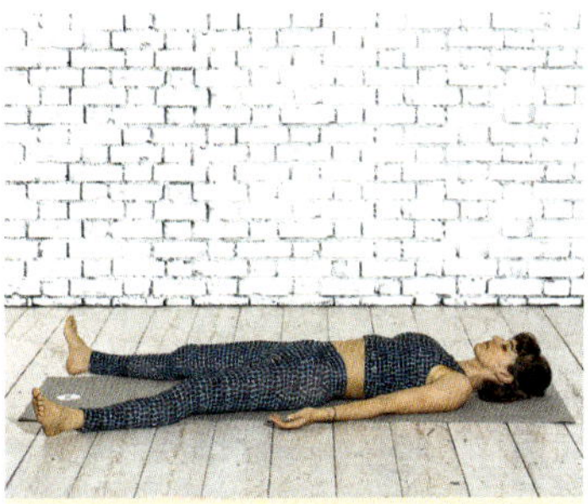

35 Schlussentspannung

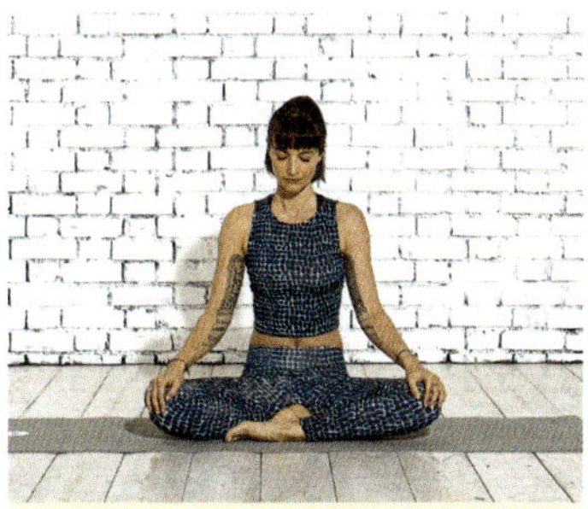

36 Kurze Meditation

Rücken-Praxis: Kraft & Freiraum

In dieser Sequenz liegt der Schwerpunkt besonders darauf, Kraft und Stabilität für den Rücken aufzubauen, indem wir verstärkt dynamische Vorbeugen üben sowie sanfte Rückbeugen in Bauchlage. Durch Schulteröffner und Nackendehnungen wollen wir Freiraum und Loslösung im gesamten Schultergürtelbereich kreieren. Praktiziere hier den tiefen und gleichmäßigen Ujjayi-Atem. Für noch mehr innere Ruhe verlängere deine Ausatmung. Du kannst diese Praxis morgens praktizieren, um mit einem starken Rücken und entspannten Geist in den Tag zu starten, oder abends nach einem langen Tag am Schreibtisch, wenn du deinen Rücken entlasten und ihm etwas Gutes tun willst. Die Rücken-Praxis spricht vor allem das Wurzel-, das Sakral- und das Solarplexus-Chakra an. Sie wirkt ausgleichend auf alle drei Doshas (tridoshic).

Asanas, die dynamisch praktiziert und mehrfach wiederholt werden, sind folgendermaßen gekennzeichnet:

Anfang des Flows · Mitte des Flows · Ende des Flows

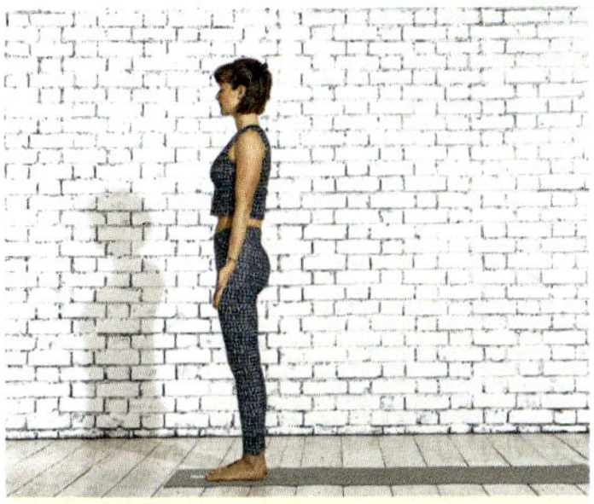

1 Berghaltung

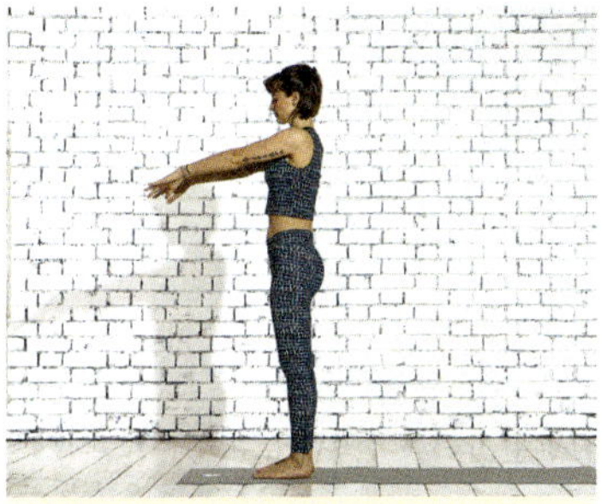

2 Große Armkreise

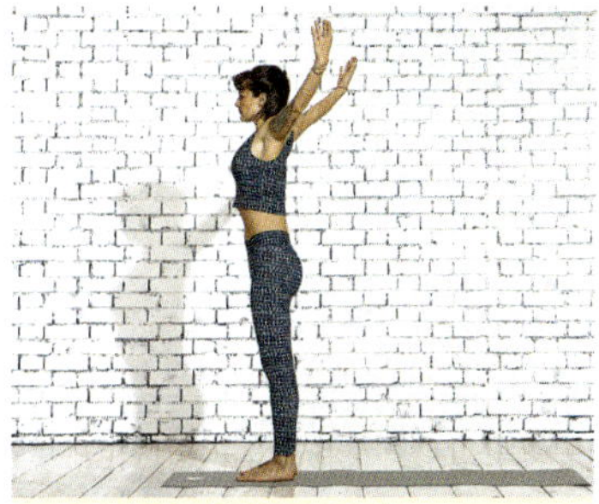

3 Große Armkreise

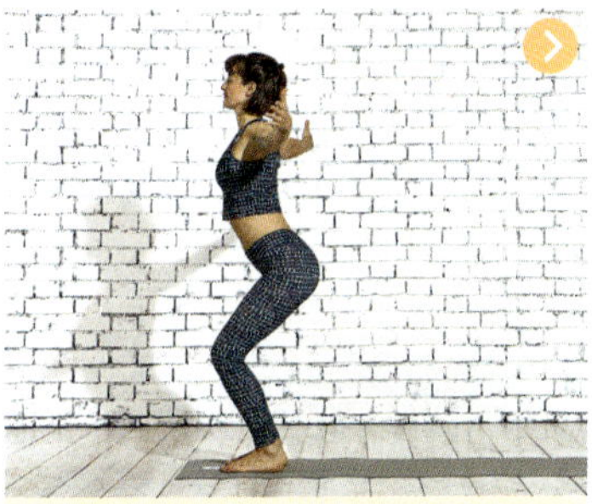

4 Dynamische Katze-Kuh im Stehen

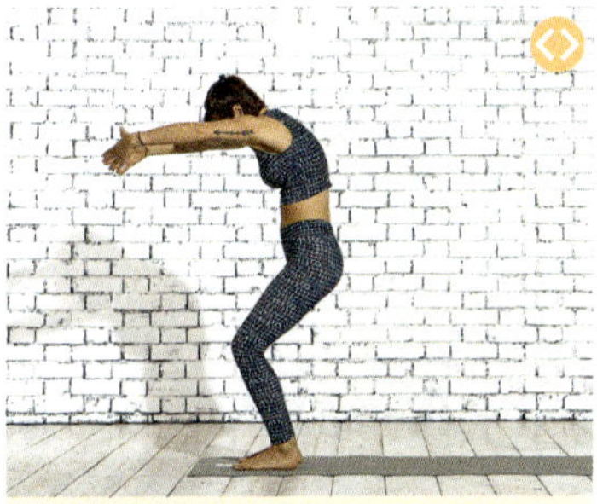

5 Dynamische Katze-Kuh im Stehen

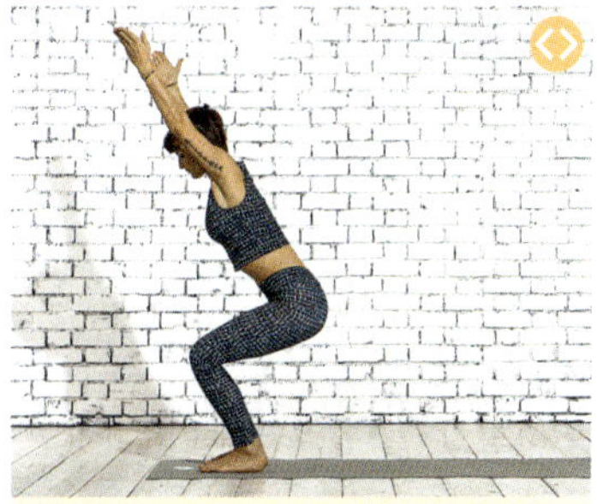

6 Stuhl

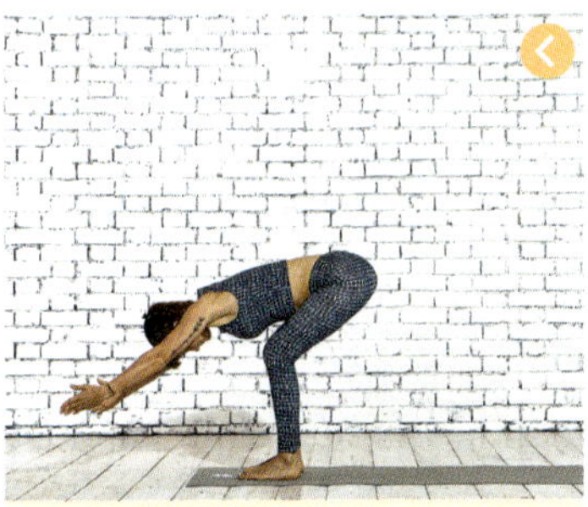

7 Vom Stuhl in die Vorbeuge

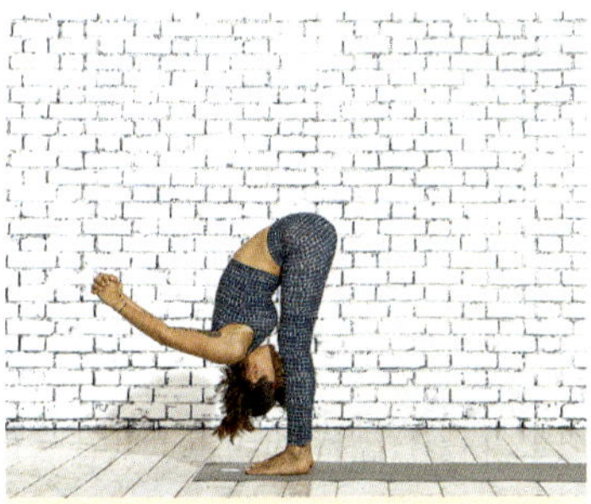

8 Stehende Vorbeuge mit Schulteröffner

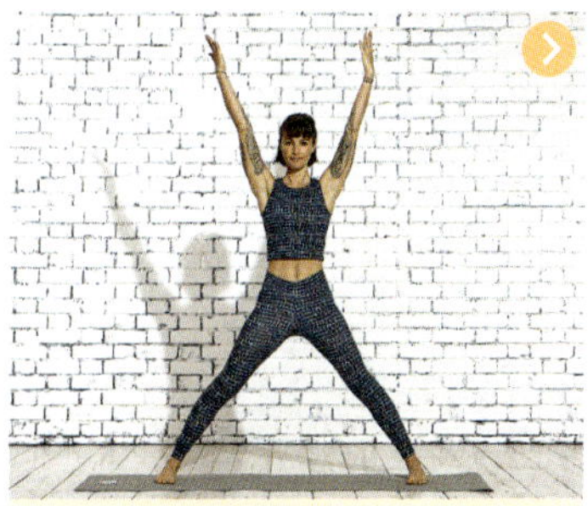

9 Weite Grätsche mit Armen oben

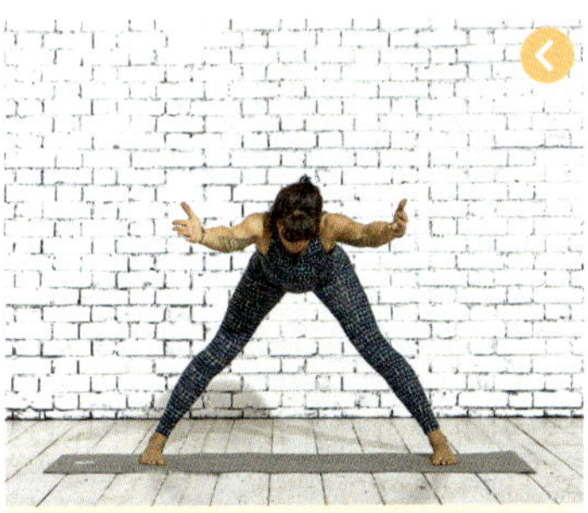

10 Weite Grätsche mit Armen und Oberkörper vorn

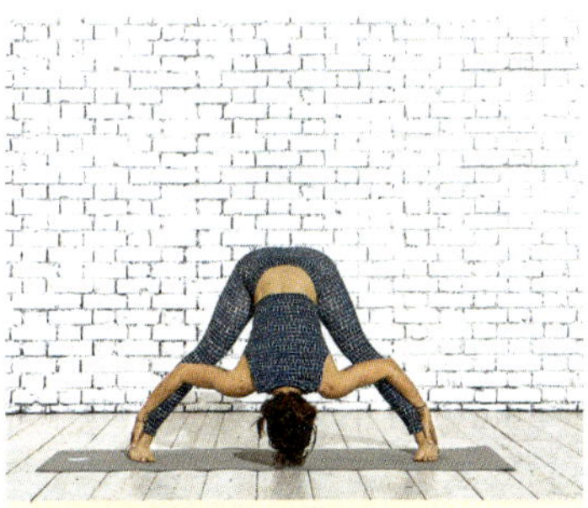

11 Vorbeuge in der Grätsche halten

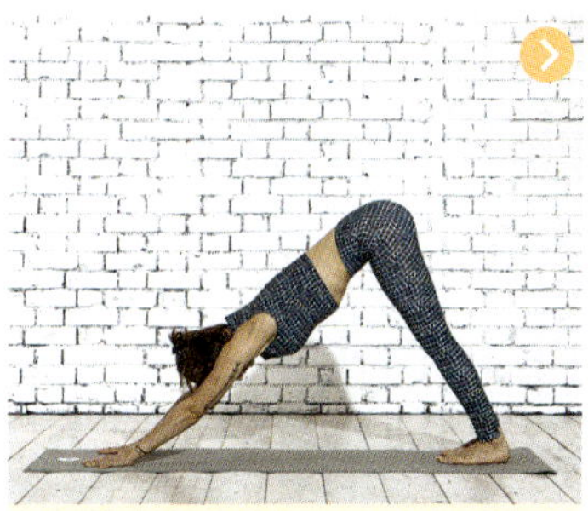

12 Herabschauender Hund

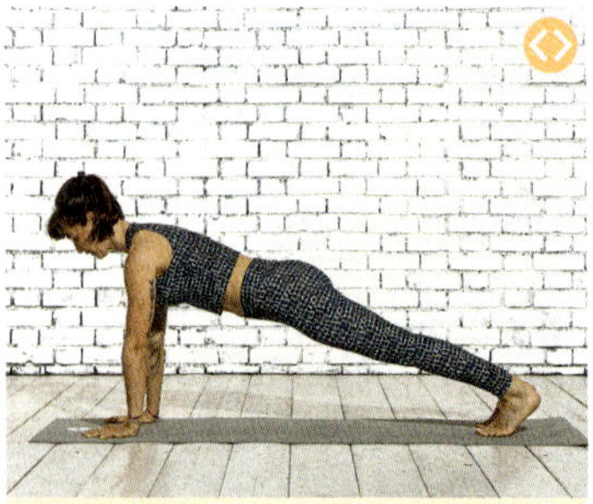

13 In die Schiefe Ebene

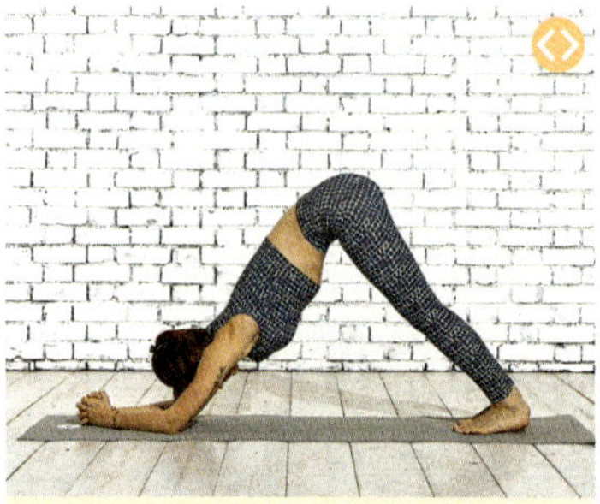

14 Delfin

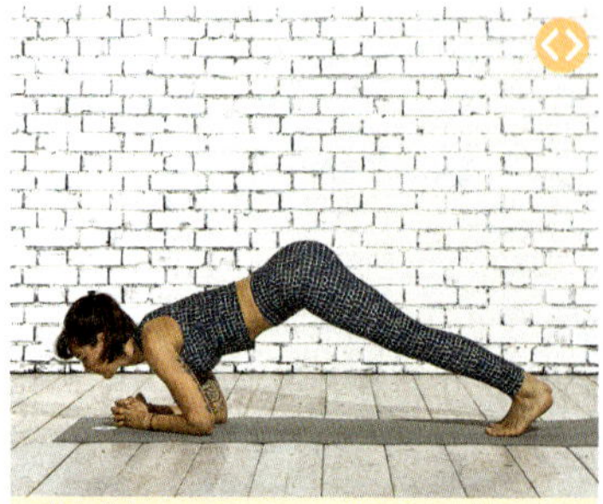

15 Delfin Planke

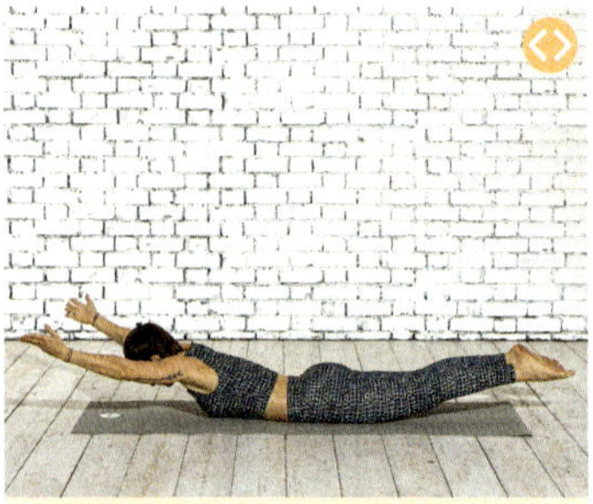

16 Heuschrecke, Variation mit Armen vorn

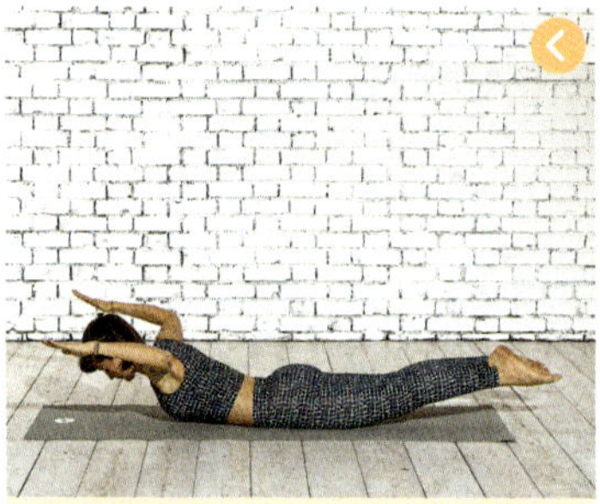

17 Heuschrecke, Variation mit Armen hinter den Schultern

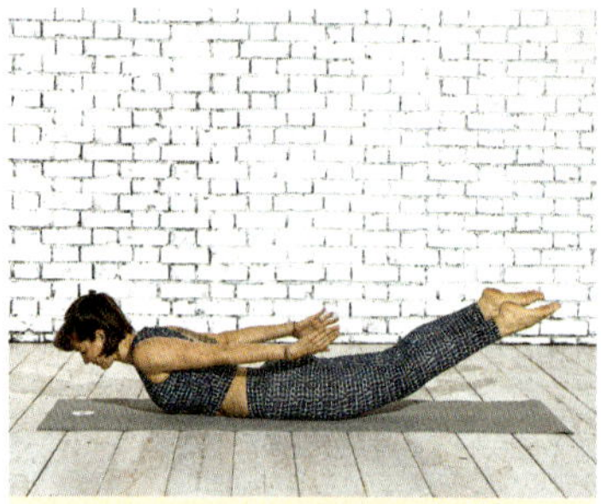

18 Heuschrecke halten

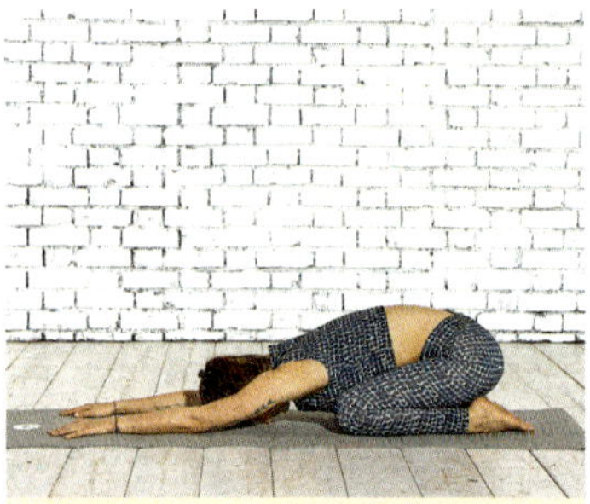

19 Haltung des Kindes

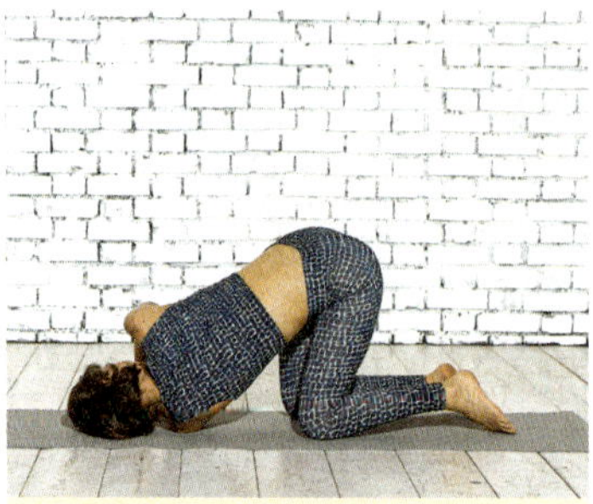

20 Drehung nach rechts im Vierfüßler-Nadelöhr

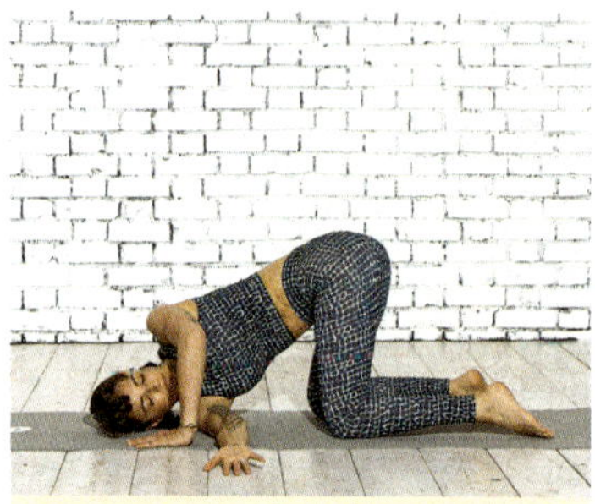

21 Drehung nach links im Vierfüßler-Nadelöhr

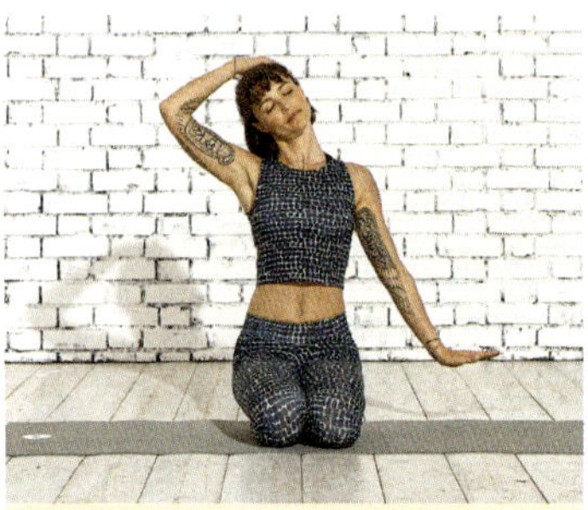

22 Nackendehnung rechts

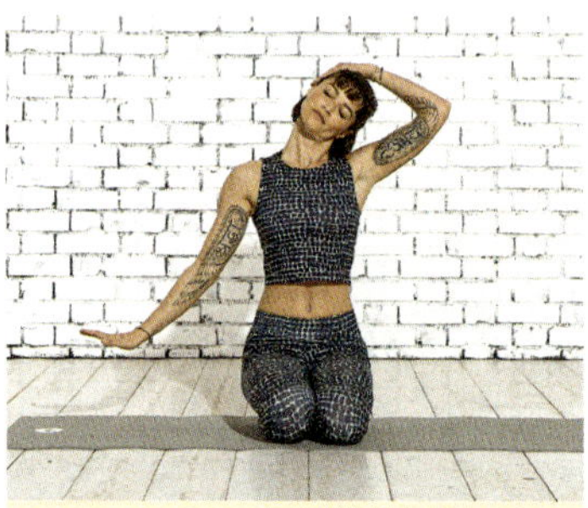

23 Nackendehnung links

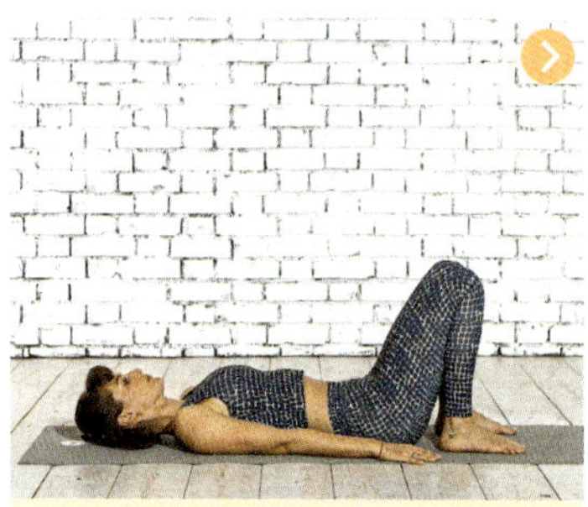

24 Dynamische Brücke

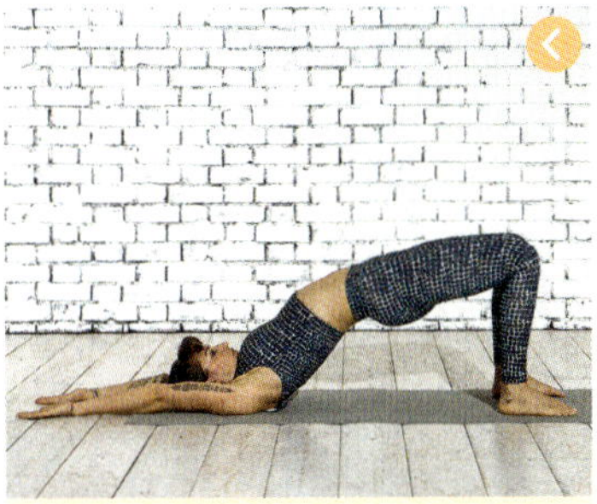

25 Dynamische Brücke, Arme nach oben

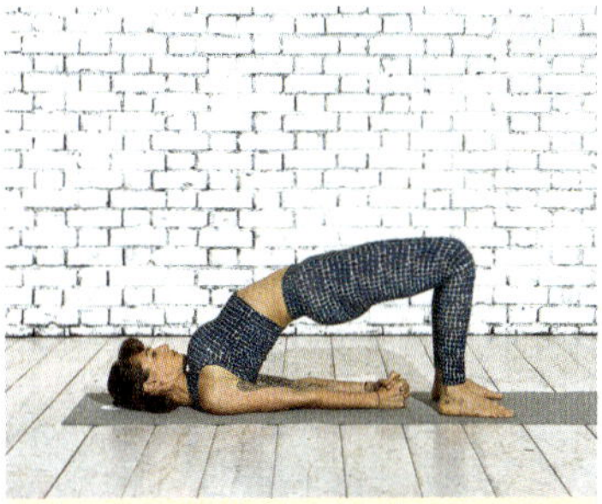

26 Schulterbrücke halten

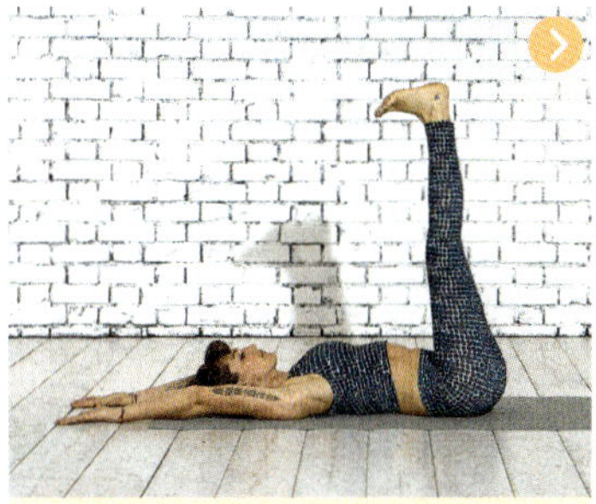

27 Dynamisches Beinsenken und -heben

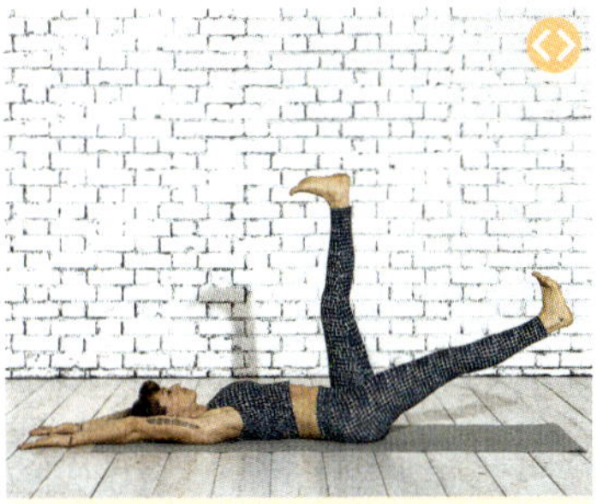

28 Dynamische Beine, rechts

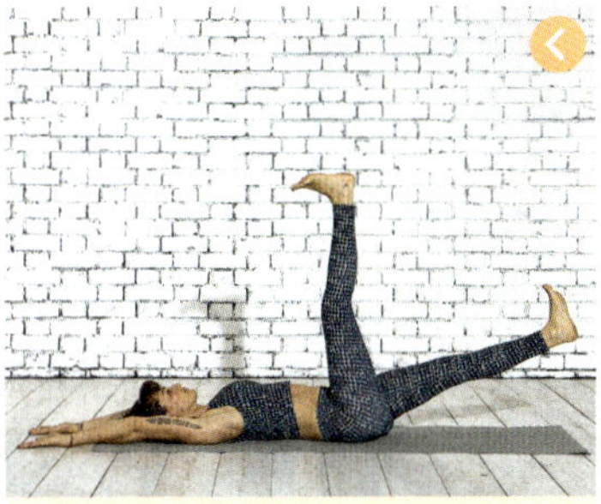

29 Dynamische Beine, links

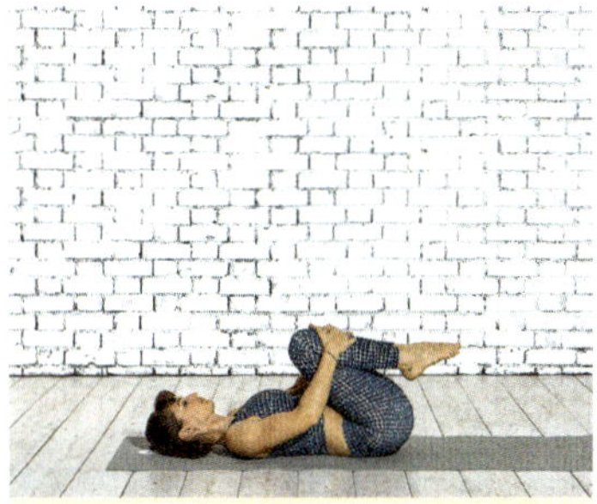

30 Knie zur Brust

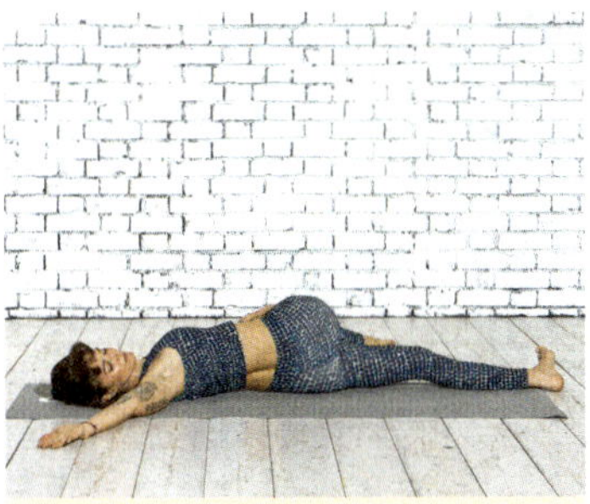

31 Liegende Drehung nach links

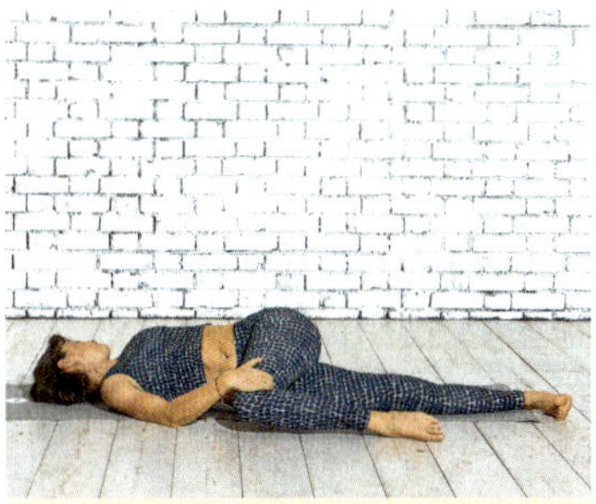

32 Liegende Drehung nach rechts

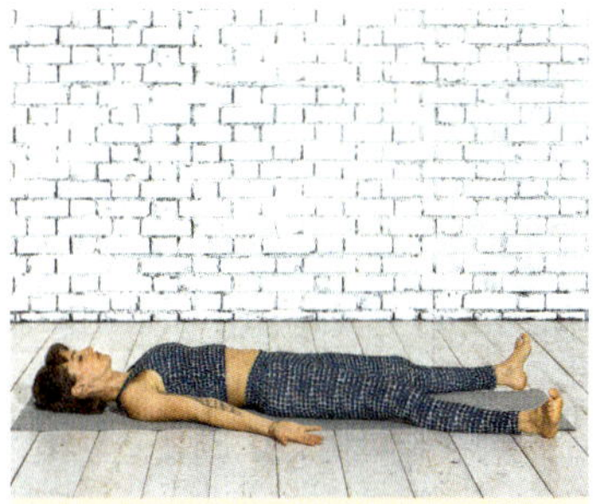

33 Schlussentspannung

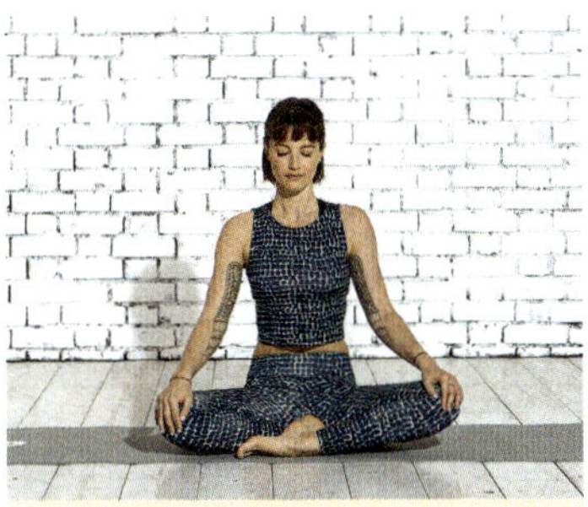

34 Kurze Meditation

»Inhale peace –
exhale tension.«

Abschließende Worte

Wenn ich dir noch etwas mit auf den Weg geben darf: Erschaffe dir eine eigene Home-Praxis, eine sogenannte Sadhana, die zu deiner ganz persönlichen, spirituellen Praxis für zu Hause wird. Diese Praxis kann aus Asana, Pranayama, Mantra, Meditation und eigenen Ritualen bestehen. Gestalte sie so, dass sie für dich stimmig und einfach in deinen Alltag zu integrieren ist. Mache es dir zur Priorität, dir diese Zeit mit dir selbst zu nehmen, denn deine Praxis kann zu deiner stabilen Säule in diesem Leben voller Veränderungen werden. Es ist deine Zeit, um dich mit deinem wahren Selbst zu verbinden und dich daran zu erinnern, wer du wirklich bist.

Seien wir ehrlich, es gibt wenige Ausreden, nicht zu praktizieren. Verabschiede dich von der Idee, dass es immer gleich 30 Minuten oder eine ganze Stunde sein müssen. Selbst fünf Minuten Pranayama und einfach nur in der Stille zu sitzen können einen großen Unterschied in der Qualität deiner Präsenz und deiner Stimmungslage ausmachen. Deine Praxis setzt den Ton für den Rest deines Tages.

Lasse Yoga, Pranayama und Meditation zu deinen besten Freunden werden, an die du dich immer wenden kannst, die dich mit all deinen Schwächen und Stärken annehmen und akzeptieren. Und genau wie eine gute Freundschaft solltest du deine Praxis pflegen, weiterentwickeln und modifizieren – je nach deinen individuellen Bedürfnissen. Deine Praxis muss nie gleich aussehen. Vielleicht liegst du an einem Tag einfach nur fünf Minuten im Schmetterling und atmest dabei tief und bewusst. An einem anderen Tag hast du vielleicht Zeit für einen kräftigen Sonnengruß am Morgen. Deine Matte ist der Ort, an dem du einfach nur DU sein darfst. Nimm dir also täglich Zeit für Yoga und arrangiere alles andere darum herum. Denn deine Selbstfürsorge kommt auch den Menschen in deinem Umfeld zugute. Wenn du selbst mit deiner Seele verbunden bist und dich zentriert fühlst, kannst du aus diesem Ort der Kraft auch deinen Freunden und deiner Familie auf liebevolle Weise begegnen.

Ich wünsche mir sehr, dass dieses Buch in dir die Lust an einer regelmäßigen Yoga-Praxis geweckt oder verstärkt hat und dass du Klarheit und wichtige Erkenntnisse über die Asanas und ihre ganzheitliche Wirkungsweise gewinnen konntest.

Was ich dir außerdem noch mitgeben möchte: Sei mutig! Erfreue dich daran, Fragen zu stellen, zu wachsen und dich weiterzuentwickeln. Wirf dich rein in dieses eine kostbare und wilde Leben und probiere Dinge aus. Ich habe gelernt, dass das Leben die Mutigen belohnt, die ihrem Herzen folgen. Gib dich nicht damit zufrieden, was die Welt als »normal« darstellt, es gibt unendlich viele wundervolle Möglichkeiten, dein Leben zu gestalten.

Folge dem Ruf deines Herzens &
remember who you are!

In Liebe und Dankbarkeit,

deine Wanda

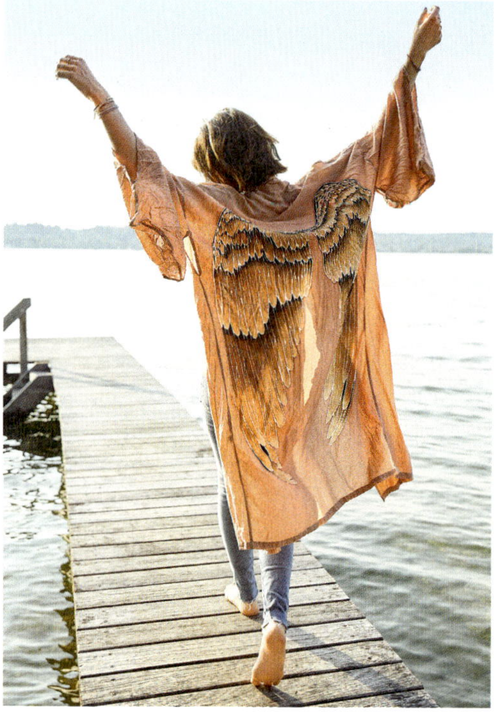

Quellen und Literatur

Bücher

- Brown, Christina: Yoga Bibel, München 2017
- Desikachar, T.K.V.: The Heart of Yoga, Rochester, Vermont, USA 1995
- Lacerda, Daniel: 2100 Asanas, Köln 2016
- Lad, Vasant: Selbstheilung mit Ayurveda, München 2010
- Muktibodhananda, Swami: Hatha Yoga Pradipika, Indien 1999
- Sharamon, Shalila und Baginski, Bodo J.: Das Chakrahandbuch, Oberstdorf 2006
- Sivananda Yoga Vedanta Zentrum: Gesund und entspannt mit Ayurveda, München 2018
- Sriram, R.: Patanjali: Das Yogasutra, Bielefeld 2006

Yoga Teacher Training Manuals

- Badwal, Wanda: Yoga Teacher Training Manual, München 2018
- Salvado, Octavio: Yoga Teacher Training Manual, Bali 2015
- Stryker, Rod: Parayoga (Yoga Teacher Training Manual), USA 2016

Online-Quellen

- www.doyouyoga.com
- www.yogainternational.com
- www.yogapedia.com
- www.ekartyoga.com
- www.yogajournal.com
- www.stylecraze.com
- www.gaia.com
- www.yogaoutlet.com
- www.tummee.com

Tipps zum Weiterlesen

- Bauhofer, Ulrich: In Balance leben, München 2013
- Finger, Alan: Tantra of the Yoga Sutras, Colorado, USA 2018
- Judith, Anodea: Lebensräder, München 2004
- Ricard, Matthieu: Glück, München 2009
- Ricard, Matthieu: Meditation, München 2011
- Osho: Liebe, Freiheit, Alleinsein, München 2002
- Osho: Mut, Berlin 2007
- Stryker, Rod: The Four Desires, New York, USA 2011
- Wallis, Christopher D.: Tantra Illuminated, San Rafael, USA 2012
- Yogananda, Paramahansa: Autobiographie eines Yogi, Los Angeles, USA 2001

Mehr Infos zu Wandas Yoga Workshops, Retreats und Trainings unter: www.wandabadwal.com

Podcast: WANDAFUL – Living Yoga off the mat   Folge Wanda: @wandabadwal

Wandaful 108 – Yoga Online Kurs

Der ganzheitliche Online-Kurs zum Buch für Anfänger & Fortgeschrittene

Lerne die korrekte Ausführung der 108 wichtigsten Asanas, entdecke ihre ganzheitliche Wirkungsweise, erlebe mit mir die Kraft des Pranayama, die beruhigende Wirkung von Meditationen und erfahre mehr über die faszinierende Yoga-Philosophie.

Erlebe, wie ein ganzheitliches Verständnis von Yoga dir mehr Freude, Balance und Erfüllung schenkt und dein Leben nachhaltig berühren und transformieren kann.

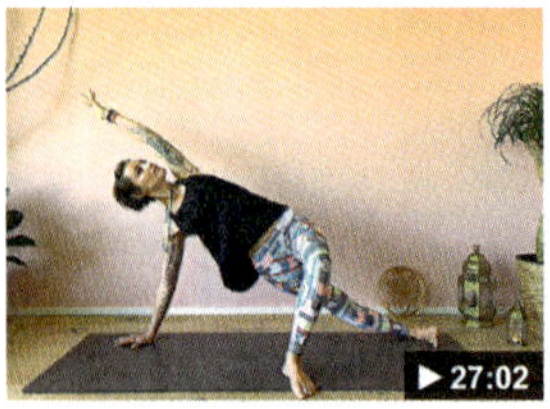

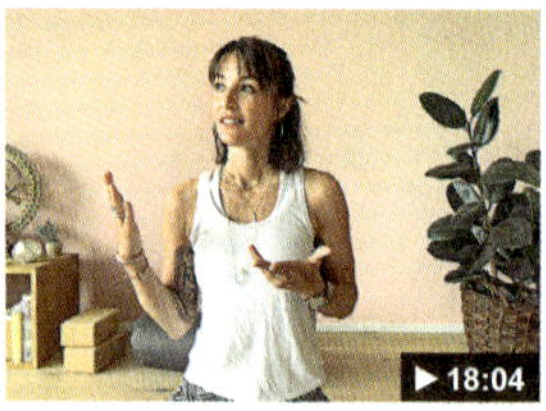

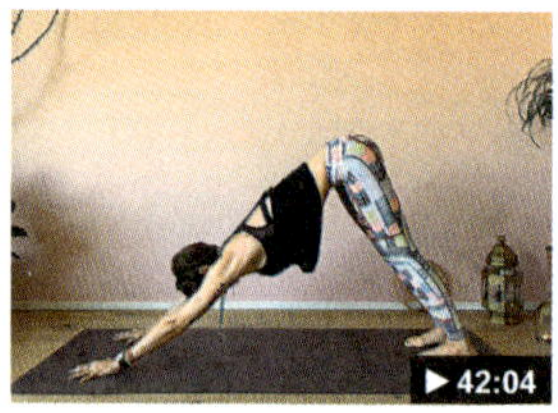

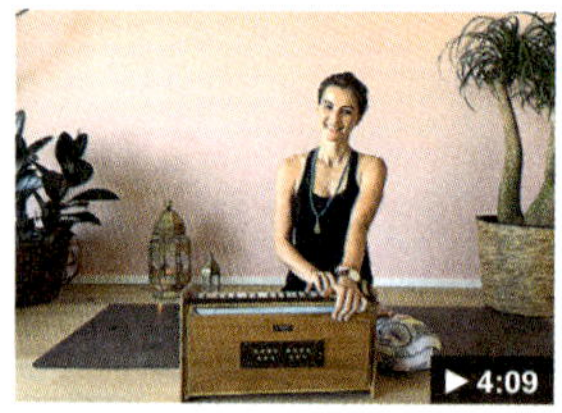

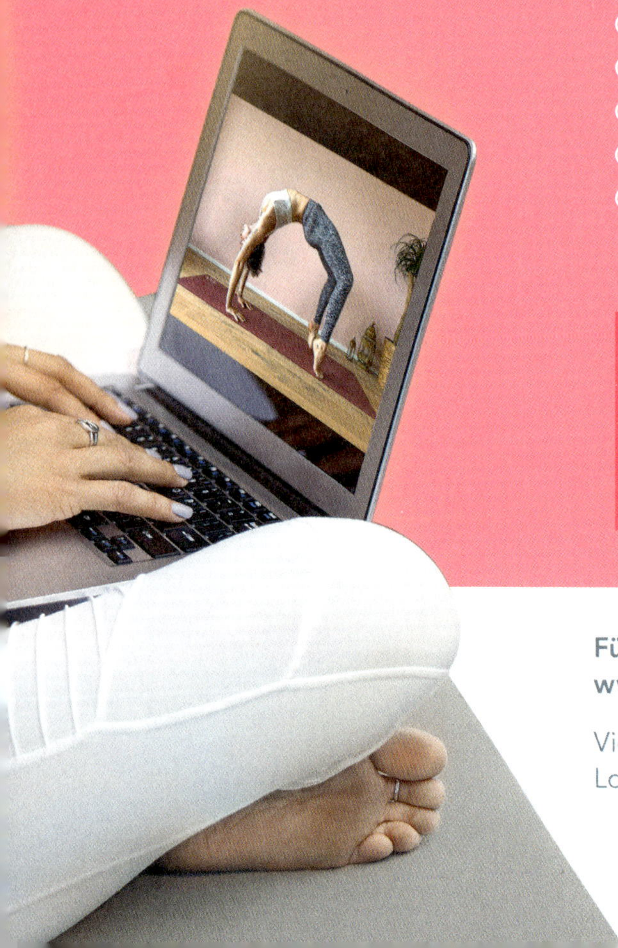

Was du bekommst:

- 108 Asana-Videos
- 9 Yoga-Sequenzen
- 5 Meditationseinheiten
- 5 Atemtechniken
- vieles mehr: tolles Bonusmaterial inkl. Yoga-Philosophie, Hintergrundinformationen, Yoga off the mat, eingesungenen Mantras, etc.

Mehr als **25 Stunden** Videomaterial

Als Dankeschön für meine Leser gibt es mit dem folgenden Code exklusiv 20 % Rabatt auf diesen Online-Kurs:

KNAUR10821220108

20%

Für mehr Informationen besuche:
www.wandabadwal.com/yoga-online-kurse/

Viel Freude beim Praktizieren.
Love & Namaste

deine Wanda ♡